·执业医师资格考试通关系列·

中医执业助理医师资格考试拿分考典

（医学综合）

吴春虎 李 烁 主 编
阿虎医考研究组 组织编写

全国百佳图书出版单位
中国中医药出版社
·北 京·

图书在版编目（CIP）数据

中医执业助理医师资格考试拿分考典/吴春虎，李烁主编．—北京：中国中医药出版社，2022.1

（执业医师资格考试通关系列）

ISBN 978-7-5132-7123-3

Ⅰ.①中… Ⅱ.①吴… ②李… Ⅲ.①中医师-资格考试-自学参考资料 Ⅳ.①R2

中国版本图书馆 CIP 数据核字（2021）第 158670 号

中国中医药出版社出版

北京经济技术开发区科创十三街 31 号院二区 8 号楼
邮政编码　100176
传　真　010-64405721
廊坊市晶艺印务有限公司印刷
各地新华书店经销

开本 787×1092　1/16　印张 29　字数 796 千字
2022 年 1 月第 1 版　2022 年 1 月第 1 次印刷
书　号　ISBN 978-7-5132-7123-3
定　价　138.00 元
网　址　www.cptcm.com

服 务 热 线　010-64405510
购 书 热 线　010-89535836
维 权 打 假　010-64405753

微信服务号　zgzyycbs
微商城网址　https://kdt.im/LIdUGr
官方微博　http://e.weibo.com/cptcm
天猫旗舰店网址　https://zgzyycbs.tmall.com

如有印装质量问题请与本社出版部联系（010-64405510）
版权专有　侵权必究

编写说明

国家执业医师资格考试是评价申请医师资格者是否具备从事医师工作所必需的专业知识与技能的行业准入考试。考试分为两级四类，即执业医师和执业助理医师两级，每级分为临床、中医、口腔、公共卫生四类。中医类包括中医、民族医和中西医结合。

执业医师资格考试分为实践技能考试和医学综合笔试两部分。实践技能考试一般在每年的6月举行，医学综合笔试于8月下旬举行，具体时间以国家卫生健康委员会医师资格考试委员会公告时间为准。执业医师考试时间为2天，分4个单元；执业助理医师考试时间为1天，分2个单元。笔试全部采用选择题形式，共有A1、A2、A3、B1四种题型。执业医师资格考试总题量为600题，执业助理医师资格考试总题量为300题。

自2013版《医师资格考试大纲》实施以来，考试加强了对临床题的考核，加强考察考生动手操作能力和综合运用所学知识解决问题的能力。根据国家中医药管理局中医师资格认证中心最新统计数据，2015～2021年全国中医类别执业医师资格考试的通过率不足40%，考试难度逐渐加大。2018年考试加入了A3型题，增加了对临床综合诊疗能力的考察力度和试题难度。2020年，新版大纲颁布，考核病种有所增加，考试难度进一步加大。2021～2022年，大纲又对考点的诸多细节进行了修订，卫生法规部分变动较大。

本书由中国中医药出版社组织权威专家，在系统梳理历年真题3000道，精心研究考试命题规律及特点，并充分收集往届考生的实战经验，全面分析总结高频考点的基础上，精心编写而成，是复习应考的必备辅导书。

本书用星号（☆）标示出历年高频考题出现的单元。重点提示概要分析该单元在历年考试中是否为重要内容，用于把握复习的大方向。并按照大纲的最新要求，加入新考点，将细目全面展开，重点突出，对常考及今后较可能考的知识点详细叙述。用彩色标出该考点在既往考试中曾经出现的年份，同时用彩色标出重要知识点，便于考生进行应试型复习，有的放矢，事半功倍，在有限的复习时间里冲刺最好的成绩。

阿虎医考研究组

目　　录

第一部分　中医学基础

第一篇　中医基础理论 · 3
- 第一单元　中医学理论体系 · 3
- 第二单元　精气学说 · 4
- 第三单元　阴阳学说 · 4
- 第四单元　五行学说 · 6
- 第五单元　藏象学说 · 7
- 第六单元　五脏 · 8
- 第七单元　六腑 · 10
- 第八单元　奇恒之腑 · 12
- 第九单元　精、气、血、津液、神 · 12
- 第十单元　经络 · 15
- 第十一单元　体质 · 17
- 第十二单元　病因 · 18
- 第十三单元　发病 · 19
- 第十四单元　病机 · 20
- 第十五单元　防治原则 · 22
- 第十六单元　养生与寿夭 · 23

第二篇　中医诊断学 · 25
- 第一单元　绪论 · 25
- 第二单元　望诊 · 25
- 第三单元　望舌 · 32
- 第四单元　闻诊 · 36
- 第五单元　问诊 · 38
- 第六单元　脉诊 · 45
- 第七单元　按诊 · 47
- 第八单元　八纲辨证 · 48
- 第九单元　气血津液辨证 · 51
- 第十单元　脏腑辨证 · 53

第三篇　中药学 · 61
- 第一单元　中药的性能 · 61
- 第二单元　中药的配伍 · 62
- 第三单元　中药的用药禁忌 · 63
- 第四单元　中药的剂量与用法 · 63
- 第五单元　解表药 · 64
- 第六单元　清热药 · 68

第七单元 泻下药 75
第八单元 祛风湿药 77
第九单元 化湿药 79
第十单元 利水渗湿药 80
第十一单元 温里药 82
第十二单元 理气药 84
第十三单元 消食药 85
第十四单元 驱虫药 86
第十五单元 止血药 86
第十六单元 活血化瘀药 88
第十七单元 化痰止咳平喘药 91
第十八单元 安神药 94
第十九单元 平肝息风药 96
第二十单元 开窍药 98
第二十一单元 补虚药 99
第二十二单元 收涩药 105
第二十三单元 攻毒杀虫止痒药 107

第四篇 方剂学 108
第一单元 总论 108
第二单元 解表剂 108
第三单元 泻下剂 111
第四单元 和解剂 112
第五单元 清热剂 113
第六单元 祛暑剂 116
第七单元 温里剂 117
第八单元 表里双解剂 118
第九单元 补益剂 119
第十单元 固涩剂 122
第十一单元 安神剂 124
第十二单元 开窍剂 125
第十三单元 理气剂 125
第十四单元 理血剂 127
第十五单元 治风剂 129
第十六单元 治燥剂 131
第十七单元 祛湿剂 132
第十八单元 祛痰剂 136
第十九单元 消食剂 138
第二十单元 驱虫剂 138
第二十一单元 治痈疡剂 139

第二部分 中医临床

第五篇 中医内科学 143
肺系病证 143

第一单元	感冒	143
第二单元	咳嗽	144
第三单元	哮病	145
第四单元	喘证	147
第五单元	肺痈	148
第六单元	肺痨	149
第七单元	肺胀	150

心系病证 151
第八单元	心悸	151
第九单元	胸痹	152
第十单元	不寐	154

脑系病证 155
第十一单元	头痛	155
第十二单元	眩晕	156
第十三单元	中风	157
第十四单元	痫病	159
第十五单元	痴呆	160

脾胃病证 161
第十六单元	胃痛	161
第十七单元	胃痞	162
第十八单元	呕吐	163
第十九单元	噎膈	164
第二十单元	呃逆	165
第二十一单元	腹痛	166
第二十二单元	泄泻	167
第二十三单元	痢疾	169
第二十四单元	便秘	170

肝胆病证 171
第二十五单元	胁痛	171
第二十六单元	黄疸	172
第二十七单元	积证	173

肾系病证 173
第二十八单元	水肿	173
第二十九单元	淋证	175
第三十单元	癃闭	176

气血津液病证 177
第三十一单元	郁证	177
第三十二单元	血证	178
第三十三单元	痰饮	180
第三十四单元	消渴	182
第三十五单元	内伤发热	182
第三十六单元	虚劳	183
第三十七单元	癌病	185

肢体经络病证 185
　　　第三十八单元　痹证 185
　　　第三十九单元　痿证 186
　　　第四十单元　颤证 187
　　　第四十一单元　腰痛 188

第六篇　中医外科学 190
　　第一单元　中医外科疾病辨证 190
　　第二单元　中医外科疾病治法 192
　　第三单元　疮疡 194
　　第四单元　乳房疾病 197
　　第五单元　瘿 199
　　第六单元　瘤、岩 201
　　第七单元　皮肤及性传播疾病 201
　　第八单元　肛门直肠疾病 207
　　第九单元　泌尿男性疾病 212
　　第十单元　周围血管疾病 213
　　第十一单元　其他外科疾病 216

第七篇　中医妇科学 218
　　第一单元　女性生殖器官 218
　　第二单元　女性生殖生理 218
　　第三单元　妇科疾病的病因病机 220
　　第四单元　妇科疾病的诊断与辨证 220
　　第五单元　妇科疾病的治疗 221
　　第六单元　月经病 222
　　第七单元　带下病 230
　　第八单元　妊娠病 231
　　第九单元　产后病 234
　　第十单元　妇科杂病 236
　　第十一单元　计划生育 239
　　第十二单元　妇产科特殊检查与常用诊断技术 240

第八篇　中医儿科学 242
　　第一单元　儿科学基础 242
　　第二单元　儿童保健 247
　　新生儿疾病 248
　　　第三单元　胎黄 248
　　肺系病证 249
　　　第四单元　感冒 249
　　　第五单元　乳蛾 250
　　　第六单元　咳嗽 251
　　　第七单元　肺炎喘嗽 252
　　　第八单元　哮喘 253
　　　第九单元　反复呼吸道感染 255
　　脾系病证 256

第十单元　鹅口疮	256
第十一单元　口疮	257
第十二单元　泄泻	258
第十三单元　厌食	259
第十四单元　积滞	259
第十五单元　疳证	260
第十六单元　腹痛	261
第十七单元　便秘	262
第十八单元　营养性缺铁性贫血	263

心肝病证 264

第十九单元　汗证	264
第二十单元　病毒性心肌炎	265
第二十一单元　注意力缺陷多动障碍	266
第二十二单元　惊风	267

肾系病证 268

第二十三单元　水肿	268
第二十四单元　尿频	270
第二十五单元　遗尿	270

传染病 271

第二十六单元　麻疹	271
第二十七单元　奶麻	273
第二十八单元　风痧	273
第二十九单元　丹痧	274
第三十单元　水痘	275
第三十一单元　手足口病	276
第三十二单元　痄腮	277

虫证 278

第三十三单元　虫证	278

其他疾病 278

第三十四单元　紫癜	278
第三十五单元　维生素 D 缺乏性佝偻病	279
第三十六单元　传染性单核细胞增多症	280

第九篇　针灸学 282

第一单元　经络系统	282
第二单元　经络学说的临床应用	284
第三单元　腧穴的分类	284
第四单元　腧穴的主治特点和规律	284
第五单元　特定穴	285
第六单元　腧穴的定位方法	287
第七单元　手太阴肺经、腧穴	288
第八单元　手阳明大肠经、腧穴	289
第九单元　足阳明胃经、腧穴	290
第十单元　足太阴脾经、腧穴	291

第十一单元	手少阴心经、腧穴	292
第十二单元	手太阳小肠经、腧穴	293
第十三单元	足太阳膀胱经、腧穴	294
第十四单元	足少阴肾经、腧穴	297
第十五单元	手厥阴心包经、腧穴	298
第十六单元	手少阳三焦经、腧穴	299
第十七单元	足少阳胆经、腧穴	300
第十八单元	足厥阴肝经、腧穴	301
第十九单元	督脉、腧穴	302
第二十单元	任脉、腧穴	303
第二十一单元	奇穴	304
第二十二单元	毫针刺法	305
第二十三单元	灸法	310
第二十四单元	拔罐法	311
第二十五单元	其他针法	311
第二十六单元	针灸治疗总论	312
第二十七单元	内科病证的针灸治疗	313
第二十八单元	妇儿科病证的针灸治疗	316
第二十九单元	皮外伤科病证的针灸治疗	317
第三十单元	五官科病证的针灸治疗	319
第三十一单元	急症及其他病证的针灸治疗	320

第三部分　西医综合

第十篇　诊断学基础 323
- 第一单元　症状学 323
- 第二单元　问诊 330
- 第三单元　检体诊断 331
- 第四单元　实验室诊断 348
- 第五单元　心电图诊断 358
- 第六单元　影像诊断 360
- 第七单元　病历与诊断方法 364

第十一篇　内科学 365
- 第一单元　呼吸系统疾病 365
- 第二单元　循环系统疾病 371
- 第三单元　消化系统疾病 382
- 第四单元　泌尿系统疾病 388
- 第五单元　血液系统疾病 391
- 第六单元　内分泌及代谢疾病 396
- 第七单元　结缔组织病 401
- 第八单元　神经系统疾病 402
- 第九单元　常见急危重症 407

第十二篇　传染病学 411
- 第一单元　传染病学总论 411

病毒感染 ·· 413
    第二单元　病毒性肝炎 ·· 413
    第三单元　流行性感冒 ·· 415
    第四单元　人感染高致病性禽流感 ··· 417
    第五单元　艾滋病 ·· 419
    第六单元　流行性出血热 ··· 420
    第七单元　狂犬病 ·· 423
    第八单元　流行性乙型脑炎 ·· 424

细菌感染 ·· 427
    第九单元　流行性脑脊髓膜炎 ··· 427
    第十单元　伤寒 ··· 429
    第十一单元　细菌性痢疾 ··· 431
    第十二单元　霍乱 ·· 433
    第十三单元　结核病 ··· 436
    第十四单元　布鲁菌病 ·· 437
    第十五单元　消毒与隔离 ··· 438

第四部分　医学人文

第十三篇　医学伦理学 ·· 443
    第一单元　医学伦理学与医学目的、医学模式 ··· 443
    第二单元　中国医学的道德传统 ··· 444
    第三单元　医学伦理学的理论基础 ·· 444
    第四单元　医学道德的规范体系 ··· 445
    第五单元　处理与患者关系的道德要求 ·· 446
    第六单元　处理医务人员之间关系的道德要求 ··· 447
    第七单元　临床诊疗的道德要求 ··· 447
    第八单元　医学研究的道德要求 ··· 448
    第九单元　医学道德的评价与良好医德的养成 ··· 449
    第十单元　医学伦理学文献 ·· 449

第十四篇　卫生法规 ··· 450

第一部分
中医学基础

第一篇　中医基础理论

第一单元　中医学理论体系

> **重点提示**
>
> 本单元在复习时一要记住整体观和辨证论治，二要分清病、证、症的概念，三要理解同病异治和异病同治的实质。

一、中医学概念与学科属性
1. 概念　以研究人体生理、病理，以及疾病的诊断、预防和治疗为主的学科。
2. 学科属性　属医学科学，是世界医学科学的组成部分。

二、中医学理论体系的主要特点
1. 整体观 **2002** **2004** **2005**
（1）人体是一个有机的整体：五脏一体观、形神一体观。
（2）人与自然环境的统一性。
（3）人与社会环境的统一性。
2. 辨证论治
（1）病、证、症的概念 **2015**
①病：即疾病，是致病邪气作用于人体引起一系列变化的一个完整异常生命过程。
②证：即证候 **2002**，是疾病过程中某一阶段或某一类型的病理概括。证是病机的外在反映；病机是证的内在本质。
③症：即症状和体征，是疾病过程中表现出的个别、孤立的现象。
（2）辨证论治的概念
①辨证 **2004**：望、闻、问、切收集信息→中医理论分析、综合→概括判断疾病发生发展的过程。
②论治：根据辨证结果，确定相对应的治疗方法。
（3）同病异治和异病同治（围绕"证"）
①同病异治——证异治异：同一种病由于发病时间、地域、疾病阶段、体质有异而证候不同，治法不同。
②异病同治——证同治同：几种不同的疾病，其发展变化过程中出现了大致相同的病机及证，治法相同 **2010**。

第二单元　精气学说

> **重点提示**
>
> 本单元内容虽然为中医基础理论中一个重要的组成部分，但是历年考试涉及较少。

一、精气学说的概念

1. 精的概念　无形而运动不息的极细微物质，是构成宇宙万物的本原，源自"水地说"2018。

2. 气的概念　存在于宇宙之中的不断运动且无形可见的极细微物质，是宇宙万物的共同构成本原。气的概念，源自"云气说"。

3. 精气的概念　又称为"精"，"精"首见于《老子》。一切细微、精粹的物质，亦是生成宇宙万物的原始物质。

二、精气学说的基本内容

1. **精气是构成宇宙的本原**　宇宙中的一切事物都是由精或气构成的，宇宙万物的生成皆为精或气自身运动的结果，精或气是构成天地万物包括人类的共同原始物质。

2. 精气的运动变化

(1) 运动：即气机，其基本形式是升、降、出、入。

(2) 变化：即气化，指由气的运动产生变化的过程。

3. 精气是天地万物的中介　①维系天地万物间的联系。②使万物相互感应。

4. 天地精气化生为人　人是由天地精气结合而成的，天地精气是构成人体的本原物质，人的生死过程即气的聚散过程。

第三单元　阴阳学说

> ☆**重点提示**
>
> 阴阳学说是历年考试的必考内容。特别是对于阴阳各种关系，应熟练把握。对于对立制约、互根互用、相互转化等关系的运用，要着重于对概念的理解。

一、阴阳的概念

"水火者，阴阳之征兆也。"

1. 阴阳的含义　对自然界相互关联的某些事物或现象对立双方属性的概括。

(1) 阳：相对运动的、外向的、上升的、弥散的、温热的、明亮的、兴奋的。

(2) 阴：相对静止的、内守的、下降的、凝聚的、寒冷的、晦暗的、抑制的。

2. 事物阴阳属性的绝对性和相对性

(1) 绝对性：属阴或属阳的不可变性。

(2) 相对性：阴阳属性互相转化、阴阳之中复有阴阳、可随比较对象改变。

①昼夜：上午属阳中之阳，下午属阳中之阴，前半夜属阴中之阴，后半夜属阴中之阳（阴→阳→阴）。

②四季：春属少阳（阴中之阳），夏属太阳（阳中之阳），秋属少阴（阳中之阴），冬属太阴（阴中之阴）。

二、阴阳学说的主要内容 2005 2006 2007 2008 2009 2015 2019

阴阳关系	简要释义	举例
对立制约	互相斗争、互相制约、互相排斥	动极者镇之以静，阴亢者胜之以阳
互根互用	相互依存，互为根本	孤阴不生，独阳不长；阴阳离决，精气乃绝
	相互资生、促进和助长	阴在内，阳之守也，阳在外，阴之使也；昼不精，夜不瞑
交感互藏	双方在运动中相互感应而交合，相互发生作用，并且都包含对方	天地氤氲，万物化醇；男女构精，万物化生
消长	对立双方增减、盛衰、进退的运动变化，互为消长、皆消皆长	阴长阳消、阳长阴消、阴消阳长、阳消阴长
转化	在一定条件下向其相反的方向转化	物极必反，寒极生热，热极生寒
自和与平衡	对立双方在消长的运动变化之中，保持相对动态的平衡	四季的正常更替

三、阴阳学说在中医学中的应用

1. 在组织结构和生理功能方面的应用

（1）脏腑形体

①上下表里：上部为阳，下部为阴；体表属阳，体内属阴。

②腹背四肢：背为阳，腹为阴；四肢外侧为阳，四肢内侧为阴。

③脏腑：五脏属里为阴，六腑属表为阳。

④表里组织：体表属阳，然皮肉为阳中之阳，筋骨为阳中之阴；再分则皮肤为阳中之阳，肌肉为阳中之阴；筋为阴中之阳，骨为阴中之阴。

⑤五脏：心属阳中之阳，肺属阳中之阴 2021，肝属阴中之阳 2021，肾属阴中之阴，脾属阴中之至阴 2021。

（2）经络系统

①十二正经：手足阳明、少阳、太阳经；手足太阴、厥阴、少阴经（阳少太，太厥少）。

②奇经八脉：督脉为阳脉之海，任脉为阴脉之海；行于身之内侧为阴跷、阴维；行于身之外侧为阳跷、阳维。

2. 在病理方面的应用

（1）六淫之中，风邪、暑邪、火（热）邪属阳，寒邪、湿邪属阴（燥邪不分）。

（2）阴阳失调是疾病的基本病机之一。主要表现形式："阳胜则热，阴胜则寒""阳胜则阴病，阴胜则阳病""阳虚则寒，阴虚则热"。

3. 在疾病诊断方面的应用

（1）四诊分阴阳：①色泽鲜明为阳，色泽晦暗为阴。②语声高亢洪亮、多言而躁动者，多属实、热，为阳；语声低微无力、少言而沉静者，多属虚、寒，为阴。

（2）辨证分阴阳：表证、热证、实证属阳；里证、寒证、虚证属阴。

4. 在疾病治疗方面的应用

（1）指导养生："法于阴阳""春夏养阳，秋冬养阴"。

（2）确定治疗原则 2021：什么虚治什么（阴虚，阳病治阴）；什么虚求什么（阳虚，阴中求阳）。

证候表现	治疗原则	
阴阳偏胜	实则泻之（损其有余），即实热证热者寒之，实寒证寒者热之	
阴阳偏衰	虚则补之（补其不足）	阴偏衰："阴虚则热"，当滋阴制阳，即"阳病治阴"
		阳偏衰："阳虚则寒"，当扶阳抑阴，即"阴病治阳"
阴阳互损	阳损及阴：以阳虚为主的阴阳两虚证，当补阳为主，兼以补阴	
	阴损及阳：以阴虚为主的阴阳两虚证，当补阴为主，兼以补阳	

（3）分析和归纳药物的性能：①四气：寒凉属阴，温热属阳。②五味：辛、甘、淡属阳，酸、苦、咸属阴。③升降浮沉：升浮属阳，沉降属阴。

第四单元　五行学说

☆重点提示

本单元为每年考试的必考内容。五行的特性、现象，五行归类及五行学说的基本内容，是考试的常考点。应尤为注意五行之间的相生相克、制化胜复、相乘相侮及母子相及关系的应用。因考查方式和考点都较为局限，虽为重点却也易于掌握。

一、五行学说的概念

1. 五行的概念　木、火、土、金、水五种物质的运动变化。
2. 五行的特性和事物与现象的五行归类
（1）特性 2003　2004　2008：木曰曲直；火曰炎上；土爱稼穑；金曰从革；水曰润下。
（2）事物属性的五行归类 2010　2012　2019

自然界						五行	人体					
五味	五色	五化	五气	方位	五季		五脏	六腑	五官	形体	情志	五声
酸	青	生	风	东	春	木	肝	胆	目	筋	怒	呼
苦	赤	长	暑	南	夏	火	心	小肠	舌	脉	喜	笑
甘	黄	化	湿	中	长夏	土	脾	胃	口	肉	思	歌
辛	白	收	燥	西	秋	金	肺	大肠	鼻	皮毛	悲	哭
咸	黑	藏	寒	北	冬	水	肾	膀胱	耳	骨	恐	呻

（3）事物五行属性的归类依据和方法：取象比类法（直接归类）、推演络绎法（间接推演）。

二、五行学说的基本内容

1. 五行相生与相克
（1）相生："生我"者为母，"我生"者为子。木→火→土→金→水→木 2001　2003　2005　2009。
（2）相克："克我"者为"所不胜"，"我克"者为"所胜"。木→土→水→火→金→木 2001　2004　2005　2008　2010。
2. 五行制化　相生中有克制，在克制中求发展。

3. 五行相乘与相侮

（1）相乘：与相克的次序相同。相克太过，超过正常的制约程度（太过、不及）。木乘土，土乘水，水乘火，火乘金，金乘木 2004 2005 2006。

（2）相侮：反向制约和克制（太过、不及）。木侮金，金侮火，火侮水，水侮土，土侮木 2003 2007 2011。

4. 五行的母子相及

（1）母病及子 2021：母行虚弱，引起子行亦不足，终致母子两行皆不足。

（2）子病及母：子病犯母（子母皆亢盛）；子虚致母不足，子母俱不足；子盗母气（子盛母衰）2002 2005 2007 2009。

三、五行学说在中医学中的应用

1. 在生理方面的应用
（1）说明五脏的生理特点。
（2）构建天人一体的五脏系统。
（3）说明五脏之间的生理联系。

2. 在病理方面的应用
（1）相生关系：母病及子（脾病及肺）、子病及母（肾病及肺）。
（2）相克关系：相乘（肝病及脾）、相侮（肝病及肺）。

3. 在疾病诊断方面的应用　判定病位、判断传变趋势、推测预后，即"视其外应，以知其内脏"。

4. 在疾病预防和治疗方面的应用
（1）指导脏腑用药：见事物属性的五行归类表。
（2）控制疾病的传变："见肝之病，知肝传脾，当先实脾"。
（3）确定治则治法：①运用五行相生规律来治疗疾病，其基本治疗原则是补母和泻子，即"虚则补其母，实则泻其子"。常用滋水涵木法 2021、益火补土法、培土生金法和金水相生法。②运用五行相克规律来治疗疾病，其基本治疗原则是抑强扶弱。常用抑木扶土法、培土制水法、佐金平木法和泻南补北法 2021。
（4）指导针灸取穴。
（5）指导情志疾病的治疗：怒伤肝，悲胜怒；喜伤心，恐胜喜；思伤脾，怒胜思；忧伤肺，喜胜忧；恐伤肾，思胜恐。

第五单元　藏象学说

重点提示

本单元内容为五脏、六腑、奇恒之腑的提要，为中医学最基础的理论部分。出题不多，了解即可。

1. 概念与特点　藏象是指藏于体内的内脏及其表现于外的生理病理征象。藏象学说的主要特点是以五脏为中心的整体观。

2. 藏象学说形成的基础　解剖积累、观察总结、哲学渗透、临床经验。

3. 五脏、六腑、奇恒之腑的分类 2016 2018

脏腑	具体器官	生理特点及临床意义
五脏	肝、心、脾、肺、肾	化生和贮藏精气；藏精气而不泻，满而不能实；脏病多虚，五脏宜补
六腑	胆、胃、小肠、大肠、膀胱、三焦	受纳和传化水谷；传化物而不藏，实而不能满；腑病多实，六腑宜泻
奇恒之腑	脑、髓、骨、脉、胆、女子胞	形态似六腑、功能似五脏

第六单元　五脏

☆重点提示

本单元为中医基础理论的重点内容，必须掌握五脏的生理功能和特性及五脏之间的关系。五脏的关系之中，心肾、脾肺、肺肾、肝脾和肝肾的内容复习时应着重把握。另外，五脏与五体、五官九窍、五志、五液和季节的关系应予注意。

一、五脏的生理功能与特性

（一）心

"心者，君主之官也，神明出焉""心者，生之本，神之变也"。

1. 生理功能 2015 2016

（1）主血脉 2001：主血体现于生血和行血两个方面；主脉体现于心气推动血液在脉中运行 2002。

（2）藏神，主神志 2003：主宰人的精神、意识、思维活动。

2. 生理特性　心为阳脏主神明；心气下降。

（二）肺

"肺者，相傅之官，治节出焉"。

1. 生理功能 2009

（1）主气、司呼吸 2001 2021：主呼吸之气（宣发、肃降）；主一身之气（宗气的生成、调节全身气机） 2018 2021。

（2）主行水：肺为水之上源。

（3）朝百脉：①全身血液通过肺的呼吸完成气体交换 2002。②助心行血：宗气有贯心脉以推动气血运行的作用。

（4）主治节：调节呼吸运动、全身气机、血液运行、津液代谢。

2. 生理特性　肺为华盖；肺为娇脏，不耐寒热，非轻不举 2004；肺气宣降（宣发：呼出浊气、向上布散精微、宣发卫气；肃降：吸入清气、向下布散精微、肃清呼吸道废物）。

（三）脾

"脾者，谏议之官，知周出焉""四季脾旺不受邪；脾主四时"。

1. 生理功能

（1）主运化 2005 2007：运化食物（消化、吸收、转输水谷精微）；运化水液（对水液代谢起调节作用）。脾为"后天之本" 2021。

（2）主统血：统摄血液在脉内运行 2009 2019 2021。

2. 生理特性　脾气主升；升清与升举内脏 2000；喜燥恶湿；脾为孤脏 2008 2011。

（四）肝

"肝者，将军之官 2012 2016，谋虑出焉""罢极之本""肝为血海"。

1. 生理功能

（1）主疏泄 2004：促进血液与津液的运行输布、促进脾胃运化和胆汁的分泌排泄、调畅情志、促进男子排精与女子排卵行经。肝气郁结，疏泄失职；肝气亢逆，疏泄太过；肝气虚弱，疏泄不及（肝气虚则恐）。

（2）主藏血 2001 2021：涵养肝气、调节血量、濡养肝及筋目、化生和濡养魂、维持正常神志及睡眠、为经血之源、防止出血。

2. 生理特性　肝为刚脏 2012 2016；肝气升发。

（五）肾

"肾者，作强之官，伎巧出焉""肾者主蛰，封藏之本，精之处也"。

1. 生理功能

（1）藏精，主生长发育生殖与脏腑气化：贮存、封藏精，包括先天之精和后天之精；促进人体生长发育和生殖功能 2006；调节脏腑气化。

（2）主水：主司和调节全身水液代谢。主要体现：①肾气对参与水液代谢脏腑的促进作用。②肾气的生尿和排尿作用。

（3）主纳气 2005 2021：摄纳肺吸入的清气，保持呼吸深度，防止呼吸表浅；肺为气之主，肾为气之根。

2. 生理特性

（1）主蛰守位

①肾的藏精、主纳气、主生殖、主二便等功能，都是肾主蛰藏生理特性的具体体现。

②守位 2015。生理状态下，各脏腑的阳气称"少火"；病理状态下，各脏腑的亢盛之火称"壮火"。相火以其所在脏腑的不同而有不同的称谓，肝之相火为"雷火"，肾之相火为"龙火"。

（2）肾气上升（并非肾主升）：肾阳鼓动肾阴，与心水火既济。

二、五脏之间的关系

1. 心与肺的关系　宗气是连接心之搏动与肺之呼吸的中心环节。

（1）肺气助心行血。

（2）心血布散肺气。

2. 心与脾的关系 2016

（1）血的生成：脾主气化，为气血生化之源；心阳温运脾土，且心主神志，调节脾的运化。

（2）血液运行：心行血；脾统血。

3. 心与肝的关系

（1）血液：心主血而行血；肝藏血。

（2）精神情志：心主神明而主宰精神活动；肝主疏泄而调节精神情志。

4. 心与肾的关系 2002 2003

（1）水火既济 2021：肾水上济心阴，使心火不亢；心火下济肾水，使肾水不寒。

（2）精神互用 2018：心主神，神全可以益精；肾藏精，积精可以全神。

（3）君相安位：心为君火，肾为相火（命火）。君火相火各安其位，则心肾上下交济。

5. 肺与脾的关系
（1）气的生成：肺主呼吸而纳入清气；脾主运化而生谷气。
（2）水液代谢：肺主通调水道而布散水精；脾主运化水液而转输水精。
6. 肺与肝的关系　气机升降：肺在膈上，其气肃降；肝在膈下，其气升发（气的调节是肝肺、枢纽是脾胃）。
7. 肺与肾的关系 2008
（1）呼吸运动：肺为气之主，主呼吸而为体内外气体交换的场所；肾为气之根，主纳气，吸引摄纳，使气归根 2020 2021。
（2）水液代谢：肺为水之上源，肺气宣降，行水于全身，下肃于肾；肾为主水之脏，肾阳气化，升清降浊，输于膀胱。
（3）阴阳互资：肺阴充足，输精于肾，使肾阴充盈；肾阴充足，上润于肺，使肺脏清宁。
8. 肝与脾的关系
（1）饮食物消化：肝主疏泄，促进消化；脾主运化，散精于肝。
（2）血液：肝藏血，调节血量，供应脾运；脾生血、统血，使肝血充足。
9. 肝与肾的关系 2004 2016
（1）精血同源（肝肾同源、乙癸同源）：肝藏血，肾藏精，精能生血，血能化精。
（2）藏泄互用：肝气疏泄，防精气过度壅塞；肾气封藏，防精气过度亡失。
（3）阴阳互资互制：不仅肝血与肾精之间存在着同源互化的关系，而且肝肾阴阳之间也存在着相互资养和相互制约的联系。
10. 脾与肾的关系 2016
（1）先后天相互资生：先天温养后天，后天补充先天 2021。
（2）水液代谢：脾主运化水湿，脾阳健运则土能制水；肾为主水之脏，肾阳气化则开合有度。
三、五脏与五体、五官九窍、五志、五神、五液和季节的关系 2011 2015 2018 2019 2020 2021

	肝	心	脾	肺	肾
五体	筋	脉	肉	皮	骨
五官九窍	目	舌	口	鼻	耳及二阴
五志	怒	喜	思	悲（忧）	恐
五神	魂	神	意	魄	志
五液	泪	汗	涎	涕	唾
外华	爪	面	唇	毛	发
季节	春	夏	长夏	秋	冬

第七单元　六腑

☆重点提示

本单元的重点内容有六腑的生理功能及六腑与五脏之间的关系。其中，六腑的生理功能必须掌握，特别是胃、大肠及小肠，此点在历年考题之中经常出现。另外，六腑和五脏的关系中，应着重注意脾胃之间的关系。胃的一些别称，像太仓、水谷之海，也应顺带记忆。

一、六腑的生理功能

1. 胆的生理功能 "胆者，中正之官，决断出焉""中精之府 2021、中清之府、清净之府""奇恒之腑"。

（1）贮藏和排泄胆汁：参与饮食物的消化。

（2）主决断 2001 2005 2010 2012：与人体情志活动密切相关。

2. 胃的生理功能和生理特性 "五脏六腑之海""脾主为胃行其津液者也""胃为五脏之本"。

（1）生理功能：主受纳水谷（太仓、水谷之海）、腐熟水谷（水谷气血之海、五脏六腑之海）2002 2016。

（2）生理特性：胃气下降；喜润恶燥 2004 2007 2011 2018。

3. 小肠的生理功能 "小肠者，受盛之官，化物出焉"。

（1）受盛化物：接受由胃初步消化的饮食物→食物进一步消化。

（2）泌别清浊：清者→小肠吸收经脾气→全身；浊者→胃和小肠之气的作用→大肠。

（3）小肠主液 2003 2009 2011 2021："利小便以实大便 2021"来治疗泄泻。

4. 大肠的生理功能 2021 "大肠者，传导之官 2008 2009 2012，变化出焉"。

（1）主传导糟粕。

（2）大肠主津：津液不得吸收，与糟粕俱下→肠鸣、腹痛、泄泻；大肠津亏→大便秘结。

5. 膀胱的生理功能 "膀胱者，州都之官 2021，津液藏焉""津液之府"。

（1）汇聚水液 2018。

（2）贮存和排泄尿液：膀胱不利为癃，不约为遗尿。

6. 三焦的概念和生理功能 "三焦者，决渎之官 2009 2010，水道出焉""中渎之府""孤腑"。

（1）六腑三焦：疏通水道，运行津液。

（2）部位三焦：上中下三焦部位的划分，以横膈、脐为界限。"上焦如雾，中焦如沤，下焦如渎"。

①通行诸气："三焦者，原（元）气之别使也"。元气根于肾，通过三焦而运行于全身。

②运行津液：三焦气化 "上焦不治则水泛高原，中焦不治则水留中脘，下焦不治则水乱二便"。

（3）辨证三焦：温病发生发展过程中由浅及深的三个不同病理阶段。

二、五脏与六腑之间的关系

1. 心与小肠的关系

（1）经络互相络属，构成表里关系。

（2）生理：①心主血，心火下降小肠，保证小肠化物。②小肠化物，清者上输心、肺化赤为血，保证心血充足。

2. 肺与大肠的关系

（1）经络互相络属，构成表里关系。

（2）生理：①肺司呼吸主行水，有赖于大肠通畅。②大肠主传导、主津，赖于肺气肃降。

3. 脾与胃的关系

（1）经络互相络属，构成表里关系。

（2）生理：①纳运相成（脾主运化，胃主受纳）。②升降相因 2018（脾气主升，胃气主降）。③燥湿相济（脾喜燥恶湿，胃喜润恶燥）。

4. 肝与胆的关系

（1）经络互相络属，构成表里关系。

(2) 生理：①同司疏泄（肝主疏泄，分泌胆汁；胆则贮藏胆汁）。②共主勇怯（肝主疏泄，调畅情志；胆主决断，肝胆相互为用）。

5. 肾与膀胱的关系
(1) 经络互相络属，构成表里关系。
(2) 生理：①肾主水，司开合，控制膀胱开合。②膀胱为水府，开合有度则贮尿、排尿正常。

第八单元　奇恒之腑

> **重点提示**
> 本单元主要是脑和女子胞两部分，熟悉其生理功能和与脏腑的关系即可。

一、脑
"脑为髓之海""诸髓者，皆属于脑"。
1. 生理功能 2015 ①主宰生命活动 2006，"脑为元神之府"。②主司感觉运动。③主司精神活动。
2. 与脏腑精气的关系　"心藏神，肺藏魄，肝藏魂，脾藏意，肾藏志"。

二、女子胞
1. 女子胞的生理功能　①主持月经。②孕育胎儿。
2. 女子胞与脏腑经脉的关系
(1) 与脏腑及天癸的关系：肾中精气充盈产生天癸，促进女性生殖器官的发育并维持其生殖功能。月经的排泄，胎儿的孕育，均有赖于血液，而心主血，肝藏血，脾统血而为气血生化之源 2010。
(2) 与经脉的关系：与冲脉和任脉联系最紧密。冲为血海，调节十二经气血；任脉为阴经之海，任主胞胎。

第九单元　精、气、血、津液、神

> ☆**重点提示**
> 本单元的重点在于气的功能、分类，气血、精血之间的关系。尤其是元气、宗气、气血之间的关系，在历年之中经常考查。另外，血和津液的一些基本内容也需要掌握，神的部分考试涉及较少，了解即可。

一、精
"夫精者，身之本也"。
1. 人体之精的概念　由禀受于父母的生命物质与后天水谷精微相融合而形成的一种精华物质，是人体生命的本源，是构成人体和维持人体生命活动的最基本物质。
2. 人体之精的生成　先天之精，禀受于父母，藏于肾；后天之精，来源于饮食水谷，由脾胃运化的水谷精微产生，是人出生后赖以维持生命活动的精微物质。
3. 人体之精的功能　①繁衍生命。②濡养作用。③化血作用。④化气作用。⑤化神作用（精亏则神疲，精亡则神散）。

4. 人体之精的分类　①先天之精（与生俱来，禀受于父母，为生命的基础）。②后天之精（来源于水谷精微，由脾化生并灌输于五脏六腑）。③脏腑之精（濡养脏腑及化生脏腑之气）。④生殖之精（源于肾精，繁衍后代）。

二、气

"精化为气"。

1. 人体之气的概念　构成人体和维持人体生命活动的基本物质之一。

2. 人体之气的生成 2018 2021

（1）生成之源：①先天之精气。②水谷之精所化生的水谷之气。③自然界的清气。

（2）与气生成的相关脏腑：肾为生气之根、脾胃为生气之源、肺为生气之主。

3. 人体之气的功能　推动与调控作用、温煦与凉润作用 2008 2010、防御作用 2004 2007 2015、固摄作用 2011 2016、中介作用。

4. 人体之气的分类

（1）人身之气：是活力很强、运行于全身的极细微物质，与邪气相对而言，称为正气。

（2）元气：又称原气，是人体最根本、最重要的气，人体生命活动的原动力 2000 2002 2004 2009，为一身阴阳之根，由肾精化生，根于命门，通过三焦循行全身。

（3）宗气：由谷气与自然界清气相结合而积聚于胸中（气海、膻中）的气 2003 2005；其生理功能有走息道以行呼吸、贯心脉以行血气和下蓄丹田以资先天，与人体的视听言动等功能相关 2015。

（4）营气：行于脉中而具有营养作用的气 2011 2021，由水谷精微中的精华部分化生，又称营阴，有化生血液和营养全身的作用。

（5）卫气：行于脉外而具有保卫作用的气，由水谷精微中的剽悍滑利部分化生 2016 2021，又称卫阳，有防御外邪、温养全身、调节腠理（卫气和，则分肉解利，皮肤润柔，腠理致密矣）的作用。

（6）脏腑之气：脏腑之精化生，是一身之气分布到各脏腑的部分。

（7）经络之气：一身之气运行于经络系统的极细微物质。

5. 人体之气的气化

（1）气的运动（升、降、出、入）为气机。气的运动而产生的各种变化为气化。

（2）脏腑之气的运动规律：心肺在上宜降；肝肾在下宜升；脾胃居中为升降之枢纽；六腑气机是降中寓升。

三、血

"血脉和利，精神乃居"。

1. 血的基本概念　血是流行于脉管之中的红色液体，是构成人体和维持人体生命活动的基本物质之一。

2. 血的生成 2011 2021

（1）血液化生之源：①水谷之精（营气和津液）化血。②肾精化血 2016。

（2）与血生成的相关脏腑：脾胃（气血的化生之源）、心肺（奉心化赤）、肾（精血同源、肾精化血）。

3. 血的运行　血液循行于脉管中，周而复始，如环无端。

（1）影响因素：①气的推动与宁静、温煦与凉润、固摄等功能。②脉道通畅无阻。③血液的清浊与黏稠。④血液的寒热。⑤病邪的影响。

（2）相关脏腑功能：①心气推动血液在脉中运行，为基本动力。②肺气宣发肃降，调节气机，助心行血。③肝主疏泄并主藏血，调节血液循环与血液量的平衡 2002 2005。④脾主统血而使血在脉内运行，防止其溢出脉外。

4. 血的功能　濡养作用（营养和滋润全身）、化神作用（为机体精神活动的主要物质基础）。

四、津液

"腠理发泄，汗出溱溱，是谓津""谷入气满，淖泽注于骨，骨属屈伸，泄泽补益脑髓，皮肤润泽，是谓液"。

1. 津液的基本概念　机体一切正常水液的总称，包括各脏腑、形体、官窍的内在体液及其正常分泌物。

（1）津：质地较清稀，流动性较大，布散于体表皮肤、肌肉和孔窍，并能渗入血脉，起滋润作用。

（2）液：质地较浓稠，流动性较小，灌注于骨节、脏腑、脑、髓等，起濡养作用。

2. 津液的生成输布与排泄 2015 2016

（1）生成：脾胃的运化；小肠泌别清浊；大肠主津。

（2）输布：①肺气宣降以行水。②脾气输布津液。③肾气蒸腾气化水液。④肝气疏泄促水行。⑤三焦决渎利水道 2020。

（3）排泄：①以汗液和呼气的形式在肺之宣发和呼吸的作用下排出体外。②以尿液的形式在肾气作用下排出体外。③以粪便的形式在大肠作用下排出。

3. 津液的功能

（1）滋润、濡养：可以滋润皮毛、肌肤、孔窍、关节、脏腑，濡养内脏、骨髓及脑髓。

（2）充养血脉：是组成血液的主要成分。

（3）维持人体体温相对恒定。

五、神

1. 人体之神的基本概念　生命活动的主宰及其外在表现的总称。

狭义：精神、情志、思维活动。广义：人体生命活动的主宰及其外在表现。

2. 人体之神的生成　以精、气、血、津液为化源，是脏腑精气对外界环境的应答。

3. 人体之神的分类

（1）五神：心藏神，肺藏魄，肝藏魂，脾藏意，肾藏志。

（2）情志：肝在志为怒、心在志为喜、脾在志为思、肺在志为忧、肾在志为恐。

（3）思维：任物者谓之心，心有所忆谓之意，意之所存谓之志，因志而存变谓之思，因思而远慕谓之虑，因虑而处物谓之智。

4. 人体之神的功能　①调节精、气、血、津液的代谢。②调节脏腑的生理功能。③主宰人体的生命活动。

六、精、气、血、津液、神之间的关系

1. 气与血的关系 2010 2016　气为血之帅，血为气之母。

（1）气能生血：血的化生过程离不开气化。

（2）气能行血：血液在脉中的循行有赖于气的推动，即所谓"气行则血行，气滞则血瘀"。

（3）气能摄血：气对血液具有统摄作用，使之循行于脉中，而不致外溢。气的统摄作用主要是由脾气来实现的 2001。

（4）血能养气：指血液对气有濡养作用，血足则气旺。

（5）血能载气：大失血的病人，气亦随之发生大量丧失，称气随血脱。

2. 气与津液的关系

（1）气能生津：津液来自摄入的饮食物，而饮食物化生津液则依赖于脾胃之气。可以说，

气是津液化生的动力。

（2）气能行津：津液在体内的输布和排泄依赖于气的升降出入，通过肺、脾、肾、三焦、膀胱等脏腑共同的气化作用，可以实现气对津液的行津、化水功能。

（3）气能摄津：气对津液具有固摄作用。

（4）津能载气：大汗、大吐、大泻等津液大量丢失时，气亦随之大量外脱，称为气随津脱。

（5）津能生气。

3. 精、血、津液之间的关系

（1）精血同源：精和血都是由水谷精气化生和充养，化源相同。

（2）津血同源：血和津液都是由水谷精气所化生而来的，全身组织中的津液渗于脉中即成为血液的组成部分，而血液如渗出脉外，则成为津液。

4. 精、气、神之间的关系 ①气能生精、摄精。②精能化气。③精与气化神。④神驭精气。

第十单元　经络

重点提示

本单元的出题点集中在经络的概念、组成，十二经脉的走向、交接、分布规律，奇经八脉等。应重点注意手足三阴、三阳的走向、交接及流注次序。对于督脉、任脉、冲脉、带脉也应掌握。

一、经络学说概述

1. 经络的基本概念　经络，是经脉和络脉的总称，是运行全身气血，联络脏腑形体官窍，沟通上下内外，感应传导信息的通路系统，是人体结构的重要组成部分。经脉是经络系统中的主干，是气血运行和信息传导的主要通道；络脉是经脉的分支，网络全身。

2. 经络系统的组成

（1）经脉：十二正经、奇经八脉、十二经别。

（2）络脉：十五别络、孙络、浮络。

（3）连属部分：经筋、皮部。

二、十二经脉

1. 十二经脉的走向规律　手之三阴经从胸走手，在手指末端交手三阳经；手之三阳经从手走头，在头面部交足三阳经 2001 2003 2006；足之三阳经从头走足，在足趾末端交足三阴经；足之三阴经从足走腹，在胸腹腔交手三阴经 2002 2008。

2. 十二经脉的交接规律

（1）相表里的阴经和阳经在四肢末端交接。

（2）同名手足阳经在头面部交接 2002 2015 2016。

（3）手足阴经在胸部交接。

3. 十二经脉的分布规律

（1）四肢部分：阴经分布于四肢内侧面，阳经分布于四肢外侧面。

（2）头面部分：阳明经主要行于面部，其中足阳明经行于额部；少阳经主要行于侧头部；手太阳经主要行于面颊部，足太阳经行于头顶和头后部。

（3）躯干部分：手三阴经均从胸部行于腋下；手三阳经行于肩部、肩胛部；足三阳经则阳明经行于前（胸腹面），太阳经行于后（背面），少阳经行于侧面；足三阴经均行于腹胸面

（自内向外依次为足少阴肾经、足阳明胃经、足太阴脾经和足厥阴肝经）。

4. 十二经脉的表里关系　足太阳与足少阴为表里，足少阳与足厥阴为表里，足阳明与足太阴为表里，手太阳与手少阴为表里，手少阳与手厥阴为表里，手阳明与手太阴为表里。

5. 十二经脉的流注次序　记忆歌诀：肺大（肠）胃脾心小肠，膀肾胞焦胆肝肺 2003 2006 2007 2009。

6. 十二经脉循行中的重要部位和交接点

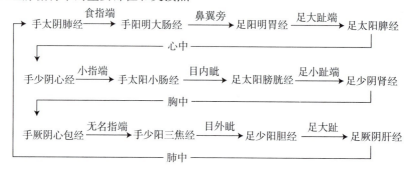

三、奇经八脉

1. 奇经八脉的含义及其循行和功能特点

（1）含义：奇经八脉，是督脉、任脉、冲脉、带脉、阴跷脉、阳跷脉、阴维脉、阳维脉的总称。

（2）循行和功能：①密切十二经脉的联系。②调节十二经脉气血。③与某些脏腑关系密切。

2. 任脉、督脉、冲脉、带脉、跷脉和维脉的循行特点和基本功能

（1）任脉：行于腹面正中线，其脉多次与手足三阴及阴维脉交会，能总任一身之阴经，故称"阴脉之海"。任脉起于胞中，与女子妊娠有关，故有"任主胞胎"之说 2016。

（2）督脉：行于背部正中，其脉多次与手足三阳经及阳维脉交会，能总督一身之阳经，故称为"阳脉之海" 2004 2011。督脉行于脊里，上行入脑，并从脊里分出属肾，它与脑、脊髓、肾又有密切联系。

（3）冲脉：上至于头，下至于足，贯穿全身，成为气血的要冲，能调节十二经气血，故称"十二经脉之海"或"五脏六腑之海"，又称"血海" 2020。同妇女的月经有关。

（4）带脉：起于季胁，斜向下行到带脉穴，绕身一周，如腰带，能约束纵行的诸脉。主司带下。固护胞胎。

（5）阴跷脉、阳跷脉：跷，有轻健跷捷之意。有濡养眼目、司眼睑开合和下肢运动 2010 的功能。

（6）阴维脉、阳维脉：维，有维系之意。阴维脉的功能是"维络诸阴"；阳维脉的功能是"维络诸阳"。

四、经别、别络、经筋、皮部

1. 经别的概念、特点和生理功能

（1）概念：从十二经别行分出，深入躯体深部，循行于胸腹及头部的重要支脉。

（2）特点：离、入、出、合。

（3）生理功能：①加强十二经脉中相表里的两经在体内及体表的联系。②加强体表与体内、四肢与躯干的向心性联系。③加强十二经脉与头面的联系。④扩大十二经脉的主治范围。⑤加强足三阴、足三阳经脉与心脏的联系。

2. 别络的概念、特点和生理功能
（1）概念：是经脉的分支，多分布于体表。
"十五别络"：十二经脉和任督两脉各别出一络，加上脾之大络，共十五条，称为"十五别络"。
"十六别络"："十五别络"加上胃之大络。
（2）特点
四肢部：从肘、膝关节下分出，各经络脉分别走向与其相表里经脉的阴经或阳经。
躯干部：任脉之络散于腹部；督脉之络行于背，散于头上并别于足太阳经；脾之大络布于胸胁。
（3）生理功能：①加强十二经中相表里经脉在体表的联系。②统率其他络脉。③渗灌气血营养全身。
3. 经筋的概念、特点和生理功能
（1）概念：是十二经脉之气濡养和支持筋肉骨节的体系，是十二经脉的附属部分。
（2）特点：一般都在浅部，从四肢末端走向头身，多结聚于关节和骨骼附近，进入胸腹腔而不络属脏腑。
（3）生理功能：附于骨和关节，具有约束骨骼、主司关节运动的作用。
4. 皮部的概念、应用
（1）概念：十二经脉及其所属络脉在体表的分区。
（2）应用：①抗御外邪，护卫肌表。②传导病变，反映内在变化。

五、经络的生理功能和经络学说的应用
1. 经络的生理功能　①沟通联系。②运输气血，灌溉全身。③感应传导。④调节平衡。
2. 经络学说的应用　①阐释病理变化及其传变。②指导临床诊断。③指导疾病治疗。

第十一单元　体质

重点提示

此单元内容是中医学较为基础的内容，了解即可。

1. 体质的概念和构成
（1）体质的概念：体质是指人体生命过程中，在先天禀赋和后天获得的基础上所形成的形态结构、生理功能和心理状态方面综合的相对稳定的固有特质。
（2）体质的构成：体质由形态结构、生理功能和心理状态三个方面的差异性构成。
（3）体质的特点：①先天遗传性。②差异多样性。③形神一体性。④群类趋同性。⑤相对稳定性。⑥动态可变性。⑦连续可测性。⑧后天可调性。
2. 体质学说的应用
（1）体质与病因病机 2016：①决定个体对某些病因的易感性。②决定病变的从化和传变，即病情随体质而发生的变化。
（2）体质与诊治：①指导辨证。②指导治疗：立法、针药宜忌、善后调理。
（3）体质与养生：调摄时要根据各自不同的体质特征，选择相应的措施和方法。

第十二单元　病因

> ☆重点提示
>
> 本单元为重点内容。其中六淫的性质及致病特点、七情内伤的特点、痰饮的致病特点均为常考知识点。关于六淫的考题几乎每年都有出现，特别是寒邪、湿邪的致病特点，考生应着重把握。另外，五味偏嗜、瘀血、劳逸失度等内容也应掌握。

一、六淫

1. 六淫的概念　即风、寒、暑、湿、燥、火六种外感病邪的统称 2005 2014。

2. 六淫的共同致病特点 2015

（1）外感性：六淫为病，多从肌表或口鼻而入。

（2）季节性：如春季多风病，夏季多暑病。

（3）地域性：与生活工作的区域环境密切相关。

（4）相兼性：可单独致病，也可相兼致病。如风热感冒、暑湿感冒。

3. 风邪的性质及致病特点　①风性轻扬开泄 2021，易袭阳位。②善行数变。③风为百病之长，"风者，百病之始也"。④风性主动 2000 2004。

4. 寒邪的性质及致病特点　①寒为阴邪，易伤阳气。②寒性凝滞，主痛。③寒性收引 2005 2007 2012 2021。

5. 暑邪的性质及致病特点　①暑为阳邪，暑系夏日火热之气所化，其性炎热，故为阳邪。②暑性升散，易扰心神，易伤津耗气。③暑多夹湿 2016。

6. 湿邪的性质及致病特点　①湿性重浊。②湿性黏滞，易阻气机。③湿为阴邪，易伤阳气。④湿性趋下，易袭阴位 2012。

7. 燥邪的性质及致病特点　①燥性干涩，易伤津液 2018。②燥易伤肺。

8. 火（热）邪的性质及致病特点　①火热为阳邪，其性燔灼趋上。②火热易生风动血。③火热易扰心神。④火热易伤津耗气 2018。⑤火邪易致疮痈。

二、疠气

1. 疠气的概念　疠气，即疫疠之气，是一类具有强烈致病性和传染性的病邪。在中医文献中，又有"瘟疫""疫毒""戾气""异气""毒气""乖戾之气"等名称。

2. 疠气的致病特点　①发病急骤、病情危笃。②传染性强、易于流行。③一气一病，症状相似。

三、七情内伤

1. 情志内伤的基本概念　七情，即喜、怒、忧、思、悲、恐、惊七种情志变化，是机体的精神状态。七情是人体对客观事物的不同反应，在正常的情况下，一般不会使人致病。

2. 七情与脏腑精气的关系 2016　情志活动以五脏精气为基础；情志过激会伤五脏精气。其与五脏对应关系：心"在志为喜"，肝"在志为怒"，脾"在志为思"，肺"在志为忧"，肾"在志为恐" 2011。

3. 情志内伤致病的特点　①直接伤及内脏。②影响脏腑气机，怒则气上，喜则气缓，恐则气下，惊则气乱，悲则气消，忧则气聚，思则气结 2003 2009 2010 2012 2015 2021。③多发为情志病。④影响病情变化。

四、饮食失宜

1. 饮食不节　过饥则营养不良（气血亏虚、正气不足）；过饱则损伤肠胃 2018（"宿食"内停，脾胃大伤）。

2. 饮食偏嗜　指饮食有所偏颇，或惯食过冷过热之饮食物。

（1）寒热偏嗜。

（2）五味偏嗜：多食咸，则脉凝泣而变色；多食苦，则皮槁而毛拔；多食辛，则筋急而爪枯；多食酸，则肉胝䐢而唇揭；多食甘，则骨痛而发落 2005 2009。

（3）食类偏嗜。

3. 饮食不洁　进食不洁净的食物而导致疾病的发生。病变以肠胃病为主。

五、劳逸失度

1. 过度劳累　包括劳力过度、劳神过度、房劳过度三方面。劳力过度伤气，劳伤筋骨；劳神过度伤心脾；房劳过度伤肾精。久视伤血，久卧伤气，久坐伤肉，久立伤骨，久行伤筋。

2. 过度安逸　过逸则易致气机不畅，阳气不振，神气衰弱 2004。

六、痰饮

1. 痰饮的概念　人体水液代谢障碍所形成的病理产物。一般较稠浊者为痰，清稀者为饮。

2. 痰饮的形成　外邪侵犯肺、脾、肾等脏，使水液敷布、排泄失常，或致三焦水道失畅，影响水液的正常代谢，乃至水湿停聚，酿成痰饮。

3. 痰饮的致病特点　阻滞气血运行，影响水液代谢，易于蒙蔽心神，致病广泛，变幻多端。

七、瘀血

1. 瘀血的概念　瘀血是体内因血行滞缓或血液停积而形成的病理产物。血瘀是指血液运行不畅或血液瘀滞不通的病理状态。

2. 瘀血的形成　气为血之帅，气行则血行。①气虚则血行无力，无力则血易停滞，从而产生瘀血。②气滞则血凝，凝则成瘀。③血寒则气涩，血液乃不畅，不畅则血易凝滞成瘀。④外伤则血溢于经，离经之血停聚而成瘀。⑤血热致瘀。

3. 瘀血的致病特点　①易于阻滞气机。②影响血脉运行。③影响新血生成。④病位固定，病证繁多。

4. 瘀血致病的症状特点　①疼痛。②出血。③肿块。④色紫暗。⑤脉细涩或结代。⑥肌肤甲错，脉涩或脉结代。

第十三单元　发病

重点提示

本单元的内容主要是发病的基本原理及影响发病的主要因素。对于正气、邪气应有本质上的了解，各种发病类型的概念也应注意，通读即可。

一、发病的基本原理

1. 正气与邪气的概念

（1）正气：是指人体内具有抗病、驱邪、调节、修复等作用的一类细微物质。

（2）邪气：泛指各种致病因素，包括由外而入或人体内产生的种种具有致病作用的因素。

2. 正气不足是发病的基础 2014 2016 2021　"正气存内，邪不可干""邪之所凑，其气必虚"。

(1) 正虚感邪而发病：正气不足，抗邪无力，邪气乘虚而入，因而发病。

(2) 正虚生邪而发病：如内生五邪，气虚生痰等。

(3) 正气强弱可决定发病的证候性质：邪盛正盛——实证；正衰邪不盛——虚证或虚实夹杂证；邪盛而正不抗邪——危证。

3. 邪气是发病的重要条件　一般没有邪气侵袭，人体不发病；邪气影响病性、类型、特点、病情和病位等；某些情况下主导疾病的发生。

4. 邪正相搏的胜负与发病　正胜邪退则不发病、邪胜正负则发病。

二、影响发病的主要因素

1. 环境与发病　①气候因素。②地域因素。③生活工作环境。④社会环境。

2. 体质与发病　体质决定对某种病邪的易感性、发病倾向及证候类型。

3. 精神状态与发病　精神状态能影响内环境的协调平衡，故能影响发病。

三、发病类型

1. 感邪即发　指感邪后立即发病、发病迅速。多见于新感外邪较盛、情志剧变、毒物所伤及外伤等。

2. 徐发　感邪后缓慢发病 2021，多见于内伤邪气致病。

3. 伏而后发　感受邪气后，病邪在机体内潜伏一段时间，或在诱因的作用下，过时发病。多见于外感性疾病及某些外伤。

4. 继发　在原发疾病的基础上，继而发生新的疾病。

5. 合病与并病　合病指两经或两个部位以上同时受邪所出现的病证。多见于感邪较盛，而正气相对不足。并病指一经病证未罢又出现另一病证的发病特点，也可指具体疾病的病后增病。

6. 复发 2021　疾病初愈或疾病的缓解阶段，在某些诱因的作用下，引起疾病再度发作或反复发作的一种发病形式。

第十四单元　病机

☆重点提示

本单元为中医学基础理论的重点内容，每年考试都会涉及，其中邪正盛衰、阴阳失调是常考点，特别是阴阳格拒的内容极易混淆。另外，对于内生五邪、精气血失调的内容也应掌握。

一、邪正盛衰

1. 邪正盛衰与虚实变化

(1) 虚实病机：邪气盛则实，精气夺则虚。

(2) 虚实变化：①虚实错杂（虚中夹实、实中夹虚）；②虚实真假（真实假虚——大实有羸状，真虚假实——至虚有盛候）。

2. 邪正盛衰与疾病转归　①正胜邪退：病势趋于好转或痊愈。②邪胜正衰：病势趋于恶化或危险。③邪正相持：病势迁延，缠绵难愈 2015。④邪去正虚：邪气退却而正气大虚，多见于重病的恢复期。⑤正虚邪恋：正气已虚，疾病缠绵 2018。

二、阴阳失调

1. 阴阳偏胜　阴胜则寒，阳胜则热 2002 2004。

（1）阳偏胜——实热证——壮热、面赤、烦躁、口渴、脉数等。
（2）阴偏胜——实寒证——形寒、肢冷、蜷卧脉迟等。

2. 阴阳偏衰
（1）阳偏衰（阳虚）——虚寒证——畏寒肢冷、脘腹冷痛、喜静蜷卧、脉微细等。
（2）阴偏衰（阴虚）——虚热证——低热、五心烦热、骨蒸潮热、盗汗、脉细数等。

3. 阴阳互损 2011　在阴或阳任何一方虚损的前提下，病变发展损及另一方，形成阴阳两虚。包括阴损及阳、阳损及阴。

4. 阴阳格拒 2002　2005　2007
（1）阴盛格阳——真寒假热——原有面色苍白、四肢逆冷、精神萎靡等寒盛于内的表现，后出现面红、烦热、口渴、脉大无根等假热表现。
（2）阳盛格阴——真热假寒——原有壮热、面红、气粗、烦躁、脉数大有力等热盛于内的表现，后出现四肢厥冷、脉象沉伏等假寒表现。

5. 阴阳亡失
（1）亡阳：阳气突然大量脱失，多见冷汗淋漓、面色苍白、四肢逆冷、精神萎靡、脉微欲绝等。
（2）亡阴：阴气发生突然大量消耗或丢失，多见手足虽温而大汗不止、烦躁不安、心悸气喘、体倦无力、脉数疾躁动等。

6. 阴阳转化　阴阳转化是指事物或现象的阴阳属性，在一定的条件下，当阴阳两方面的消长运动发展到一定的阶段，其消长变化达到一定的阈值，就可能导致阴阳属性的转化，即阴可以转化为阳，阳也可以转化为阴。

三、精、气、血失常

1. 精的失常
（1）精虚：肾精（先天之精）不足、水谷之精不足。
（2）精的藏泻失常：失精、精瘀。

2. 气的失常
（1）气虚：一身之气不足及其功能低下。
（2）气机失调
①气滞：气的流通不畅，或郁滞不通，主要表现为闷、胀、痛。
②气逆：气升之太过，或降之不及，脏腑之气逆上 2005　2010。肺气上逆则咳逆上气；胃气上逆则恶心、呕吐、嗳气、呃逆；肝气上逆则头痛头胀、面红目赤、易怒等。
③气陷：气的上升不足或下降太过，以气虚升举无力而下陷为特征 2011。上气不足则头晕、目眩、耳鸣等；中气下陷则胃下垂、子宫脱垂、脱肛等。
④气闭：气机闭阻，失于外达，甚至清窍闭塞，出现昏厥。
⑤气脱：气虚至极，不能内守而大量脱失，以致生命功能突然衰竭 2010　2016。可见面色苍白、汗出不止、目闭口开、全身瘫软、二便失禁等。

3. 血的失常　主要表现在两个方面：一为血的生化不足或耗伤太过，或血的濡养功能减退，从而形成血虚的病理状态；二为血的运行失常，或为血行迟缓，或为血行逆乱，从而导致血瘀、血寒、血热，以及出血等病理变化。

4. 精、气、血关系失调
（1）精与气血关系的失调：精气两虚、精血不足、气滞精瘀和血瘀精阻。
（2）气与血关系的失调：气滞血瘀、气虚血瘀、气不摄血、气随血脱、气血两虚。

四、津液代谢失常

1. 津液不足　津液受劫所致的病变证候，多因大汗、出血、吐泻、多尿及燥热灼伤津液等所致。
2. 津液输布、排泄障碍 ①湿浊困阻。②痰饮凝聚。③水液潴留。
3. 津液与气血关系失调 ①水停气阻。②气随津脱。③津枯血燥。④津亏血瘀。⑤血瘀水停。

五、内生"五邪"

1. 内生"五邪"的概念 内生"五邪",指在疾病过程中,机体自身由于脏腑功能异常而导致化风、化火、化寒、化燥、化湿的病理变化。分别称为"内风""内寒""内湿""内燥"和"内火",统称为内生"五邪"。内生"五邪"并不是致病因素,而是由于脏腑经络及精、气、血、津液的功能失调所引起的综合性病机变化。其与外感六淫有一定区别:内生"五邪"属内伤病的病机;外感六淫属外感病的病因。

2. 风气内动
(1) 热极生风:邪热炽盛,煎灼津液,热极生风,可见高热痉厥、神昏谵语等。
(2) 肝阳化风:阴虚阳亢,肝阳亢而化风,形成风气内动,可见筋惕肉瞤、肢麻震颤等。
(3) 阴虚风动:热病后期,阴液枯竭,无以濡养筋脉,可见手足蠕动、午后潮热等。
(4) 血虚生风:肝血不足,筋脉失养,或血不荣络,可见麻木不仁、筋肉跳动等。
(5) 血燥生风:津枯血少,肌肤失养,血燥动而生风,可见肌肤甲错、皮肤瘙痒等。

3. 寒从中生 机体阳气虚衰,温煦气化功能减退,虚寒内生,或阴寒之邪弥漫的病理状态。

4. 湿浊内生 由于脾的运化功能和输布津液的功能障碍,引起水湿痰浊蓄积停滞的病理状态。

5. 津伤化燥 津液不足,人体各组织器官和孔窍失其濡润,出现干燥枯竭的病理状态。

6. 火热内生 指由于阳盛有余,或阴虚阳亢,或气血郁滞,或病邪郁结而产生的火热内扰、功能亢奋的病理状态。

六、疾病传变

疾病传变的形式
(1) 病位的转移:①病位传变;②外感病传变;③内伤病传变。
(2) 病性的变化:①寒热转化;②虚实转化 2011。

第十五单元 防治原则

☆**重点提示**

本单元的重点内容为正治与反治、调整阴阳、三因制宜,每年考试必考。未病先防与既病防变亦应掌握,出题趋势逐年上升,其余内容了解即可。

一、预防

1. 治未病的概念 预防,就是采取一定的措施,防止疾病的发生与发展,传统称为"治未病"。《备急千金要方》中提出:"古人善为医者,上医医未病之病,中医医欲病之病,下医医已病之病",将疾病分为未病、欲病、已病三类,这是中医学最早的三级预防概念。治未病,包括未病先防和既病防变两个方面。

2. 未病先防 养生以增强正气、防止病邪侵害(虚邪贼风,避之有时)。

3. 既病防变 早期诊治、防止疾病的传变(阻截病传途径、先安未受邪之地)。

二、治则

1. 治则、治法的基本概念　①治则：治疗的基本原则，如扶正祛邪、调整阴阳、正治反治等。②治法：在治则的指导下制订的方法和措施，如汗、吐、下、和、清、温、补、消法等。

2. 正治与反治

（1）正治（逆治）：疾病的征象与其本质相一致，采用与疾病的证候性质相反的方药以治疗的一种原则。包括寒者热之、热者寒之、虚者补之、实者泻之 2003 2005 。

（2）反治（从治） 2007 2011 2012 2015 ：疾病的征象与其本质不相符，顺从病证的外在假象而治的一种治疗原则。

反治法	释义	适用证
热因热用	以热治热，用热药治假热病证	阴盛格阳的真寒假热证
寒因寒用	以寒治寒，用寒药治假寒病证	阳盛格阴的真热假寒证
塞因塞用	以补开塞，因虚而无力运行之塞	治疗"至虚有盛候"的真虚假实证
通因通用	以通治通，因实而阻碍正常生理	治疗"大实有羸状"的真实假虚证

3. 治标与治本　"标"与"本"是中医治疗疾病时用以分析各种病证的矛盾，分清主次，解决主要矛盾的治疗理论。包括急则治标、缓则治本、标本兼治。

4. 扶正与祛邪

（1）扶正：扶助正气以提高机体的抗病能力，适用于各种虚性病变，即"虚则补之"。

（2）祛邪：祛除邪气以安正气，适用于各种实性病变，即"实则泻之"。

5. 调整阴阳 2016

（1）损其有余：即"实则泻之"。"阳胜则热"的实热则"热者寒之"；"阴胜则寒"的实寒则"寒者热之"。

（2）补其不足：即"虚则补之"。"阴虚则热"的虚热应"壮水之主，以制阳光"；"阳虚则寒"的虚寒应"益火之源，以消阴翳"。

6. 调理精、气、血、津液　①调理气与血的关系。②调理气与津液的关系。③调理气与精的关系。④调理精血津液的关系。

7. 三因制宜

（1）因时制宜：根据时令气候特点，考虑用药的治则。如"用寒远寒 2021 ，用凉远凉，用温远温，用热远热，食宜同法"。

（2）因地制宜：根据不同地域环境特点，考虑用药的治则。

（3）因人制宜：根据病人的年龄、性别、体质等不同特点，考虑用药的治则。

第十六单元　养生与寿夭

重点提示

本单元涉及重点内容不多，主要掌握《黄帝内经》中关于生命寿夭的描述，其余内容通读即可。

一、养生

1. 养生的基本概念　采取各种方法以保养身体，增强体质，预防疾病，延缓衰老。

2. 养生的原则与方法

（1）**养生的原则** 2021：①顺应自然。②形神兼养。③调养脾肾。④因人而异。

（2）养生的方法：①适应自然，避其邪气。②调摄精神，内养真气。③饮食有节，谨和五味。④劳逸结合，不可过劳。⑤和于术数，适当调补。

二、生命的寿夭

1. 生命的寿夭规律　女子七岁，肾气盛，齿更，发长；二七而天癸至，任脉通，太冲脉盛，月事以时下，故有子；三七，肾气平均，故真牙生而长极；四七，筋骨坚，发长极，身体盛壮；五七，阳明脉衰，面始焦，发始堕；六七，三阳脉衰于上，面皆焦，发始白；七七，任脉虚，太冲脉衰少，天癸竭，地道不通，故形坏而无子也。

丈夫八岁，肾气实，发长齿更；二八，肾气盛，天癸至，精气溢泻，阴阳和，故能有子；三八，肾气平均，筋骨劲强，故真牙生而长极；四八，筋骨隆盛，肌肉满壮；五八，肾气衰，发堕齿槁；六八，阳气衰竭于上，面焦，发鬓颁白；七八，肝气衰，筋不能动，天癸竭，精少，肾脏衰，形体皆极；八八，则齿发去。

2. 决定寿夭的基本因素　脏腑功能协调者寿；肾精精气充盛者寿；与天地融为一体者寿。

第二篇　中医诊断学

第一单元　绪论

> **重点提示**
>
> 本单元熟悉即可。

中医诊断的基本原则
整体审查、四诊合参、病证结合。

第二单元　望诊

> ☆**重点提示**
>
> 本单元中望神、望面色是考试重点，如得神、失神、假神的常见表现及临床意义，常色和恶色的区别，五色主病的内容和机制等应着重复习。另外，望涕、痰的临床意义，望小儿食指络脉的方法和其病理变化的临床意义也是考点之一。对于形态、头面五官、躯体、皮肤等内容的望诊，熟悉即可。

一、望神

1. 得神、失神、少神、假神的常见临床表现及其意义　2010　2015　2021

	常见表现	临床意义
得神	神志清楚，语言清晰、面色荣润（心的精气充足） 两目精采，反应灵敏，动作自如（肝肾精气充足） 呼吸平稳，肌肉不削（脾肺精气充足）	正气充足，精气充盛（健康） 正气未伤，精气未衰（病轻）
失神	精亏神衰而失神：精神萎靡，意识模糊，反应迟钝，面色无华，语言错乱（心之精气亏虚） 两目晦暗，反应迟钝，动作艰难（肝肾之精气亏虚） 邪盛神乱而失神：神昏谵语，循衣摸床，撮空理线，猝然昏倒，两手握固，牙关紧急	正气大伤，精气亏虚，机体功能严重衰减，常见于久病、重病 邪气亢盛，热扰神明，邪陷心包；肝风夹痰蒙蔽清窍，闭阻经络，多见于急重病人
少神	精神不振、两目乏神、面色少华、肌肉松软、倦怠乏力、少气懒言、动作迟缓等	正气不足，精气轻度损伤，脏腑功能减弱，常见于虚证患者、病后恢复期
假神	精神转佳，目光转亮 言语不休，想见亲人 欲进饮食，两颧泛红如妆	精气衰竭已极，阴不敛阳，虚阳外越。古人称之为"回光返照"或"残灯复明"

2. 神乱的常见临床表现及意义　常见于脏躁、癫、狂、痴、痫等。
(1) 焦虑恐惧（脏躁）：时时恐惧，焦虑不安，心悸气促，不敢独处——心胆气虚，心神

失养。

(2) 狂躁不安（狂病）：狂躁妄动，胡言乱语，少寐多梦，甚或打人毁物，不避亲疏——痰火扰乱心神。

(3) 淡漠痴呆（癫病、痴呆）：表情淡漠，神志痴呆，喃喃自语，哭笑无常，悲观失望——痰浊蒙蔽心神，或先天禀赋不足。

(4) 猝然昏倒（痫病）：突然昏倒，不省人事，口吐白沫，目睛上视，四肢抽搐，醒后如常——脏气失调，肝风夹痰上逆，蒙闭清窍。

二、望面色

(一) 常色与病色的分类、临床表现及其意义

1. 常色

(1) 含义：健康人面部皮肤的色泽。

(2) 特点：明润、含蓄 2003。①明润：光明润泽，是有神气的表现。精充神旺，气血津液充足，脏腑功能正常。②含蓄：红黄隐隐，含于皮肤之内，而不特别显露。是胃气充足，精气内含而不外泄。

(3) 分类：①主色（正色）：人之种族皮肤的正常色泽。属个体素质，一生基本不变。由于种族禀赋的不同，主色也有偏赤、白、黄等不同。我国人民的主色特点：红黄隐隐，明润含蓄。②客色：因外界因素（如季节、昼夜、阴晴、气候等）的不同，或生活条件的差别，而微有相应变化的正常肤色（特别是面色），称为客色。特点：明润含蓄，为暂时的。

2. 病色

(1) 含义：人体在疾病状态时面部显示的色泽。

(2) 特点：晦暗、暴露。①晦暗：皮肤枯槁发暗而缺少光泽（脏腑精气已衰，胃气不能上荣）。②暴露：某种面色异常明显地显露（病色外现或真脏色外露）。

(3) 分类：①善色：病人面色虽有异常，但尚有光泽，为"气至"，说明胃气尚存，是新病、轻病、阳证，预后较好。②恶色：指病人面色异常，且枯槁晦暗，说明胃气不能上荣于面，为"气不至"，是久病、重病、阴证，预后较差。

(二) 五色主病的临床表现及其意义 2007 2008 2011 2015 2016 2018

	所主病证	具体表现
赤色	热证或戴阳证	满面通红——外感发热；脏腑火热炽盛的实热证 两颧潮红——虚热证，阴虚阳亢 久病重病面色苍白，但颧部嫩红如妆，游移不定——戴阳证
白色	虚证（血虚、气虚、阳虚）、寒证、失血	淡白色无华，唇舌色淡——血虚证或失血证 㿠白——阳虚证 㿠白而虚浮——阳虚水泛 面色苍白（白中透青）——亡阳证；实寒证，寒凝血滞；大失血
黄色	虚证、湿证	萎黄（淡黄、枯槁无光）——脾胃气虚、气血不足者 黄胖（面黄虚浮）——脾虚湿蕴 黄疸（面目一身俱黄） 鲜明如橘子色——阳黄（湿热熏蒸） 晦暗如烟熏——阴黄（寒湿郁阻）

	所主病证	具体表现
青色	寒证、气滞、血瘀、疼痛、惊风	面色青黑——实寒证；剧痛 久病面色青灰，口唇青紫——心阳虚衰，心血瘀阻，或肺气壅塞 突然面色青灰，口唇青紫，肢冷脉微——心阳暴脱，心血瘀阻 面色青黄（苍黄）——肝脾不调 小儿眉间、鼻柱、唇周色青者——惊风或惊风先兆
黑色	肾虚、寒证、水饮、瘀血、疼痛	面黑暗淡——肾阳虚 面黑干焦——肾阴虚 面色黧黑，肌肤甲错——血瘀日久 眼眶周围发黑——肾虚水饮或寒湿带下

三、望形态

（一）形体强弱胖瘦的临床表现及意义

1. 形体强弱

（1）强壮：胸廓宽厚，骨骼粗大，皮肤润泽，肌肉丰满。表明内脏坚实，气血旺盛，抗病能力强。

（2）羸弱：胸廓狭窄，骨骼细小，皮肤枯槁，肌肉消瘦。表明内脏脆弱，气血不足，抗病能力弱。

2. 形体胖瘦　"肥人湿多""肥人多痰""瘦人多火"。

（1）体胖：体重超过正常标准的20%者。

体胖能食，肌肉坚实，神旺有力——形气有余。

体胖食少，肉松皮缓，神疲乏力——形盛气虚。

（2）消瘦：体重明显下降，较标准体重减少10%以上者。

体瘦食多——中焦有火。

体瘦食少，舌淡便溏——中气虚弱。

（二）姿态异常（动静姿态、异常动作）的临床表现及意义

1. 动静姿态

（1）坐形

坐而喜仰，但坐不得卧，卧则气逆——肺实气逆；坐而喜俯，少气懒言——体弱气虚。

但卧不得坐，坐则神疲或昏眩——气血俱虚，或夺气脱血，或肝阳化风 2021 。

坐时常以手抱头，头倾不能昂，凝神熟视——精神衰败。

（2）卧姿

卧时常向外，躁动不安，身轻能自转侧——阳证、热证、实证；卧时喜向内，喜静懒动，身重不能转侧——阴证、寒证、虚证。

仰卧伸足，掀去衣被——实热证；蜷卧缩足，喜加衣被——虚寒证。

咳逆倚息不得卧，卧则气逆——肺气壅滞，或心阳不足，或肺有伏饮。

（3）立姿

站立不稳，伴见眩晕——肝风内动，或脑有病变。不耐久站，站立时欲倚靠他物——气虚血衰。

（4）行态

以手护腰，弯腰曲背，行动艰难——腰腿痛；行走时突然止步不前，以手护心——脘腹痛或心痛；行走时身体震动不定——肝风内动。

2. 异常动作

唇、睑、指、趾颤动——外感热病，动风先兆或气血不足，筋脉失养。

颈项强直，四肢抽搐，角弓反张——小儿惊风、破伤风、痫病、子痫、马钱子中毒。

猝然跌倒，不省人事，口眼㖞斜，半身不遂——中风。

猝倒神昏，口吐涎沫，四肢抽搐，醒后如常——痫病。

恶寒战栗——见于疟疾、伤寒、温病邪正剧争欲作汗之时。

肢体软弱，行动不灵——痿证。

关节拘挛，屈伸不利——痹证。

儿童手足伸屈扭转，挤眉弄眼，状似舞蹈，不能自制——气血不足，风湿内侵。

四、望头面五官

(一) 望头发的主要内容及临床意义

1. 发黄

发黄干枯，稀疏易落——精血不足（慢性虚损病人或大病之后）。

小儿发黄稀疏，生长迟缓——先天不足，肾精亏损。

小儿发结如穗，枯黄无泽——疳积。

2. 发白

伴耳鸣、腰酸——肾虚。

伴失眠、健忘——劳神伤血。

3. 脱发

片状脱发（斑秃）——血虚受风。

青壮年脱发伴腰酸、健忘、眩晕——肾虚。

有头皮发痒、多屑、多脂——血热化燥 2015。

(二) 面肿、腮肿及口眼㖞斜的临床表现及意义

1. 面肿 面部浮肿，按之凹陷者，为水肿病，属全身水肿的一部分。

发病迅速——阳水（外感风邪，肺失宣降）。

兼见面色㿠白，发病缓慢——阴水（脾肾阳虚，水湿泛滥）。

兼见面唇青紫，心悸气喘，不能平卧——心肾阳虚，血行瘀滞，水气凌心所致。

2. 腮肿

(1) 痄腮：一侧或两侧腮部以耳垂为中心肿起，边缘不清，局部灼热疼痛或触痛。因外感温毒所致。多见于儿童，属传染病。

(2) 发颐：颧骨之下，腮颌之上，耳前一寸三分，发红肿起，伴有寒热、疼痛。因阳明经热毒上攻所致。

3. 口眼㖞斜 单见口眼㖞斜，肌肤不仁，面部肌肉患侧偏缓、健侧紧急，患侧目不能合，口不能闭，不能皱眉鼓腮，饮食言语皆不利——风邪中络所致。兼半身不遂——中风。

(三) 目的脏腑分属，望目色、目形、目态的主要内容及临床意义

1. 目的脏腑分属 2004 2005 2016 　眼胞为肉轮，属于脾脏；两眦为血轮，属于心脏；白睛为气轮，属于肺脏；黑睛为风轮，属于肝脏；瞳仁为水轮，属于肾脏 2018。

2. 望目色

(1) 目赤肿痛：多属实热证。

白睛色红——肺火；外感风热。两眦赤痛——心火。

睑缘赤烂——脾有湿热。全目赤肿——肝经风热上攻。

（2）白睛发黄：多为黄疸病。多因湿热或寒湿内蕴，肝胆疏泄失常，胆汁外溢所致。

（3）目眦淡白：属血虚、失血，血液亏虚不能上荣于目所致。

（4）目胞色黑晦暗：多属肾虚。

（5）黑睛灰白浑浊：为目生翳。多因邪毒侵袭，或肝胆实火上攻，或湿热熏蒸，或阴虚火旺等，使黑睛受伤而致。

3. 望目形

（1）眼窠浮肿——水肿病。

（2）眼窠凹陷——吐泻伤津，或气血虚衰。若久病重病眼球深陷，伴形瘦如柴，为脏腑精气竭绝，属病危。

（3）眼球突出，伴喘满上气者为肺胀，伴颈前肿块，急躁易怒，为瘿病。

（4）胞睑红肿：胞睑边缘肿起结节如麦粒，红肿较轻者——针眼；胞睑漫肿，红肿较重——眼丹。皆因风热邪毒或脾胃蕴热上攻于目所致。

4. 望目态

（1）瞳孔缩小：可见于川乌、草乌、毒蕈、有机磷类农药及吗啡、氯丙嗪等药物中毒。

（2）瞳孔散大：可见于颅脑损伤、出血、中风病等，提示病情危重；若两侧瞳孔完全散大，对光反射消失则是临床死亡的指征之一，也可见于青风内障或颠茄类药物中毒等。

（3）目睛凝视：指两眼固定，不能转动。

固定上视（戴眼反折）、固定前视（瞪目直视）、固定侧视（横目斜视）——肝风内动。

（4）昏睡露睛：多属脾气虚弱，气血不足，胞睑失养所致。常见于吐泻伤津和慢脾风的患儿。

（5）眼睑下垂：又称睑废，指胞睑无力张开而上睑下垂者。

双睑下垂者——先天不足，脾肾亏虚。

单睑下垂者——多见于外伤。

（四）望口、唇、齿、龈的主要内容及临床意义

1. 望口

（1）口之形色

口角流涎——小儿见之多属脾虚湿盛；成人见之多为中风。

口疮——多由心脾二经积热上熏所致。

口糜——多由湿热内郁，上蒸口腔而成。

鹅口疮——多因感受邪毒，心脾积热，上熏口舌所致。

（2）口之动态

口张——口开而不闭，属虚证。若状如鱼口，但出不入，为肺气将绝。

口噤——口闭而难开，牙关紧急，属实证——中风、痫病、惊风、破伤风。

口撮——上下口唇紧聚，不能吸吮——小儿脐风。

口㖞——见于风邪中络，或中风病的中经络。

口振——多为阳虚寒盛或邪正剧争所致——温病、伤寒欲作汗时，或疟疾发作时。

口动——胃气虚弱；若口角掣动不止，是热极生风或脾虚生风之象。

2. 察唇

（1）色泽：红润为正常，说明胃气充足，气血调匀。

深红——热盛。红肿而干——热极。青紫——血瘀。青黑——寒证、痛极。樱桃红——煤气中毒。口唇色淡白——血虚或失血。

（2）形态

唇干而裂——津液已伤。嘴唇糜烂——脾胃积热上蒸。

唇内溃烂，色淡红——虚火上炎。唇边生疮，红肿疼痛——心脾积热。

人中沟变平，唇卷不能覆齿——脾气将绝。

3. 察牙齿

（1）牙齿色泽

牙齿干燥——胃阴已伤；牙齿枯黄脱落——久病，多为骨绝。

光燥如石——阳明热盛，津液大伤。燥如枯骨——肾阴枯竭 2021，精不上荣，见于温热病晚期。

齿焦有垢——胃肾热盛，但气液未竭。齿焦无垢——胃肾热盛，气液已竭。

（2）牙齿动态

牙关紧急——风痰阻络或热极生风。

咬牙龂齿——热盛动风。睡中龂齿——胃热、虫积或常人。

4. 望牙龈

（1）色泽

淡红而润泽——胃气充足，气血调匀。淡白——血虚或失血；红肿疼痛——胃火亢盛。

（2）形态

齿衄：痛而红肿——胃热伤络；不痛不红微肿——气虚或肾火伤络。

牙宣：龈肉萎缩，牙根暴露，牙齿松动——肾虚或胃阴不足。

牙疳：牙龈溃烂、流腐臭血水——外感疫疠之邪，积毒上攻。

（五）望咽喉的主要内容及临床意义

1. 咽喉色泽

深红，肿痛明显——实热，肺胃热毒壅盛。嫩红，肿痛不甚——阴虚，肾亏水少、阴虚火旺。

淡红漫肿——为痰湿凝聚。

2. 咽喉形态

（1）乳蛾：喉核红肿肥大——肺胃热盛，或虚火上炎。

（2）喉痈：咽喉红肿高突，吞咽困难——脏腑蕴热，复感外邪。

（3）咽喉腐烂：溃烂成片或凹陷——肺胃热毒壅盛；腐烂分散浅表——肺胃之热尚轻；溃腐日久，周围淡红或苍白——多属虚证 2015。

（4）伪膜 2016：伪膜松厚，易拭去者——肺胃热浊之邪上壅于咽；不易拭去，重剥出血，剥去随即复生——重证，多为白喉，肺胃热毒伤阴而成 2015，属烈性传染病。

（5）成脓：局部红肿有波动感，压之柔软多已成脓；压之坚硬则尚未成脓。

五、望皮肤

（一）望皮肤色泽的内容及其临床意义

1. 皮肤发赤　皮肤突然色红成片，如染脂涂丹，焮热肿胀，边界清楚——丹毒（血分火毒）。发于头面——抱头火丹（风热化火）。发于小腿足部——流火（湿热化火；外伤染毒）2016。发于全身，游走不定——赤游丹（心火偏旺，风热乘袭）。

2. 皮肤发黄　皮肤、面、目、爪甲皆黄——黄疸。

黄色鲜明如橘——阳黄（湿热蕴蒸）。

黄色晦暗如烟熏——阴黄（寒湿阻遏）。

3. 皮肤白斑　局部皮肤出现点、片状白色改变，大小不等，边界清楚——白癜风或白驳风（风湿侵袭，气血不荣）。

4. 皮肤紫黑　弥漫性棕黑色改变者，多为黑疸，由劳损伤肾所致；周身皮肤发黑亦可见于肾阳虚衰的病人。

（二）望斑疹的内容及临床意义

1. 斑　指皮肤出现深红色或青紫色片状斑块，平摊于皮肤，摸之不应手，压之不退色。可由外感温热邪毒，热毒窜络，内迫营血，或脾虚血失统摄，或阳衰寒凝血瘀，或外伤血溢肌肤所致。

2. 疹　皮肤出现红色或紫红色粟粒状疹点，高出皮肤，抚之碍手，压之退色的症状。外感风热实邪或过敏，或热入营血。包括风疹、瘾疹、麻疹。

（1）麻疹：疹色桃红，形似麻粒，先见于耳后发际，渐延及颜面、躯干和四肢。因外感时邪所致，属儿科常见传染病。

（2）风疹：疹色淡红，细小稀疏，瘙痒不已，时发时止，为外感风热时邪所致。

（3）瘾疹：瘙痒，搔抓之后融合成片，高出皮肤，发无定处，时隐时现，为外感风邪或过敏所致。

六、望排出物

望痰、涕的内容及临床意义

1. 望痰

痰白清稀量多——寒痰（寒伤阳气，气不化津，聚而为痰）。

痰黄稠有块——热痰（热邪煎熬津液）。

痰少而黏，难于咯出——燥痰（燥邪伤肺或肺阴亏损）。

白滑量多，易咯出——湿痰（脾虚湿蕴，聚而为痰）。

痰中带血，色鲜红——热伤肺络（肺阴亏虚；肝火犯肺；痰热壅肺）。

咯吐脓血腥臭痰——肺痈（热毒壅肺，腐败酿脓）。

2. 望涕

新病鼻塞流清涕——外感风寒；鼻流浊涕——外感风热。

阵发性清涕，量多如注，伴喷嚏频作——鼻鼽（风寒束于肺卫）。

久流浊涕，质稠、量多、气腥臭者——鼻渊（湿热蕴阻）。

七、望小儿食指络脉

1. 望小儿食指络脉的方法及正常表现

（1）方法：向光，医生用左手拇指和食指固定小儿食指，以右手拇指从小儿食指指尖向指根部以轻柔适中的力度推擦几次，观察络脉的形色变化。

（2）正常表现：正常食指络脉在食指掌侧（桡侧）前缘，浅红隐隐或略带紫色，隐现于掌指横纹附近，形态为单支，粗细适中。

2. 小儿食指络脉病理变化的临床表现及意义

（1）三关测轻重

小儿食指按指节分为三关。

食指络脉达于风关——邪气入络，邪浅病轻。

食指络脉达于气关——邪气入经，邪深病重。

食指络脉显于命关——邪入脏腑，病情严重。

食指络脉直达指端（透关射甲）——病情凶险，预后不良。

（2）浮沉分表里

食指络脉浮而显露——病邪在表，见于外感表证；食指络脉沉隐不显——病邪在里，见于内伤里证。

(3) 红紫辨寒热

食指络脉鲜红——外感表证 2015 2016。食指络脉紫红——里热证 2018。

食指络脉青色——疼痛、惊风。食指络脉紫黑——血络郁闭，危重。

食指络脉色淡——脾虚、疳积。

食指络脉深浓而暗滞——实邪亢盛；食指络脉浅淡而枯槁不泽——正气虚衰。

(4) 淡滞定虚实

食指络脉浅淡而纤细——虚证。

食指络脉浓滞而增粗——实证。

第三单元　望舌

> ☆重点提示
>
> 本单元是历年考试的重中之重。舌诊的内容在临床各科都会用到，所以复习时应对各种常见舌质、舌苔全面掌握。对于淡白舌、绛舌、齿痕舌、苔黄腻等临床意义应重点复习。个别病证出现的特殊舌苔也应熟悉。舌态变化考查较少，对颤动舌熟悉即可。

一、舌诊原理与方法

舌与脏腑、经络、气血的关系：

心——心开窍于舌，可反映心脏和心神的情况。

脾——足太阴脾经连舌本、散舌下，脾开窍于口。

肝——藏血，主津，足厥阴肝经络舌本。

肾——足少阴肾经夹舌本。

二、正常舌象的特点及临床意义

正常舌象："淡红舌、薄白苔"。即舌体柔软灵活，色淡红而润；舌苔薄白均匀，苔质干湿适中。说明胃气旺盛，气血津液充盈，脏腑功能正常。

三、望舌质

1. 舌色变化（淡白、淡红、红、绛、青、紫）的特征与临床意义

(1) 淡白舌

舌象特征：舌色较正常人的淡红色浅淡，白色偏多红色偏少。全无血色者，称为枯白舌。

临床意义：气血两亏或阳虚。枯白舌主脱血夺气 2010。

淡白湿润，而舌体胖嫩——阳虚水泛。淡白光莹瘦薄——气血两虚 2003 2004 2020。

(2) 淡红舌

舌象特征：舌色淡红润泽的表现。

临床意义：为气血调和的征象，多见于健康人，或病之轻者；为心血充足，胃气旺盛的生理状态；若外感病初起，病情轻浅，尚未伤及气血及内脏，舌色仍可保持淡红。

(3) 红舌

舌象特征：舌色较淡红色为深，甚至呈鲜红色。

临床意义：实热、阴虚。

舌色稍红，或舌边尖略红——外感风热表证初期。舌色鲜红，舌体不小，或兼黄苔——实热证。舌尖红——心火上炎。舌两边红——肝经有热。

若鲜红而少苔，或有裂纹或光红无苔——虚热证 2001。

（4）绛舌

舌象特征：较红舌更深的红色，或略带暗红色。

临床意义：主里热亢盛、阴虚火旺。

舌绛有苔，有红点、芒刺——温病热入营血，或脏腑内热炽盛。舌绛少苔或无苔，或有裂纹——阴虚火旺或热病伤阴 2002。

（5）青紫舌

舌象特征：全舌呈均匀青色或紫色，或局部现青紫斑点。

淡紫舌——舌淡而泛现青紫。紫红舌——舌红而泛现紫色。

绛紫——舌绛而泛现紫色 2005。

斑点舌——舌体局部出现青紫色斑点。

临床意义：紫舌，主血行不畅。舌淡紫而湿润：阴寒内盛，或阳气虚衰所致寒凝血瘀 2016。舌紫红或绛紫而干枯少津：为热盛伤津，气血瘀滞 2015。全舌青紫：全身性血行瘀滞。舌有紫色斑点：瘀血阻滞于某局部。淡红中泛现青紫：肺气壅滞或肝郁血瘀，亦可见于先天性心脏病，或某些药物、食物中毒。

2. 舌形变化（老嫩、胖瘦、点刺、裂纹、齿痕）的特征与临床意义

（1）老、嫩舌

舌象特征：老舌舌质粗糙皱缩，不柔软，舌色暗；嫩舌舌质细腻，浮胖娇嫩，舌色浅淡。

临床意义：老舌属实证，嫩舌属虚证。

（2）胖、瘦舌

舌象特征：舌体比正常舌大而厚，伸舌满口，为胖大舌。舌体肿大满嘴，甚至不能闭口，为肿胀舌。舌体比正常舌瘦小而薄，为瘦薄舌。

临床意义：胖大舌多主水湿痰饮内停、痰湿热毒上泛。瘦薄舌多主气血两虚，阴虚火旺。

舌淡胖大——脾肾阳虚，水湿、痰饮内停 2006；舌红胖大——脾胃湿热；痰热内蕴。

舌红绛肿胀——心脾热盛，热毒上壅；青紫肿胀——先天性舌血管瘤。

舌体瘦薄而色淡——气血两虚；舌体瘦薄而色红绛干燥——阴虚火旺，津液耗伤。

（3）点、刺舌

舌象特征：点，指突出于舌面的红色或紫红色星点。大者为星，称红星舌；小者为点，称红点舌。刺，是指舌乳头突起如刺，摸之棘手的红色或黄黑色点刺，称为芒刺舌。点刺多见于舌尖部。

临床意义：脏腑热极，血分热盛之故。

舌红而起芒刺——气分热盛；舌红而点刺色鲜红——血热内盛，阴虚火旺。

舌红而点刺色绛紫——热入营血，气血壅滞。

舌尖——心火亢盛；舌边——肝胆火盛；舌中——胃肠热盛。

（4）裂纹舌

舌象特征：舌面上有多少不等，深浅不一，各种形态的裂沟，称裂纹舌。

临床意义：阴血亏损，不能荣润舌面。

红绛而有裂纹——热盛伤津，或阴虚液涸。淡白而有裂纹——血虚不润 2019。

淡白胖嫩，边有齿痕而又有裂纹——脾虚湿侵。

（5）齿痕舌

舌象特征：舌体边缘见牙齿的痕迹，称为齿痕舌或称齿印舌。常与胖大舌同见。

临床意义：主脾虚，水湿内盛。

淡白胖润而有齿痕——寒湿壅盛或阳虚水湿内停。淡红而有齿痕——脾虚或气虚。

舌红而肿胀满口，边有齿痕——湿热痰浊壅滞。

3. 舌态变化（痿软、强硬、歪斜、颤动、吐弄、短缩）的特征与临床意义

（1）痿软舌

舌象特征：舌体软弱无力，不能随意伸缩回旋 2009。

临床意义：伤阴或气血俱虚。

久病舌淡而痿——气血俱虚。新病舌干红而痿——热灼津伤 2020。久病舌绛而少苔或无苔痿——热极伤阴或阴虚火旺。

（2）强硬舌

舌象特征：舌失柔和，屈伸不利，板硬强直。

临床意义：热入心包、高热伤津、风痰阻络。

舌红绛少津而强硬——邪热炽盛。舌胖大，苔厚腻而强硬——风痰阻络。

舌强语謇，伴肢体麻木、眩晕——中风先兆。

（3）歪斜舌

舌象特征：舌体偏于一侧，称"歪斜舌" 2011。

临床意义：主中风或中风先兆、喑痱。

（4）颤动舌

舌象特征：舌体震颤抖动，不能自主，称为"颤动舌"。

临床意义：肝风内动。

久病舌淡白而颤动——血虚动风 2001 2007。新病舌绛而颤动——热极生风 2002。

舌红少津而颤动——阴虚动风。舌体颤动——酒毒内蕴 2002。

（5）吐弄舌

舌象特征：舌伸出口外不即回缩者为"吐舌"；舌反复吐而即回，或舌舐口唇四周，掉动不停，称"弄舌" 2007。

临床意义：两者皆因心、脾二经有热所致。二者皆可见于小儿智能发育不全。

吐舌：疫毒攻心或正气已绝。

弄舌：热甚动风先兆。

（6）短缩舌

舌象特征：舌体卷短、紧缩、不能伸长，称为"短缩舌"。

临床意义：属危重证候。

舌多淡白或青紫而湿润——寒凝筋脉。舌胖而苔黏腻——痰浊内阻。

舌红绛而干——热盛伤津。舌淡白胖嫩——气血俱虚。

四、望舌苔

1. 苔质变化（厚薄、润燥、腐腻、剥落、真假）的特征与临床意义

（1）薄、厚苔

舌象特征：苔质的厚薄，以"见底"和"不见底"为标准，即透过舌苔能隐隐见到舌体的为"薄苔"，不能见到舌体者则为"厚苔"。

临床意义：主要反映邪正的盛衰和邪气的深浅 2016。

薄苔主外感表证，或内伤轻病或正常人。厚苔是由胃气夹湿浊邪气熏蒸所致。主痰湿、食积、邪盛入里等证 2003。

厚薄变化：由薄转厚为病进、表邪入里，由厚转薄为邪退、内邪外达；如果薄苔突然增厚，提示邪气极盛，迅速入里；舌苔骤然消退，舌上无新生舌苔，为正不胜邪，或胃气暴绝。

（2）润、燥苔

舌象特征：舌面润泽有津，干湿适中为润苔。若水分过多，伸舌欲滴，扪之湿滑，此为

"滑苔" 2015。舌苔干燥，扪之无津，甚则干裂，此为"燥苔"。苔质粗糙如砂石，扪之碍手，称为"糙苔"。

临床意义：主要反映体内津液的盈亏和输布情况 2009 2016。

润苔——正常舌苔或津液未伤。滑苔——寒证、湿证、痰饮。

燥苔——津液已伤。糙苔——热盛伤津之重症。

舌苔由润变燥，表示热重津伤，或津失输布。舌苔由燥变润，主热退津复，或饮邪始化。

（3）腻、腐苔

舌象特征：苔质颗粒细小、质地致密、紧贴舌面，扪之不去，刮之不易脱落，此为"腻苔"。苔质颗粒疏松，粗大而厚，形如豆腐渣堆积舌面，扪之可去，此为"腐苔"。

苔薄腻，或腻不板滞——食积或脾虚湿困。苔白腻而滑——痰浊、寒湿内阻。

黏腻、厚、甜——脾胃湿热。黄厚腻——痰热、湿热、暑湿 2002 2011。

腐苔——阳热有余，蒸腾胃中腐浊邪气上升，聚于舌面，食积胃肠或痰浊内蕴。

脓腐苔——内痈或邪毒内结，是邪盛病重的表现。

病中腐苔渐退，续生薄白新苔——正气胜邪，病邪消散。

病中腐苔脱落，不能续生新苔——病久胃气衰败，属于无根苔。

（4）剥落苔

舌苔全部退去，以致舌面光洁如镜，称为"光剥舌"，又叫镜面舌。

若舌苔多处剥脱，剥脱处光滑无苔，舌面仅斑驳残存少量舌苔者，称为"花剥苔"。

若不规则地大片脱落，边缘突起界限清楚，形似地图，称"地图舌" 2009。

若剥脱处并不光滑，似有新生苔质颗粒叫"类剥苔"。

舌前半部分苔剥脱为"前剥苔"；舌中部分苔剥脱为"中剥苔"；舌根部分苔剥脱为"根剥苔"。

舌苔周围剥脱，仅留中心小块为"鸡心苔"。

临床意义：可测胃气、胃阴之存亡 2009 2012。

舌红，剥苔——阴虚。舌淡，剥苔——气血两虚或血虚。

镜面舌红绛——胃阴枯涸。舌色白如镜，无血色——营血大虚，阳气虚衰。

舌苔部分脱落，未剥处仍有腻苔——正气亏虚，痰浊未化。

舌苔从全到剥——胃的气阴不足，正气衰败；剥脱后复生薄白苔——邪去正胜，胃气渐复。

（5）真、假苔：以有根无根作为标准。

舌苔紧贴舌面，乃胃气所生——真苔。舌苔浮涂舌上，不像从舌上长出来者——假苔。

病之初期、中期，舌见真苔且厚——胃气壅实，病邪深重。

久病见真苔——胃气尚存；久病出现假苔——胃气匮乏，病情危重。

新病出现假苔——邪浊渐聚，病情较轻。

2. 苔色变化（白、黄、灰黑）的特征与临床意义 2009

（1）白苔

苔薄白而润——正常人，表证初起，里证病轻，阳虚内寒。

苔薄白而滑——外感寒湿或脾肾阳虚，水湿内停。

苔薄白而干——外感风热。

苔白厚腻——湿浊内停，痰饮，食积。苔白厚干——痰浊湿热内蕴。

积粉苔（苔白如积粉，扪之不燥）——内痈、瘟疫。

苔白而燥裂，粗糙如砂石——内热暴起，津液暴伤。

（2）黄苔
薄黄苔——外感风热表证或风寒化热。苔黄而干燥，甚至干裂——邪热伤津，燥结腑实。
苔黄而腻——湿热、痰热内蕴，食积化腐。
苔淡黄而滑润多津（黄滑苔）——阳虚寒湿之体，痰饮聚久化热；气血亏虚，复感湿热之邪。

（3）灰黑苔
苔灰黑而湿润——阳虚寒湿内盛，或痰饮内停；苔灰黑而干燥——热极津伤。
苔黄黑（霉酱苔）——胃肠素有湿浊宿食，积久化热、湿热夹痰。

第四单元　闻诊

重点提示

本单元内容较少，大多为基础概念。对于独语和郑声的概念、白喉与百日咳的咳声特点应重点掌握。另外几种常见的气味异常，像是臭秽、蒜味、烂苹果味等的临床意义也要牢记。

一、听声音

1. 音哑与失音的临床表现及意义

概念：语声嘶哑者为音哑，语而无声者为失音，或称为"喑"。

意义：新病音哑与失音多为实证，因外感风寒、风热袭肺或痰湿壅肺，肺失清肃，邪闭清窍，即"金实不鸣" 2006 ；久病音哑与失音多为虚证，各种原因所致的阴虚火旺、肺肾精气内伤，即"金破不鸣" 2014 。

2. 谵语、郑声、独语、错语、狂言、言謇的临床表现及意义

（1）谵语 2010 2012

概念：神志不清，语无伦次，声高有力的症状。

意义：多属邪热内扰神明所致，属实证。见于外感热病，温邪内入心包或阳明实热证、痰热扰乱心神。

（2）郑声 2002 2006 2010

概念：指神志不清，语言重复，时断时续，语声低弱模糊的症状 2018 。

意义：久病脏气衰竭，心神散乱，属虚证。见于各种疾病的晚期、危重阶段。

（3）独语

概念：自言自语，喃喃不休，见人语止，首尾不续的症状 2015 。

意义：心气虚弱，神气不足，或气郁痰阻，蒙蔽心神所致，属阴证。见于癫证、郁病。

（4）错语 2001 2006

概念：病人神志清楚而时有错乱，语后自知言错的症状 2015 。

意义：虚证多因心气虚弱，神气不足所致；实证多为痰湿、瘀血、气滞阻碍心窍所致。

（5）狂言

概念：指精神错乱，语无伦次，狂叫骂詈的症状。

意义：多属阳证、实证，多因情志不遂，气郁化火，痰火互结，扰乱神明所致，常见于狂病、伤寒蓄血证。

（6）言謇

概念：指神志清楚、思维正常而吐字困难，或吐字不清。

意义：与舌强并见者，多因风痰阻络所致，为中风之先兆或后遗症。若因习惯而成者，不属病态。

3. 咳嗽、喘、哮的临床表现及意义

（1）咳嗽

指肺气上冲喉间而发出的一种"咳、咳"的声音。

咳声重浊紧闷——实证（寒痰湿浊停聚于肺，肺失肃降）2001 2016。

咳声低微——虚证（久病肺气虚，失于宣降）。

咳有痰声，痰多易咯——痰湿阻肺。

咳声不扬，痰稠色黄，不易咳出——热咳（热邪犯肺，肺津被灼）2016。

干咳无痰或少痰——燥咳（燥邪犯肺或阴虚肺燥所致）。

咳声短促，呈阵发性、痉挛性，接续不断，咳后有鸡鸣样回声——百日咳（顿咳）（因风邪与痰热搏结所致，见于小儿）。

咳声如犬吠，伴有声音嘶哑——白喉（肺肾阴虚，疫毒攻喉所致）2003 2004。

（2）喘

概念：指呼吸困难、急迫，张口抬肩，甚至鼻翼扇动，难以平卧。

实喘：发病急骤，呼吸深长，息粗声高，呼出为快。风寒袭肺，痰热壅肺，痰饮停肺，肺失宣肃，或水气凌心。

虚喘：病势缓慢，呼吸短浅，急促难续，息微声低，深吸为快，动则喘甚。肺肾亏虚，气失摄纳，心阳气虚所致。

（3）哮

概念：呼吸急促似喘，喉间有哮鸣音。

意义：痰饮内伏，复感外邪所诱发，或久居寒湿之地，过食酸咸生冷所诱发。

4. 呕吐、呃逆、嗳气的临床表现及意义

（1）呕吐

概念：指饮食物、痰涎从胃中上涌，由口中吐出的症状。

意义：胃失和降，胃气上逆。

吐势徐缓，声音微弱，呕吐物清稀者——虚寒证。

吐势较猛，声高有力，呕吐出黏稠黄水——实热证。

呕吐呈喷射状——热扰神明，或颅压增高 2011；朝食暮吐，暮食朝吐——胃反，多属脾胃阳虚证。

呕吐酸腐味的食糜——食滞胃肠，胃失和降，胃气上逆。

口干欲饮，饮后则吐——水逆（饮邪停胃，胃气上逆）。

（2）呃逆

概念：从咽喉发出的一种不由自主的冲击声，声短而频，呃呃作响症状。

意义：胃气上逆动膈。

实证：呃声频作，高亢而短，其声有力。虚证：呃声低沉，声弱无力。

（3）嗳气

概念：指胃中气体上出咽喉所发出的一种声长而缓的声音。

表现及意义：嗳气酸腐，兼脘腹胀满者——宿食内停；嗳气频作响亮，嗳气后脘腹胀减，发作因情志变化而增减——肝气犯胃；嗳气频作，兼脘腹冷痛，得温症减——寒邪犯胃或胃阳亏虚；嗳声低沉断续，无酸腐气味，兼见纳呆食少者——脾胃气虚。

5. 太息的临床表现及意义

概念：指病人在情绪抑郁时，因胸胁胀闷不畅，不自觉地发出的长吁或短叹声，又称叹息。

意义：多为肝气郁结之象。

二、嗅气味

1. 口气、排泄物之气味异常的临床意义

（1）口气：指从口中散发出的异常气味。正常人呼吸或讲话时，口中无异常气味散出。口气酸臭，并伴食欲不振，脘腹胀满——食积胃肠。口气臭秽——胃热 2005 2007。口气腐臭，或兼咳吐脓血——内有溃腐脓疡；口气臭秽难闻，牙龈腐烂——牙疳。

（2）排泄物

①大便：便酸臭难闻——肠有郁热；大便溏泄而腥——脾胃虚寒；大便泄泻臭如败卵，或夹有未消化食物，矢气酸臭——食积化腐而下趋 2021。

②小便：小便黄赤浑浊，有臊臭味——膀胱湿热；尿甜并散发烂苹果样气味——消渴病。

③月经：经血臭秽——热证；经血气腥——寒证。

④带下：带下臭秽而黄稠——湿热；带下腥而清稀——寒湿；带下奇臭而色杂——癌症。

2. 病室气味异常的临床意义

尿臊味——肾衰竭；烂苹果味——消渴病（晚期）2002 2006；大蒜味——有机磷中毒 2010；腐臭味——溃腐疮疡。

第五单元　问诊

> ☆重点提示
>
> 本单元内容较多，考查较分散。从寒热到经带，每一部分内容均常涉及，其中问寒热与饮食口味的内容出现频率稍高一点。要结合各科内容联想记忆。

一、问诊内容

问诊内容主要包括一般情况、主诉、现病史、既往史、个人生活史、家族史等。

1. 主诉的概念与意义

（1）概念：主诉是病人就诊时最感痛苦的症状、体征及持续时间。

（2）意义：①是疾病的主要矛盾所在；②对疾病的范畴和类别、病势的轻重缓急等具有重要的诊断价值。

2. 十问歌　即一问寒热二问汗，三问头身四问便，五问饮食六胸腹，七聋八渴俱当辨，九问旧病十问因，再兼服药参机变，妇女尤必问经期，迟速闭崩皆可见，再添片语告儿科，天花麻疹均占验。

二、问寒热

（一）恶寒发热的临床表现及意义

根据恶寒发热的轻重不同和有关兼症，分三种类型：

1. 恶寒重发热轻　见于风寒表证 2016。

2. 发热重恶寒轻　见于风热表证 2016。

3. 发热轻而恶风　见于伤风表证。

(二) 但寒不热的临床表现及意义

根据发病的缓急和有关兼症，分为两种类型：

1. 久病畏寒　经常怕冷，四肢凉，得温可缓——里虚寒证（阳气虚衰，形体失于温煦）。
2. 新病恶寒　突然感觉怕冷，体温不高——里实寒证（寒邪直中脏腑，郁遏阳气，机体失于温煦）。

(三) 但热不寒（壮热、潮热、微热）的临床表现及意义

1. 壮热

（1）概念：高热（体温39℃以上）持续不退，不恶寒只恶热的症状。常兼有口渴、面赤、汗大出、脉洪大等症（四大症）。

（2）意义：里实热证，多见于外感温热病气分阶段和伤寒阳明经证。

2. 潮热

（1）概念：按时发热或按时热甚，发热如潮汐之有定时 2002 2004。

（2）分型

日晡潮热：日晡（下午3~5时，申时）之时发热明显，或热势更甚，又称阳明潮热，见于胃肠燥热内结。

湿温潮热：午后发热明显，其特点是身热不扬，肌肤初扪之不觉很热，扪之稍久即觉灼手，此属湿温，为湿郁热蒸之象。

阴虚潮热：午后或入夜低热，有热自骨内向外蒸发的感觉，见于阴虚火旺证。

瘀血潮热：午后和夜间有低热，可兼见肌肤甲错，舌有瘀点、瘀斑者，属瘀血积久，郁而化热。

3. 微热

（1）概念：轻度发热，热势偏低，多在37~38℃。

（2）意义：常见于某些内伤病和温热病的后期。

气虚发热：长期微热，烦劳则甚，兼见少气自汗、倦怠乏力。

血虚发热：时有低热，兼面白、头晕、舌淡脉细。

阴虚发热：长期低热，兼颧红、五心烦热。

气郁发热：每因情志不舒而时有微热，兼见胸闷、急躁易怒。

小儿夏季热：小儿夏季气候炎热时长期发热，至秋凉时不治自愈。

(四) 寒热往来的临床表现及意义

1. 寒热往来无定时 2003 2011

（1）概念：指病人时冷时热，一日发作多次而无时间规律的症状。

（2）意义：见于少阳病。

2. 寒热往来发有定时

（1）概念：恶寒战栗与高热交替发作，每日或2~3日发作1次，发有定时。兼头痛剧烈、口渴、多汗等症状。

（2）意义：常见于疟疾。

三、问汗

(一) 特殊汗出（自汗、盗汗）的临床表现及意义

1. 自汗　病人醒时经常汗出，活动尤甚的症状，属气虚或阳虚。
2. 盗汗　病人睡时汗出，醒则汗止，兼见潮热、颧红等症，属阴虚。

(二) 局部汗出（头汗、手足心汗）的临床表现及意义

1. 头汗　病人仅头部或头颈部出汗较多，又称为"但头汗出"。多因上焦邪热或中焦湿热

上蒸，或病危虚阳上越所致，或进食辛辣制品，热蒸于头部。

2. 手足心汗　即病人手足心出汗较多。可因阴经郁热熏蒸，或阳明燥热内结，或阴虚阳亢，或中焦湿热郁蒸，或阳气内郁所致。

四、问疼痛

（一）疼痛的性质及临床意义 2006 2010 2011 2015 2016

疼痛性质	特点	临床意义
胀痛	痛而且胀	气滞，但头部胀痛多见于肝阳上亢或肝火上炎
刺痛	痛如针刺	瘀血
冷痛	痛有冷感而喜暖	阳气不足或寒邪阻络
灼痛	痛有灼热感而喜凉	火邪窜络，或阴虚火旺
重痛	痛有沉重感	湿邪困阻气机，但头部重痛，亦可为肝阳上亢、气血上壅
酸痛	痛而有酸软感觉	风湿侵袭，或肾虚、气血不足，组织失养
绞痛	痛势剧烈如刀绞	有形实邪阻闭气机或寒邪凝滞气机
空痛	痛有空虚感	虚证
隐痛	痛不剧烈，绵绵不休	虚证
走窜痛	疼痛部位游走不定	气滞，或见于行痹
固定痛	疼痛部位固定不移	瘀血、寒湿、湿热阻滞或热壅血瘀
掣痛	抽掣牵扯而痛	筋脉失养或经脉阻滞不通所致

（二）头痛、胸痛、胁痛、胃脘痛、腹痛、腰痛的要点及临床意义

1. 头痛　是指整个头部或头的某一部位疼痛的症状。

（1）根据头痛部位确定病在何经

后头部连项痛——太阳经头痛。脑中痛，或牵及齿——少阴经头痛。

前额部连眉棱骨痛——阳明经头痛 2006。颠顶痛——厥阴经头痛。

侧头部痛，痛在两侧太阳穴附近为甚者——少阳经头痛 2004。全头重痛——太阴经头痛。

（2）根据头痛性质确定寒热虚实

外感六淫、瘀血、痰浊、郁火等阻滞或上扰脑窍所致者，多属实证；气血阴精亏虚，不能上荣于头，脑窍空虚所致者，多属虚证。

头痛项强，遇寒加重——风寒。头痛怕热，面红目赤——风热。

头重如裹，肢体困倦——风湿。头痛绵绵，遇劳则甚——气虚。

头痛眩晕，面白无华——血虚。头脑空痛，腰膝酸软——肾虚。

2. 胸痛　指胸部某一部位疼痛的症状。

左胸心前区憋闷、疼痛，时痛时止——胸痹心痛（心脉痹阻）。

胸痛剧烈，面色青灰，手足青至节——真心痛（心脉瘀塞）。

胸痛，壮热，喘促，鼻扇——肺热。

胸痛，伴盗汗、潮热、颧赤等——肺痨。

胸痛，伴壮热、咳吐脓血腥臭痰——肺痈（痰热郁肺，热壅血瘀）。

3. 胁痛　指胁的一侧或两侧疼痛的症状。

胁胀痛易怒，脉弦——肝郁气滞。胁灼痛，伴面红目赤——肝胆火盛。

胁肋胀痛，纳呆厌食，身目发黄——肝胆湿热 2007。

胁肋刺痛，或胁下触及肿块，固定而拒按——肝血瘀阻。

胁痛，咳唾引痛，患侧肋间饱满——悬饮。

4. 胃脘痛　指上腹部、剑突下，胃之所在部位疼痛的症状。
进食后疼痛缓解——多虚证。进食后疼痛加剧——多实证。
胃脘剧痛暴作，压痛、反跳痛——穿孔。
胃脘疼痛失去规律，痛无休止，消瘦明显——考虑胃癌。

5. 腹痛　指剑突下至耻骨毛际以上（胃脘所在部位除外）的腹部疼痛。
持续性疼痛，阵发性加剧，伴腹胀、呕吐、便闭——肠痹或肠结。
全腹痛，有压痛及反跳痛者——腹部脏器穿孔或热毒弥漫。
脐外侧及下腹部突然剧烈绞痛，向大腿内侧及阴部放射，尿血——结石。
妇女小腹及少腹部疼痛——常见于痛经、异位妊娠破裂。

6. 腰痛　腰部两侧或腰背正中疼痛的症状。
腰部冷痛沉重，寒冷阴雨加剧——寒湿。腰部酸软而痛——肾虚。
腰部刺痛，或痛连下肢——瘀血阻络。腰痛连腹，绕如带状——带脉损伤。
腰部突然剧痛，向少腹部放射，尿血——结石。

五、问头身胸腹

头晕、胸闷、心悸、脘痞、腹胀的要点及临床意义

1. 头晕　头晕是患者自觉头脑有晕旋之感，轻者闭目自止，病重者感觉自身或景物旋转，站立不稳。风、火、痰、瘀、虚导致清窍失养。
头晕而胀，烦躁易怒，舌红苔黄，脉弦数——肝火上炎。
头晕胀痛，头重脚轻，舌红少津，脉弦细——肝阳上亢 2018。
头晕耳鸣，腰酸遗精——肾虚精亏。
头晕面白，神疲体倦，舌淡，脉细弱——气血亏虚。
头晕且重，如物裹缠，胸闷呕恶，舌苔白腻——痰湿内阻。
若外伤后头晕刺痛——瘀血阻络。

2. 胸闷　胸部有痞塞满闷之感，谓之胸闷，或称胸痞。本症与心、肺等脏气机不畅有密切关系。
胸闷、心悸、气短——心气不足、心阳不足。胸闷痰多——痰饮停肺。
胸闷，壮热，鼻翼扇动——热邪或痰热壅肺。胸闷气喘，畏寒肢冷——寒邪客肺。
胸闷气喘，少气不足以息——肺气虚或肺肾气虚。

3. 心悸　病人自觉心跳不安的症状。
由于受惊而致心悸，或心悸易惊，恐惧不安者，称为惊悸。
无明显外感诱因心跳剧烈，上至心胸，下至脐腹，悸动不安者，谓之怔忡。

4. 脘痞　患者自觉胃脘部窒塞满闷的症状。是脾胃病的表现。
脘痞食少，腹胀便溏——脾胃虚弱。脘痞腹胀，呕恶痰涎——痰邪困脾。
脘痞，嗳腐吞酸——食滞胃脘。脘痞，胃脘有振水声——饮邪停胃。
脘痞，饥不欲食，干呕者——胃阴亏虚。

5. 腹胀　患者自觉腹部胀满，痞塞不舒，甚则如物支撑的症状。
腹胀喜按——虚证（脾胃虚弱，失于健运）。
腹胀拒按者——实证（食积胃肠，或实热内结，阻塞气机）。
腹部胀大如鼓，皮色苍黄，腹壁青筋暴露——鼓胀（肝脾肾功能失常，气血水邪结聚腹内）。

六、问耳目

(一) 耳鸣、耳聋的临床表现及意义

耳鸣指患者自觉耳内鸣响。耳聋指听力减退，甚至听觉完全丧失。

1. 实证　突发耳鸣，声大如雷，按之鸣声不减或新病暴聋者。可因肝胆火盛、肝阳上亢、痰火壅结、气血瘀阻、风邪上袭，或药毒损伤耳窍等所致。

2. 虚证　渐觉耳鸣，声小如蝉，按之减轻，或耳渐失聪而听力减退者。可因肾精亏虚、脾气亏虚、肝阴血不足等引起。

(二) 目眩的临床表现及意义

1. 概念　视物旋转动荡，如在舟车之上，或眼前如有蚊蝇飞动之感，谓之目眩，或称眼花。

2. 临床意义

(1) 实：肝阳上亢、肝火上炎、肝阳化风及痰湿上蒙清窍。

(2) 虚：气虚、血亏、阴精不足，目失充养。

七、问睡眠

(一) 失眠的临床表现及意义

失眠又称"不寐"，临床上指病人经常不易入睡，或睡后易醒，难以复睡，或时惊醒，睡不安宁，甚至彻夜不眠的症状。失眠是阳不入阴，神不守舍的病理表现。

(1) 虚证：心脾两虚、心肾不交、心胆气虚。

(2) 实证：邪气内扰心神。

不易入睡，甚至彻夜不眠，兼心烦不寐——心肾不交。夜卧不安，腹胀嗳气——食滞内停。睡后易醒，不易再睡——心脾两虚 2018。时时惊醒，不易安卧——胆郁痰扰。

(二) 嗜睡的临床表现及意义

嗜睡又称"多眠"。临床上以精神疲倦，睡意很浓，经常不自主地入睡为症状 2015。常因痰湿内盛，或阳虚阴盛导致。

兼见头目昏沉、身重脘闷、肢体困重——痰湿困脾。饭后困倦易睡，兼见食少纳呆、少气乏力——脾失健运 2018。

极度衰惫，神志朦胧，困倦易睡，肢冷脉微——心肾阳衰。

大病之后，精神疲乏而嗜睡——正气未复。

八、问饮食与口味

(一) 口渴与饮水

1. 口渴多饮

口渴咽干，鼻干唇燥，发于秋季——燥邪伤津。

口干微渴，兼发热——外感温热病初期，伤津较轻。

大渴喜冷饮，兼壮热面赤，汗出，脉洪数——里热炽盛，津液大伤。

口渴多饮，伴小便量多，多食易饥，体渐消瘦——消渴病。

口渴咽干，夜间尤甚，兼颧红盗汗，舌红少津——阴虚证。

2. 渴不多饮 2002 2006

渴不多饮，兼身热不扬，头身困重，苔黄腻——湿热证。

口渴饮水不多，兼身热夜甚，心烦不寐，舌红绛——温病营分证。

渴喜热饮，饮水不多，或饮后即吐——痰饮内停。

口干但欲漱水而不欲咽，兼面色黧黑，或肌肤甲错——瘀血内停。

（二）食欲与食量

1. 食欲减退　又称为"纳呆"或"纳少"，即病人进食的欲望减退，甚至不想进食的症状。临床常见以下几种：

食欲减退，兼见面色萎黄，食后腹胀，疲乏无力——脾胃虚弱。

纳呆食少，脘腹胀闷，嗳腐食臭——食滞胃肠。

脘闷纳呆，腹胀，兼见头身困重，便溏苔腻——湿邪困脾。

2. 厌食　指厌恶食物，甚至恶闻食臭的症状。

兼脘腹胀满，舌苔厚腻者——食滞胃脘。厌油腻，肢体困重——湿热蕴脾。厌油腻，胁肋胀痛，口苦泛恶，身目发黄——肝胆湿热 2004。

妇女在妊娠早期，若有短暂择食或厌食反应，乃妊娠引起冲脉之气上逆，影响胃之和降，属生理现象；若长期或反复呕恶，厌食，甚至食入即吐，则属病态，为妊娠恶阻。

3. 消谷善饥　即病人食欲过于旺盛，进食量多，食后不久即感饥饿的症状。

消谷善饥，兼多饮、多尿、消瘦——消渴病。

消谷善饥，兼见大便溏泄——胃强脾弱 2016。

4. 饥不欲食　即病人虽有饥饿感，但不想进食，勉强进食量亦很少的症状。

饥不欲食，胃中灼热感，舌红少苔，脉细数——胃阴不足，虚火内扰所致 2004 2006。

5. 除中　久病或重病患者，本不欲食，甚至不能食，突然欲食或暴食的症状。除中是假神的表现之一，因胃气败绝所致。

（三）口味 2006 2009 2015 2016

口味	临床意义
口淡	脾胃虚弱
口甜	口甜而黏腻不爽——湿热蕴脾，口甜而食少乏力——脾气虚
口黏腻	痰热内盛、湿热蕴脾及寒湿困脾
口酸	肝胃郁热或饮食停滞
口涩	燥热伤津，脏腑热盛
口苦	心火上炎或肝胆火热
口咸	肾病及寒水上泛

九、问二便

（一）大便异常（便次、便质、排便感觉）的临床表现及意义

1. 便次异常

（1）便秘：大便燥结，排便时间长，便次减少——肠失濡润，推运无力，传导迟缓，气机阻滞。

（2）泄泻：大便次数增多，粪质稀薄不成形，甚至呈水样——脾失健运。

2. 便质异常　大便质地除干燥和稀溏等异常之外，还可见如下几种情况：

（1）完谷不化：大便中夹有未消化的食物，可见于饮食积滞、脾虚泄泻及肾虚泄泻。

（2）溏结不调：指大便时干时稀的症状。多因肝脾不调所致；若大便先干后溏，多属脾虚 2015。

（3）脓血便：指大便中含有脓血的症状。可见于痢疾或肠癌。

（4）便血：指血自肛门排出，包括血随便出，或便黑如柏油样，或单纯下血的症状。

远血：先便后血，血色暗红或紫黑，或大便色黑如柏油样者，为远血，多为胃脘部位出血。

近血：先血后便，便血鲜红，血附在大便表面或于排便前后滴出者，为近血，多由肛门部

位的病变引起，如痔疮。

3. 排便感觉异常

（1）肛门灼热：排便时肛门有灼热感，多为大肠湿热。

（2）里急后重：腹痛窘迫，时时欲便，肛门重坠，便出不爽的症状。多因湿热内阻，肠道气滞所致，常见于湿热痢疾。

（3）排便不爽：排便不通畅，有滞涩难尽之感的症状。多因湿热蕴结，肠道气机不畅；或肝气犯脾，肠道气滞；或因食滞胃肠等所致 2018。

（4）大便失禁：大便不能控制，滑出不禁，甚至便出而不自知的症状。久泻不愈，为脾肾阳虚，肛门失约所致。

（5）肛门重坠：肛门有下坠感，常于劳累或排便后加重。多属脾虚中气下陷，常见于久泻或久利不愈的患者。

（二）小便异常（尿次、尿量、排尿感觉）的临床表现及意义

1. 尿次异常

（1）小便频数

小便频数、短赤而急迫——下焦湿热（膀胱湿热或小肠湿热、气化不利）。

小便频数而色清量多，夜间明显——下焦虚寒（肾气不固、膀胱失约）。

（2）癃闭：小便不畅，点滴而出为癃；小便不通，点滴不出为闭。

实：瘀血、结石、湿热、败精、手术等阻塞尿路。

虚：脾气虚，肾阳虚，气化不及膀胱。

2. 尿量异常

（1）尿量增多：常见于虚寒证及消渴病。

小便清长、量多——虚寒证。

口渴、多饮、多尿、消瘦——消渴病。

（2）尿量减少：常见于实热、伤津及水肿。

小便短赤、发热面红——实热证，或汗、吐、下后伤津。

尿少浮肿——水肿病（多与肺失宣降、脾失运化、肾失气化有关）。

3. 排尿感异常

（1）小便涩痛：小便排出不畅而痛，伴有急迫、灼热——淋证（湿热蕴结、热灼津伤、结石或瘀血阻塞等）。

（2）余沥不尽：排尿后小便点滴不尽，常见于老年人和久病体衰者——肾阳亏虚，肾气不固。

（3）小便失禁：神志清醒时小便不能随意控制而自遗——肾气不固，膀胱失约。

（4）遗尿：睡眠中不自主排尿——肾气不足，膀胱虚衰。

十、问经带

（一）经期、经量异常的临床表现及意义

1. 经期异常　可分为月经先期、月经后期和月经前后不定期三种。

（1）月经先期：指连续2个月经周期出现月经提前7天以上的症状。

虚：脾气虚、肾气虚——冲任不固。

热：阳盛血热、肝郁化热、阴虚火旺——热扰冲任，血海不宁。

（2）月经后期：指连续2个月经周期出现月经延后7天以上的症状。

虚：血虚，肾精不足，阳气虚——血海空虚。

实：气滞血瘀、寒凝、痰阻——冲任不畅。

(3) 月经先后不定期：指月经周期时而提前时而延后达 7 天以上的症状。亦称经期错乱。肝气郁滞，或脾肾虚损——冲任气血失调，血海蓄溢失常。

2. 经量异常

(1) 月经过多：月经血量较常量明显增多的症状。多因热伤冲任，迫血妄行；或气虚，冲任不固；或瘀阻胞络，络伤血溢等所致。

(2) 月经过少：月经血量较常量明显减少的症状。虚者多因精血亏少，血海失充所致；实者常因寒凝瘀阻，痰湿阻滞，冲任气血不畅所致。

(3) 崩漏：非正常行经期间阴道出血的症状。若来势猛，出血量多者，为崩；势缓而量少，淋漓不断者，为漏。二者病机相同。因热伤冲任，迫血妄行；或脾肾气虚，冲任不固；或瘀阻冲任，血不归经所致。

(4) 闭经：年逾 18 周岁，月经尚未来潮，或已行经，未受孕、不在哺乳期，而又停经，闭止在 3 个月以上者，称为闭经。

虚：气血亏虚、肝肾不足、阴虚血燥——血海空虚。
实：痨虫侵及胞宫、气滞血瘀、寒凝痰阻——冲任不通。

(5) 痛经：在行经时或行经前后，出现周期性小腹疼痛，或痛引腰骶，甚至剧痛难忍。
经前或经期小腹胀痛或刺痛——气滞或血瘀。
经期小腹冷痛，得温痛减——寒凝或阳虚。
经期或经后小腹隐痛——气血两虚，或肾精不足，胞脉失养。

（二）带下异常（白带、黄带）的临床表现及意义

1. 白带　若带下色白，量多，质清稀，无臭味，淋漓不绝——脾肾阳虚、寒湿下注。
2. 黄带　若带下色黄，质黏稠，味臭秽——湿热下注或湿毒蕴结。

第六单元　脉诊

☆重点提示

脉诊亦是历年考试的重中之重，需要记忆内容较多。正常脉象以及各种病理脉象的特征、类比、临床意义均需掌握。出题点常涉及正常脉象胃、神、根的含义，洪、细、濡、弱、滑、涩等几种常见脉象的特征也要重点掌握。对于几种脉象特征的类比熟悉了解即可。

一、脉诊概说

1. 诊脉部位　"独取寸口"诊法（左侧：寸关尺→心肝肾；右侧：寸关尺→肺脾肾）。
2. 诊脉方法及注意事项

(1) 方法：①患者体位：正坐位或仰卧位，前臂与心脏置于同一水平。②医生指法 2016：选指、布指、运指（举、按、寻、循法，总按和单诊）。③平息：医生保持呼吸调匀，可以自己的呼吸计算病人的脉搏至数。④一般每次诊脉每手应不少于 1 分钟，两手以 3 分钟左右为宜。

(2) 注意事项：保持环境安静、注意静心凝神、选择正确体位。

3. 脉象要素

(1) 四要素：脉位（寸、关、尺三部有脉），脉数（节律均匀，没有歇止），脉形，脉势。
(2) 八要素：脉位、脉率（至数）、脉长、脉势（脉力）、脉宽、流利度、紧张度、均匀度。

二、正常脉象

1. 正常脉象的表现　寸关尺三部有脉，一息四至五至，不浮不沉，不大不小，从容和缓，

节律一致，尺部沉取有一定力量 2021。

2. 正常脉象的特点　脉之胃气，主要反映脾胃运化功能的盛衰、营养状况的优劣。脉神之有无，可察精气之盈亏，并与胃气的盛衰有关。脉之有根无根主要说明肾气的盛衰。

三、常见脉象的特征及临床意义

1. 浮脉类特征与临床意义 2001 2005 2010 2011 2018

	特点	具体特征	临床意义
浮脉	轻取即得	举之有余，按之不足	表证，亦见于虚阳浮越证
洪脉		脉体阔大，充实有力，来盛去衰	热盛
濡脉		浮细无力而软	虚证，湿困
散脉		浮取散漫而无根，伴至数或脉力不匀	元气离散，脏气将绝
芤脉		浮大中空，如按葱管	失血、伤阴
革脉		浮而搏指，中空边坚	亡血、失精、半产、崩漏

2. 沉脉类特征与临床意义 2018

	特点	具体特征	临床意义
沉脉	重按始得	轻取不应，重按始得	里证
伏脉		重按推至筋骨始得	邪闭、厥证、痛极
弱脉		沉细无力而软	阳气虚衰、气血俱虚
牢脉		沉按实大弦长	阴寒内积、疝气、癥积

3. 迟脉类特征与临床意义 2002 2004 2005 2015 2016

	特点	具体特征	临床意义
迟脉	一息不足四至	一息不足四至	寒证，亦见于邪热结聚
缓脉		一息四至，脉来怠缓	湿证，脾胃虚弱；亦见于平人
涩脉		往来艰涩，迟滞不畅	精伤，血少；气滞，血瘀，痰食内停
结脉		迟而时一止，止无定数	阴盛气结，寒痰瘀血；气血虚衰

4. 数脉类特征与临床意义 2002 2009

	特点	具体特征	临床意义
数脉	一息五至以上	一息五至以上，不足七至	热证，亦主里虚证
疾脉		脉来急疾，一息七八至	阳极阴竭，元气欲脱
促脉		数而时一止，止无定数	阳热亢盛，瘀滞、痰食停积；脏气衰败
动脉		脉短如豆，滑数有力	惊恐、疼痛

5. 虚脉类特征与临床意义 2001 2010 2016

分类	特点	具体特征	临床意义
虚脉	应指无力	举之无力，按之松软	气血两虚
细脉		脉细如线，应指明显	气血两虚，湿证
代脉		脉来一止，止有定数，良久方还	脏气衰微、疼痛、惊恐、跌仆损伤
微脉		脉极细极软，似有若无	气血大虚，阳气衰微
短脉		首尾俱短，不及本部	有力主气郁，无力主气损

6. 实脉类特征与临床意义 2001 2009 2011 2012 2015

分类	特点	具体特征	临床意义
实脉	应指有力	三部脉充实有力，其势来去皆盛	实证，亦见于常人
滑脉		往来流利圆滑，如盘走珠	痰湿、食积、实热；青壮年；孕妇
弦脉		脉长而坚硬，如按琴弦	肝胆病、疼痛、痰饮；老年健康者
紧脉		紧张有力，如按绳索、脉势绷急	实寒证、疼痛、宿食
长脉		脉动应指超逾三部	阳证、热证、实证，亦可见于平人
大脉		脉体宽大，无汹涌之势	健康人，病进

第七单元　按诊

重点提示

本单元历年考试中出题不多，简单熟悉按诊的方法，按肌肤、腹部的要点即可。

1. 按诊的方法与注意事项　按诊的方法有触、摸、按、叩四法。

注意事项：

（1）按诊的体位及触、摸、按、叩四法的选择应有针对性。

（2）医生举止要大方，态度要严肃认真，手法要轻柔。

（3）注意争取病人的主动配合。

（4）要边检查边注意观察病人的反应及表情变化。

（5）要通过谈话了解病情，以转移病人的注意力。

2. 按肌肤

（1）诊寒热：可了解人体阴阳的盛衰、病邪的性质。

（2）诊润燥滑涩：可了解汗出与否及气血津液的盈亏。

（3）诊疼痛：可分辨疾病的虚实。

（4）诊肿胀：可分辨水肿和气肿。

（5）诊疮疡：可判断证之阴阳寒热。

3. 按手足　通过触摸病人手足部位的冷热程度，以判断阳气存亡，推测疾病预后。

4. 按腹部　辨疼痛、痞满、积聚。

（1）疼痛

腹痛喜按，按之痛减，腹壁柔软——虚证（脾胃气虚）。

腹痛拒按，按之痛甚，腹部硬满——实证（饮食积滞，胃肠积热）。

按之疼痛，固定不移——内有瘀血。按之胀痛，病处按此联彼——病在气分（气滞气闭）。

局部肿胀拒按——内痈。右少腹作痛而拒按、反跳痛——肠痈。

（2）痞满

心下部按之较硬而疼痛者——实证（邪实积聚胃脘部）。

按之濡软无疼痛——虚证（胃脘虚弱）。

腹部按之手下饱满充实而有弹性、有压痛——实满。

腹部虽膨满，但按之手下虚软而缺乏弹性，无压痛——虚满。

腹部高度胀大，如鼓之状——鼓胀。按之如囊裹水——水鼓；叩击如击鼓之膨膨然——气鼓。

(3) 积聚

①癥瘕积聚

肿块推之不移，肿块痛有定处——癥积（病属血分）。

肿块推之可移，或痛无定处，聚散不定——瘕聚（病属气分） 2005 2012 。

②妇女妊娠

妊娠后腹形明显大于正常，皮肤光亮，按之胀满——胎水肿满。

腹形明显小于正常，而胎儿尚存活——胎萎不长。

第八单元　八纲辨证

☆重点提示

本单元出题率一般，需从总体上把握八纲证候的辨证要点，掌握证候相兼与错杂及证候真假的辨别要点，对于寒热与虚实的内容应重点把握。另外，真热假寒、真寒假热的机制应重点记忆。

一、概述

八纲，即阴、阳、表、里、寒、热、虚、实。八纲辨证是从各种辨证方法中概括出来的，用于分析各种疾病共性的辨证方法，是临床各种辨证方法的纲领。

二、表里

1. 表证与里证的概念　①表证指六淫、疫疠等邪气，经皮毛、口鼻侵入机体的初期阶段，正气抗邪于肌表浅层，以新起恶寒发热为主要表现的轻浅证候。②里证指病变部位在内，脏腑、气血、骨髓等受病所表现的证候。

2. 表证与里证的临床表现、辨证要点

（1）表证

主症：恶寒发热、舌苔薄、脉浮。

兼症：头身疼痛，鼻塞流涕，咽喉痒痛，咳嗽气喘。

证候分析：外感早期，外邪袭表，邪从皮毛、口鼻而入，正邪相争所致。

（2）里证

临床表现：里证的范围广，临床表现多种多样，概而言之，凡非表证的证候皆为里证。

证候分析：表证不解，邪传入里；外邪直中脏腑；内伤七情，饮食劳倦，脏腑功能紊乱。

3. 鉴别要点 2003 2005 2011 2016 2018

	表证	里证
病位	浅－皮毛、经络	深－脏腑、气血、骨髓
病史、病程	新病、短，起病急	久病、长，起病缓
主要症状	寒热、恶寒、发热同见，发热多无定时	但寒不热，但热不寒或无寒热，发热多有定时
舌苔	苔薄	视病情具体而定
脉	浮	沉或其他多种脉象

三、寒热

1. 寒证与热证的概念　①寒证指感受寒邪，或阳虚阴盛，机体功能活动衰退所表现的具有冷、凉特点的证候。②热证指感受热邪，或脏腑阳气亢盛，或阴虚阳亢，机体功能活动亢进所表现的具有温、热特点的证候。

2. 寒证与热证的临床表现、鉴别要点

（1）寒证：临床表现为恶寒喜暖，面色㿠白，四肢厥冷，口淡不渴，痰涕清稀，小便清长，大便稀溏，舌淡苔白而润滑，脉迟或紧。

（2）热证：临床表现为恶热喜冷，面红目赤，口渴饮冷，烦躁多言，痰涕黄稠，小便短赤，大便燥结，舌红苔黄而干燥，脉数。

（3）鉴别要点 2001 2002 2003 2007

	寒证	热证
寒热喜恶	恶寒喜温	恶热喜凉
口渴	不渴	渴喜冷饮
面色	白	赤
四肢	冷	热
大便	稀溏	秘结
小便	清长	短赤
舌象	舌淡、苔白润	舌红苔黄
脉象	迟或紧	数

四、虚实

1. 虚证与实证的概念 ①虚证指人体正气亏虚，而邪气不著，表现为不足、松弛、衰退特征的证候。②实证指人体感受外邪，或疾病过程中阴阳气血失调，体内病理产物蓄积，以邪气盛、正气不虚为基本病理，表现为有余、亢盛、停聚特征的各种证候。

2. 虚证与实证的临床表现、鉴别要点

（1）虚证：面白无华，精神萎靡，身倦无力，气短自汗，形寒肢冷，大便滑脱，小便失禁或面色萎黄，手足心热，心烦心悸，颧红，盗汗，舌嫩无苔，脉细无力。

（2）实证：呼吸气粗，痰涎壅盛，腹胀痛拒按，大便秘结，小便滞涩，烦躁胸闷，甚则神昏谵语，舌质苍老，舌苔厚腻，脉实。

3. 鉴别要点 2002 2003 2016

	虚证	实证
病程	长（久病）	短（新病）
体质	虚弱	壮实
精神	萎靡	兴奋
声息	声低息微	声高气粗
疼痛	喜按	拒按
胸腹	按之不痛，胀满时减	按之疼痛，胀满不减
发热	五心烦热，午后微热	蒸蒸壮热
恶寒	畏寒，加衣近火可减	恶寒，加衣近火不减
舌	质嫩，苔少或无苔	质老，苔厚
脉	无力	有力

五、阴阳

1. 阴证与阳证的概念 ①凡见抑制、沉静、衰退等表现的里证、寒证、虚证，或病邪性质为阴邪致病、病情变化较慢等，均属阴证。②凡见兴奋、躁动、亢进等表现的表证、热证、实证，或病邪性质为阳邪致病、病情变化较快等，均属阳证。

2. 阴证与阳证的临床表现、鉴别要点

	阴证	阳证
望	面色苍白或暗淡，身重蜷卧，倦怠无力，萎靡不振，舌质淡而胖嫩，舌苔润滑	面色潮红或通红，狂躁不安，口唇燥裂，舌质红绛，苔色黄或老黄，甚则燥裂，或黑而生芒刺
闻	语声低微，静而少言，呼吸怯弱，气短	语声壮厉，烦而多言，呼吸气粗，喘促痰鸣
问	恶寒畏冷，喜温，食少乏味，不渴或喜热饮，小便清长或短少，大便溏泄无臭	身热，恶热喜凉，恶食心烦，口渴引饮，小便短赤涩痛，大便干硬，或秘结不通，或有奇臭
切	腹痛喜按，身寒足冷，脉象沉微细涩，弱迟无力	腹痛拒按，肌肤灼热，脉象浮洪数大，滑实而有力

3. 阳虚证、阴虚证的临床表现

（1）阳虚证：主要为虚寒证候——畏寒，肢凉，口淡不渴，或喜热饮，或自汗，小便清长或尿少不利，大便稀薄，面色㿠白，舌淡胖，苔白滑，脉沉迟无力。可兼有神疲、乏力、气短等气虚的表现。

（2）阴虚证：主要为虚热证候——形体消瘦，口燥咽干，两颧潮红，五心烦热，潮热，盗汗，小便短黄，大便干结，舌红少津或少苔，脉细数等。

4. 亡阳证、亡阴证的临床表现与鉴别要点

证名	汗出	寒热	四肢	面色	气息	口渴	舌象	脉象
亡阳	汗冷清稀	身冷畏寒	厥冷	苍白	微弱	不渴或渴喜热饮	苔白润	脉微欲绝
亡阴	汗热黏稠	身热恶热	温暖	面赤颧红	急促	渴喜冷饮	舌红干	脉细数疾而无力

六、八纲证候间的关系

（一）证候相兼、错杂与转化

1. 证候相兼　疾病某一阶段，出现不相对立的两纲或两纲以上的证候同时存在的情况。

2. 证候错杂　疾病的某一阶段同时存在八纲中对立两纲的证候。

3. 证候转化　证候转化指疾病在其发展变化过程中，其病位、病性，或邪正盛衰的状态发生变化，由一种证候转化为对立的另一种证候。证候的转化包括表里出入、寒热转化、虚实转化。

（1）寒证化热：指原为寒证，后出现热证，而寒证随之消失。常见于外感寒邪未及时发散，而机体阳气偏盛，阳热内郁到一定程度，寒邪化热，形成热证；或寒湿之邪郁遏，而机体阳气不衰，由寒而化热；或因使用温燥之品太过，使寒证转化为热证。

（2）热证转寒：指原为热证，后出现寒证，而热证随之消失。常见于邪热毒气严重的情况之下，或因失治、误治，以致邪气过盛，耗伤正气，正不胜邪，功能衰败，阳气耗散，故而转为虚寒证，甚至出现亡阳的证候。

（3）实证转虚：指原先表现为实证，后来表现为虚证。提示病情发展、邪正斗争的趋势，或是正气胜邪而向愈，或是正不胜邪而迁延。故病情日久，或失治误治，正气伤而不足以御邪，皆可形成实证转化为虚证。

（二）证候真假的鉴别要点

1. 寒热真假

（1）真热假寒

概念：内真热，外假寒。机制：阳盛格阴 2004 2006 2011。

表现：四肢厥冷，神志昏沉，面色紫暗，脉沉迟；胸腹灼热，烦躁谵语，渴喜冷饮，咽干

口臭，小便短赤，大便燥结，舌红，苔黄而干，脉有力等。

（2）真寒假热

概念：内真寒，外假热。机制：阴盛格阳 2004 2008 2011。

表现：自觉发热，欲脱衣揭被，触之胸腹无灼热、下肢厥冷；面浮红如妆；神志躁扰不宁；口渴不欲饮；脉浮大或数，按之无力；下利清谷，小便清长，舌淡，苔白。

（3）寒热真假的鉴别：以内部、中心症状为准，胸腹的冷热是关键 2005。

2. 虚实真假

（1）真实假虚（大实有羸状）

概念：证属实，反见虚。机制：热邪、痰食、湿热、瘀血等大积大聚，经脉阻滞，气血不畅。

表现：虽默默不语却声高气粗；虽倦怠乏力却动之觉舒；肢体羸瘦而腹部硬满拒按；脉沉细而按之有力。

（2）真虚假实（至虚有盛候）

概念：证属虚，反见实。机制：脏腑虚衰，气血不足，运化无力，气机不畅。

表现：腹虽胀满而有时缓解，或触之腹内无肿块而喜按；虽喘促但气短息弱；虽大便闭塞而腹部不甚硬满；虽小便不利但无舌红口渴等症。并有神疲乏力，面色萎黄或淡白，脉虚弱，舌淡胖嫩等症。

（3）虚实真假的鉴别：关键在于脉象的有力无力、有神无神，其中尤以沉取之象为真谛；其次是舌质的嫩胖与苍老，言语呼吸的高亢粗壮与低怯微弱；体质状况、病之新久、治疗经过等也是辨析的依据。

第九单元　气血津液辨证

> ☆重点提示
>
> 本单元考试涉及不多，注意区别各种气血同病。

一、气虚类证辨证

1. 气虚证 2003

临床表现：神疲乏力，气短，懒言，动则加重，头晕目眩，自汗，脉虚，舌淡嫩。

辨证要点：以疲乏、气短、脉虚为辨证要点 2006。

2. 气陷证 2003 2007

临床表现：头晕眼花，气短疲乏，脘腹坠胀感，或见内脏下垂、脱肛、阴挺等。

辨证要点：体瘦面弱、气短、气坠、脏器下垂为主要表现。

3. 气不固证

临床表现：气短，疲乏，面白，舌淡，脉虚无力；自汗不止；或遗尿；或大便失禁；或崩漏、滑胎；或遗精等 2016。

辨证要点：疲乏、气短、脉虚及自汗，或出血，或二便、精等不固。

4. 气滞证

临床表现：胸胁、脘腹等部位胀痛、窜痛、攻痛，时轻时重；按之无形，随情绪而变化，脉弦。

辨证要点：以胸胁、脘腹等处或损伤部位的胀闷、胀痛、窜痛为主要表现。

5. 气逆证

临床表现：咳嗽，呼吸喘促；呃逆，呕吐，嗳气，呕血；头痛，眩晕，甚至昏厥、咯血。

辨证要点：以咳喘或呕吐、呃逆等为突出表现 ⟨2006⟩ ⟨2008⟩。

二、血病辨证

1. 血虚证 ⟨2002⟩

临床表现：面色淡白或萎黄，唇、爪、眼睑色淡；头晕眼花，两目干涩，心悸健忘，失眠多梦；手足发麻，妇女月经后期，量少、色淡、闭经；舌质淡，脉细无力 ⟨2000⟩。

辨证要点：虚弱，以面、睑、唇、舌、爪甲颜色淡白、脉细为主要表现。

2. 血瘀证

临床表现 ⟨2002⟩ ⟨2016⟩ ⟨2018⟩：①局部刺痛，痛处不移而拒按，常夜间加重。②局部肿块，质硬，按之不移。③唇、甲紫暗，或皮下、舌上有瘀点瘀斑，或皮肤丝状红缕，青筋显露。④出血反复不止，色紫暗，或夹血块，或大便色黑如柏油。⑤面色黧黑，或肌肤甲错。⑥舌质紫暗或有青紫色斑点。⑦脉涩，或结代，或无脉。

辨证要点：以固定刺痛、肿块、出血、瘀血、脉涩为辨证要点。

3. 血热证

临床表现 ⟨2011⟩：身热夜甚；口渴面赤心烦，失眠甚则躁扰发狂、神昏谵语；或见各种出血色深红，或发斑疹，或为疮痈；舌质红绛，脉数疾等。

辨证要点：血热证以身热口渴、斑疹吐衄、烦躁谵语、舌红绛、脉数等为辨证要点。

4. 血寒证

临床表现 ⟨2010⟩：畏寒，手足或少腹等冷痛拘急、得温痛减，肤色紫暗发凉，或为痛经、月经愆期，经色紫暗夹血块；舌淡紫，苔白滑，脉沉迟或弦涩等。

辨证要点：以患处冷痛拘急、畏寒、唇舌青紫，妇女月经愆期、经色紫暗夹块等为辨证要点。

三、气血同病辨证

1. 气滞血瘀　胸胁痛，急躁易怒或抑郁不乐，胁下痞块，刺痛拒按，妇女可有闭经、痛经，或经色暗紫有块，或乳房胀痛，舌质暗紫有瘀斑，脉弦或细涩 ⟨2001⟩ ⟨2002⟩ ⟨2005⟩ ⟨2009⟩ ⟨2015⟩。

2. 气虚血瘀　神疲乏力，少气懒言，头晕目眩，自汗，刺痛固定不移、拒按，面色淡白无华或紫暗，舌质暗紫有瘀斑，脉涩 ⟨2003⟩。

3. 气血两虚　神疲乏力，少气懒言，头晕目眩，唇、甲淡白，心悸失眠，手足麻木，面色淡白或萎黄，舌淡白，脉细无力 ⟨2007⟩ ⟨2015⟩。

4. 气不摄血　神疲乏力，少气懒言，头晕目眩，自汗，吐血、便血、尿血、崩漏，皮下瘀斑，舌淡白，脉细弱 ⟨2003⟩。

5. 气随血脱　大出血时见到面白息微、冷汗淋漓、四肢厥冷，甚至昏厥，舌淡，脉微欲绝，或浮大而散 ⟨2001⟩ ⟨2002⟩。

四、津液病辨证

1. 痰证　咳吐痰多、胸闷、呕恶、眩晕、体胖，或局部有包块，苔腻，脉滑。

2. 水停证　头面、肢体甚至全身水肿，按之凹陷不易起，或为腹水而见腹部隆起，叩之音浊，小便短少不利，身体困重，舌淡胖，苔白滑，脉濡缓 ⟨2008⟩。

鉴别	病因	病机	性质	发病特点	临床表现
阳水	外邪侵袭	风邪犯肺；湿邪困脾，脾失健运	实证	发病急病程短	眼睑、颜面先肿，迅速遍及全身，皮薄光亮，小便短少
阴水	脾肾阳虚	脾肾阳气虚衰，运化、主水失职	虚实夹杂	发病缓病程长	足胫、下肢先肿，渐至全身，腰以下肿甚，按之凹陷难复

3. 津液亏虚证 咽干口渴，口唇干燥，皮肤干枯无泽，眼球深陷，大便干结，小便短少黄赤，舌红，脉细数无力。

第十单元 脏腑辨证

☆**重点提示**

本单元属考试的重中之重，需要全面掌握。

一、心与小肠病辨证

1. 心气虚、心阳虚、心阳虚脱证的临床表现、鉴别要点 2010 心气虚、心阳虚、心阳虚脱证是心的功能损伤由轻到重的三个阶段，三者之间相互联系。心气虚证以心悸、胸闷兼气虚证为特征；心阳虚证是在心气虚的基础上，出现心胸闷痛、畏寒肢冷等虚寒证候为特征；心阳虚脱证是在心阳虚的基础上，突然出现冷汗、肢厥、脉微等亡阳证候为特征。

证型	相同症状	不同症状
心气虚证	心悸怔忡，胸闷气短，活动后加重自汗	面色淡白，舌淡苔白，脉虚
心阳虚证		畏寒肢冷，心痛，面色㿠白，舌淡胖苔白滑，脉弱或结代
心阳虚脱证		突然冷汗淋漓，四肢厥冷，呼吸微弱，面色苍白，或胸痛暴作，面唇青紫，神志模糊或昏迷，脉微欲绝

2. 心血虚、心阴虚证的临床表现、鉴别要点 2004 2011 2016 心血虚以"色白"为特征而无热象，心阴虚以"色赤"为特征而有明显热象。

证型	相同症状	不同症状
心血虚证	心失所养 心神不安 心悸失眠多梦	血虚表现——面色淡白或萎黄，唇舌色淡，脉细无力
心阴虚证		阴虚表现——口燥咽干，形体消瘦，五心烦热，潮热盗汗，两颧潮红，舌红少苔乏津，脉细数

3. 心脉痹阻证的临床表现及瘀阻心脉、痰阻心脉、寒凝心脉、气滞心脉四证的鉴别 2005 心脉痹阻只是病理结果，导致心脉不通的原因主要有瘀血、痰浊、阴寒、气滞几个方面。心脉痹阻以心悸怔忡、心胸憋闷疼痛、痛引肩背内臂、时作时止为主症。

证型	共同主症	不同症状
瘀阻心脉	心悸怔忡、心胸憋闷作痛，痛引肩背内臂，时作时止	心胸刺痛，舌暗或有青紫斑点，脉细涩或结代
痰阻心脉		心胸闷痛，体胖痰多，身重困倦，苔白腻，脉沉滑或沉涩
寒凝心脉		心痛剧痛，遇寒加重，得温痛减，形寒肢冷，舌淡苔白，脉沉迟或沉紧
气滞心脉		心胸胀痛，胁胀善太息，舌淡红，脉弦

4. 痰蒙心神、痰火扰神证的临床表现、鉴别要点

（1）痰蒙心神证 2018 2021：神情痴呆，意识模糊，甚则昏不知人，或神情抑郁，表情淡漠 2002 2007 2021，喃喃独语，举止失常。或突然昏仆，不省人事，口吐涎沫，喉有痰声。并见面色晦暗，胸闷，呕恶，舌苔白腻，脉滑等症。

（2）痰火扰神证：发热，口渴，胸闷，气粗，咯吐黄痰，喉间痰鸣，心烦，失眠，甚则神昏，谵语，或狂躁妄动，打人毁物，不避亲疏，胡言乱语，哭笑无常，面赤，舌质红，苔黄腻，脉滑数。

（3）痰蒙心神与痰火扰神证均有神志异常的表现，均可或见神昏。痰蒙心神证，以抑郁、痴呆、错乱为主，有痰无火；痰火扰神证，以神志狂躁、神昏谵语为主，既有痰，又有火。

5. 心火亢盛证的临床表现　心烦失眠，面赤口渴，便秘尿黄，舌尖红绛，苔黄，脉数有力。甚或口舌生疮、赤烂疼痛（心火上炎），或小便赤涩灼痛（心火下移），或狂躁谵妄，神志不清（热扰/闭心神），或见吐血、衄血（心火迫血妄行）。

6. 瘀阻脑络证的临床表现　头痛、头晕经久不愈，痛处固定不移，痛如锥刺，头部外伤后昏不知人，或健忘、失眠、心悸，或见面晦不泽，舌质紫暗，或有瘀点、瘀斑，脉细涩。

7. 小肠实热证的临床表现　心烦失眠，面赤口渴，口舌生疮、溃烂灼痛，小便赤涩，尿道灼痛，尿血，舌红苔黄，脉数。

二、肺与大肠病辨证

1. 肺气虚、肺阴虚证的临床表现、鉴别要点 2002 2006

肺气虚证：肺气虚证伴有气虚症状，肺阴虚证伴有虚热内扰、潮热盗汗等阴虚症状。

证型	相同症状	不同症状
肺气虚证	咳嗽	气短而喘，动则尤甚，咳痰清稀，声低懒言，或有自汗，畏风，易感冒，神疲体倦，面色淡白，舌淡苔白，脉弱
肺阴虚证		无痰或痰少而黏难咳，或痰中带血，声音嘶哑，口燥咽干，形体消瘦，五心烦热，潮热盗汗，两颧潮红，舌红少苔乏津，脉细数

2. 风寒犯肺、寒痰阻肺、饮停胸胁证的临床表现、鉴别要点　风寒犯肺证多为风寒侵袭，伴有风寒表证。寒痰阻肺证为寒饮或痰浊停聚于肺，伴有寒象。饮停胸胁证为水饮停于胸胁，伴有胸廓饱满、胸胁胀闷或痛。

证型	相同症状	不同症状
风寒犯肺证	咳嗽，咳痰，痰色白	气喘，微有恶寒发热、鼻塞，流清涕，喉痒，或见身痛无汗，舌苔薄白，脉浮紧
寒痰阻肺证		痰质稠或清稀、易咯，胸闷，气喘，或喉间有哮鸣声，恶寒，肢冷，舌质淡，苔白腻或白滑，脉弦或滑
饮停胸胁证		胸廓饱满，胸胁部胀闷或痛，气喘，呼吸、咳嗽或身体转侧时牵引胁痛，或有头晕目眩，舌苔白滑，脉沉弦

3. 风热犯肺、肺热炽盛、痰热壅肺、燥邪犯肺证的临床表现、鉴别要点 2002 2003 2004　风热犯肺证为风热犯肺，肺卫失宣。肺热炽盛证为火热炽盛，壅积于肺。痰热壅肺证为痰热交结，壅滞于肺。燥邪犯肺证为燥邪犯肺，肺卫失宣。

证型	典型症状	其他表现
风热犯肺证	咳嗽，痰黄稠	风热表证——恶寒轻发热重，鼻塞流黄浊涕，身热恶风，口干咽痛，舌尖红苔薄黄，脉浮数
肺热炽盛证	咳喘气粗，鼻翼扇动	实热症状——发热，口渴，鼻息灼热，咽喉红肿，小便短黄，舌红苔黄，脉洪数
痰热壅肺证	发热、咳喘、痰多黄稠	胸闷，气喘息粗，发热口渴，烦躁不安，舌红苔黄腻，脉滑数
燥邪犯肺证	干咳，痰少质黏	燥邪犯表证——口舌咽喉干燥，恶寒发热，无汗或少汗，舌苔薄白而干燥，脉浮偏数或浮紧

4. 肠道湿热、肠热腑实、肠燥津亏证的临床表现、鉴别要点　肠道湿热证为湿热内蕴，阻滞肠道。肠热腑实证为里热炽盛，腑气不通。肠燥津亏证为津液亏损，肠失濡润。

证型	典型症状	其他表现
肠道湿热证	腹痛，暴泻如水，下痢脓血，大便黄稠，秽臭	身热口渴，肛门灼热，小便短黄，舌质红，苔黄腻，脉滑数
肠热腑实证	发热（高热，或日晡潮热），大便秘结或热结旁流，腹满硬痛	汗多，口渴，小便短黄，甚则神昏谵语、狂乱，舌质红，苔黄厚而燥，或焦黑起刺，脉沉数或沉迟有力
肠燥津亏证	大便燥结，排便困难与津亏症状	腹胀作痛，或可于左少腹触及包块，口干，或口臭，或头晕，舌红少津，苔黄燥，脉细涩

三、脾与胃病辨证

1. 脾气虚、脾虚气陷、脾阳虚、脾不统血证的临床表现、鉴别要点 2001 2004 2005 2016　脾气虚证以脾气亏虚，失于健运为主要病机。脾阳虚证是在脾气虚基础上，阳虚生寒所致，虚寒证与脾气虚证并见。脾虚气陷证因脾气亏虚，升举无力而清阳下陷所致，下陷证候与脾气虚证并见。脾不统血证因脾气亏虚，而统血无权所致，各种慢性出血与脾气虚证并见。

证型	相同症状	不同症状
脾气虚证	纳呆腹胀，食后尤甚，便溏，肢倦，食少懒言，神疲乏力，面色萎黄	或浮肿，或消瘦，舌质淡或胖嫩有齿痕，苔白润，脉缓弱
脾阳虚证		腹痛喜温喜按，肢冷尿少等，舌质淡胖或边有齿痕，苔白滑，脉沉迟无力
脾虚气陷证		脘腹坠胀，或便意频数，肛门坠重，甚则脱肛，或子宫下垂等，舌质淡，苔薄白，脉缓弱
脾不统血证		便血，尿血，鼻衄，或妇女月经过多、崩漏等各种出血证，舌淡苔白，脉细弱

2. 湿热蕴脾、寒湿困脾证的临床表现、鉴别要点　湿热蕴脾 2004 2007 与寒湿困脾证均因湿邪困脾、脾胃纳运失职所致，区别在于兼热、兼寒之不同。

证型	相同症状	不同症状
湿热蕴脾证	脘腹痞闷，纳呆，恶心呕吐，便溏，肢体困重	身热起伏，汗出热不解，肌肤发黄，色泽鲜明，皮肤发痒，小便短赤，舌红苔黄腻，脉濡数或滑数
寒湿困脾证		口淡不渴，肢体浮肿，小便短少，身目发黄，面色晦暗不泽，舌淡苔白腻，脉濡缓或沉细

3. 胃气虚、胃阳虚、胃阴虚证的临床表现、鉴别要点 2018　胃气虚证为胃气亏虚，胃失

和降。胃阳虚证为胃阳不足，胃失温煦。胃阴虚证为胃阴亏虚，胃失濡润。

证型	相同症状	不同症状
胃气虚证	胃痛痞胀	胃部按之觉舒，气短懒言，神疲乏力，舌质淡，苔薄白，脉弱
胃阳虚证		胃脘冷痛，喜温喜按，畏寒肢冷，舌淡胖嫩，脉沉迟无力
胃阴虚证		胃脘嘈杂，饥不欲食，或痞胀不舒，隐隐灼痛，干呕，呃逆，口燥咽干，舌红少苔乏津，脉细数

4. 胃热炽盛、寒饮停胃证的临床表现、鉴别要点　胃热炽盛与寒饮停胃证，一因火热壅滞于胃，一因寒饮停积于胃，皆致胃失和降，胃痛痞胀。

证型	相同症状	不同症状
胃热炽盛证	胃痛痞胀	胃部灼痛，渴喜冷饮，口臭，牙龈肿痛溃烂，舌红苔黄，脉滑数
寒饮停胃证		胃脘痞胀，呕吐清水痰涎，口淡不渴，舌苔白滑，脉沉弦

5. 寒滞胃肠、食滞胃肠、胃肠气滞证的临床表现、鉴别要点　寒滞胃肠为寒邪犯胃，阻滞气机。食滞胃肠为饮食阻滞肠胃，气机受阻。胃肠气滞为胃肠气机阻滞。

证型	相同症状	不同症状
寒滞胃肠证	胃脘疼痛痞胀	胃脘部冷痛，痛势剧烈，得温则减，舌苔白润，脉弦紧或沉紧
食滞胃肠证		脘腹痞胀疼痛，呕泻物酸馊腐臭，舌苔厚腻，脉滑或沉实
胃肠气滞证		脘腹胀痛走窜，肠鸣嗳气，苔厚，脉弦

四、肝与胆病辨证

1. 肝血虚、肝阴虚证的临床表现、鉴别要点　两者均属肝的虚证，均有头晕等表现，但前者为血虚，无热象；后者为阴虚，虚热之象明显。

（1）肝血虚证：头晕眼花，视力减退或夜盲，或肢体麻木，关节拘急，手足震颤，肌肉瞤动，或为妇女月经量少、色淡，甚则闭经，爪甲不荣，面白无华，舌淡，脉细 2011。

（2）肝阴虚证：头晕眼花，两目干涩，视力减退，或胁肋隐隐灼痛，或手足蠕动，面部烘热或两颧潮红，口咽干燥，五心烦热，潮热盗汗，舌红少苔乏津，脉弦细数 2002。

2. 肝郁气滞、肝火炽盛、肝阳上亢证的临床表现、鉴别要点

（1）肝郁气滞证：情志抑郁，善太息，胸胁、少腹胀满疼痛、走窜不定。或咽部异物感，或颈部瘿瘤、瘰疬，或胁下肿块。妇女可见乳房作胀疼痛，月经不调，痛经。舌苔薄白，脉弦。病情轻重与情绪变化关系密切 2005。

（2）肝火炽盛证：头晕胀痛，痛如刀劈，面红目赤，口苦口干，急躁易怒，耳鸣如潮，甚或突发耳聋，失眠，噩梦纷纭，或胁肋灼痛，吐血，衄血，小便短黄，大便秘结，舌红苔黄，脉弦数。

（3）肝阳上亢证：眩晕耳鸣，头目胀痛，面红目赤，急躁易怒，失眠多梦，头重脚轻，腰膝酸软，舌红少津，脉弦有力或弦细数 2004 2008 2011。

（4）肝火炽盛证、肝阳上亢证的鉴别要点

证型	相同症状	不同症状
肝火炽盛证	头晕胀痛，面红目赤，口苦口干，急躁易怒，耳鸣失眠	以目赤头痛、胁肋灼痛、口苦口渴、便秘尿黄等为主
肝阳上亢证		以眩晕、头目胀痛、头重脚轻等上亢症状为主，且见腰膝酸软、耳鸣等下虚症状

3. 肝风内动四证的临床表现、鉴别要点 ⑳⓪⑥ ⑳①⓪ ⑳②① 肝阳化风证为阳亢阴虚，上盛下虚。热极生风证为火热炽盛所致。阴虚动风证多见于热病后期，阴液亏损。血虚生风证多见于慢性久病，血虚失养。

证型	性质	主症	兼症	舌	脉
肝阳化风证	上实下虚	眩晕欲仆，头摇肢颤，言语謇涩或舌强不语	手足麻木，步履不正	舌红，苔白或腻	弦而有力
热极生风证	实热	手足抽搐，颈项强直，两目上视，牙关紧闭，角弓反张	高热神昏，躁热如狂	舌红绛	弦数
阴虚动风证	虚	手足蠕动	午后潮热，五心烦热，口咽干燥，形体消瘦	舌红少津	弦细数
血虚生风证	虚	手足震颤，肌肉瞤动，关节拘急不利，肢体麻木	眩晕耳鸣，面白无华	舌淡，苔白	细

4. 寒滞肝脉证的临床表现 少腹冷痛，阴部坠胀作痛，或阴器收缩引痛，或颠顶冷痛，得温则减，遇寒痛增，恶寒肢冷，舌淡，苔白润，脉沉紧。

5. 肝胆湿热证的临床表现 身目发黄，胁肋胀痛，或胁下痞块，纳呆厌油，泛恶欲呕，腹胀，大便不调，小便短赤，发热或寒热往来，口苦口干，舌红，苔黄腻，脉弦滑数。或阴部潮湿、瘙痒、湿疹，阴器肿痛，带下黄稠臭秽等。

6. 胆郁痰扰证的临床表现 胆怯易惊，惊悸不宁，失眠多梦，烦躁不安，胸胁胀闷，善太息，头晕目眩，口苦呕恶，舌淡红或红，苔白腻或黄滑，脉弦缓或弦数。

五、肾病辨证

1. 肾阳虚、肾阴虚证的临床表现、鉴别要点

（1）肾阳虚证：腰膝酸冷或痛，性欲减退，夜尿增多，面色㿠白，或黧黑，精神萎靡，或男子阳痿，女子宫寒不孕，或畏寒肢冷，或小便清长，或久泻不止，五更泄泻，舌淡苔白，脉沉细无力，尺部尤甚⑳⓪③ ⑳⓪⑥ ⑳①⑧ ⑳②①。

鉴别要点：性与生殖功能减退、二便失司，伴见形寒肢冷、腰膝酸冷等虚寒之象。

（2）肾阴虚证：腰膝酸软、头晕耳鸣，齿松发脱，男子阳强易举、遗精早泄，女子经少或经闭、失眠健忘⑳①⑧ ⑳①⑨，形体消瘦，五心烦热，潮热盗汗，骨蒸发热，午后颧红，舌红少津，脉细数。

鉴别要点：腰酸面痛、遗精、经少、头晕耳鸣等与虚热症状。

2. 肾精不足、肾气不固、肾虚水泛证的临床表现、鉴别要点

（1）肾精不足证：小儿发育迟缓，身体矮小，囟门迟闭，骨骼痿软，智力低下；男子精少不育，女子经闭不孕，性功能低下；成人早衰，耳鸣耳聋，健忘恍惚，神情呆钝，两足痿软，动作迟钝，发脱齿摇，舌淡，脉弱⑳⓪⑤。

鉴别要点：生长发育迟缓、早衰、生育功能低下。

（2）肾气不固证：小便频数，或尿后余沥，或遗尿，尿失禁，夜尿增多，男子滑精早泄，女子带下清稀或胎动不安，神疲乏力，耳鸣腰酸，舌淡苔白，脉弱⑳⓪① ⑳⓪③ ⑳①①。

鉴别要点：腰膝酸软，小便、精液、经带、胎气不固与气虚症状。

（3）肾虚水泛证：浮肿，腰以下尤甚，尿少或心悸咳喘，腹胀，腰膝酸冷，畏寒肢冷，舌淡胖苔白滑，脉沉迟无力⑳⓪⑨ ⑳①①。

鉴别要点：水肿下肢为甚、尿少、畏冷肢凉。

3. 肾阳虚与肾虚水泛证的鉴别要点　两者均以肾阳亏虚为基本病机，前者以温煦失职，生殖功能减退为主，后者以气化无权，水湿泛滥为主。

证型	相同症状	典型症状	不同症状
肾阳虚证	畏寒肢冷，腰膝酸冷，面白神疲	性欲减退，夜尿频多	头晕目眩，面色㿠白或黧黑，精神萎靡，男子阳痿早泄、滑精精冷，女子宫寒不孕，或久泻不止，完谷不化，五更泄泻，舌淡苔白，脉沉细无力，尺部尤甚
肾虚水泛证		水肿下肢为甚，尿少	耳鸣，身体浮肿，腰以下为甚，按之没指，舌质淡胖，苔白滑，脉沉迟无力

4. 肾阴虚与肾精不足证的鉴别要点　两者皆属肾的虚证，均可见腰膝酸软、头晕耳鸣、齿松发脱等症，但前者有阴虚内热的表现，后者主要为生长发育迟缓，早衰，生育功能低下，无虚热表现。

证型	相同症状	不同症状
肾阴虚证	腰膝酸软	失眠多梦、阳强易举，遗精早泄，潮热盗汗、咽干颧红，溲黄便干，舌红少津，脉细数
肾精不足证		成人精少、经闭、发脱齿摇、健忘耳聋，动作迟缓，足痿无力，精神呆钝，舌淡红苔白，脉沉细

5. 膀胱湿热证的临床表现　小便频数，排尿灼热涩痛，小便短赤，尿血或有砂石，小腹胀痛，腰痛，发热口渴，舌红苔黄腻，脉濡数。

六、脏腑兼病辨证

1. 心肾不交、心脾气血虚证的临床表现、鉴别要点

（1）心肾不交证：心烦失眠，惊悸健忘，头晕，耳鸣，腰膝酸软，梦遗，口咽干燥，五心烦热，潮热盗汗，便结尿黄，舌红少苔，脉细数 2005 2016 。

（2）心脾气血虚证：心悸怔忡，头晕，多梦，健忘，食欲不振，腹胀，便溏，神疲乏力，或见皮下紫斑，女子月经量少色淡、淋漓不尽，面色萎黄，舌淡嫩，脉弱 2001 2006 2016 。

（3）鉴别要点：两者都有心悸、失眠的症状，但前者多由心肾阴液亏虚所致，可兼有腰酸、腰痛、耳鸣及虚热症状；而后者多由脾气亏虚，心血不足所致，多伴有食少、腹胀、便溏等症状。

2. 肝火犯肺、肝胃不和、肝脾不调证的临床表现、鉴别要点

（1）肝火犯肺证：胸胁灼痛，急躁易怒，头胀头晕，面红目赤，口苦口干，咳嗽阵作，痰黄稠黏，甚则咳血，舌红，苔薄黄，脉弦数。

（2）肝胃不和证 2016 ：胃脘、胁肋胀满疼痛，走窜不定，嗳气，吞酸嘈杂，呃逆，不思饮食，情绪抑郁，善太息，或烦躁易怒，舌淡红，苔薄黄，脉弦。

（3）肝脾不调证：胸胁胀满窜痛，善太息，情志抑郁，或急躁易怒，食少，腹胀，肠鸣矢气，便溏不爽，或腹痛欲便、泻后痛减，或大便溏结不调，舌苔白，脉弦或缓 2003 。

（4）鉴别要点：肝火犯肺证由肝火炽盛，上逆犯肺所致。肝胃不和、肝脾不调证多由肝郁气滞引起，导致胃失和降、脾失健运，二者均有肝气郁结，一兼胃失和降之症，一兼脾失健运之症。

3. 心肺气虚、脾肺气虚、肺肾气虚证的临床表现、鉴别要点

（1）心肺气虚证：胸闷、咳嗽，气短而喘，心悸、动则尤甚，吐痰清稀，神疲乏力，声低懒言、自汗，面色淡白，舌淡苔白，或唇舌淡紫，脉弱或结或代。

（2）脾肺气虚证：食欲不振，食少，腹胀，便溏，久咳不止，气短而喘，咯痰清稀，面部虚浮，下肢微肿，声低懒言，神疲乏力，面白无华，舌淡，苔白滑，脉弱。

（3）肺肾气虚证：咳嗽无力，呼多吸少，气短而喘，动则尤甚，吐痰清稀，声低、乏力，

自汗，耳鸣，腰膝酸软，或尿随咳出，舌淡紫，脉弱。

（4）鉴别要点：均有肺气虚，呼吸功能减退。心肺气虚证兼有心气不足的证候；肺脾气虚证兼有脾失健运的证候；肺肾气虚证兼有肾失摄纳的证候。

4. 心肾阳虚、脾肾阳虚证的临床表现、鉴别要点

（1）心肾阳虚证：畏寒肢冷，心悸怔忡，胸闷气喘，肢体浮肿，小便不利，神疲乏力，腰膝酸冷，唇甲青紫，舌淡紫，苔白滑，脉弱。

（2）脾肾阳虚证：腰膝、下腹冷痛，畏冷肢凉，久泄久利，或五更泄泻，完谷不化，便质清冷，或全身水肿，小便不利，面色㿠白，舌淡胖，苔白滑，脉沉迟无力。

（3）鉴别要点：均有虚寒证候与肾阳虚水湿内停的表现。但前者心阳不振、血行不畅的症状突出；后者则有脾阳虚，运化无权的表现。

5. 心肝血虚、肝肾阴虚、肺肾阴虚证的临床表现、鉴别要点

（1）心肝血虚证：心悸心慌，多梦健忘，头晕目眩，视物模糊，肢体麻木、震颤，女子月经量少色淡，甚则经闭，面白无华，爪甲不荣，舌质淡白，脉细。

（2）肝肾阴虚证：头晕、目眩、耳鸣、健忘，胁痛，腰膝酸软，口燥咽干，失眠多梦，低热或五心烦热，颧红，男子遗精，女子月经量少，舌红，少苔，脉细数。

（3）肺肾阴虚证：咳嗽痰少，或痰中带血，或声音嘶哑，腰膝酸软，形体消瘦，口燥咽干，骨蒸潮热，盗汗，颧红，男子遗精，女子经少，舌红，少苔，脉细数。

（4）鉴别要点：心肝血虚以心肝阴血不足为主要病机。肝肾阴虚和肺肾阴虚证都有肾阴虚的证候，但肝肾阴虚证兼肝阴虚损，失于滋养；肺肾阴虚证兼肺阴亏损，肺失清肃。

七、脏腑辨证各相关证候的鉴别

1. 心脾气血虚证与心肝血虚证鉴别要点　均有心血不足，心及心神失养，但前者兼有脾虚失运，血不归经的表现；后者兼有肝血不足，失于充养的表现。

2. 肝胃不和、肝脾不调、胃肠气滞三证的鉴别要点　前二者均有肝气郁结表现，但肝胃不和证兼胃失和降，肝脾不调证兼脾失健运。胃肠气滞证则为胃肠气机阻滞的表现。

3. 肝胆湿热证与湿热蕴脾证的鉴别　两证均因湿热内蕴所致，见湿热证候及脾胃纳运升降失职表现。肝胆湿热证病位主要在肝胆（疏泄功能失职），故以肝胆疏泄失常症状为主，尚可出现寒热往来及阴部瘙痒、妇女带下黄臭等症。湿热蕴脾证病位主要在脾胃（纳运升降失职），故以受纳运化失常症状为主，还可出现肢体困重、身身不扬等症状。

4. 肝火犯肺证与燥邪犯肺、热邪壅肺、肺阴虚证的鉴别　四证均可能有咳嗽、咳血的表现，但肝火犯肺证系肝经气火上逆犯肺，肺失清肃，有肝火内炽的症状；燥邪犯肺证只发于秋季，必兼发热恶寒之表证；热邪壅肺证系邪热内盛，痰热互结，壅闭于肺，有典型的实热表现；肺阴虚证系内伤久病，肺津受损，虚热内生，有潮热盗汗等阴虚内热症状，四证的舌脉表现也各有不同。

证型	病机	相同症状	不同症状
肝火犯肺证	肝经气火上逆犯肺，肺失清肃	咳嗽、咳血	急躁易怒，胁肋灼痛等肝火内炽的症状，舌红，苔薄黄，脉弦数
燥邪犯肺证	外界燥邪侵犯肺卫，肺系津液耗伤		只发于秋季，必兼发热恶寒之表证，苔薄而干燥少津，脉浮数或浮紧
热邪壅肺证	邪热内盛，痰热互结，壅闭于肺		新病势急，咳喘气粗，鼻翼扇动与火热症状共见，舌红苔黄或黄腻，脉数或滑数
肺阴虚证	内伤久病，肺津受损，虚热内生		潮热盗汗等阴虚内热症状，舌红少苔乏津，脉细数

5. 肝肾阴虚与肝阳上亢证的鉴别　二证均有肝肾阴亏，阴不制阳的病机，但肝肾阴虚为虚证，以虚热内扰的表现为主；肝阳上亢证为本虚标实证，以肝阳亢逆，气血上冲的表现为主。

证型	相同症状	不同症状
肝肾阴虚证	头晕目眩，耳鸣，腰膝酸软	颧红盗汗，五心烦热等虚火内扰的表现，舌红少苔，脉细数
肝阳上亢证		面红目赤，急躁易怒，头目胀痛，头重脚轻等肝阳亢逆，气血上冲的症状，舌红，脉弦或弦细数

第三篇 中 药 学

第一单元 中药的性能

> **重点提示**
>
> 本单元的内容主要包括四气、五味、药物的升降浮沉、归经及毒性，了解即可。

一、四气

1. 结合有代表性的药物认识四气的确定 能够减轻或消除热证的药物属于寒性或凉性，如黄芩、板蓝根等有清热解毒作用。而能够减轻或消除寒证的药物属于温性或热性，如附子、干姜等有温中散寒作用。

2. 四气的作用及适应证 一般来讲，寒凉药分别具有清热泻火、凉血解毒、滋阴除蒸、泻热通便、清热利尿、清化痰热、清心开窍、凉肝息风等作用；而温热药则分别具有温里散寒、暖肝散结、补火助阳、温阳利水、温经通络、引火归原、回阳救逆等作用 2016 2018。

二、五味

1. 结合有代表性的药物认识五味的确定 五味不仅仅是药物味道的真实反映，更重要的是对药物作用的高度概括。

2. 五味的作用及适应证

（1）辛：有发散、行气、行血的作用。多用治表证及气血阻滞之证 2020。

（2）甘：有补益、和中、调和药性和缓急止痛的作用。多用治正气虚弱、身体诸痛及调和药性、中毒解救等几个方面。

（3）酸：有收敛、固涩的作用。多用治体虚多汗、肺虚久咳、久泻肠滑、遗精滑精、遗尿尿频、崩带不止等证。

（4）苦：有清泄火热、泄降气逆、通泄大便、燥湿、坚阴等作用。多用治热证、火证、喘咳、呕恶、便秘、湿证、阴虚火旺等证。

（5）咸：有泻下通便、软坚散结的作用。多用治大便燥结、痰核、瘿瘤、癥瘕痞块等证。

（6）淡：有渗湿、利小便的作用。多用治水肿、脚气、小便不利等证。

（7）涩：与酸味药的作用相似，有收敛固涩的作用。多用治虚汗、泄泻、尿频、遗精、滑精、出血等证。

三、升降浮沉

1. 各类药物的升降浮沉趋向 2001 2007 升降浮沉也就是指药物对机体有向上、向下、向外、向内四种不同的作用趋向。一般而言，发表、透疹、升阳、涌吐、开窍等药具有升浮作用。收敛固涩、泻下、利水、潜阳、镇惊安神、止咳平喘、止呕等药具有沉降作用。

2. 影响药物升降浮沉的主要因素

（1）一般来讲，升浮药多具辛甘之味和温热之性，沉降药多具酸苦咸涩味和寒凉之性。

(2) 花、叶类质轻的药多主升浮；种子、果实及矿物、贝壳类质重的药多主沉降。

(3) 有些药物酒制则升，姜炒则散，醋炒收敛，盐炒下行。如大黄，属于沉降药，峻下热结，泻热通便，经酒炒后，大黄则可清上焦火热，可治目赤头痛。

四、归经

如朱砂、远志能治疗心悸失眠，说明它们归心经；桔梗、杏仁能治疗胸闷、咳喘，说明它们归肺经；而选用白芍、钩藤能治疗胁痛、抽搐则说明它们归肝经。

五、毒性

引起毒性反应的原因

1. 剂量过大，如砒霜、胆矾、斑蝥、蟾酥、马钱子、附子、乌头等毒性较大的药物，用量过大或使用时间过长可导致中毒。

2. 误服伪品，如误以华山参、商陆代人参，独角莲代天麻使用。

3. 炮制不当，如使用未经炮制的生附子、生乌头。

4. 制剂服法不当，如乌头、附子中毒，多因煎煮时间太短，或服后受寒、进食生冷。

5. 配伍不当，如甘遂与甘草同用，乌头与瓜蒌同用而致中毒。

此外，还有药不对证、自行服药、乳母用药及个体差异也是引起中毒的原因。

第二单元 中药的配伍

> **重点提示**
>
> 本单元内容较为简单。对于药物"七情"的含义及各种配伍关系的意义了解即可。相须和相使、相畏和相杀应注意鉴别。

1. 各种配伍关系的配伍意义

(1) 单行：单用一味药物来治疗某种病情单一的疾病（独参汤）。

(2) 相须：两种性味功效类似的药物配合应用，可以增强原有药物的功效 ㊷㊸ ㊽（石膏配知母增强清热泻火作用）。

(3) 相使：以一种药物为主，另一种药物为辅，两药合用，辅药可以提高主药的功效（黄芪配茯苓，茯苓提高黄芪补气利水效果）。

(4) 相畏：一种药物的毒副作用能被另一种药物所抑制 ㊻ ㊼（半夏畏生姜）。

(5) 相杀：一种药物能够减轻或消除另一种药物的不良反应 ㊻ ㊼ ㊾（生姜杀半夏）。

(6) 相恶：一种药物能破坏另一种药物的功效（莱菔子削弱人参补气作用）。

(7) 相反：两种药物同用能产生或增强毒性或副作用 ㊹（甘草反甘遂）。

2. 临证用药时怎样对待各种配伍关系　若病情单纯，病势轻浅，以针对性强的药物单用。充分利用相须和相使，在应用毒药时必须考虑使用相畏和相杀，使用相恶时应加以注意，原则上要避免配合使用相反。

第三单元　中药的用药禁忌

> ☆重点提示
>
> "十八反"与"十九畏"是每年考试的必考知识点。另要注意区别妊娠的慎用、禁用药物。

一、配伍禁忌

1. "十八反"的内容　乌头（附子）反贝母、瓜蒌、半夏、白及、白蔹 2021；甘草反甘遂、大戟、海藻、芫花；藜芦反人参、丹参、玄参、沙参、苦参、细辛、芍药 2004 2005 2006。

十八反歌诀

本草明言十八反，半蒌贝蔹及攻乌。藻戟遂芫俱战草，诸参辛芍叛藜芦。

2. "十九畏"的内容　硫黄畏朴硝，水银畏砒霜，狼毒畏密陀僧，巴豆畏牵牛，丁香畏郁金，川乌、草乌畏犀角，牙硝畏三棱，肉桂畏赤石脂，人参畏五灵脂。

十九畏歌诀

硫黄原是火中精，朴硝一见便相争。水银莫与砒霜见，狼毒最怕密陀僧。
巴豆性烈最为上，偏与牵牛不顺情。丁香莫与郁金见，牙硝难合京三棱。
川乌草乌不顺犀，人参最怕五灵脂。官桂善能调冷气，若逢石脂便相欺。

二、证候禁忌

1. 证候禁忌的概念　药物药性不同，有一定适应范围和专长，临床用药也就有所禁忌，称"证候禁忌"。

2. 证候禁忌的内容　寒证忌用寒药，热证忌用热药，邪盛而正不虚者忌用补虚药，正虚而无邪者忌用攻邪药。

三、妊娠用药禁忌

妊娠禁忌药的分类及使用原则　慎用的药物包括通经去瘀、行气破滞及辛热滑利之品，如桃仁、红花、牛膝、大黄、枳实、附子、肉桂、干姜、木通、冬葵子、瞿麦等。而禁用的药物是指毒性较强或药性猛烈的药物，如巴豆、牵牛、大戟、商陆、麝香、三棱、莪术、水蛭、斑蝥、雄黄、砒霜等。

四、服药饮食禁忌

1. 一般的饮食禁忌　忌食生冷、辛热、油腻、腥膻、有刺激性的食物。

2. 特殊疾病的饮食禁忌　常山忌葱，丹参、茯苓、茯神忌醋，土茯苓、使君子忌茶，薄荷忌蟹肉，蜜反生葱，柿反蟹等。

第四单元　中药的剂量与用法

> 重点提示
>
> 本单元的重点是中药的用法，如先煎、后下、包煎、另煎等，是历年考试的常考内容。在各单元中，对于特殊药物的特殊用法也会有详细说明，可将其归类整理，以便熟记。

一、剂量

1. 影响中药剂量的因素 ①药物性质。②剂型、配伍。③年龄、体质、病情。④季节变化。
2. 剧毒药、峻猛药及某些名贵药的剂量 剧毒药或作用峻烈的药物,应严格控制剂量。详见各药。

二、中药的用法

煎煮方法(包括先煎、后下、包煎、另煎、烊化、冲服等)

(1) 先煎:主要指一些有效成分难溶于水的金石、矿物、介壳类药物,应打碎先煎,煮沸20~30分钟。如磁石、鳖甲等。另外,一些不良反应较强的药物,宜先煎45~60分钟后再下他药,久煎可以降低毒性。

(2) 后下:主要指一些气味芳香的药物,久煎后其有效成分易于挥发而降低药效,须在其他药物煎沸5~10分钟后放入,此外,有些药物久煎也能破坏其有效成分,如钩藤、薄荷、番泻叶等亦属后下之列。

(3) 包煎:主要指那些黏性强、粉末状及带有绒毛的药物,宜先用纱布袋装好,再与其他药物同煎,以防止药液浑浊或刺激咽喉引起咳嗽,以及沉于锅底加热时引起焦化或煳化。如滑石、青黛、旋覆花等 2005。

(4) 另煎:又称另炖,指某些贵重药物,为了更好地煎出有效成分还应单独另煎,即另炖2~3小时。煎液可以另服,也可与其他煎液混合服用。如人参、羚羊角。

(5) 溶化:又称烊化,主要是指某些胶类药物及黏性大而易溶的药物,为避免入煎粘锅或黏附其他药物影响煎煮,可单用水或黄酒将药物加热溶化(即烊化)后,用煎好的药液冲服,也可将此类药放入其他药物煎好的药液中加热烊化后服用。如阿胶、龟甲胶等。

(6) 冲服:主要指某些贵重药,用量较轻,为防止散失,常需要研成细末制成散剂用温开水或其他药物煎液冲服。根据病情需要,为提高药效,也常研成散剂冲服。此外,还有一些液体药物,如竹沥汁、姜汁、藕汁、荸荠汁、鲜地黄汁等也须冲服。如用于止血的三七。

(7) 泡服:又叫焗服,主要是指某些有效成分易溶于水或久煎容易破坏药效的药物,可以用少量开水或其他药物滚烫的煎出液乘热浸泡,加盖闷润,减少挥发,半小时后去渣即可服用。如藏红花、番泻叶、胖大海等。

(8) 煎汤代水:主要是指为了防止某些药物与其他药物同煎使煎液浑浊,难于服用,宜先煎后取其上清液代水再煎煮其他药物,如灶心土等。

第五单元 解表药

☆重点提示

本单元是中药学的重点内容。各类解表药物在考试中均常涉及,所以此单元每一味药的功效主治都应了解,尤其是薄荷、香薷、柴胡、葛根等几个考试常考药物。另外,一些特殊药物的用法,如薄荷后下、辛夷包煎等,也是考试曾经涉及的内容,应多加留意。

一、概述

1. 解表药的性能特点、功效、主治病证 解表药大多辛散轻扬,主入肺与膀胱经;发散风寒药——风寒表证,发散风热药——风热表证。

2. 解表药的使用注意事项 用量不宜过大,以免发汗太过,耗伤阳气,损及津液,造成"亡阳""伤阴"的弊端;表虚自汗、阴虚盗汗,以及疮疡日久、淋证、失血患者应慎用解表药。

二、发散风寒药

1. 麻黄

【性能】辛、微苦,温。归肺、膀胱经。

【功效】发汗解表,宣肺平喘,利水消肿。

【应用】①风寒感冒(发汗解表之要药)。②咳嗽气喘(喘家圣药)。③风水水肿 2003。

【用法】煎服,发汗解表宜生用,止咳平喘多炙用。

【注意】凡表虚自汗、阴虚盗汗及肺肾虚喘者均当慎用。

【配伍】①麻黄配桂枝:外感风寒表实证。②麻黄配石膏:麻黄得石膏,宣肺平喘而不助热;石膏得麻黄,清解肺热而不凉遏。③麻黄配苦杏仁:风寒束表,肺气壅遏之咳喘实证。

2. 桂枝

【性能】辛、甘,温。归心、肺、膀胱经。

【功效】发汗解肌,温通经脉,助阳化气,平冲降气。

【应用】①风寒感冒。②寒凝血滞诸痛证。③痰饮、水肿 2021。④心悸、奔豚 2003 2018。

【注意】凡外感热病、阴虚火旺、血热妄行等证,均当忌用。孕妇及月经过多者慎用。

	相同点	不同点
麻黄	发汗解表,治疗风寒表证	发汗力强,多用于风寒表实无汗证,并有宣肺平喘、利水消肿的作用
桂枝		发汗力缓,外感风寒有汗、无汗均可应用,并能温经通阳,常用于寒凝经脉、风寒湿痹、痰饮蓄水证、胸痹及心悸、脉结代等证

【配伍】桂枝配白芍:①外感风寒表虚所致的发热、恶寒、汗出、头痛、脉浮缓。②营卫不和所致的汗出、发热等症。③脾胃虚寒所致的脘腹挛急疼痛。

3. 紫苏叶

【性能】辛,温。归肺、脾经。

【功效】解表散寒,行气宽中,解鱼蟹毒。

【应用】①风寒感冒。②脾胃气滞,胸闷呕吐。③鱼蟹中毒。

4. 荆芥

【性能】辛,微温。归肺、肝经。

【功效】祛风解表,透疹消疮,止血 2001 2004 2007 2019。

【应用】①外感表证。②麻疹不透、风疹瘙痒。③疮疡初起兼有表证。④吐衄下血。

【用法】煎服,5~10g,不宜久煎。发表透疹消疮宜生用,止血宜炒用;荆芥穗更长于祛风。

5. 防风

【性能】辛、甘,微温。归膀胱、肝、脾经。

【功效】祛风解表,胜湿止痛,止痉。

【应用】①外感表证。②风疹瘙痒 2018 2021。③风湿痹痛。④破伤风。⑤脾虚湿盛,清阳不升所致的泄泻,及土虚木乘、肝郁侮脾、肝脾不和所致的腹泻而痛。

	相同点	不同点
荆芥	味辛性微温,温而不燥,长于发表散风,对于外感表证,两者均可使用。同时,两者也都可用于风疹瘙痒	质轻透散,发汗之力较防风为强,风寒感冒、风热感冒均常选用,又能透疹、消疮、止血
防风		为"风药之润剂",又能胜湿、止痛、止痉,又可用于外感风湿,头痛如裹、身重肢痛等

6. 羌活

【性能】辛、苦，温。归膀胱、肾经。

【功效】解表散寒，祛风胜湿，止痛。

【应用】①风寒感冒。②风寒湿痹（太阳经头痛）。

7. 白芷

【性能】辛，温。归肺、胃、大肠经。

【功效】解表散寒，祛风止痛，通鼻窍，燥湿止带，消肿排脓。

【应用】①风寒感冒。②风寒湿痹、头痛（阳明经）、牙痛。③鼻渊。④带下证。⑤疮痈肿毒 2005 。⑥皮肤风湿瘙痒。

8. 生姜

【功效】解表散寒，温中止呕（呕家圣药），温肺止咳，解鱼蟹毒。

【主治】①风寒感冒。②脾胃寒证。③胃寒呕吐。④肺寒咳嗽。⑤解生半夏、生南星和鱼蟹之毒。

	相同点	不同点
紫苏叶	解表散寒止呕；用于风寒感冒、呕吐；解鱼蟹毒	行气宽中，用治中焦气机郁滞之胸脘胀满、恶心呕吐
生姜		温中止呕，温肺止咳，用治中焦虚寒引起的冷痛、呕吐、肺寒咳嗽；解生半夏、生南星之毒

9. 香薷

【功效】发汗解表，化湿和中，利水消肿。

【主治】①暑湿感冒。②水肿脚气。③小便不利。

【用法用量】煎服，3~10g。用于发表，量不宜过大且不宜久煎；用于利水消肿，量宜稍大，且须浓煎。

10. 细辛

【功效】解表散寒，祛风止痛，通窍，温肺化饮 2003 2008 。

【主治】①风寒感冒，阳虚外感。②头痛，牙痛，风湿痹痛。③鼻渊（鼻渊之良药）。④肺寒痰饮咳喘 2001 2008 。

【用法】煎服，1~3g；散剂每次服0.5~1g。

【注意】凡阴虚阳亢头痛，肺燥伤阴干咳者忌用。不宜与藜芦同用。

【配伍】细辛配干姜、五味子：主治太阳伤寒兼里停水饮之证（小青龙汤）。

11. 辛夷

【功效】发散风寒，通鼻窍。

【主治】①风寒感冒。②鼻渊。③头痛鼻塞。

【用法】煎服，3~10g。本品有毛，易刺激咽喉，入汤剂宜用纱布包煎。

12. 藁本

【功效】祛风散寒，除湿止痛。

【主治】①风寒感冒，颠顶疼痛。②风寒湿痹。

13. 苍耳子

【功效】发散风寒，通鼻窍，祛风除湿。

【主治】①风寒感冒。②鼻渊头痛。③风湿痹痛。④风疹瘙痒。

【注意】凡血虚头痛不宜服用。过量服用易致中毒 2003 2008 。

三、发散风热药

1. 薄荷
【性能】辛，凉。归肺、肝经 2020。
【功效】疏散风热，清利头目，利咽透疹，疏肝行气 2009。
【应用】①风热感冒，温病初起。②风热头痛，目赤多泪，咽喉肿痛。③麻疹不透，风热疹痒。④肝郁气滞，胸闷胁痛。⑤夏令感受暑湿秽浊之气，脘腹胀痛，呕吐泄泻 2004 2009。
【用法】煎服，3~6g，宜后下。薄荷叶长于发汗解表，薄荷梗偏于行气和中。
【注意】本品芳香辛散，发汗耗气，故体虚多汗者不宜使用。

2. 牛蒡子
【性能】辛、苦，寒。归肺、胃经。
【功效】疏散风热，宣肺祛痰，利咽透疹，解毒消肿 2010。
【应用】①风热感冒，温病初起。②麻疹不透，风热疹痒。③痈肿疮毒，丹毒，痄腮喉痹。
【注意】本品性寒，滑肠通便，脾虚便溏者慎用。

3. 蝉蜕
【性能】甘，寒。归肺、肝经。
【功效】疏散风热，利咽开音，透疹，明目退翳，息风止痉。
【应用】①风热感冒，温病初起，咽痛音哑。②麻疹不透，风疹瘙痒。③目赤翳障。④急慢惊风，破伤风。⑤小儿夜啼不安。

	相同点	不同点
薄荷	疏散风热、透疹、利咽，均可用于风热感冒或温病初起，发热、微恶风寒，头痛，麻疹初起，透发不畅，风疹瘙痒，风热上攻咽喉肿痛等证	发汗之力较强，又能清利头目、疏肝行气
牛蒡子		兼能宣肺祛痰，亦有清热解毒散肿之功
蝉蜕		疏散风热而利咽、透疹、止痒，又明目退翳，凉肝息风止痉

4. 桑叶
【性能】甘、苦，寒。归肺、肝经。
【功效】疏散风热，清肺润燥，平抑肝阳，清肝明目。
【应用】①风热感冒，温病初起。②肺热咳嗽，燥热咳嗽。③肝阳上亢，头晕头痛。④目赤昏花。⑤血热妄行之咯血、吐血、衄血。
【用法】煎服，或入丸、散。外用煎水洗眼。桑叶蜜炙能增强润肺止咳的作用，肺燥咳嗽多用。
【配伍】桑叶配菊花：风热表证或温病初起，肝阳上亢之头痛眩晕，风热上攻或肝火上炎目赤肿痛。

5. 菊花
【性能】甘、苦，微寒。归肺、肝经。
【功效】疏散风热，平抑肝阳，清肝明目，清热解毒。
【应用】①风热感冒，温病初起。②肝阳上亢，头痛眩晕。③目赤昏花。④疮痈肿毒。

	相同点	不同点
桑叶	疏散风热，平抑肝阳，清肝明目	疏散风热之力较强，又能清肺润燥、凉血止血
菊花		平肝、清肝明目之力较强，又能清热解毒

【配伍】菊花配枸杞子：治疗肝肾不足之目暗昏花。

6. 柴胡

【性能】苦、辛，微寒。归肝、胆、肺经。

【功效】解表退热，疏肝解郁，升举阳气。

【应用】①表证发热及少阳证。②肝郁气滞。③气虚下陷，脏器脱垂。④退热截疟，为治疗疟疾寒热的常用药 2001 2007。

【用法】煎服，解表退热宜生用，且用量宜稍重；疏肝解郁宜醋炙，升阳可生用或酒炙，其用量均宜稍轻。

【配伍】柴胡配黄芩：和解少阳而退热，治少阳病寒热往来、胸胁苦满、口苦咽干等。

7. 葛根

【性能】甘、辛，凉。归脾、胃、肺经。

【功效】解肌退热，透疹，生津止渴，升阳止泻。

【应用】①表证发热，项背强痛。②麻疹不透。③热病口渴，阴虚消渴。④热泻热痢，脾虚泄泻。

【用法】煎服，解肌退热、透疹、生津宜生用，升阳止泻宜煨用。

8. 蔓荆子

【功效】疏散风热，清利头目 2003 2008 2012 2016。

【主治】①风热感冒，头昏头痛。②目赤肿痛。③耳鸣耳聋。④风湿痹痛。

9. 升麻

【功效】发表透疹，清热解毒，升举阳气。

【主治】①风热头痛。②麻疹不透。③齿痛口疮，咽喉肿痛，温毒发斑。④气虚下陷，脏器脱垂，崩漏下血。

第六单元　清热药

☆重点提示

本单元是中药学的重点内容。对清热泻火、清热燥湿的药物应重点复习，此类药物考查次数相对较多。清热解毒以及清热凉血的药物也应熟记，特别是连翘、黄连、生地黄、玄参等几种典型药物，应重点复习。

一、清热泻火药

1. 石膏

【性能】甘、辛，大寒。归肺、胃经。

【功效】生用：清热泻火，除烦止渴；煅用：敛疮生肌，收湿，止血。

【应用】①温热病气分实热证（清泻肺胃气分实热要药）。②肺热喘咳证。③胃火牙痛、头痛、实热消渴。④溃疡不敛、湿疹瘙痒、水火烫伤、外伤出血。

【用法】生石膏煎服，宜先煎，煅石膏适量外用，研末撒敷患处。

【注意】脾胃虚寒及阴虚内热者忌用。

【配伍】石膏配知母：温病气分热盛。

2. 知母

【性能】苦、甘，寒。归肺、胃、肾经。

【功效】清热泻火，滋阴润燥。

【应用】①气分实热烦渴。②肺热燥咳。③骨蒸潮热。④内热消渴。⑤肠燥便秘。

【用法】煎服清热泻火宜生用,滋阴润燥宜盐水炙用。

【注意】本品性寒质润,有滑肠作用,故脾虚便溏者不宜用。

	相同点	不同点
石膏	均能清热泻火,除烦止渴,可用治温病气分实热证及肺热咳嗽等	长于清解,重在清泻肺胃实火,多用于肺热喘咳,胃火牙痛;煅石膏外用还能收敛生肌
知母		长于清润,偏重滋润肺胃之燥,滋肾降火,多用于阴虚火旺证

【配伍】①知母配黄柏:阴虚火旺之骨蒸潮热、盗汗遗精。②知母配川贝母:燥热犯肺或阴虚生燥之干咳无痰,或痰少质黏,咳吐不利。

3. 栀子

【性能】苦,寒。归心、肺、三焦经。

【功效】泻火除烦,清热利湿,凉血解毒,外用消肿止痛。焦栀子:凉血止血 2009。

【应用】①热病心烦。②湿热黄疸。③热淋涩痛。④血热吐衄。⑤目赤肿痛。⑥火毒疮疡。⑦焦栀子功专凉血止血。

【用法】煎服。外用生品适量,研末调敷。

【配伍】①栀子配淡豆豉:外感热病,邪热内郁胸中,心中懊恼,烦热不眠。②栀子配茵陈:湿热黄疸。

4. 夏枯草

【性能】辛、苦,寒。归肝、胆经。

【功效】清热泻火,明目,散结消肿 2019。

【应用】①目赤肿痛、头痛眩晕、目珠夜痛。②瘰疬、瘿瘤。③乳癖、乳痈肿痛 2003 2006 2015。

5. 芦根

【功效】清热泻火,生津止渴,除烦,止呕,利尿 2001 2007 2021。

【主治】①热病烦渴。②胃热呕哕。③肺热咳嗽,肺痈吐脓。④热淋涩痛。

6. 天花粉

【功效】清热泻火,生津止渴,消肿排脓 2021。

【主治】①热病烦渴。②肺热燥咳。③内热消渴。④疮疡肿毒。

【注意】不宜与乌头类药物同用。

	相同点	不同点
芦根	均能清热生津,用于热病烦渴、消渴、肺热咳嗽	还能止呕、利尿,用于胃热呕逆及肺痈吐脓,热淋涩痛
天花粉		还能消肿排脓,用于痈肿疮疡

7. 淡竹叶

【功效】清热泻火,除烦止渴,利尿通淋。

【主治】①热病烦渴。②口疮尿赤、热淋涩痛。

8. 决明子

【功效】清热明目,润肠通便。

【主治】①目赤肿痛、羞明多泪、目暗不明。②头痛、眩晕。③肠燥便秘。

【用法】煎服;用于润肠通便,不宜久煎。

二、清热燥湿药

1. 黄芩
【性能】苦，寒。归肺、胆、脾、胃、大肠、小肠经。
【功效】清热燥湿，泻火解毒，止血，安胎 2021。
【应用】①湿温，暑湿，胸闷呕恶，湿热痞满，黄疸泻痢。②肺热咳嗽，高热烦渴。③血热吐衄。④痈肿疮毒。⑤胎动不安 2004 2006。
【用法】煎服，清热多生用，安胎多炒用，清上焦热可酒炙用，止血可炒炭用。

2. 黄连
【性能】苦，寒。归心、脾、胃、胆、大肠经。
【功效】清热燥湿，泻火解毒 2002 2008。
【应用】①湿热痞满，呕吐吞酸。②湿热泻痢（湿热泻痢之要药）。③高热神昏，心烦不寐，血热吐衄。④痈肿疔疮，目赤牙痛。⑤消渴。⑥外治湿疹、湿疮、耳道流脓。
【配伍】①黄连配木香：胃肠湿热积滞。②黄连配吴茱萸：肝郁化火，肝胃不和。③黄连配半夏：痰热互结，气机失畅。④黄连配瓜蒌（皮）：清化热痰、宽胸理气。

3. 黄柏
【性能】苦，寒。归肾、膀胱经。
【功效】清热燥湿，泻火除蒸，解毒疗疮。
【应用】①湿热带下、热淋。②湿热泻痢、黄疸。③湿热脚气、痿证。④骨蒸劳热、盗汗、遗精。⑤疮疡肿毒、湿疹瘙痒。

	相同点	不同点
黄芩	三药均以清热燥湿、泻火解毒为主要功效，用治湿热、火热及热毒病证	善清上焦热邪，肺热及少阳胆经之热，兼能凉血止血、清热安胎
黄连		善清中焦热邪，泻心火、清胃火，清热燥湿与泻火解毒力尤强
黄柏		偏泻下焦相火、除骨蒸，湿热下注诸证及阴虚发热者多用

【配伍】黄柏配苍术：湿热下注，下肢水肿，脚气痿躄。

4. 龙胆
【功效】清热燥湿，泻肝胆火。
【主治】①湿热黄疸、阴肿阴痒、带下、湿疹瘙痒 2015。②肝火头痛、目赤耳聋、胁痛口苦。③惊风抽搐。

	相同点	不同点
栀子	清热泻火，除湿，均可治肝火头痛、目赤肿痛及湿热黄疸、胁痛口苦	清三焦火热，泻心火除烦；凉血止血；解毒消肿；性寒不燥，重在清利湿热，可治热淋、血淋
龙胆		清下焦及肝胆湿热、肝胆实火；湿热带下、阴肿阴痒、湿疹瘙痒及肝胆火盛之高热惊厥

5. 苦参
【功效】清热燥湿，杀虫，利尿 2021。
【主治】①湿热泻痢、便血、黄疸。②湿热带下、阴肿阴痒、湿疹湿疮、皮肤瘙痒，疥癣。③湿热小便不利。
【注意】脾胃虚寒者忌用，反藜芦。

三、清热解毒药

1. 金银花
【性能】甘、辛、苦，寒。归肺、心、胃经。

【功效】清热解毒，疏散风热 2004。
【应用】①痈肿疔疮（治一切内痈、外痈之要药）。②外感风热，温病初起。③热毒血痢。
【配伍】①金银花配连翘：外感风热或温病初起表里俱热者，四时感冒证属于风热者，疮疡、痈疖有红肿热痛属阳证者，风热上攻所致头痛、咽喉肿痛、目赤流泪及风热痒疹等症。②金银花配当归：热毒炽盛之脱疽、痈疽发背初起、肠痈等症。

2. 连翘

【性能】苦、辛，微寒。归肺、心、小肠经。
【功效】清热解毒，消肿散结，疏散风热 2001 2007 2010。
【应用】①痈肿疮毒（疮家圣药），瘰疬痰核。②风热外感，温病初起。

	相同点	不同点
连翘	清热解毒，疏散风热，主治痈肿疮毒、外感风热与温病初起	清心解毒之力强，并善于消痈散结，亦治瘰疬痰核
金银花		疏散表热之效优，凉血止痢，用治热毒血痢

3. 大青叶

【性能】苦、寒。归心、胃经。
【功效】清热解毒，凉血消斑 2004。
【应用】①热入营血，温毒发斑。②喉痹口疮，痄腮丹毒。

4. 蒲公英

【性能】苦、甘，寒。归肝、胃经。
【功效】清热解毒，消肿散结，利尿通淋 2005。
【应用】①痈肿疔毒，乳痈内痈（治乳痈要药）。②热淋涩痛，湿热黄疸。③肝火上炎，目赤肿痛。

	相同点	不同点
蒲公英	清热解毒，消肿散结，用于外科热毒痈疡	善治痈肿、乳痈，又能利尿通淋，治淋证、黄疸及小便不利
紫花地丁		散结、善治疔疮

5. 鱼腥草

【性能】辛，微寒。归肺经。
【功效】清热解毒，消痈排脓，利尿通淋。
【应用】①肺痈吐脓，肺热咳嗽。②热毒疮毒。③湿热淋证。

6. 射干

【性能】苦，寒。归肺经。
【功效】清热解毒，消痰，利咽。
【应用】①咽喉肿痛。②痰盛咳喘。
【注意】脾虚便溏者不宜使用。孕妇忌用或慎用。

7. 白头翁

【性能】苦，寒。归胃、大肠经。
【功效】清热解毒，凉血止痢。
【应用】①热毒血痢。②疮痈肿毒。③阴痒带下（配伍秦皮，煎汤外洗）。

8. 板蓝根

【功效】清热解毒，凉血，利咽 2011。
【主治】①外感发热，温病初起，咽喉肿痛。②温毒发斑，大头瘟疫，痄腮，丹毒，痈肿疮毒。

9. 青黛

【功效】清热解毒，凉血消斑，清肝泻火，定惊。

【用法】内服1~3g。宜入丸散。

【主治】①温毒发斑，血热吐衄。②咽痛口疮，火毒疮疡。③咳嗽胸痛，痰中带血。④暑热惊痫，惊风抽搐。

	相同点	不同点
大青叶	清热解毒、凉血消斑	凉血消斑力强
板蓝根		解毒利咽效佳
青黛		清肝定惊功著

10. 贯众

【功效】清热解毒，止血，杀虫。

【主治】①风热感冒，温毒发斑。②血热出血。③虫疾。

11. 土茯苓

【功效】解毒，除湿，通利关节。

【主治】①杨梅毒疮，肢体拘挛。②淋浊带下。③痈肿疮毒。

12. 山豆根

【功效】清热解毒，利咽消肿。

【主治】①咽喉肿痛。②牙龈肿痛。

【用法】煎服，3~6g。外用适量。

【注意】本品有毒，过量服用易引起恶心、呕吐、腹泻、胸闷、心悸等，故用量不宜过大。

13. 白花蛇舌草

【功效】清热解毒消痈，利湿通淋。

【主治】①痈肿疮毒，咽喉肿痛，毒蛇咬伤。②热淋涩痛。

14. 穿心莲

【功效】泻火解毒，清热燥湿，凉血，消肿 2002 2009。

【用法】煎服6~9g，煎剂易致呕吐，故多为丸、散、片剂。外用适量。

【注意】不宜多服久服；脾胃虚寒者不宜服用。

15. 紫花地丁

【功效】清热解毒，凉血消肿（治疗疮要药）。

16. 马齿苋

【功效】清热解毒，凉血止血，止痢（治痢疾常用药）2000。

17. 鸦胆子

【功效】清热解毒，止痢，截疟，腐蚀赘疣。

【用法】内服0.5~2g，以干龙眼肉包裹或装入胶囊吞服，亦可压去油制成丸剂、片剂服用，不宜入煎剂。外用适量。

【注意】本品有毒，不宜多用久服。外用注意用胶布保护好周围正常皮肤，以防止对正常皮肤的刺激。孕妇及小儿慎用。胃肠出血及肝肾疾病患者应忌用或慎用。

	相同点	不同点
白头翁	清热解毒，止痢，善治热毒血痢	凉血止痢，清肠胃湿热及血分热毒，治湿热痢疾
鸦胆子		治冷积久痢（休息痢），截疟，治疗各型疟疾；外用腐蚀赘疣，可用于赘疣、鸡眼

18. 大血藤

【功效】清热解毒（治肠痈之要药），活血，祛风，止痛。

	相同点	不同点
大血藤	清热解毒，活血消痈，治疗肠痈，产后瘀滞腹痛、闭经	清热解毒力强，祛风止痛，可治风湿痹痛及跌打损伤
败酱草		消痈排脓见长，可治肺痈、疮痈

19. 败酱草

【功效】清热解毒，消痈排脓，祛瘀止痛。

四、清热凉血药

1. 生地黄

【性能】甘、苦，寒。归心、肝、肾经。

【功效】清热凉血，养阴生津。

【应用】①热入营血，温毒发斑、吐血衄血。②阴虚内热，骨蒸劳热。③津伤口渴，内热消渴，肠燥便秘。

【注意】脾虚湿滞，腹满便溏者不宜使用。

【配伍】生地黄配玄参：热入血分、热病阴伤、虚火上炎、阴虚内热。

2. 玄参

【性能】甘、苦、咸，微寒。归肺、胃、肾经。

【功效】清热凉血，泻火解毒，滋阴 2003 2004 2008 2009。

【应用】①温邪入营，内陷心包，温毒发斑。②热病伤阴，津伤便秘，骨蒸劳嗽。③目赤咽痛、瘰疬、白喉、痈肿疮毒 2016。

【注意】脾胃虚寒，食少便溏者不宜服用。反藜芦。

	相同点	不同点
生地黄	均能清热凉血、养阴生津，用治热入营血、热病伤阴、阴虚内热等证	清热凉血力较大，故血热出血、内热消渴多用
玄参		泻火解毒力较强，故咽喉肿痛、痈肿疮毒多用

3. 牡丹皮

【性能】苦、辛，微寒。归心、肝、肾经。

【功效】清热凉血，活血祛瘀。

【应用】①温毒发斑，血热吐衄。②温病伤阴，余邪未尽，夜热早凉，无汗骨蒸（治无汗骨蒸要药）。③血滞经闭、痛经、跌打伤痛。④痈肿疮毒。

【注意】血虚有寒、月经过多者及孕妇不宜用。

4. 赤芍

【性能】苦，微寒。归肝经。

【功效】清热凉血，散瘀止痛。

【应用】①温毒发斑，血热吐衄。②目赤肿痛，痈肿疮疡。③经闭痛经，癥瘕腹痛，跌打损伤。

【注意】血寒经闭不宜用。反藜芦。

	相同点	不同点
牡丹皮	均能清热凉血，活血散瘀	清热凉血，清透阴分伏热，用于温病后期，夜热早凉，肠痈腹痛
赤芍		散瘀止痛力强，血滞诸证尤为多用，并能泻肝火，用于肝热目赤肿痛

【配伍】赤芍配牡丹皮：治温热病热入营血之证。

5. 紫草

【功效】清热凉血，活血，解毒透疹。

【主治】①温病血热毒盛，斑疹紫黑，麻疹不透。②疮疡，湿疹，水火烫伤。

【注意】脾虚便溏者忌服。

6. 水牛角

【功效】清热凉血，解毒，定惊。

【主治】①温病高热，神昏谵语，惊风，癫狂。②血热妄行，斑疹，吐衄。③痈肿疮疡，咽喉肿痛。

【用法】镑片或粗粉煎服，宜先煎 3 小时以上。水牛角浓缩粉冲服。

五、清虚热药

1. 青蒿

【性能】苦、辛，寒。归肝、胆经。

【功效】清透虚热，凉血除蒸，解暑，截疟 2009 2019。

【应用】①温邪伤阴，夜热早凉。②阴虚发热，劳热骨蒸。③暑热外感，发热口渴。④疟疾寒热 2008。

【用法】不宜久煎；或鲜用绞汁服。

【注意】脾胃虚弱，肠滑泄泻者忌服。

【配伍】①青蒿配鳖甲：温病后期，邪伏阴分，夜热早凉。②青蒿配黄芩：湿热郁遏少阳，寒热如疟，胸痞作呕等症。

2. 地骨皮

【性能】甘，寒。归肺、肝、肾经。

【功效】凉血除蒸，清肺降火，生津止渴 2001 2006 2007 2008。

【应用】①阴虚发热，盗汗骨蒸（有汗骨蒸要药）。②肺热咳嗽 2019。③血热出血证。④内热消渴。

	相同点	不同点
牡丹皮	两者性微寒，有清热凉血，退虚热的作用，都可用于血热吐衄，阴虚发热	以清热凉血见长，主热入营血证；活血化瘀，治疗瘀血证、肠痈、痈疡肿毒
地骨皮		以清虚热、泻肺热为长，用于肺热咳嗽，内热消渴

3. 白薇

【功效】清虚热，凉血，利尿通淋，解毒疗疮。

4. 银柴胡

【功效】清虚热，除疳热。

5. 胡黄连

【功效】退虚热，除疳热，清湿热 2005 2009。

	相同点	不同点
胡黄连	均能清湿热，善除胃肠湿热，同为治湿热泻痢之良药	善退虚热、除疳热，用于阴虚发热、小儿疳积证；清热燥湿，治痔疮肿痛
黄连		清热燥湿、泻火解毒力强，并长于清心、胃之火，用于热毒病证，心、胃火热证

第七单元　泻下药

☆重点提示

本单元的重点在于攻下药、润下药、峻下逐水药的性能和使用注意。熟悉药物的用法用量。

一、概述

1. 攻下药、润下药与峻下逐水药的性能特点、主治病证
（1）攻下药：苦寒沉降，攻下力强，实热积滞之证。
（2）润下药：味甘质润，泻下力缓，年老津枯等肠燥津枯便秘。
（3）峻下逐水药：苦寒有毒，药力峻猛，全身水肿等正气未衰之证。
2. 泻下药的使用注意事项　作用峻猛，有毒性，易伤正气及脾胃，年老体虚、脾胃虚弱者当慎用；妇女胎前产后及月经期应忌用。

二、攻下药

1. 大黄
【性能】苦，寒 2005。归脾、胃、大肠、肝、心包经。
【功效】泻下攻积，清热泻火，凉血解毒，逐瘀通经，除湿退黄 2000 2010 2019。
【应用】①积滞便秘（积滞便秘之要药）。②血热吐衄，目赤咽肿，牙龈肿痛。③热毒疮疡，肠痈，烧烫伤。④瘀血证。⑤湿热痢疾、黄疸、淋证 2002 2004 2008 2009 2016。
【用法】煎服，3～15g。用于泻下不宜久煎。外用适量。
【注意】脾胃虚弱者慎用；妇女怀孕、月经期、哺乳期应忌用。

炮制品	功效及主治
生大黄	攻下力强，兼清热泻火、凉血、利湿，常用于热结便秘、热毒疮疡、湿热蕴结等
熟大黄	泻下力较缓，泻火解毒，用于热毒疮肿
酒大黄	善清上焦血分热毒，用于目赤咽肿、齿龈肿痛，亦可活血，用于瘀血病证
大黄炭	凉血化瘀止血，用于血热有瘀出血证

【配伍】①大黄配芒硝：实热积滞，大便燥结。②大黄配附子：寒实积滞、便秘腹痛。

2. 芒硝
【性能】咸、苦，寒。归胃、大肠经。
【功效】泻下攻积，润燥软坚，清热消肿 2005 2018。
【应用】①积滞便秘。②咽痛、口疮、目赤及痈疮肿痛。
【用法】内服，6～12g。冲入药汁内或开水溶化后服 2010。外用适量。
【注意】孕妇及哺乳期妇女慎用。不宜与硫黄、三棱同用。

	相同点	不同点
大黄	均能泻热通便，清热消肿，常相须用治肠燥便秘、疮痈肿毒	清热泻火力强，治温病热毒、血热出血、湿热黄疸与淋证
芒硝		味咸，软坚泻下，善除燥屎坚结；外用治咽喉肿痛、疮疡、目赤

3. 番泻叶

【功效】泻热行滞，通便，利水。

【用法】温开水泡服，煎服，2~6g，宜后下。

【注意】妇女哺乳期、月经期及孕妇忌用。

4. 芦荟

【用法】入丸、散服，每次2~5g。外用适量。

【注意】脾胃虚弱、食少便溏者及孕妇忌用。

三、润下药

1. 火麻仁

【功效】润肠通便。

【主治】肠燥便秘。

【用法】煎服，10~15g，打碎入煎剂。

2. 郁李仁

【功效】润肠通便，下气利水。

【主治】①肠燥便秘。②水肿胀满及脚气浮肿。

【注意】孕妇慎用。

3. 松子仁

【功效】润肠通便，润肺止咳。

【主治】①肠燥便秘。②肺燥干咳。

四、峻下逐水药

1. 甘遂

【功效】泻水逐饮，消肿散结 2004 2009 2011。

【主治】①水肿，鼓胀，胸胁停饮。②风痰癫痫。③疮痈肿毒。

【用法】入丸散服，每次0.5~1g。外用适量，生用。内服醋制用，以减低毒性。

【注意】虚弱者及孕妇忌用。不宜与甘草同用。

2. 牵牛子

【功效】泻水通便，消痰涤饮，杀虫消积。

【主治】①水肿，鼓胀。②痰饮喘咳。③虫积腹痛。

【用法】煎服，3~6g。入丸、散服，每次1.5~3g。本品炒用药性减缓。

【注意】孕妇忌用。不宜与巴豆、巴豆霜同用。

3. 巴豆霜

【功效】峻下冷积，逐水退肿，祛痰利咽，外用蚀疮 2015。

【主治】①寒积便秘。②腹水鼓胀。③喉痹痰阻。④痈肿脓成未溃、疥癣恶疮。

【用法】入丸散服，每次0.1~0.3g 2020。外用适量。

【注意】孕妇及体弱者忌用。不宜与牵牛子同用。

第八单元　祛风湿药

> ☆重点提示
>
> 本单元对于一些重点药物，如桑寄生、五加皮、防己等药物，应熟记其功效主治。除祛湿外，桑寄生能安胎、五加皮可利水的功效也应注意。

一、祛风寒湿药

1. 独活

【性能】辛、苦，微温。归肾、膀胱经。

【功效】祛风除湿，通痹止痛 2005。

【应用】①风寒湿痹。②风寒夹湿表证。③少阴头痛 2002。

	相同点	不同点
羌活	均能祛风湿，止痛，解表，以治风寒湿痹，风寒夹湿表证，头痛	发散解表力强，善治上部风寒湿痹痛
独活		性较缓和，发散力较羌活为弱，多用于风寒湿痹在下半身者

【配伍】①独活配羌活：祛风解表除湿。②独活配桑寄生：祛风除湿，通痹止痛，益肾壮骨。

2. 蕲蛇

【功效】祛风，通络，止痉。

【应用】①风湿顽痹，中风半身不遂。②小儿惊风，破伤风。③麻风，疥癣。

【用法】可煎汤，或研末吞服，或酒浸，熬膏，入丸、散服。

3. 木瓜

【性能】酸，温。归肝、脾经。

【功效】舒筋活络，和胃化湿 2003 2008 2016。

【应用】①风湿痹证。②脚气水肿。③吐泻转筋。

【注意】内有郁热，小便短赤者忌服。

4. 威灵仙

【性能】辛、咸，温。归膀胱经。

【功效】祛风湿，通络止痛，消骨鲠 2006。

【应用】①风湿痹证。②骨鲠咽喉。③跌打伤痛、头痛、牙痛、胃脘痛等。④并能消痰逐饮，可用于痰饮、噎膈、痞积。

	相同点	不同点
独活	祛风湿、止痛，治疗风寒湿痹	还可解表，治疗风寒夹湿表证，且善入肾经而搜伏风，治少阴头痛
威灵仙		消骨鲠

5. 川乌

【性能】辛、苦，热；有大毒。归心、肝、肾、脾经。

【功效】祛风湿，温经止痛 2016。

【主治】①痹证。②寒凝诸痛。③跌打损伤，瘀肿疼痛。

【用法】宜先煎、久煎。外用适量。
【注意】孕妇忌用；不宜与贝母类、半夏、白及、白蔹、天花粉、瓜蒌类同用；内服一般应炮制用，生品内服宜慎；酒浸、酒煎服易致中毒，应慎用。

6. 乌梢蛇
【功效】祛风，通络，止痉。
【主治】①风湿顽痹，中风半身不遂。②小儿惊风，破伤风。③麻风，疥癣。④瘰疬、恶疮。

二、祛风湿热药

1. 秦艽
【性能】辛、苦，平。归胃、肝、胆经。
【功效】祛风湿，通络止痛，退虚热，清湿热。
【应用】①风湿痹证。②中风不遂。③骨蒸潮热，疳积发热。④湿热黄疸。

2. 防己
【性能】苦，寒。归膀胱、肺经。
【功效】祛风湿，止痛，利水消肿 2005 2018 2021。
【应用】①风湿痹证。②水肿，小便不利，脚气。③湿疹疮毒。
【注意】本品大苦大寒易伤胃气，胃纳不佳及阴虚体弱者慎服。

	相同点	不同点
秦艽	祛风湿，止痹痛，善治热痹	通经络、退虚热、清湿热，用治中风不遂，骨蒸潮热，疳积发热，湿热黄疸
防己		利水消肿，用治水肿，小便不利，脚气

3. 豨莶草
【功效】祛风湿，利关节，解毒。
【用法】煎服，9~12g。外用适量。治风湿痹痛、半身不遂宜制用，治风疹湿疮、疮痈宜生用。

4. 络石藤
【功效】祛风通络，凉血消肿。

三、祛风湿强筋骨药

1. 桑寄生
【性能】苦、甘，平。归肝、肾经。
【功效】祛风湿，补肝肾，强筋骨，安胎 2001 2007 2008 2010 2018 2021。
【应用】①风湿痹证。②崩漏经多，妊娠漏血，胎动不安。

	相同点	不同点
五加皮	祛风湿、补肝肾、强筋骨，用于风湿痹证，筋骨痿软	五加皮有温补之效，用于小儿行迟，体虚乏力，利水，用于水肿，脚气
桑寄生		固冲任、安胎，用于崩漏经多，妊娠漏血，胎动不安

2. 五加皮
【功效】祛风湿，补肝肾，强筋骨，利水。
【主治】①风湿痹证。②筋骨痿软，小儿行迟，体虚乏力。③水肿，脚气 2001。

3. 狗脊
【功效】祛风湿，补肝肾，强腰膝。

第九单元　化湿药

> ☆**重点提示**
>
> 本单元需要掌握的药物较少，但是主要药物的功效及应用应牢记，特别是苍术、厚朴在记忆时要注意对比。本单元的典型药物都曾考查过，在复习时每种药物都应重点对待。

一、概述

1. 化湿药的性能特点、功效、主治病证　辛香温燥，主入脾胃经，主治湿浊内阻，脾为湿困，运化失常所致的脘腹痞满、呕吐泛酸、便溏等，也可用于湿温、暑湿等证。
2. 化湿药的使用注意事项　入汤剂宜后下，不宜久煎；易于耗气伤阴，阴虚、血虚及气虚者宜慎用。

二、具体药物

1. 藿香

【性能】辛，微温。归脾、胃、肺经。

【功效】芳香化浊，和中止呕，发表解暑。

【应用】①湿阻中焦（芳香化湿之要药）。②呕吐。③暑湿、湿温初起。

	相同点	不同点
广藿香	芳香化湿、解暑发表，应用于湿阻中焦、外感暑湿或湿温初起	微温不燥，辛散发表而不峻烈，为芳香化湿之要药，解表之力较强
佩兰		性平，发表之力弱于藿香，以化湿辟秽为主

【配伍】广藿香配佩兰：夏令伤暑，湿浊中阻之胸闷、腹满、呕恶，或湿热兼杂之脘腹胀满、恶心欲吐诸症。

2. 苍术

【性能】辛、苦，温。归脾、胃、肝经。

【功效】燥湿健脾，祛风散寒，明目 2018。

【应用】①湿阻中焦证。②风湿痹证。③风寒夹湿表证。

【配伍】苍术配厚朴、陈皮：用于湿滞中焦、脘腹胀满。

3. 厚朴

【性能】苦、辛，温。归脾、胃、肺、大肠经。

【功效】燥湿消痰，下气除满 2001。

【应用】①湿阻中焦，脘腹胀满（除胀满要药）。②食积气滞，腹胀便秘。③痰饮喘咳 2010 2016。④梅核气。

	相同点	不同点
苍术	燥湿，常用于湿阻中焦证	燥湿健脾要药，并可祛风湿、散表邪和明目，治风湿痹证、风寒表证以及夜盲等
厚朴		苦降下气，消积除胀满，又下气消痰平喘，治食积气滞、痰饮咳喘等

【配伍意义】厚朴配枳实：食积胀满、大便秘结。

4. 砂仁

【功效】化湿开胃，温中止泻，理气安胎 2021。

【主治】①湿阻中焦及脾胃气滞证。②脾胃虚寒之吐泻。③气滞之妊娠恶阻及胎动不安。

【用法】煎服，3~6g，入汤剂宜后下 2001 2005 2008。

	相同点	不同点
砂仁	行脾胃之气，用于脾胃气滞，脘腹胀痛	化湿温中之功，善治湿浊中阻，中焦寒湿气滞，温中而止呕、止泻，治脾胃虚寒之吐泻，尚能理气安胎，用于妊娠恶阻、胎动不安
木香		功偏行气止痛，又善通行大肠气滞而除后重，用于大肠气滞、里急后重，另可疏利肝胆，用于胁肋疼痛、黄疸

【配伍】砂仁配木香：气滞脘腹胀痛、消化不良、泄泻腹痛等。

5. 豆蔻

【功效】化湿行气，温中止呕，开胃消食 2019 2021。

【主治】①湿阻中焦及脾胃气滞证。②呕吐。

【用法】煎服，3~6g。入汤剂宜后下。

	相同点	不同点
砂仁	化湿行气，温中止呕	长于治中、下二焦的寒湿气滞之证，并有行气安胎作用
豆蔻		偏于中上焦而善止呕，用于湿温痞闷

6. 佩兰

【功效】芳香化湿，醒脾开胃，发表解暑。

第十单元 利水渗湿药

☆重点提示

本单元考查点较多，典型药物，如茯苓、泽泻、滑石、虎杖等，均应重点复习。虎杖的功效在复习时容易被忽视，应引起注意，此药虽不是重点药物，也应多加留意。

一、概述

1. 利水渗湿药的性能特点、功效、主治病证　性多甘淡，具有利水消肿、利尿通淋、利湿退黄之功，用于水饮内停证。

2. 利水渗湿药的使用注意事项　易耗伤津液，阴虚津少、肾虚遗精遗尿者，慎用或忌用。

二、利水消肿药

1. 茯苓

【性能】甘、淡，平。归心、肺、脾、肾经。

【功效】利水渗湿，健脾，宁心。

【应用】①水肿，小便不利。②痰饮。③脾虚泄泻。④心悸，失眠。

2. 薏苡仁

【性能】甘、淡，凉。归脾、胃、肺经。

【功效】利水渗湿，健脾止泻，除痹，排脓 2003 2004 2005 2008 2010。

【应用】①水肿，小便不利，脚气浮肿。②脾虚泄泻 2015。③湿痹拘挛。④肺痈，肠痈。

【用法用量】煎服。清利湿热宜生用，健脾止泻宜炒用。

	相同点	不同点
茯苓	利水消肿，渗湿健脾，用治水湿内停诸证及脾虚证	性平，利水不伤正气，治水湿、痰饮；补益心脾，宁心安神，治心悸失眠、心神不安证
薏苡仁		性偏寒凉，善清湿热，除痹、消肿排脓，治风湿痹证，及肺痈、肠痈

3. 泽泻

【性能】甘，寒。归肾、膀胱经。

【功效】利水，渗湿，泄热。

【应用】①水肿，小便不利，泄泻。②淋证，遗精。

4. 猪苓

【功效】利水渗湿。

【主治】水肿，小便不利，泄泻。

	相同点	不同点
茯苓	均利水消肿、渗湿，用治水肿、小便不利	健脾补中，养心安神，可治脾虚诸证和心神不安证
猪苓		利水作用较强，无补益之功

三、利尿通淋药

1. 车前子

【性能】甘，寒。归肝、肾、肺、小肠经。

【功效】清热利尿通淋，渗湿止泻，明目，祛痰 2004。

【应用】①淋证，水肿。②泄泻。③目赤肿痛，目暗昏花 2018。④痰热咳嗽。

【用法】宜包煎 2021。

【注意】肾虚滑精者及孕妇慎用。

2. 滑石

【功效】利尿通淋，清热解暑，外用收湿敛疮 2007 2010。

【主治】①热淋，石淋，尿热涩痛。②暑湿，湿温。③湿疮，湿疹，痱子。

【用法】宜先煎。外用适量。

【注意】脾虚、热病津伤者及孕妇慎用。

	相同点	不同点
车前子	利尿通淋，用治湿热下注膀胱之小便淋沥涩痛	渗湿止泻，明目，祛痰，用于暑湿泄泻，目赤肿痛，目暗昏花，翳障
滑石		清热解暑，收湿敛疮，用于暑湿，湿温，湿疮，湿疹，痱子

【配伍】滑石配生甘草：暑邪夹湿之身热烦渴、小便不利、呕吐泄泻，以及膀胱湿热之小便短赤、淋漓不爽、滞涩疼痛、砂淋等。

3. 石韦

【功效】利尿通淋，清肺止咳，凉血止血。

【主治】①淋证。②肺热咳嗽。③血热出血。

4. 瞿麦

【功效】利尿通淋，活血通经。

5. 地肤子

【功效】清热利湿，祛风止痒。

6. 海金沙

【功效】清热利湿，通淋止痛。

【用法】宜包煎 2021。

7. 萆薢

【功效】利湿去浊，祛风除痹 2009。

四、利湿退黄药

1. 茵陈

【性能】苦、辛，微寒。归脾、胃、肝、胆经。

【功效】清利湿热，利胆退黄。

【应用】①黄疸。治黄疸之要药。②湿疮瘙痒。③暑湿，湿温。

【配伍】茵陈配大黄、栀子：用于湿热黄疸。

2. 金钱草

【性能】甘、咸，微寒。归肝、胆、肾、膀胱经。

【功效】利湿退黄，利尿通淋，解毒消肿 2009。

【应用】①湿热黄疸。②石淋，热淋。③痈肿疔疮，毒蛇咬伤。

3. 虎杖

【功效】利湿退黄，清热解毒，散瘀止痛，化痰止咳 2019。

【主治】①湿热黄疸，淋浊，带下。②水火烫伤，痈肿疮毒，毒蛇咬伤。③经闭，癥瘕，跌打损伤。④肺热咳嗽。⑤泻热通便。

	相同点	不同点
大黄	活血散瘀、清热解毒、利胆退黄、泻下通便，治疗瘀血诸证、痈肿疮毒、水火烫伤、湿热黄疸、淋证、热结便秘	泻下攻积力强，清热凉血，用于积滞便秘，血热吐衄，目赤咽肿，湿热痢疾
虎杖		化痰止咳，用于肺热咳嗽

第十一单元　温里药

☆**重点提示**

本单元考纲要求的药物较少，出题围绕附子、肉桂、吴茱萸等药物，对其功效、主治及用法等内容应重点记忆。其次，应注意功效相近药物的鉴别及个别药物的使用注意。

1. 附子

【性能】辛、甘，大热。有毒。归心、肾、脾经。

【功效】回阳救逆，补火助阳，散寒止痛 2001 2006 2007 2008 2010。

【应用】①亡阳证 2014（回阳救逆第一品药）。②阳虚内寒证。③寒湿痹证。

【用法】煎服，3~15g。本品有毒，宜先煎。

【注意】孕妇及阴虚阳亢者忌用。反半夏、瓜蒌、贝母、白蔹、白及。生品外用，内服须炮制。若内服过量，或炮制、煎煮方法不当，可引起中毒。

	相同点	不同点
附子	辛热有毒，散寒止痛，可治寒痹疼痛、心腹冷痛、寒疝疼痛	补火助阳，用于肾、脾、心诸脏阳气衰弱证
川乌		散在表之风邪，逐在里之寒湿，温经络止痛，用于寒湿痹证日久、关节疼痛不可屈伸、中风手足不仁

【配伍】附子配干姜：心肾阳虚，阴寒内盛所致之亡阳厥逆、脉微欲绝。

2. 干姜

【性能】辛，热 2018。归脾、胃、肾、心、肺经。

【功效】温中散寒，回阳通脉，温肺化饮。

【应用】①脾胃寒证，腹痛，呕吐，泄泻（温暖中焦之主药）。②亡阳证。③寒饮喘咳 2015 2016。

	相同点	不同点
附子	温中散寒、回阳救逆，常用于亡阳证、四肢厥逆、脉微欲绝，脾胃有寒，脘腹冷痛泄泻	补火助阳，散寒止痛，可用于各种阳虚证及风寒湿痹证
干姜		温中散寒，用于中焦寒证；温肺化饮，用于寒饮停肺证
生姜	温中散寒，温肺止咳，同治胃寒呕吐、冷痛及肺寒咳喘	温胃止呕，尤善治胃寒呕吐；发汗解表，治风寒表证
干姜		温里散寒力强，偏于温肺散寒而化饮；回阳通脉，治亡阳证

3. 肉桂

【性能】辛、甘，大热。归肾、脾、心、肝经。

【功效】补火助阳，散寒止痛，温通经脉，引火归原 2010 2011。

【应用】①肾阳虚证（治命门火衰之要药）。②寒疝腹痛，脘腹冷痛。③寒痹腰痛，胸痹，阴疽，闭经，痛经。④虚阳上浮诸症 2005。

【用法】煎服，1~5g，宜后下或焗服；研末冲服，每次1~2g。

【注意】阴虚火旺，里有实热，血热妄行出血及孕妇忌用。畏赤石脂。

	相同点	不同点
附子	补火助阳，散寒止痛，治里寒实证、虚寒证以及寒湿痹痛	回阳救逆，并长于温补脾肾
肉桂		长于温补命门，还能引火归原，温通经脉，并能鼓舞气血生长

【配伍】肉桂配附子：肾阳不足，命门火衰，阳痿宫冷、腰膝冷痛、夜尿频多等。

4. 吴茱萸

【性能】辛、苦，热。有小毒。归肝、脾、胃、肾经。

【功效】散寒止痛，降逆止呕，助阳止泻 2006 2009。

【应用】①寒凝肝脉疼痛（寒滞肝经诸痛之要药）。②呕吐吞酸。③虚寒泄泻。

【用法】煎服，2~5g，外用适量。

【注意】本品辛热燥烈，易耗气动火，故不宜多用、久服。阴虚有热者忌用。孕妇慎用。

【配伍】吴茱萸配黄连：用于肝郁化火，肝胃不和所致之胁痛口苦、呕吐吞酸。

5. 小茴香

【功效】散寒止痛，理气和胃。

【主治】①寒疝腹痛，睾丸偏坠胀痛，少腹冷痛，痛经。②中焦虚寒气滞证。

6. 丁香

【功效】温中降逆，散寒止痛，温肾助阳。

【主治】①胃寒呕吐、呃逆。②脘腹冷痛。③阳痿，宫冷。

【注意】畏郁金。

7. 花椒
【功效】温中止痛，杀虫止痒。
【主治】①中寒腹痛，寒湿吐泻。②虫积腹痛，湿疹，阴痒。
【用法】煎服，3~6g，外用适量，煎汤熏洗。
8. 高良姜
【功效】散寒止痛，温中止呕。

第十二单元 理气药

> ☆重点提示
>
> 本单元药物较多，但考试经常考查的药物较少，主要对于陈皮、枳实、木香等一些较为典型的药物着重复习，其他药物也应对比记忆。另外，较为少用的药物，看过留有印象即可，考查的可能性不大。

1. 陈皮
【性能】苦、辛，温。归脾、肺经。
【功效】理气健脾，燥湿化痰 2018。
【应用】①脾胃气滞证。②呕吐、呃逆。③湿痰、寒痰咳嗽。④胸痹 2006 2008。
【配伍】陈皮配半夏：适用于咳嗽痰多、色白易咳、胸膈痞闷、肢体困重之湿痰证。

2. 枳实
【性能】苦、辛、酸，微寒。归脾、胃。
【功效】破气消积，化痰散痞 2019。
【应用】①胃肠积滞，湿热泻痢。②胸痹，结胸。③气滞胸胁疼痛。④脏器下垂。
【注意】孕妇慎用。
【配伍】枳实配白术：适用于脾虚气滞，夹积夹湿，饮食停聚，脘腹痞胀，大便不爽等。

3. 木香
【性能】辛、苦，温。归脾、胃、大肠、胆、三焦经。
【功效】行气止痛（行气止痛之要药），健脾消食。
【应用】①脾胃气滞证。②泻痢里急后重。③腹痛胁痛，黄疸。
【用法】生用行气力强，煨用行气力缓而实肠止泻，用于泄泻腹痛。

4. 香附
【性能】辛、微苦、微甘，平。归肝、脾、三焦经。
【功效】疏肝解郁，调经止痛，理气宽中 2002 2005 2010 2020。
【应用】①肝郁气滞痛证。②月经不调，痛经，乳房胀痛。③气滞腹痛。

	相同点	不同点
木香	行气止痛，治气滞腹痛	行脾胃大肠气滞，消食健脾，治脾胃气滞、痢疾等
香附		长于疏肝解郁，调经止痛，治肝郁气滞证
乌药		长于散寒止痛温肾，上入脾肺下达肾膀胱，治寒凝气滞诸痛及肾阳不足之小便频数与遗尿

5. 薤白
【功效】通阳散结，行气导滞。

【主治】①胸痹心痛 2016。②脘腹痞满胀痛，泻痢里急后重。
【注意】气虚无滞及胃弱纳呆者不宜用。
【配伍】薤白配瓜蒌：适用于痰浊闭阻、胸阳不振之胸痹。

6. 青皮

【功效】疏肝破气，消积化滞 2011 2015。
【主治】①肝郁气滞，胸胁胀痛，疝气疼痛，乳癖。②脘腹疼痛。③食积气滞。④癥瘕积聚、久疟痞块。

	相同点	不同点
陈皮	行气消滞，用于食积气滞，脘腹胀痛	性较平和，主理脾肺气滞，并能燥湿化痰，主要治疗脾胃气滞之脘腹胀满及湿痰、寒痰壅肺之咳嗽、胸闷等证
青皮		气味峻烈，善疏肝破气，常用于肝气郁结、食积气滞及癥瘕积聚等

7. 川楝子

【功效】疏肝泻热，行气止痛，杀虫。
【主治】①肝郁化火所致诸痛证。②虫积腹痛。③头癣、秃疮 2003 2004 2008。
【注意】本品有毒，不宜过量或持续服用，以免中毒。又因苦寒，脾胃虚寒者慎用。

8. 乌药

【功效】行气止痛，温肾散寒。
【主治】①寒凝气滞之胸腹诸痛证。②尿频，遗尿。

9. 檀香

【功效】行气温中，开胃止痛。
【用法】煎服，宜后下。

10. 大腹皮

【功效】行气宽中，利水消肿。

11. 佛手

【功效】疏肝解郁，理气和中，燥湿化痰 2018。

第十三单元 消食药

> **重点提示**
>
> 本单元内容只要熟记药物各自的功效即可，考试中常有消食药与理气药混淆在选项之中，应稍加注意。

1. 山楂

【性能】酸、甘，微温。归脾、胃、肝经。
【功效】消食健胃，行气散瘀，降脂化浊 2002 2006。
【应用】①肉食积滞证。②泻痢腹痛，疝气痛 2018。③血瘀证。④高脂血症。
【注意】脾胃虚弱而无积滞者或胃酸分泌过多者均慎用。

2. 莱菔子

【性能】辛、甘，平。归肺、脾、胃经。
【功效】消食除胀，降气化痰 2003。

【应用】①食积气滞证。②咳喘痰多，胸闷食少 2015。
【注意】本品辛散耗气，故气虚及无食积、痰滞者慎用。不宜与人参同服。

3. 鸡内金
【性能】甘，平。归脾、胃、小肠、膀胱经。
【功效】消食健胃，固精止遗，通淋化石 2003 2005 2008 2010。
【应用】①饮食积滞，小儿疳积。②肾虚遗精、遗尿。③砂石淋证，胆结石。
【用法】煎服或研末服，研末服效果比煎剂好。

4. 神曲
【功效】消食和胃。
【主治】饮食积滞证。丸剂中有金石药可加入本品以助消化吸收。

5. 麦芽
【性能】甘，平。归脾、胃、肝经。
【功效】行气消食，回乳消胀，健脾开胃。
【应用】①米面薯芋食滞证。②断乳、乳房胀痛 2016。③肝气郁滞或肝胃不和之胁痛、脘腹痛。
【用法】煎服。生麦芽功偏消食健胃；炒麦芽多用于回乳消胀。
【注意】哺乳期妇女不宜使用。

第十四单元　驱虫药

重点提示

本单元考试涉及内容不多。主要掌握槟榔的功效。另外，要注意驱虫类药物一般在空腹时服用。

一、概述
驱虫药的使用注意事项　多损伤正气，应控制剂量；孕妇、年老体弱者慎用；空腹服用。

二、具体药物
槟榔
【性能】苦、辛，温。归胃、大肠经。
【功效】杀虫消积，行气，利水，截疟 2014 2016。
【应用】①多种肠道寄生虫病。②食积气滞，泻痢后重。③水肿，脚气肿痛。④疟疾。
【用法】煎服，3~10g。驱杀绦虫、姜片虫 30~60g。生用力佳，炒用力缓。
【注意】脾虚便溏或气虚下陷者忌用；孕妇慎用 2003 2006。

第十五单元　止血药

☆**重点提示**

本单元药物种类较多，应注意凉血止血、化瘀止血、收敛止血、温经止血这四类相似药物的各自特点。对大蓟、小蓟、三七、白茅根等药物应重点记忆，其他药物也应把握其功效。

一、概述

1. 各类止血药的选择使用、配伍方法　根据血热、血寒、气虚等致血瘀选择配伍。"下血必升举，吐衄必降气"。

2. 止血药的使用注意事项　止血不留瘀。

二、凉血止血药

1. 小蓟

【性能】甘、苦，凉。归心、肝经。

【功效】凉血止血，散瘀解毒消痈。

【应用】①血热出血证。②热毒痈肿。

2. 地榆

【性能】苦、酸、涩，微寒 2009 。归肝、大肠经。

【功效】凉血止血，解毒敛疮。

【应用】①血热出血证。②烫伤、湿疹、疮疡痈肿。

【注意】性寒酸涩，虚寒性便血、下痢、崩漏及出血有瘀者慎用。

3. 大蓟

【功效】凉血止血，散瘀解毒消痈。

【主治】①血热出血证。②热毒痈肿。

	相同点	不同点
大蓟	凉血止血，散瘀解毒消痈，广泛用治血热出血诸证及热毒痈肿	散瘀消痈力强，故对吐血、咯血及崩漏下血尤为适宜
小蓟		兼能利尿通淋，故以治血尿、血淋为佳

4. 槐花

【功效】凉血止血，清肝泻火 2018 2021 。

【主治】①血热出血证。②肝热，目赤、头痛眩晕。

【用法】煎服，外用适量。止血多炒炭用，清热泻火宜生用。

5. 侧柏叶

【功效】凉血止血，化痰止咳，生发乌发 2015 。

【主治】①血热出血证。②肺热咳嗽。③血热脱发、须发早白。

6. 白茅根

【功效】凉血止血，清热利尿 2002 2003 2006 。

【主治】①血热出血证。②水肿、热淋、黄疸。③胃热呕吐、肺热咳嗽 2016 。

	相同点	不同点
白茅根	清肺胃热而利尿，治疗肺热咳嗽、胃热呕吐和小便淋痛，且常相须为用	偏入血分，以凉血止血见长
芦根		偏入气分，以清热生津为优

三、化瘀止血药

1. 三七

【性能】甘、微苦，温。归肝、胃经。

【功效】散瘀止血，消肿定痛 2002 2003 2008 2010 2021 。

【应用】①出血证。②跌打损伤，瘀滞肿痛（伤科要药）。

【用法】多研末吞服，1~3g；煎服，3~9g，外用适量。

【注意】孕妇应慎用。

【配伍】三七配白及：用于各种出血，尤多用于咳血、吐血等肺胃出血证。

2. 茜草

【性能】苦，寒。归肝经。

【功效】凉血祛瘀止血，通经 2003 2006（妇科调经要药）。

【应用】①出血证。②血瘀经闭，跌打损伤，风湿痹痛。

3. 蒲黄

【功效】止血，化瘀，通淋。

【主治】①出血证。②瘀血痛证。③血淋尿血 2016。

【用法】包煎，5～10g，外用适量。止血多炒用，化瘀、利尿多生用。

【注意】孕妇应慎用。

	相同点	不同点
三七	止血而不留瘀，用治瘀血阻滞证	止血化瘀力强，治外伤出血；活血定痛，治跌打损伤
茜草		凉血化瘀止血，尤宜于血热夹瘀出血证，并能活血通经
蒲黄		化瘀止血并能利尿通淋，治瘀血阻滞之证及血淋涩痛证

四、收敛止血药

1. 白及

【性能】苦、甘、涩，微寒。归肺、胃、肝经。

【功效】收敛止血（收敛止血要药），消肿生肌 2002 2015。

【应用】①出血证。②痈肿疮疡、皮肤皲裂、水火烫伤。

【注意】不宜与乌头类药物同用。

2. 仙鹤草

【功效】收敛止血，止痢，截疟，解毒，补虚 2018。

【主治】①出血证。②腹泻、痢疾。③疟疾。④脱力劳伤。⑤痈肿疮毒、阴痒带下。

3. 血余炭

【功效】收敛止血，化瘀利尿。

【主治】①出血证。②小便不利。

五、温经止血药

1. 艾叶

【性能】辛、苦，温。有小毒。归肝、脾、肾经。

【功效】温经止血（温经止血要药），散寒调经，外用祛湿止痒 2021。

【应用】①出血证。②少腹冷痛，经寒不调，宫冷不孕。③皮肤瘙痒。

【配伍】艾叶配阿胶：用于下焦虚寒所致的月经过多、崩漏、胎漏。

2. 炮姜

【功效】温经止血，温中止痛。

第十六单元　活血化瘀药

☆**重点提示**

本单元重点药物较多，对于川芎、郁金、益母草、丹参、牛膝等药物应重点把握，其他药物也应熟记其功效。另外，个别药物如三棱、莪术等在历年考试中涉及较少，了解即可。

一、活血止痛药

1. 川芎
【性能】辛,温。归肝、胆、心包经。
【功效】活血行气,祛风止痛 2001 2005 2006 2021(上行头目,中开郁结,下调经水)。
【应用】①血瘀气滞痛证(血中之气药)。②头痛,风湿痹痛 2004。

2. 延胡索
【性能】辛、苦,温。归肝、脾经。
【功效】活血,行气,止痛。
【应用】用于气血瘀滞之痛证。
【用法】煎服或研粉吞服。

3. 郁金
【性能】辛、苦,寒。归肝、肺、心经。
【功效】活血止痛,行气解郁,清心凉血,利胆退黄 2008。
【应用】①气滞血瘀之胸、胁、腹痛。②热病神昏、癫痫痰闭。③血热出血证。④肝胆湿热黄疸、胆石症。
【注意】畏丁香。
【配伍】郁金配石菖蒲:用于痰火或湿热蒙蔽清窍之神昏、癫狂、癫痫。

4. 姜黄
【功效】破血行气,通经止痛 2021。
【主治】①气滞血瘀痛证。②风湿痹痛。

	相同点	不同点
郁金	均能活血散瘀、行气止痛,用于气滞血瘀之证	苦寒降泄,行气力强,且凉血,以治血热瘀滞之证为宜,又能利胆退黄,清心解郁,用于湿热黄疸、热病神昏等证
姜黄		辛温行散,祛瘀力强,以治寒凝气滞血瘀之证为好,且可祛风通痹而用于风寒湿痹

5. 乳香
【功效】活血定痛,消肿生肌 2016。
【主治】①跌打损伤、疮疡痈肿、瘰疬痰核。②气滞血瘀痛证。
【注意】胃弱者及孕妇慎用。

二、活血调经药

1. 丹参
【性能】苦,微寒。归心、肝经。
【功效】活血调经,祛瘀止痛,凉血消痈,清心除烦 2010。
【应用】①月经不调,闭经痛经,产后瘀滞腹痛。②血瘀心痛、脘腹疼痛、癥瘕积聚、跌打损伤及风湿痹证。③疮痈肿毒。④热病烦躁神昏及心悸失眠。
【注意】不宜与藜芦同用。

	相同点	不同点
川芎	活血祛瘀，常用于各种瘀血病证	辛温气香，为血中气药，故适用于血瘀气滞之诸痛证，还能祛风止痛，为治头痛和风湿痹痛之良药
丹参		以活血化瘀为主，药性寒凉，故适用于血热瘀滞之证，兼能除烦安神，凉血消痈，对热扰心神之心烦失眠及疮痈肿毒有良效

2. 红花

【性能】辛，温。归心、肝经。

【功效】活血通经，散瘀止痛 2008 。

【应用】①血滞经闭、痛经、产后瘀滞腹痛。②癥瘕积聚。③胸痹心痛、血瘀腹痛、胁痛。④跌打损伤，瘀滞肿痛。⑤瘀滞斑疹色暗。

3. 桃仁

【性能】苦、甘，平。有小毒。归心、肝、大肠经。

【功效】活血祛瘀，润肠通便，止咳平喘。

【应用】①瘀血阻滞病证。②肺痈、肠痈。③肠燥便秘。④咳嗽气喘 2015 。

	相同点	不同点
桃仁	活血祛瘀，常相须为用治疗血瘀经闭、痛经、产后瘀血腹痛等	活血作用较强，适用于下焦瘀血，且寒热均可，兼有润肠通便、止咳平喘之功，可治肠燥便秘、咳嗽气喘
红花		祛瘀力稍弱，长于通利血脉，故常用于血脉瘀滞之证，又有活血化滞消斑作用，用治瘀滞斑疹色暗等

4. 益母草

【性能】辛、苦，微寒。归心包、肝、膀胱经。

【功效】活血调经，利尿消肿，清热解毒 2004 2008 2009 。

【应用】①血滞经闭、痛经、经行不畅、产后恶露不尽、瘀滞腹痛。②水肿，小便不利 2018 。③跌打损伤，疮痈肿毒，皮肤瘾疹。

5. 牛膝

【性能】苦、甘、酸，平。归肝、肾经 2011 。

【功效】活血通经，补肝肾，强筋骨，利水通淋，引火（血）下行 2003 。

【应用】①瘀血阻滞之经闭、痛经、经行腹痛、胞衣不下及跌打伤痛。②腰膝酸痛、下肢痿软。③淋证、水肿、小便不利。④上部火热证。

【用法】活血通经、利水通淋、引火（血）下行宜生用；补肝肾、强筋骨宜酒炙用。

【配伍】牛膝配苍术、黄柏：下焦湿热之足膝肿痛、痿软无力及湿疹、湿疮等。

6. 鸡血藤

【功效】活血补血，调经止痛，舒筋活络。

【主治】①月经不调、痛经、闭经。②风湿痹痛，手足麻木，肢体瘫痪及血虚萎黄。

三、活血疗伤药

1. 土鳖虫

【性能】咸，寒。有小毒。归肝经。

【功效】破血逐瘀，续筋接骨。

【应用】①跌打损伤，筋伤骨折，瘀肿疼痛。②血瘀经闭，产后瘀滞腹痛，积聚痞块。

2. 骨碎补

【功效】活血止痛，补肾强骨，外用消风祛斑 2004 。

四、破血消癥药

1. 莪术

【功效】破血行气，消积止痛。

【主治】①癥瘕积聚，经闭，心腹瘀痛。②食积脘腹胀痛。③跌打损伤，瘀肿疼痛。

【注意】孕妇禁用。

2. 水蛭

【功效】破血通经，逐瘀消癥。

【主治】①血瘀经闭，癥瘕积聚。②跌打损伤，心腹疼痛。

3. 三棱

【功效】破血行气，消积止痛。

【注意】孕妇禁用，不宜与芒硝、玄明粉同用。

第十七单元　化痰止咳平喘药

> ☆重点提示
>
> 本单元药物较多，对于几个典型药物，如半夏、旋覆花、贝母、芥子等常考药应多加留意，其他药物也应熟记其功效，对于相似药物的鉴别、个别药物的使用注意也应稍加复习。

一、温化寒痰药

1. 半夏

【性能】辛，温。有毒。归脾、胃、肺经。

【功效】燥湿化痰（燥湿化痰、温化寒痰之要药），降逆止呕，消痞散结；外用消肿止痛。

【应用】①湿痰、寒痰证。②呕吐。③心下痞，结胸，梅核气。④瘿瘤，痰核，痈疽肿毒及毒蛇咬伤。

【用法】煎服，3~9g，一般宜制过用。外用适量。

【注意】不宜与乌头类药物同用。其性温燥，阴虚燥咳、血证应慎用。

	区别
清半夏	辛温燥烈之性较缓，长于燥湿化痰，治湿痰咳嗽、胃脘痞满
法半夏	温性较弱，长于燥湿化痰，治痰多咳嗽、痰饮眩悸、风痰眩晕、痰厥头痛
姜半夏	温中化痰，长于降逆止呕，治痰饮呕吐、痞满
竹沥半夏	药性变凉，清化热痰，治胃热呕吐、肺热咳嗽、痰热内闭、中风不语
半夏曲	燥湿健脾，化痰消食止泻，治脾胃虚弱，痰食互结，腹痛泄泻，呕恶苔腻
生半夏	毒性较大，偏于解毒散结，外用治痈肿痰核

【配伍】半夏配生姜：止呕作用明显增强，又可减缓毒副作用，适用于痰饮呕吐。

2. 天南星

【功效】燥湿化痰，祛风解痉；外用散结消肿。

【主治】①顽痰咳嗽，湿痰、寒痰证。②风痰眩晕、中风、癫痫、破伤风。③痈疽肿痛，痰核瘰疬。④蛇虫咬伤。

【用法】煎服，3~9g，多制用。外用适量。

【注意】孕妇慎用。

	相同点	不同点
半夏	燥湿化痰，温化寒痰，炮制后治热痰、风痰；外用消肿止痛，治疮疡肿毒及毒蛇咬伤	善治脏腑湿痰，且能降逆止呕，消痞散结
天南星		走经络，偏于祛风痰而能解痉止厥，善治风痰证

3. 旋覆花

【性能】苦、辛、咸，微温。归肺、脾、胃、大肠经。

【功效】降气消痰（诸花皆升，旋覆独降），行水止呕 2009 2020。

【主治】①咳喘痰多，痰饮蓄结，胸膈痞满。②噫气，呕吐。

【用法】煎服，3~9g，包煎 2010。

【注意】阴虚劳嗽，津伤燥咳者忌用。

【配伍】旋覆花配赭石：用于肺气上逆喘息及胃气上逆之呕吐、噫气、呃逆。

4. 芥子

【功效】温肺豁痰，利气散结，通络止痛 2015。

【主治】①寒痰喘咳，悬饮。②阴疽流注，肢体麻木，关节肿痛。③寒凝痰滞之阴疽肿毒。

【用法】煎服，3~9g；外用适量。

【注意】本品辛温走散，耗气伤阴，久咳肺虚及阴虚火旺者忌用；消化道溃疡、出血者及皮肤过敏者忌用。用量不宜过大。

5. 白前

【功效】降气，消痰，止咳。

二、清化热痰药

1. 川贝母

【性能】苦、甘，微寒。归肺、心经。

【功效】清热化痰，润肺止咳，散结消痈 2021。

【应用】①虚劳咳嗽，肺热燥咳。②瘰疬、乳痈、肺痈、疮痈。

【注意】不宜与乌头类药物同用。

2. 浙贝母

【性能】苦，寒。归肺、心经。

【功效】清热化痰止咳，解毒散结消痈。

【应用】①风热、痰热咳嗽。②瘰疬、瘿瘤、乳痈疮毒、肺痈 2018 2021。

【注意】同川贝母。

	相同点	不同点
川贝母	清热化痰止咳、散结	长于润肺，治燥痰咳嗽、肺燥干咳和肺虚久咳
浙贝母		长于清热，性偏于泄，治热痰咳嗽、肺热咳嗽、风热咳嗽

3. 瓜蒌

【性能】甘、微苦，寒。归肺、胃、大肠经。

【功效】清热涤痰，宽胸散结，润燥滑肠 2004 2005。

【应用】①痰热咳喘。②胸痹、结胸 2018 2021。③肺痈，肠痈，乳痈。④肠燥便秘。

【注意】本品甘寒而滑，脾虚便溏者忌用。不宜与乌头类、附子同用。

	相同点	不同点
瓜蒌皮	清热化痰，宽胸散结	长于清热化痰，利气宽胸散结
瓜蒌仁		长于润肺化痰，润肠通便

4. 桔梗

【性能】苦、辛，平。归肺经。

【功效】宣肺，祛痰，利咽，排脓 2020。

【应用】①咳嗽痰多，胸闷不畅。②咽喉肿痛，失音。③肺痈吐脓。

【注意】本品性升散，凡气机上逆、呕吐、呛咳、眩晕、阴虚火旺咯血等不宜用。用量过大易致恶心呕吐。

【配伍】桔梗配甘草：肺失宣降，咳嗽有痰，咽喉肿痛，肺痈吐脓，胸胁满痛。

5. 竹茹

【功效】清热化痰，除烦止呕 2002 2003 2004 2006 2008。

【主治】①肺热咳嗽，痰热心烦不寐。②胃热呕吐、妊娠恶阻。

6. 竹沥

【功效】清热豁痰，定惊利窍。

【主治】①痰热咳喘。②中风痰迷，惊痫癫狂。

【用法】15～30mL，冲服。

7. 天竺黄

【功效】清热豁痰，凉心定惊。

8. 前胡

【功效】降气化痰，散风清热。

9. 海藻

【功效】消痰软坚散结，利水消肿。

【注意】传统认为反甘草。

三、止咳平喘药

1. 苦杏仁

【性能】苦，微温。有小毒。归肺、大肠经 2011。

【功效】降气止咳平喘，润肠通便 2009。

【应用】①咳嗽气喘。②肠燥便秘。

【用法】煎服。宜打碎入煎，生品入煎剂宜后下。

【注意】本品有小毒，用量不宜过大；便溏者慎用，婴儿慎用。

	相同点	不同点
苦杏仁	止咳平喘、润肠通便，治肺气不宣之咳嗽气喘、肠燥便秘	止咳平喘和润肠通便作用较强
桃仁		活血化瘀功效较强，治疗血诸痛及妇女经闭

2. 紫苏子

【性能】辛，温。归肺、大肠经。

【功效】降气化痰，止咳平喘，润肠通便 2009。

【应用】①咳喘痰多。②肠燥便秘。

	相同点	不同点
苦杏仁	止咳平喘，润肠通便	兼宣肺，治肺气不宣之咳嗽气喘
紫苏子		长于降气化痰，治痰壅气逆之咳嗽气喘

3. 百部

【性能】甘、苦，微温。归肺经。

【功效】润肺下气止咳，杀虫灭虱。

【应用】①新久咳嗽，顿咳，肺痨咳嗽。②蛲虫、阴痒、头虱及疥癣等 2015 2021 。

【用法】煎服，3~9g。外用适量。久咳虚嗽宜蜜炙用。

【注意】脾虚食少便溏者忌用。

4. 桑白皮

【性能】甘，寒。归肺经。

【功效】泻肺平喘，利水消肿。

【应用】①肺热咳喘。②水肿 2016 。

5. 葶苈子

【性能】苦、辛，大寒。归肺、膀胱经。

【功效】泻肺平喘，行水消肿 2001 2006 2007 。

【应用】①痰涎壅盛，喘息不得平卧。②水肿，胸腹积水，小便不利。

	相同点	不同点
桑白皮	均能泻肺平喘、利水消肿，治疗肺热及水肿、小便不利，常相须为用	甘寒，药性较缓，长于清肺热，降肺火，多用于肺热咳喘，痰黄及皮肤水肿
葶苈子		力峻，重在泻肺中水气、痰涎，对邪盛喘满不得卧者尤宜，其利水力量较强，可兼治鼓胀、胸腹积水之证

第十八单元　安神药

☆重点提示

本单元历年考试涉及不多，对于重镇安神类和养心安神类的药物应区别记忆，朱砂、磁石、酸枣仁、龙骨、远志的功效应重点掌握。

一、概述

1. 安神药的配伍方法　实证心神不安，选用重镇安神药；虚证心神不安，选用养心安神药。

2. 安神药的使用注意事项　不可久服，中病即止。矿石类安神药，如作丸、散服，须酌情配伍养胃健脾之品。

二、重镇安神药

1. 朱砂

【性能】甘，微寒。有毒。归心经。

【功效】清心镇惊、安神、明目、解毒。

【应用】①心悸易惊，失眠多梦。②惊风，狂乱，癫痫。③疮疡肿毒，喉痹，口疮。④视物昏花、耳鸣。

【用法】内服,只宜入丸、散服,每次0.1~0.5g。不宜入煎剂。外用适量。
【注意】本品有毒,内服不可过量或持续服用,孕妇及肝功能不全者禁用。忌火煅。

2. 磁石
【性能】咸,寒。归心、肝、肾经。
【功效】镇惊安神,平肝潜阳,聪耳明目,纳气平喘 2003 2004 2011。
【应用】①心神不宁,惊悸,失眠,癫痫。②肝阳上亢,头晕目眩。③耳鸣耳聋,视物昏花。④肾虚气喘 2018。
【用法】煎服,9~30g。先煎。
【注意】因吞服后不易消化,如入丸、散,不可多服,脾胃虚弱者慎用。

	相同点	不同点
朱砂	均为重镇安神常用药,二药质重性寒入心经,均能镇惊安神;均能明目,治肝肾亏虚之目暗不明	镇心、清心而安神,善治心火亢盛之心神不安;清热解毒,治热毒疮疡
磁石		益肾阴、潜肝阳,主治肾虚肝旺,肝火扰心之心神不宁;平肝潜阳,聪耳明目,纳气平喘

【配伍意义】磁石配朱砂:肾阴不足,心阳偏亢,心肾不交之失眠心悸、耳鸣耳聋、视物昏花。

3. 龙骨
【性能】甘,涩,平。归心、肝、肾经。
【功效】镇惊安神,平肝潜阳,收敛固涩,收湿敛疮。
【应用】①心神不宁,心悸失眠,惊痫癫狂。②肝阳上亢,头晕目眩。③滑脱诸证。④湿疮痒疹,疮疡久溃不敛。
【用法】煎服,15~30g。宜先煎。外用适量。镇静安神,平肝潜阳多生用。收敛固涩宜煅用。

4. 琥珀
【功效】镇惊安神,活血散瘀,利尿通淋 2001 2008 2009 2015。
【用法】研末冲服,或入丸、散,单次1.5~3g。外用适量。不入煎剂。忌火煅。

三、养心安神药

1. 酸枣仁
【性能】甘,酸,平。归肝、心、胆经。
【功效】养心益肝,宁心安神(养心安神要药),敛汗,生津 2005 2016。
【应用】①虚烦不眠,惊悸多梦。②体虚多汗 2021。③伤津口渴咽干。

2. 柏子仁
【功效】养心安神,润肠通便,止汗 2005 2011。
【主治】①心悸失眠健忘。②肠燥便秘。③阴虚盗汗。
【注意】便溏及多痰者慎用。

	相同点	不同点
酸枣仁	养心安神、止汗,治疗阴血不足,心神失养的心神不宁及阴虚盗汗	长于益肝血,更宜于心肝血虚的心神不宁证
柏子仁		长于治疗心阴虚及心肾不交的心神不宁证,并能润肠通便,可治肠燥便秘

3. 远志

【功效】安神益智，交通心肾，祛痰，消肿。

【主治】①失眠多梦，心悸怔忡，健忘。②咳嗽痰多 2021，咳痰不爽。③痈疽疮毒，乳房肿痛。

【注意】凡实热或痰火内盛者，以及有胃溃疡或胃炎者慎用。

4. 合欢皮

【功效】解郁安神，活血消肿。

第十九单元　平肝息风药

☆重点提示

本单元药物较多，且都较为常用，可归类记忆。历年考试对于本单元内容的考查变化不大，重点掌握各种药物的功效，特别要注意相似药物的功效，如僵蚕、蜈蚣、全蝎等。

一、平抑肝阳药

1. 石决明

【性能】咸，寒。归肝经。

【功效】平肝潜阳，清肝明目。

【应用】①肝阳上亢，头痛眩晕。②目赤翳障，视物昏花。

【用法】煎服，先煎。平肝、清肝宜生用，外用点眼宜煅用、水飞。

	相同点	不同点
决明子	均有清肝明目之功效，皆可用治目赤肿痛、翳障等偏于肝热者	苦寒，功偏清泻肝火而明目，常用治肝经实火之目赤肿痛；润肠通便，治肠燥便秘
石决明		咸寒质重，凉肝镇肝，滋养肝阴，故无论实证、虚证之目疾均可应用，多用于血虚肝热之羞明、目暗、青盲等

2. 牡蛎

【性能】咸，微寒。归肝、胆、肾经。

【功效】潜阳补阴，重镇安神，软坚散结，收敛固涩，制酸止痛 2002 2006。

【应用】①心神不安，惊悸失眠 2015。②肝阳上亢，头晕目眩。③痰核、瘰疬，瘿瘤，癥瘕积聚。④滑脱诸证。⑤胃痛泛酸。

【用法】煎服，宜打碎先煎。外用适量。收敛固涩宜煅，其他宜生用。

	相同点	不同点
牡蛎	重镇安神，平肝潜阳，收敛固涩，治心神不安、惊悸失眠、肝阳上亢、头晕目眩及滑脱不禁诸证	主入肝经，平肝潜阳较优，软坚散结、制酸，治痰核瘰疬、胃酸过多
龙骨		入心肝，镇惊安神，收敛固涩较优，煅者外用收湿敛疮，治湿疹湿疮

3. 赭石

【性能】苦，寒。归肝、心、肺、胃经。

【功效】平肝潜阳，重镇降逆，凉血止血 2005。

【应用】①肝阳上亢，头晕目眩。②呕吐，呃逆，噫气。③气逆喘息。④血热吐衄，崩漏。

【用法】煎服，先煎。外用适量。降逆、平肝宜生用，止血宜煅用。
【注意】虚寒证及孕妇慎用。因含微量砷，故不宜长期服用。

4. 珍珠母
【功效】平肝潜阳，明目退翳，镇惊安神 2016 2021。
【用法】煎服，宜打碎先煎。外用适量。

5. 蒺藜
【功效】平肝解郁，活血祛风，明目止痒。

二、息风止痉药

1. 羚羊角
【性能】咸，寒。归肝、心经。
【功效】平肝息风，清肝明目，清热解毒。
【应用】①肝风内动，惊痫抽搐。②肝阳上亢，头晕目眩。③肝火上炎，目赤头痛。④温热病壮热神昏，热毒发斑。⑤肺热咳喘、疮痈热毒炽盛。
【用法】煎服，1～3g。宜单煎2小时以上；磨汁或研粉服，每次0.3～0.6g。
【配伍】羚羊角配钩藤：温热病壮热神昏、手足抽搐及小儿急惊风等。

2. 牛黄
【性能】甘，凉。归心、肝经。
【功效】凉肝息风，清心豁痰，开窍醒神，清热解毒。
【应用】①热病神昏，口噤，痰鸣。②惊风，癫痫。③口舌生疮，咽喉肿痛，痈疽疔毒。
【用法】入丸、散剂，每次0.15～0.35g。外用适量，研末敷患处。
【注意】非实热证不宜用，孕妇慎用。

	相同点	不同点
羚羊角	清肝热、息风止痉，治温热病壮热神昏及肝风惊厥抽搐	性寒，平肝潜阳、明目、散血、解毒，治肝阳上亢之头晕目眩、肝火目赤头痛、热毒发斑、肺热咳喘
牛黄		性凉，豁痰开窍、清热解毒，治热入心包及痰蒙清窍之癫痫、口舌生疮、咽喉肿痛、痈疽疔毒

3. 钩藤
【性能】甘，凉。归肝、心包经。
【功效】清热平肝，息风定惊 2010。
【应用】①肝阳上亢，头痛，眩晕。②肝风内动，惊痫抽搐。
【用法】入煎剂宜后下，3～12g。

4. 天麻
【性能】甘，平。归肝经。
【功效】息风止痉，平抑肝阳，祛风通络 2010 2018 2021。
【应用】①肝风内动，惊痫抽搐。②眩晕，头痛（治眩晕头痛之要药）。③肢体麻木，手足不遂，风湿痹痛。

	相同点	不同点
钩藤	息风止痉、平肝潜阳，常用治肝风内动、惊痫抽搐，以及肝阳上亢等证	能清热，尤宜于热极动风与肝经阳热病证
天麻		祛风湿，止痹痛，可用治风湿痹痛以及肢体麻木、手足不遂等证

【配伍】天麻配钩藤：用于肝阳偏亢，肝风上扰证。

5. 地龙
【功效】清热定惊，通络，平喘，利尿 2002 2003。
【主治】①高热惊痫，癫狂。②中风半身不遂。③风湿痹证。④肺热哮喘。⑤小便不利，尿闭不通。

6. 全蝎
【功效】息风镇痉，攻毒散结，通络止痛。
【主治】①痉挛抽搐。②疮疡肿毒，瘰疬结核。③风湿顽痹。④偏正头痛。
【用法】煎服，3～6g；外用适量。
【注意】本品有毒，用量不宜过大。孕妇禁用。
【配伍】全蝎配蜈蚣：肝风内动之痉挛抽搐、疮疡肿毒、瘰疬、风湿痹病等证。

7. 蜈蚣
【功效】息风镇痉，攻毒散结，通络止痛。
【主治】①痉挛抽搐。②疮疡肿毒，瘰疬结核。③风湿顽痹。④顽固性头痛。
【用法】煎服，3～5g；外用适量。
【注意】本品有毒，用量不宜过大。孕妇禁用。

	相同点	不同点
蜈蚣	皆有息风镇痉、解毒散结、通络止痛之功效，二药相须有协同增效作用	力猛性燥，善走窜通达，息风镇痉功效较强，攻毒疗疮、通痹止痛疗效亦佳
全蝎		性平，息风镇痉、攻毒散结之力不及蜈蚣

8. 僵蚕
【功效】息风止痉，祛风止痛，化痰散结 2021。
【主治】①惊痫抽搐。②风中经络，口眼歪斜。③风热头痛，目赤，咽痛，风疹瘙痒。④痰核，瘰疬。

第二十单元　开窍药

☆重点提示

本单元内容较为次要，历年考试涉及较少。考生只需记住麝香、石菖蒲的功效、应用，其他药物大致了解即可。

1. 麝香
【性能】辛，温。归心、脾经。
【功效】开窍醒神（醒神回苏之要药），活血通经，消肿止痛，催生下胎。
【应用】①闭证神昏。②痈肿瘰疬，咽喉肿痛。③血瘀经闭，癥瘕，心腹暴痛，头痛，跌打损伤，风寒湿痹。④难产，死胎，胞衣不下。
【用法】外用适量。不宜入煎剂。入丸、散，每次 0.3～1g。
【注意】孕妇禁用。
【配伍】麝香配冰片：温热病邪陷心包，中风痰厥，热痰蒙闭心窍所致的高热烦躁、神昏谵语及中暑、热邪闭窍、神志昏迷等热闭神昏。

2. 石菖蒲
【性能】辛、苦，温。归心、胃经。

【功效】开窍豁痰,化湿和胃,醒神益志。
【应用】①痰蒙清窍,神志昏迷,癫痫。②脘痞不饥,噤口下痢。③健忘,失眠,耳鸣,耳聋2016。

3. 冰片
【功效】开窍醒神,清热止痛。
【主治】①热病神昏、惊厥,中风痰厥,胸痹心痛。②目赤口疮,咽喉肿痛,耳道流脓。
【用法】外用适量,研粉点敷患处。不宜入煎剂。入丸散,0.15~0.3g。
【注意】孕妇慎用。

	相同点	不同点
麝香	开窍醒神,二药配用以治闭证	性温,开窍醒神作用极强,为开窍醒神要药,热闭、寒闭均可运用;活血通经、消肿止痛,可用治血瘀经闭、癥瘕、跌打损伤、痹证疼痛、疮疡肿毒、咽喉肿痛等证
冰片		药性微寒,宜用于热闭,味苦、性寒,清热解毒止痛,用于治疗目赤、口疮、咽喉肿痛、耳道流脓等证

4. 苏合香
【功效】开窍,辟秽,止痛。
【用法】外用适量,不入煎剂。入丸散,0.3~1g。

第二十一单元 补虚药

> ☆重点提示
>
> 本单元内容较多、较杂,历年考试涉及率也较高,每个药物的功效都应牢记,对于典型药物,如黄芪、白术、当归、熟地黄、白芍等应重点掌握。药物不同制法的不同功效应当了解。

一、补气药

1. 人参
【性能】甘、微苦,微温。归肺、脾、心、肾经。
【功效】大补元气,复脉固脱,补脾益肺,生津养血,安神益智2005。
【应用】①元气虚脱证。②脾虚食少,肺虚咳喘,阳痿宫冷。③热病气虚津伤口渴及消渴证。④气血亏虚,久病虚羸。⑤惊悸失眠。
【用法】煎服3~9g;挽救虚脱可用15~30g。宜文火另煎分次兑服。野山参研末吞服。
【注意】不宜与藜芦、五灵脂同用。
【配伍】①人参配附子:阳气暴脱证。②人参配麦冬、五味子:气阴两虚或气虚亡阴证。

	相同点	不同点
生晒参	大补元气、复脉固脱、补脾益肺、生津止渴、安神增智	味甘性平,偏补气生津、安神,用于气阴不足之肺虚喘咳、津伤口渴、内热消渴
红参		性温,偏补阳,多用于元气衰弱,兼阳气虚,脉微肢冷,阳痿,宫冷

2. 党参
【性能】甘,平。归脾、肺经。

【功效】健脾益肺，养血生津。

【应用】①脾肺气虚证。②气血两虚证。③津伤口渴，内热消渴。④与解表药、攻下药等祛邪药配伍，治疗气虚外感或里实热结而气血亏虚等邪实正虚之证。

【注意】不宜与藜芦同用。

	相同点	不同点
人参	补脾气、补肺气、益气生津、益气生血和扶正祛邪，常用于肺、脾气虚证，气津两伤证，以及正虚邪实病证	补气力强，并能大补元气，可用治气虚欲脱的危重病证，还能安神益智、益气壮阳，可治气血不足的心神不安以及阳痿证等
党参		补气力弱，但能养血，可用于血虚证等

3. 黄芪

【性能】甘，微温。归脾、肺经。

【功效】补气升阳，固表止汗，利水消肿，托疮生肌。

【应用】①脾气虚证。②肺气虚证。③气虚自汗证。④气血亏虚，疮疡难溃难腐，或溃久难敛。⑤内热消渴，血虚萎黄。⑥半身不遂，痹痛麻木。

【用法】煎服，9~30g。蜜炙可增强其补中益气作用。

	相同点	不同点
人参	皆具有补气及补气生津、补气生血之功效，且常相须为用，能相互增强疗效	大补元气，复脉固脱，并能补心、脾、肺气，以及能安神增智，为治内伤气虚第一要药
黄芪		长于补气升阳、益卫固表、托疮生肌、利水退肿，尤宜用于气虚等证

【配伍】①黄芪配茯苓：用于脾胃气虚之食少、体倦、便溏，脾虚所致的水肿、白浊、白带增多。②黄芪配柴胡、升麻：用于中气下陷所致的久痢、脱肛、子宫脱垂。

4. 白术

【性能】甘、苦、温。归脾、胃经 2004。

【功效】健脾益气，燥湿利尿，止汗，安胎 2005 2015 2018。

【应用】①脾气虚证（补气健脾第一要药）。②气虚自汗。③脾虚胎动不安 2001。

【用法】煎服，6~12g。炒用可增强补气健脾止泻作用。

【注意】本品性偏温燥，热病伤津及阴虚燥渴者不宜使用。

	相同点	不同点
黄芪	均能补气、利水、止汗	黄芪补中气而升阳，长于治疗中气不足、气虚下陷诸证，还能生津养血，行滞通痹，托毒排脓，敛疮生肌
白术		补中气，长于治疗脾虚失运、水湿痰饮内停诸证，还能补气安胎

	相同点	不同点
白术	健脾燥湿，可治脾失健运、湿浊中阻证	补气健脾，并能固表止汗、益气安胎，可用治气虚自汗、气虚胎动不安等
苍术		燥湿力强，尤宜于湿盛不虚者，还能祛风湿、发汗解表、明目，可治风湿痹痛、外感风寒湿表证，以及夜盲症等

5. 甘草

【性能】甘，平。归心、肺、脾、胃经。

【功效】补脾益气，祛痰止咳，缓急止痛，清热解毒，调和诸药 2015。

【应用】①脾胃虚弱，倦怠乏力。②心悸气短。③咳嗽痰多。④脘腹、四肢挛急疼痛。⑤热毒疮疡，咽喉肿痛，药物、食物中毒。⑥调和药性。

【用法】煎服，2~10g。生用性微寒，可清热解毒；蜜炙药性微温，并可增强补益心脾之气和润肺止咳作用。

【注意】不宜与京大戟、芫花、甘遂同用。本品有助湿壅气之弊，湿盛胀满、水肿者不宜用。大剂量久服可导致水钠潴留，引起浮肿。

【配伍】白芍配甘草：用于肝脾不和，筋脉失濡所致的脘腹、四肢挛急作痛。

6. 西洋参

【功效】补气养阴，清热生津。

【主治】①气虚阴亏，虚热烦倦。②咳嗽痰血。③内热消渴，口燥咽干。

【用法】煎服。另煎兑服 2004，3~6g。

【注意】不宜与藜芦同用。

7. 太子参

【功效】补气健脾，生津润肺。

【主治】①脾虚体倦，食欲不振。②病后虚弱，气阴不足，自汗口渴。③肺燥干咳。

8. 山药

【功效】补脾养胃，生津益肺，补肾涩精。

【主治】①脾虚食少、便溏。②肺虚喘咳。③肾虚遗精，带下尿频。④虚热消渴。

9. 白扁豆

【功效】健脾化湿，和中消暑，消毒。

10. 大枣

【功效】补中益气，养血安神 2009 2016。

11. 蜂蜜

【功效】补中，润燥，止痛，解毒，外用生肌敛疮。

二、补阳药

1. 鹿茸

【性能】甘、咸，温。归肾、肝经 2009。

【功效】补肾阳，益精血，强筋骨，调冲任，托疮毒 2003。

【应用】①肾阳不足，精血亏虚，阳痿早泄，宫寒不孕，眩晕，耳鸣耳聋。②腰脊冷痛，筋骨痿软，常配伍山茱萸、熟地黄等，如加味地黄丸。③冲任虚寒，崩漏带下。④阴疽不敛。

【用法】研末吞服，1~2g，或入丸、散。

【注意】服用本品宜从小量开始，缓缓增加，不可骤用大量，以免阳升风动，头晕目赤，或伤阴动血。凡发热者均当忌服。

2. 淫羊藿

【性能】辛、甘，温。归肾、肝经。

【功效】补肾壮阳，祛风除湿，强筋骨。

【应用】①肾阳虚衰，阳痿遗精，筋骨痿软。②风湿痹痛，麻木拘挛。

3. 杜仲

【性能】甘，温。归肝、肾经。

【功效】补肝肾，强筋骨，安胎 2001。

【应用】①肝肾不足，腰膝酸痛，筋骨无力，头晕目眩。②妊娠漏血，胎动不安。

	相同点	不同点
杜仲	补肝肾、强筋骨、安胎，治肾虚腰痛、足膝痿弱，以及肝肾亏虚之胎动不安	温补肾阳，治肾虚阳痿，精冷不固，小便频数，风湿腰痛冷重
桑寄生		祛风湿，治痹证日久，伤及肝肾，腰膝酸软，筋骨无力

4. 续断

【性能】苦、辛，微温。归肝、肾经。

【功效】补肝肾，强筋骨，续折伤，止崩漏。

【应用】①腰膝酸痛，风湿痹痛。②肝肾亏虚，崩漏，胎漏，胎动不安。③跌打损伤，筋伤骨折。

	相同点	不同点
杜仲	归肝肾经，药性偏温，均能补肝肾、强筋骨、安胎，治肾虚腰痛脚弱、筋骨无力、胎动不安常相须为用	补益作用较好，且可安胎，故肾虚腰酸、胎动不安者常用
续断		补肝肾、强腰膝、安胎作用不及杜仲，但能行血通脉、续筋骨，为补而不滞之品，又为妇科崩漏、伤科跌打损伤所常用

5. 菟丝子

【性能】辛、甘，平。归肾、肝、脾经。

【功效】补益肝肾，固精缩尿，安胎明目，止泻，外用消风祛斑。

【应用】①肝肾不足，腰膝酸软，阳痿遗精，遗尿尿频。②脾肾阳虚，便溏泄泻。③肾虚胎漏，胎动不安。④肝肾不足，目暗耳鸣。⑤外用治白癜风。

6. 紫河车

【功效】补肾益精，养血益气。

【主治】①阳痿遗精，虚劳羸瘦。②不孕少乳。③久咳虚喘，骨蒸劳嗽。④面色萎黄，食少气短。

7. 巴戟天

【功效】补肾阳，强筋骨，祛风湿。

【主治】①阳痿遗精，宫冷不孕。②月经不调，少腹冷痛。③风湿痹痛，筋骨痿软。

	相同点	不同点
淫羊藿	补肾助阳，祛风除湿，均可用治肾阳虚之阳痿、不孕及肝肾不足之筋骨痿软、风湿久痹等证	药性燥散，补肾阳之力较强，尤宜于肾阳虚衰之精少不育
巴戟天		性温润不燥，补阳之力不及淫羊藿，兼益精血，多用于肾阳亏虚、精血不足之证

8. 肉苁蓉

【功效】补肾助阳，益精血，润肠通便。

9. 益智

【功效】暖肾固精缩尿，温脾止泻摄唾。

三、补血药

1. 当归

【性能】甘、辛，温。归肝、心、脾经。

【功效】补血调经，活血止痛（补血之圣药、妇科调经要药），润肠通便 2003。

【应用】①血虚萎黄，眩晕心悸。②血虚血瘀之月经不调、经闭、痛经等 2016。③虚寒腹痛、跌打损伤、痈疽疮疡、风寒痹痛等。④血虚肠燥便秘。

【用法】煎服，6~12g。一般生用，为加强活血效果则酒炒用。

【注意】湿盛中满、大便泄泻者忌服。

【配伍】当归配黄芪：用于血虚面色萎黄、心悸、眩晕及劳倦内伤，肌热面赤，烦渴，脉虚大乏力及疮疡，血虚发热，诸气血不足。

2. 熟地黄

【性能】甘，微温。归肝、肾经。

【功效】补血养阴（养血补血要药），填精益髓。

【应用】①血虚诸证。②肝肾阴虚诸证。③精血不足证。

【注意】本品性质黏腻，较生地黄更甚，有碍消化，凡气滞痰多、脘腹胀痛、食少便溏者忌服 2018。重用久服宜与陈皮、砂仁等同用，防止黏腻碍胃。

	相同点	不同点
生地黄	滋阴，可用治阴虚证	能清热凉血，养阴生津，长于治疗热入营血、热病伤阴、阴虚发热诸证，其滋阴力不及熟地黄
熟地黄		功专补血滋阴，益精填髓，长于治疗血虚证以及肝肾亏虚诸证

	相同点	不同点
当归	均补血，治血虚诸证	补血行血，调经止痛，治血虚寒诸证、风湿痹痛、痈疽疮疡；润肠通便，治血虚肠燥便秘
熟地黄		功专补血滋阴，益精填髓，治肝肾精血亏虚诸证

3. 白芍

【性能】苦、酸，微寒。归肝、脾经。

【功效】养血调经，敛阴止汗，柔肝止痛，平抑肝阳。

【应用】①血虚萎黄，月经不调，崩漏下血。②肝脾不和之胸胁脘腹疼痛或四肢挛急疼痛 2015。③肝阳上亢之头痛眩晕。④自汗，盗汗。

【注意】阳衰虚寒之证不宜用。反藜芦。

	相同点	不同点
白芍	皆能止痛，均可用治疼痛（白补赤泻，白收赤散）	长于养血柔肝、缓急止痛，主治肝阴不足，血虚肝旺，肝气不疏所致的胁肋疼痛、脘腹四肢拘挛作痛
赤芍		长于活血祛瘀止痛，主治血滞诸痛证，因能清热凉血，故血热瘀滞者尤为适宜

4. 阿胶

【性能】甘，平。归肺、肝、肾经。

【功效】补血，滋阴，润燥，止血。

【应用】①血虚萎黄，眩晕，心悸，肌痿无力 2016。②劳嗽咯血，吐血尿血，便血崩漏，妊娠胎漏。③肺燥咳嗽。④热病伤阴之心烦失眠及阴虚风动，手足瘛疭等。

【用法】入汤剂宜烊化兑服。

【注意】本品黏腻，有碍消化。脾胃虚弱者慎用。

5. 何首乌

【性能】苦、甘、涩，微温。归肝、肾经。

【功效】制用：补益精血，固肾乌须，强筋骨，化浊降脂。生用：解毒，消痈，截疟，润肠通便 2002 。

【应用】①精血亏虚、头晕眼花、须发早白、腰膝酸软。②久疟、痈疽、风疹瘙痒、瘰疬、肠燥便秘等。③高脂血症。

四、补阴药

1. 北沙参

【性能】甘、微苦，微寒。归肺、胃经 2018 。

【功效】养阴清肺，益胃生津 2002 2005 2006 。

【应用】①肺热燥咳，劳嗽痰血。②胃阴不足，热病津伤，咽干口渴 2021 。

【注意】不宜与藜芦同用。

2. 麦冬

【性能】甘、微苦，微寒。归心、肺、胃经。

【功效】养阴生津，润肺清心。

【应用】①津伤口渴，内热消渴，肠燥便秘。②肺燥干咳，阴虚劳嗽，喉痹咽痛。③心烦失眠。

3. 龟甲

【性能】咸、甘，微寒。归肾、肝、心经。

【功效】滋阴潜阳，益肾健骨，养血补心，固经止崩 2007 。

【应用】①阴虚发热，骨蒸劳热，阴虚阳亢，头晕目眩，虚风内动。②肾虚筋骨痿软。③阴虚血亏之惊悸、失眠、健忘。④崩漏经多。

【用法】煎服，9～24g，宜先煎。本品经砂炒醋淬后，有效成分更容易煎出，并除去腥气，便于制剂 2000 。

4. 鳖甲

【性能】咸，寒。归肝、肾经 2018 。

【功效】滋阴潜阳，退热除蒸，软坚散结。

【应用】①阴虚发热，骨蒸劳热，阴虚阳亢，头晕目眩、虚风内动、手足瘛疭 2021 。②癥瘕，久疟疟母。

【用法】煎服，9～24g，宜先煎。本品经砂炒醋淬后，有效成分更容易煎出，可去其腥气，易于粉碎，方便制剂。

	相同点	不同点
龟甲	滋阴清热，潜阳息风，治疗阴虚发热、阴虚阳亢、阴虚风动等证	滋阴之力较强，并能益肾健骨、养血补心，可用于肾虚骨弱、心血不足以及阴虚有热的崩漏等证
鳖甲		长于清虚热，并善于软坚散结，常用于阴虚发热、癥瘕、疟母等证

5. 百合

【功效】养阴润肺，清心安神。

【主治】①阴虚燥咳，劳嗽咯血。②阴虚有热之失眠心悸及百合病心肺阴虚内热证。

6. 天冬

【功效】养阴润燥，清肺生津。

【主治】①肺燥干咳，顿咳痰黏。②腰膝酸痛，骨蒸潮热。③内热消渴、热病伤津之食欲不振、口渴及肠燥便秘等证。

	相同点	不同点
麦冬	清热滋阴生津，同治燥咳痰黏、劳嗽咯血、内热消渴及阴亏肠燥便秘	滋阴润燥清热力弱于天冬，且能养胃生津、清心除烦，又治胃阴不足之舌干口渴，阴虚火旺之心烦不眠及心神不安等证，心肺胃三经阴伤有火之证，皆可用之，作用部位偏上
天冬		清火润燥之功强于麦冬，且可滋肾阴，长于滋肾阴而降虚火，作用部位偏下

7. 石斛

【功效】益胃生津，滋阴清热。

【主治】①热病津伤，口干烦渴，胃阴不足，食少干呕。②病后虚热不退，阴虚火旺，骨蒸劳热，目暗不明，筋骨痿软。

8. 玉竹

【功效】养阴润燥、生津止渴。

【主治】①肺胃阴伤。②燥热咳嗽。③咽干口渴，内热消渴。

9. 枸杞子

【功效】滋补肝肾，益精明目。

【主治】①精亏，腰膝酸痛，眩晕耳鸣，阳痿遗精。②内热消渴。③血虚萎黄，目昏不明。

10. 南沙参

【功效】养阴清肺，清胃生津，补气，化痰。

【注意】反藜芦。

	相同点	不同点
北沙参	二者功用相似，均以养阴清肺、益胃生津为主要功效	养阴、清热、生津优于南沙参
南沙参		尚兼益气及祛痰作用

11. 女贞子

【功效】滋补肝肾，乌须明目 2016。

【主治】①肝肾阴虚，眩晕耳鸣，腰膝酸软。②须发早白。③目暗不明。④内热消渴，骨蒸潮热。

【用法】煎服。以黄酒拌后蒸制，可增强滋补肝肾作用，并使苦寒之性减弱，避免滑肠。

12. 黄精

【功效】补气养阴，健脾，润肺，益肾。

13. 墨旱莲

【功效】滋补肝肾，凉血止血。

第二十二单元 收涩药

重点提示

本单元内容虽然在考试中所占比例不多，但对于五味子、肉豆蔻、山茱萸等药物的功效应着重把握，对于方剂的复习也有帮助。

一、固表止汗药

1. 麻黄根

【功效】固表止汗。

2. 浮小麦

【功效】固表止汗，益气，除热。

二、敛肺涩肠药

1. 五味子

【性能】酸、甘，温。归肺、心、肾经。

【功效】收敛固涩，益气生津，补肾宁心。

【应用】①久咳虚喘。②自汗，盗汗。③梦遗，滑精遗尿，尿频。④久泻不止。⑤津伤口渴，消渴。⑥心悸，失眠，多梦 2011。

2. 乌梅

【性能】酸、涩，平。归肝、脾、肺、大肠经。

【功效】敛肺，涩肠，安蛔，生津 2004 2010 2015 2019。

【应用】①肺虚久咳。②久泻，久痢。③蛔厥腹痛，呕吐。④虚热消渴。⑤炒炭后可用于崩漏不止，便血等；外敷能消疮毒，可治胬肉外突、头疮等。

	相同点	不同点
五味子	敛肺止咳、涩肠止泻、生津止渴，可用于治疗肺虚久咳、久泻及津伤口渴之证	滋肾、固精、敛汗及宁心安神，用于治疗遗精、滑精、自汗盗汗、心悸、失眠、多梦等
乌梅		具安蛔止痛、止血及消疮毒之功，用于治疗蛔厥腹痛呕吐、崩漏下血、胬肉外突等

3. 诃子

【功效】涩肠止泻，敛肺止咳，降火利咽 2021。

【主治】①久泻，久痢。②便血脱肛，肺虚喘咳，久嗽不止，咽痛音哑（治失音之要药）。

【用法】煎服，涩肠止泻宜煨用，敛肺清热、利咽开音宜生用。

4. 肉豆蔻

【功效】涩肠止泻，温中行气 2018 2021。

【主治】①虚寒泻痢。②脘腹胀痛，食少呕吐 2003 2008。

【用法】煎服，入丸、散服。内服须煨熟去油用。

	相同点	不同点
肉豆蔻	温中散寒、行气消胀、开胃，可治寒湿中阻及脾胃气滞的脘腹胀满，不思饮食以及呕吐等	长于涩肠止泻，多用于脾胃虚寒的久泻
豆蔻		长于芳香化湿，多用于湿浊中阻的脘腹胀满，有呕吐者更宜

5. 赤石脂

【功效】涩肠，止血，敛疮生肌。

【注意】湿热积滞泻痢者忌服。孕妇慎用。畏官桂。

三、固精缩尿止带药

1. 山茱萸

【性能】酸、涩，微温。归肝、肾经。

【功效】补益肝肾，收敛固脱。

【应用】①腰膝酸软，眩晕耳鸣，阳痿。②遗精滑精（固精止遗要药），遗尿尿频。③崩漏带下，月经过多。④大汗不止，体虚欲脱。⑤亦治内热消渴。

2. 桑螵蛸

【功效】固精缩尿，补肾助阳。

【主治】①遗精滑精 2016。②遗尿尿频，白浊。③阳痿。

【注意】阴虚多火、内有湿热之遗精及膀胱湿热而小便频数者忌用。

3. 海螵蛸

【功效】涩精止带，收敛止血，制酸止痛，收湿敛疮 2009。

【主治】①遗精滑精，赤白带下。②崩漏便血，吐血衄血。③胃痛吐酸。④外用治损伤出血，湿疮，湿疹，溃疡不敛。

4. 芡实

【功效】益肾固精，补脾止泻，除湿止带。

【主治】①遗精，滑精。②脾虚久泻。③白浊带下。④遗尿尿频。

	相同点	不同点
莲子	益肾固精，健脾止泻，止带，补中有涩	兼能养心，可治虚烦、心悸、失眠等证
芡实		除湿止带，为治虚、实带下的常用药

5. 金樱子

【功效】固精缩尿，固崩止带，涩肠止泻。

第二十三单元　攻毒杀虫止痒药

重点提示

本单元考试很少涉及。了解硫黄的功效即可。

硫黄

【功效】外用解毒杀虫疗疮；内服补火助阳通便 2021。

【主治】①外用治疥癣，湿疹，阴疽恶疮。②内服治阳痿足冷，虚喘冷哮，虚寒便秘。

第四篇 方 剂 学

第一单元 总论

> **重点提示**
>
> 本单元内容较少,重点掌握方剂的组成原则、常用剂型及其特点,其余内容了解即可。

一、方剂与治法

1. 方剂与治法的关系 方从法出,法随证立,以法统方。
2. 常用治法 "八法":汗法、和法、下法、消法、吐法、清法、温法、补法。

二、方剂的组成与变化

1. 方剂的组成原则

(1) 君药:治证主药 2016。

(2) 臣药:①辅君。②治兼证 2016。

(3) 佐药:①佐助药:辅君臣以强效,或治次要兼证。②佐制药:弱君臣毒峻之性。③反佐药:与君药性味相反,而又起相成作用 2018。

(4) 使药:①引经药:带诸药入病所。②调和药:调和诸药。

2. 方剂的变化形式

(1) 药味的增损:君药不变为前提,加减方中其他药物。

(2) 药量的加减:方中药物组成不变为前提 2001,用量发生改变。

(3) 剂型的变化:方中药物组成及配伍用量比例不变为前提,药力大小和峻缓改变。

三、常用剂型及其特点 2005

剂型	特点
汤剂	吸收迅速,药效快,便于随证化裁,适于重症及病情不稳定者
散剂	制备简便,吸收较快,节省药物,易于携带和服用
丸剂	吸收慢,药效持久,节省药物,便于携带与服用。有水丸、蜜丸、糊丸、浓缩丸等
膏剂	有煎膏、软膏、硬膏之分,临床上使用范围广

第二单元 解表剂

> ☆**重点提示**
>
> 本单元历年考试频频涉及。重点为方剂的组成及功用。重点掌握麻黄汤、小青龙汤、银翘散、败毒散等常用方剂。麻黄汤作为方剂学中第一个方剂已被大家所熟记,考查的可能性反而不大。另外要特别注意九味羌活汤、银翘散、败毒散等组成药物比较多的方剂。

一、辛温解表

1. 麻黄汤

【组成】麻黄、桂枝、甘草、杏仁。

【功用】发汗解表,宣肺平喘 2015。

【主治】外感风寒表实证。头身疼痛,无汗而喘。

【配伍意义】麻黄为君,发汗解表、宣肺平喘;与桂枝相配,营卫双解,与杏仁相配,止咳平喘;甘草调和诸药。

【全方配伍特点】一是麻黄、桂枝相须为用,开腠畅营;二是麻黄、杏仁相使为用,宣降相宜。

【运用】外感表虚自汗、血虚而脉兼"尺中迟"、误下而见"身重心悸"等,虽有表寒证,亦皆禁用。

2. 桂枝汤

【组成】桂枝、芍药、甘草、生姜、大枣 2015。

【功用】解肌发表,调和营卫。

【主治】外感风寒表虚证 2016。头痛恶风汗出,脉浮缓或浮弱。

【配伍意义】桂枝为君,调和营卫,解肌散邪 2018;与芍药相配,共调营卫,姜枣相配,养阴护卫;甘草合桂枝取其"辛甘化阳",合芍药取其"酸甘化阴",兼调诸药,用为佐使 2010。全方法中有法,被称为"仲景群方之冠"。桂枝与芍药用量相等,寓意有三:一为针对营卫失调病机,体现营卫同治,祛邪扶正,邪正兼顾之意;二为相辅相成,桂枝得芍药相助则汗出有源,芍药得桂枝相助则滋而能化;三为相制相成,散中有收,汗中寓补。

【全方配伍特点】辛散与酸收相配,散中有收,汗不伤正;助阳与益阴同用,阴阳兼顾,营卫并调。

【运用】药后"啜热稀粥"借水谷之气以充养胃气,资生汗源,不但酿汗,更可使外邪速去而不致复感;凡外感风寒表实无汗者禁用。

鉴别	相同点	不同点
麻黄汤	辛温解表	发汗散寒力强,宣肺平喘,为辛温发汗之重剂
桂枝汤		发汗解表力弱,调和营卫,为辛温解表之和剂

3. 小青龙汤

【组成】细辛、半夏、干姜、五味子、甘草、桂枝、芍药、麻黄 2000。

【方歌】解表蠲饮小青龙,麻桂姜辛姜夏草从,芍药五味敛气阴,表寒内饮最有功。

【功用】解表散寒,温肺化饮 2010。

【主治】外寒里饮证。痰多而稀,或兼水肿。

【配伍意义】麻黄、桂枝为君,辛温发汗解表,温阳化饮。干姜、细辛为臣,助阳温肺,散寒化饮 2010 2021;半夏祛痰和胃,亦为臣。甘草调和诸药。

【全方配伍特点】辛散与酸收相配,散中有收,温化与收敛相伍,开中有合。

【运用】本方辛散温化之力较强,应以确属水寒相搏于肺者方可使用。

4. 九味羌活汤

【组成】羌活、防风、细辛、苍术、白芷、川芎、黄芩、生地黄、甘草 2009。

【方歌】九味羌活防风苍,辛芷芎草芩地黄,发汗祛湿兼清热,分经论治变通良 2012。

【功用】发汗祛湿,兼清里热。

【主治】外感风寒湿邪,内有蕴热证 2010。肢体酸痛,口微渴。

【配伍意义】羌活为君,祛除在表之风寒湿邪;防风、苍术为臣,助羌活发汗除风湿;细辛、白芷、川芎祛风散寒,宣痹止痛,黄芩、生地清泄里热兼制温燥之药性,共为佐药;甘草为使,调和诸药。全方温散配合清热,使升散不太过,寒凉不凝滞。

【分经论治】羌活－太阳头痛、细辛－少阴头痛、白芷－阳明头痛、苍术－太阴头痛、黄芩－少阳头痛、防风－走十二经。

二、辛凉解表

1. 银翘散

【组成】连翘、金银花、竹叶、荆芥、牛蒡子、淡豆豉、薄荷、甘草、桔梗、芦根 2021。

【方歌】银翘散主上焦疴,竹叶荆蒡豉薄荷,甘桔芦根凉解法,清疏风热煮无过。

【功用】辛凉透表,清热解毒。

【主治】温病初起。无汗或有汗不畅,咽痛。

【配伍意义】金银花、连翘为君,疏散风热,清热解毒,辟秽化浊 2015。薄荷、牛蒡子疏风热利咽喉,共为臣药。荆芥、淡豆豉开腠理而祛邪 2018,桔梗利咽,芦根、竹叶清热生津,生甘草既调和药性,又合桔梗利咽止咳,共为佐使药。全方主用辛凉药,透表清热,被吴鞠通称为"辛凉平剂"。

【全方配伍特点】辛凉与辛温相伍,主以辛凉;疏散与清解相配,疏清兼顾。

【运用】体现吴氏"治上焦如羽,非轻不举"的用药原则;外感风寒及湿热病初起者禁用;方中药物多为芳香轻宣之品,不宜久煎。

2. 麻黄杏仁甘草石膏汤

【组成】麻黄、杏仁、甘草、石膏。

【功用】辛凉解表,清肺平喘。

【主治】外感风邪,邪热壅肺证。发热重,咳喘,苔薄黄,脉滑数。

【配伍意义】麻黄得石膏则宣肺平喘而不助热,石膏得麻黄则清解肺热而不凉遏,石膏用量倍于麻黄,共为君。杏仁为臣,降利肺气平喘咳;杏仁与麻黄相配则宣降相因,与石膏相伍则清肃协同。佐使炙甘草益气和中,与石膏相配生津止渴,并能调和于寒热宣降之间。

3. 桑菊饮

【组成】桑叶、菊花、桔梗、杏仁、连翘、芦根、甘草、薄荷 2021。

【方歌】桑菊饮中桔杏翘,芦根甘草薄荷饶,清疏肺卫轻宣剂,风温咳嗽服之消。

【功用】疏风清热,宣肺止咳 2003 2004 2005。

【主治】风温初起,邪客络脉证。但咳,身热不甚,口微渴。

【配伍意义】桑叶配伍菊花,清宣肺热而止咳,清利头目而肃肺,共为君药。薄荷疏散风热,杏仁肃降肺气,桔梗开宣肺气,与杏仁相合,一宣一降,以复肺脏宣降而能止咳,共为臣药。连翘透邪解毒,芦根清热生津,为佐药。甘草调和诸药为使。

鉴别	相同点	不同点
桑菊饮	治温病初起之表证	肃肺止咳之力大,为"辛凉轻剂"
银翘散		解表清热之力强,为"辛凉平剂"

三、扶正解表

败毒散

【组成】柴胡、前胡、川芎、枳壳、羌活、独活、茯苓、桔梗、人参、甘草、生姜、薄荷。

【方歌】人参败毒草苓芎,羌独柴前枳桔共,薄荷少许姜三片,气虚感寒有奇功。

【功用】益气解表,散寒祛湿。

【主治】气虚外感风寒湿证。憎寒壮热，头项强痛，脉浮按之无力。

【配伍意义】羌活、独活为君，辛温发散，祛全身风寒湿邪，通络止痛。柴胡解肌，川芎行血，共同宣痹止痛为臣药。桔梗宣肺利膈，枳壳理气宽中，前胡化痰止咳，茯苓渗湿消痰，共为佐药。生姜、薄荷助解表，甘草调和药性，兼以益气和中，共为佐使之药。人参亦属佐药，用以益气扶正，一则助正气以鼓邪外出，并寓防邪入里之义；二则令全方散中有补，不致耗伤真元。

第三单元　泻下剂

☆重点提示

本单元首先掌握每节的主要方剂，其次掌握每味方剂的组成、功用及其主治，特别是麻子仁丸尤为重要。需熟悉温脾汤的内容。

一、寒下

大承气汤

【组成】大黄、芒硝、枳实、厚朴 2009。

【功用】峻下热结。

【主治】①阳明腑实证。②热结旁流证。③里热实证之热厥、痉病或发狂等。

【配伍意义】大黄为君，泄热涤肠。芒硝助大黄泄热又能软坚散结 2011，为臣药。厚朴为君，行气散满，枳实为臣，消痞破结。煎煮时应该先煎枳、朴，后入大黄，芒硝溶服。

【全方配伍特点】苦辛通降与咸寒合法，泻下与行气并重，相辅相成。

【运用】孕妇禁用；中病即止。

鉴别	相同点	不同点
大承气汤	治阳明热盛证	峻下剂，主治痞、满、燥、实，阳明腑实重证
小承气汤		轻下剂，主治痞、满、实之阳明热结轻证
调胃承气汤		缓下剂，主治燥、实之证，阳明燥热内结

二、温下

温脾汤

【组成】大黄、附子、当归、芒硝、干姜、人参、甘草。

【方歌】温脾附子大黄硝，当归干姜人参草，攻下寒积温脾阳，阳虚寒积腹痛疗。

【功用】温补脾阳，攻下寒积 2018。

【主治】阳虚冷积证。腹痛便秘，脐下绞结，绕脐不止，手足不温。

【配伍意义】附子温阳散寒，大黄泻下通便，共为君药。干姜助附子温中散寒，芒硝助大黄泻下攻积，共为臣药。当归益气养血，人参补脾益气扶阳，为佐药。甘草健脾益气，并防大黄伤正气，调和诸药，兼为佐使。全方温阳以祛寒、攻下不伤正，共奏攻下寒积、温补脾阳之功。

鉴别	相同点	不同点
温脾汤	冷积里实之腹痛便秘	脾阳不足，冷积阻滞，虚中夹实之便秘腹痛
大黄附子汤		中气未虚，寒实积滞之便秘腹痛

三、润下

麻子仁丸

【组成】麻子仁、枳实、厚朴、大黄、杏仁、芍药 2011 2021。

【方歌】麻子仁丸脾约治，杏芍大黄枳朴蜜，润肠泄热又行气，胃热肠燥便秘施。

【功用】润肠泄热，行气通便 2001。

【主治】脾约证 2009 2016。大便干结，小便频数。

【配伍意义】以性味甘平质润多脂之麻子仁为君药。大黄泻热通便，攻下积滞；杏仁上肃肺气，下润大肠；白芍养血敛阴，缓急止痛，共为臣药。枳实、厚朴行气破结消滞，共为佐药。佐使甘缓之蜂蜜，既助麻子仁润肠通便，又可缓和小承气汤攻下之力。方中大黄、厚朴用量从轻；麻仁、杏仁、芍药、白蜜等，一则益阴增液以润肠通便，二则甘润减缓小承气攻下之力。

第四单元 和解剂

重点提示

本单元的出题率一般，重点掌握小柴胡汤、逍遥散、半夏泻心汤的药物组成、功用。其他方剂也要熟悉功效。

一、和解少阳

1. 小柴胡汤

【组成】柴胡、人参、半夏、甘草、黄芩、生姜、大枣 2015 2021。

【方歌】小柴胡汤和解供，半夏人参甘草从，更加黄芩生姜枣，少阳为病此方宗。

【功用】和解少阳 2002 2010 2021。

【主治】①伤寒少阳证。②妇人中风，热入血室，经水适断，寒热发作有时。③疟疾、黄疸等见少阳证者。

【配伍意义】柴胡为君，苦辛微寒入肝经，既能透表里之邪，又能舒畅经气 2016。黄芩解肌，清泄少阳之热，为臣药 2004 2005。半夏、生姜和胃止呕，人参、大枣扶正祛邪，并防邪内陷，共为佐药。甘草补中扶正，调和诸药，为使药。

【全方配伍特点】透散清泄以和解，升清降浊兼扶正。

【运用】临床上只要有少阳证部分主症，便可应用本方治疗。"伤寒中风，有柴胡证，但见一证便是，不必悉具"。

2. 蒿芩清胆汤

【组成】青蒿脑、淡竹茹、仙半夏、赤茯苓、青子芩、生枳壳、陈广皮、碧玉散（滑石、甘草、青黛） 2002。

【方歌】蒿芩清胆夏竹茹，碧玉赤苓枳陈辅，清胆利湿又和胃，少阳湿热痰浊除。

【功用】清胆利湿，和胃化痰。

【主治】少阳湿热痰浊证。寒热如疟，寒轻热重，吐酸苦水或呕吐黄涎。

【配伍意义】方中以苦寒芳香之青蒿，清透少阳邪热；以苦寒之黄芩，清泄胆热，并能燥湿，两药相合，既可内清少阳湿热，又能透邪外出，共为君药。竹茹善清胆胃之热，化痰止呕；枳壳下气宽中，除痰消痞；半夏燥湿化痰，和胃降逆；陈皮理气化痰，宽胸畅膈，四药相伍，使热清湿化痰除，共为臣药。赤茯苓、碧玉散清热利湿，导邪从小便而去，为佐使药。

二、调和肝脾

1. 四逆散

【组成】柴胡、芍药、枳实、炙甘草。

【方歌】阳郁厥逆四逆散，等分柴芍枳实甘，透邪解郁理肝脾，肝郁脾滞力能堪。

【功用】透邪解郁，疏肝理脾 2010。

【主治】①阳郁厥逆证（手足不温，脉弦，或腹痛，或泄利下重）。②肝脾气郁证（胁肋胀闷，脘腹疼痛，脉弦）。

【配伍意义】柴胡为君，疏肝解郁，透邪升阳，使肝气调达，郁热外解。芍药敛阴泄热，养肝阴，为臣药。枳实行气畅脾，佐柴胡畅气机。甘草健脾和中为使药。其中柴胡配芍药，疏肝柔肝并举；柴胡配枳实，一升一降，畅达气机；芍药配枳实，一气一血，可治气血郁滞之腹痛；白芍配炙甘草，柔肝缓急止痛。

2. 逍遥散

【组成】当归、芍药、柴胡、茯苓、白术、甘草、生姜、薄荷 2001。

【方歌】逍遥散用当归芍，柴苓术草加姜薄，肝郁血虚脾气弱，调和肝脾功效卓。

【功用】疏肝解郁，健脾养血。

【主治】肝郁血虚脾弱证。口燥咽干，神疲食少，月经不调，脉弦而虚。

【配伍意义】柴胡为君，疏肝解郁 2016。当归养血和血，白芍养血敛阴，柔肝缓急，共为臣药。当归、白芍与柴胡配伍，补肝之体，助肝之用，使血和则肝和，血充则肝柔。白术、茯苓、甘草益气健脾，薄荷、生姜疏肝散郁，共为佐药。甘草调和药性，为使药。

【全方配伍特点】肝脾同调，气血兼顾，疏柔合法。

【运用】妇科调经的常用方；肝郁血虚，化火生热者，加丹皮、栀子以清热凉血。

三、调和肠胃

半夏泻心汤

【组成】黄连、黄芩、干姜、炙甘草、大枣、人参、半夏 2011 2018。

【方歌】半夏泻心配芩连，干姜人参草枣全，辛开苦降除痞满，寒热错杂痞证蠲。

【功用】寒热并调，消痞散结 2006 2010。

【主治】寒热互结之痞证。心下痞，但满而不痛，呕吐，或肠鸣下利。

【配伍意义】方中半夏为君药，辛温苦燥，能和胃降逆，消痞散结。干姜消痞散结，温胃和阴；黄连、黄芩清泄里热而和阳，共为臣药。人参、大枣健脾益气，补虚生津，共为佐药。炙甘草调和诸药为使药。

【全方配伍特点】寒热平调以和阴阳，辛开苦降以调气机，补泻兼施，以顾虚实。

【运用】治疗中气虚弱，寒热错杂，升降失常而致痞证之基础方；又是体现调和寒热，辛开苦降治法的代表方。

第五单元　清热剂

☆**重点提示**

本单元内容为考试重点，应全面复习。其中清营汤、犀角地黄汤、龙胆泻肝汤以及白头翁汤等典型方剂的组成、功效应重点掌握。其余方剂的组成、功用、主治也要熟记。另外本单元考纲要求了解的配伍意义较多，可结合中药学的知识复习。

一、清气分热

白虎汤

【组成】石膏、知母、甘草、粳米。

【方歌】白虎膏知粳米甘,清热生津止渴烦,气分热盛四大证,益气生津人参添。

【功用】清热生津 2015。

【主治】气分热盛证。壮热面赤,烦渴引饮,汗出恶热,脉洪大有力。

【配伍意义】方中重用石膏为君,甘辛大寒,功善清解,透热出表,清泄阳明气分实热;知母寒润,能滋阴生津,助石膏清泄里热,又可滋阴润燥而为臣药;甘草、粳米固护胃气,防止大寒伤中,共为佐使药。

二、清营凉血

1. 清营汤

【组成】犀角(现用水牛角代,下同)、生地黄、玄参、竹叶、麦冬、丹参、黄连、金银花、连翘。

【方歌】清营汤治热传营,身热燥渴眠不宁,犀地银翘玄连竹,丹麦清热更护阴。

【功用】清营解毒,透热养阴。

【主治】热入营分证 2002 2015。身热夜甚,神烦少寐,时有谵语。

【配伍意义】犀角为君,清解营分热毒。生地黄凉血滋阴,麦冬清热养阴生津,玄参滋阴降火解毒,共为臣药。金银花、连翘清热解毒,透营转气;黄连清心解毒 2020;竹叶清心除烦;丹参凉血活血。几药共为佐药。诸药为伍,共奏清营解毒、透热养阴之功。

【全方配伍特点】辛苦甘寒以滋养清解,透热转气以入营清散。

【运用】以身热夜甚,神烦少寐,斑疹隐隐,舌绛而干,脉数为辨证要点。舌白滑有湿热者不宜使用。

2. 犀角地黄汤

【组成】犀角(现用水牛角代)、生地黄、赤芍、牡丹皮。

【方歌】犀角地黄芍药丹,清热凉血散瘀专,热入血分服之安,蓄血伤络吐衄斑。

【功用】清热解毒,凉血散瘀 2010。

【主治】热入血分证。身热谵语,斑色紫黑,或吐衄便血尿血,舌深绛起刺,脉数。

【配伍意义】本方证由热毒炽盛于血分,动血耗血所致。方用苦咸寒之犀角(现用水牛角代)为君药,凉血清心而解热毒,使火平热降,毒解血宁。以甘苦寒之生地黄为臣药,清热凉血滋阴,一以助犀角(现用水牛角代)清热凉血;一以复已失之阴血。用苦微寒之赤芍与辛苦微寒之牡丹皮共为佐药,清热凉血,活血散瘀,可收化斑之功。

鉴别	相同点	不同点
清营汤	清营凉血	寓透热转气之意,适于热邪初入营分尚未动血之证
犀角地黄汤		寓凉血散血之意,治热入血分而见耗血、动血之证

三、清热解毒

黄连解毒汤

【组成】黄连、黄芩、黄柏、栀子。

【功用】泻火解毒。

【主治】三焦火毒证。大热烦躁,发斑,错语不眠。

【全方配伍特点】苦寒直折,泻火解毒,三焦并清。

【运用】为"苦寒直折"法之代表方;非火盛者不宜使用。

四、清脏腑热

1. 龙胆泻肝汤

【组成】龙胆草、黄芩、栀子、泽泻、木通、车前子、当归、生地黄、柴胡、生甘草 2004 2005。

【方歌】龙胆栀芩酒拌炒，木通泽泻车柴草，当归生地益阴血，肝胆实火湿热消。

【功用】泻肝胆实火，清肝经湿热 2009 2010 2015。

【主治】①肝胆实火上炎证。②肝经湿热下注证。

【配伍意义】龙胆草大苦大寒，上泻实火，下清湿热，泻火除湿为君药；黄芩、栀子苦寒泻火，助君药燥湿清热，为臣药；泽泻、木通、车前子导湿热随小便而解，又用生地黄、当归养血滋阴。柴胡舒畅肝胆之气，引诸药归于肝胆之经，共为佐药。甘草调和诸药，护胃安中，为佐使药。

【全方配伍特点】苦寒清利，泻中有补，降中寓升，以适肝性。

【运用】脾胃虚寒和阴虚阳亢之证禁用。

2. 左金丸

【组成】黄连、吴茱萸。

【功用】清肝泻火，降逆止呕。

【主治】肝火犯胃证。胁肋胀痛，嘈杂吞酸，呕吐口苦。

【配伍意义】重用黄连为君，可清泻肝火、胃热、心火；佐吴茱萸既可疏肝解郁，又能制黄连苦寒之性，免其伤胃。还能和胃降逆，引黄连入肝经。

【配伍特点】辛开苦降，肝胃同治；寒热并用，主以苦寒。

3. 清胃散

【组成】生地黄、当归身、牡丹皮、黄连、升麻。

【方歌】清胃散中升麻连，当归生地丹皮全，或加石膏泻胃火，能消牙痛与牙宣。

【功用】清胃凉血 2004。

【主治】胃火牙痛。牙痛牵引头痛，面颊发热，口气热臭，口干舌燥。

【配伍意义】黄连直泻胃火为君药；升麻清热解毒，升宣郁火 2021，为臣药。君臣相合，升降并用。臣以丹皮凉血清热。生地黄滋阴止血，当归养血活血，共为佐药。升麻引药入经，兼为使药。

4. 白头翁汤

【组成】白头翁、黄柏、黄连、秦皮。

【方歌】白头翁治热毒痢，黄连黄柏佐秦皮，清热解毒并凉血，赤多白少脓血医。

【功用】清热解毒，凉血止痢。

【主治】热毒痢疾。腹痛，里急后重，肛门灼热，下痢脓血，赤多白少。

【配伍意义】白头翁苦寒而入血分，清热解毒，凉血止痢，为君。黄连苦寒，泻火解毒，燥湿厚肠，为治痢要药，黄柏清下焦湿热，共为臣药。秦皮清热解毒而兼以收涩止痢，为佐使药。

5. 导赤散

【组成】生地黄、木通、生甘草梢、竹叶。

【方歌】导赤木通生地黄，草梢煎加竹叶尝，清心利水又养阴，心经火热移小肠。

【功用】清心利水养阴。

【主治】心经火热证。口舌生疮，心热移于小肠，小便赤涩刺痛。

【配伍意义】生地黄凉血滋阴以制心火，木通上清心经之火、下导小肠之热，共为君药。

竹叶清心除烦，淡渗利窍，导心火下行，为臣药。生甘草梢清热解毒，并能调和诸药，还可防木通、生地黄之寒凉伤胃，为佐使药。

6. 泻白散

【组成】地骨皮、桑白皮、甘草、粳米。

【方歌】泻白桑皮地骨皮，粳米甘草扶肺气，清泻肺热平和剂，热伏肺中喘咳医。

【功用】清泻肺热，止咳平喘。

【主治】肺热咳喘。气喘咳嗽，皮肤蒸热，日晡尤甚，舌红苔黄，脉细数。

【配伍意义】桑白皮清泻肺热，平喘止咳，为君药。地骨皮可助君药清降肺中伏火，为臣药。甘草、粳米养胃和中，共为佐使。四药合用，共奏清泻肺热、止咳平喘之功。

五、清虚热

青蒿鳖甲汤

【组成】青蒿、鳖甲、细生地、知母、丹皮。

【功用】养阴透热。

【主治】温病后期，邪伏阴分证。夜热早凉，热退无汗，舌红苔少，脉细数。

【配伍意义】鳖甲、青蒿相配，滋阴清热，共为君药。生地黄滋阴凉血，知母滋阴降火，共为臣药。丹皮泄血中伏火，以助青蒿清透阴分伏热，为佐药。诸药合用，养阴而不恋邪，祛邪而不伤正，共奏养阴透热之功。

第六单元　祛　暑　剂

> **重点提示**
>
> 本单元历年考查不是很多，主要是考查功用、主治以及在主治的基础上选择用药。

一、祛暑解表

香薷散

【组成】香薷、白扁豆、厚朴、酒。

【功用】祛暑解表，化湿和中。

【主治】阴暑。恶寒发热，头痛身痛，无汗，腹痛吐泻，苔白腻，脉浮（无数象）。

【配伍意义】香薷为君，解表散寒，祛暑化湿，是夏月解表祛暑之要药。厚朴为臣，辛香温燥，行气除满，燥湿运脾。白扁豆健脾和中，渗湿消暑，为佐药。

二、祛暑利湿

六一散

【组成】滑石、甘草。

【功用】清暑利湿。

【主治】暑湿证。身热烦渴，小便不利，或泄泻。

三、祛暑益气

清暑益气汤

【组成】西洋参、石斛、麦冬、黄连、竹叶、荷梗、知母、甘草、粳米、西瓜翠衣。

【方歌】王氏清暑益气汤，暑热气津已两伤，洋参麦斛粳米草，翠衣荷连知竹尝。

【功用】清暑益气，养阴生津。

【主治】暑热气津两伤证。汗多，体倦少气，脉虚数。

【配伍意义】西瓜翠衣清热解暑，西洋参益气生津，养阴清热，共为君药。荷梗助西瓜翠衣清热解暑，石斛、麦冬助西洋参养阴生津清热，共为臣药。黄连苦寒泻火，知母泻火滋阴，竹叶甘淡，清热除烦，共为佐药。甘草、粳米益胃和中，为使药。

第七单元　温里剂

> ☆重点提示
>
> 本单元历年考查频率较高。其中小建中汤、理中丸、四逆汤均是考试的常考点，无论是方剂的组成还是功用均应重点掌握。其他方剂的功用也要熟悉。

一、温中祛寒

1. 理中丸

【组成】甘草、人参、白术、干姜 2021。

【方歌】理中干姜参术草，温中健脾治虚寒，中阳不足痛呕利，丸汤两用腹中暖。

【功用】温中祛寒，补气健脾 2018。

【主治】①脾胃虚寒证。②阳虚失血证。③中阳不足，阴寒上乘之胸痹；脾气虚寒，不能摄津之病后多涎唾；或中阳虚损，土不荣木之小儿慢惊，或清浊相干，升降失常之霍乱 2015。

【配伍意义】重用干姜为君药，大辛大热，是温中驱寒之要药 2010。人参甘温，补气健脾为臣药。白术健脾燥湿为佐药。炙甘草与诸药等量，其意有三：一为合参、术以助益气健脾；二为缓急止痛；三为调和药性，是佐药而兼使药之用。

【配伍特点】辛热甘苦合方，温补并用，补中寓燥。

【运用】湿热内蕴中焦或脾胃阴虚者禁用。

2. 小建中汤

【组成】桂枝、甘草、大枣、芍药、生姜、饴糖 2015。

【方歌】小建中汤君饴糖，方含桂枝加芍汤，温中补虚和缓急，虚劳里急腹痛康。

【功用】温中补虚，和里缓急 2009。

【主治】中焦虚寒，肝脾失调，阴阳不和证。腹中拘急疼痛，时发时止。

【配伍意义】全方是把桂枝汤中芍药加倍并加饴糖组成的。饴糖温补中焦，缓急止痛为君药。桂枝温阳祛寒，白芍养营阴，缓急止痛，共为臣药。生姜温中散寒，大枣益脾生津，均为佐药。甘草益气缓中，兼调诸药，为佐使药。

二、回阳救逆

四逆汤

【组成】附子、甘草、干姜 2003 2004 2005 2021。

【功用】回阳救逆。

【主治】少阴病，心肾阳衰寒厥证（冷汗自出，四肢厥逆，脉微欲绝）；太阳病误汗亡阳者。

【配伍意义】生附子为君，回阳救逆。干姜为臣，温中散寒，助阳通脉。炙甘草用意有三：一则益气补中，治虚寒之本；二则缓姜、附峻烈之性；三则调和药性，并使药力作用持久。

【全方配伍特点】大辛大热以速挽元阳；少佐甘缓防虚阳复耗。

【运用】本方纯用辛热之品，中病手足温和即止，不可久服。真热假寒者忌用。

三、温经散寒

当归四逆汤

【组成】当归、桂枝、白芍、细辛、炙甘草、通草、大枣。

【方歌】当归四逆用桂芍，细辛通草甘大枣，养血温经通脉剂，血虚寒厥服之效。

【功用】温经散寒，养血通脉。

【主治】血虚寒厥证。手足厥寒，或腰、股、腿、足、肩臂疼痛。

【配伍意义】当归养血和血，桂枝温通血脉，共为君药。细辛温经散寒，助桂枝温通，白芍养血和营，助当归补益营血，共为臣药。通草通行经脉；大枣、炙甘草益气健脾养血，共为佐药。炙甘草兼调药性，又为使药。

第八单元　表里双解剂

重点提示

本单元3个方剂均为临床常用方，需全面掌握。

一、解表清里

葛根黄芩黄连汤

【组成】葛根、炙甘草、黄芩、黄连。

【功用】清表解里。

【主治】表证未解，邪热入里证。身热，下利臭秽，胸脘烦热，口干作渴，喘而汗出。

【配伍意义】葛根为君，入阳明经，既解表退热，又升发脾胃清阳之气治下利。黄连、黄芩为臣，清热燥湿，涩肠止利。甘草甘缓和中，调和诸药，为佐使。

二、解表攻里

1. 大柴胡汤

【组成】柴胡、大黄、枳实、半夏、黄芩、白芍、生姜、大枣。

【方歌】大柴胡汤用大黄，枳芩夏芍枣生姜，少阳阳明同合病，和解攻里效无双。

【功用】和解少阳，内泻热结。

【主治】少阳、阳明合病 2021。往来寒热，胸胁苦满，大便不解等。

【配伍意义】本方为小柴胡汤合小承气汤而成，柴胡为君，疏解少阳之邪。配黄芩清泄半表半里之郁热，轻用大黄，配伍枳实以泻阳明热结，行气消痞，共为臣药。芍药缓急止痛 2005 2011，半夏、生姜和胃止呕，共为佐药。大枣和中益气生津，为使药。其中柴胡配伍黄芩，可以内清外透，是和解少阳的主要药对。

【全方配伍特点】和下并用，主以和解少阳，辅以内泻热结，佐以缓急降逆。

鉴别	相同点	不同点
大柴胡汤	和解少阳	主治少阳与阳明合病，以和解为主，辅以泻下
小柴胡汤		主治少阳证，用于邪居少阳，正气不足，胆胃不和者

2. 防风通圣散

【组成】防风、川芎、当归、芍药、大黄、薄荷叶、麻黄、连翘、芒硝、石膏、黄芩、桔梗、滑石、甘草、荆芥、白术、栀子、生姜。

【功用】疏风解表，泄热通便。

【主治】风热壅盛，表里俱实证。亦治疮疡肿毒，肠风痔漏，鼻赤，瘾疹。

第九单元 补益剂

> ☆重点提示
>
> 本单元历年都会考查，应作为重中之重复习。四君子汤、参苓白术散、补中益气汤、玉屏风散、生脉散、四物汤、归脾汤、炙甘草汤以及六味地黄丸均是重点方剂。每一个方剂的药物组成、功效运用都应熟练掌握，其余方剂的组成、功用也应熟记。

一、补气

1. 四君子汤

【组成】人参、白术、茯苓、甘草 2002 2009 2021。

【方歌】四君子汤中和义，人参苓术甘草比，益气健脾基础剂，脾胃气虚治相宜。

【功用】益气健脾 2003 2004。

【主治】脾胃气虚证。倦怠乏力，面色萎白，舌淡苔白，脉虚缓。

【配伍意义】人参甘温补气，养脾益胃为君药；白术燥湿健脾，助人参益气补脾，为臣药；茯苓健脾渗湿，合白术健脾助运，为佐药；炙甘草益气补中又调和诸药，为佐使药。

2. 参苓白术散

【组成】莲子肉、薏苡仁、砂仁、桔梗、白扁豆、茯苓、人参、甘草、白术、山药。

【方歌】参苓白术扁豆莲，甘草山药砂苡仁，桔梗上浮兼保肺，枣汤调服益脾神。

【功用】益气健脾，渗湿止泻 2004。

【主治】脾虚湿盛证 2016；亦可治肺脾气虚，痰湿咳嗽。

【配伍意义】方中配伍四君子汤（人参、白术、茯苓、甘草）益气健脾以补虚。山药健脾止泻，莲子肉补脾涩肠止泻。白扁豆健脾化湿，薏苡仁健脾渗湿。砂仁芳香醒脾，行气导滞，化湿和胃，寓行气于补气之中，使全方补而不滞。桔梗宣利肺气，通调水道，又载药上行，与诸补脾药合用，有"培土生金"之意。

鉴别	相同点	不同点
参苓白术散	益气健脾	补气健脾与祛湿止泻并重，治脾虚夹湿
四君子汤		补气健脾之功专，治脾胃气虚

【相关知识拓展】培土生金代表方剂：麦门冬汤、泻白散、参苓白术散。

3. 补中益气汤

【组成】黄芪、炙甘草、人参、升麻、柴胡、橘皮、当归身、白术 2015 2016。

【方歌】补中益气芪参术，炙草柴升归陈助，清阳下陷能升举，气虚发热甘温除。

【功用】补中益气，升阳举陷 2002。

【主治】①脾胃气虚证。②气虚下陷证。③气虚发热证 2006。

【配伍意义】重用黄芪，既能补中益气，升阳固表，为君；人参、炙甘草补中健脾，助君药补气健脾，共为臣药；白术补气健脾，助脾运化，当归和营养血，陈皮疏理气机，共为佐药；加柴胡、升麻升提中气，为佐使药，甘草调和诸药，为使药。

【全方配伍特点】主以甘温，补中寓升，共成虚则补之、陷者升之、甘温除热之剂。

【运用】本方为补气升阳，甘温除热的代表方；阴虚发热及内热炽盛者忌用。

4. 玉屏风散

【组成】防风、黄芪、白术、大枣 2021。

【方歌】玉屏组合少而精，芪术防风鼎足形，表虚汗多易感冒，固卫敛汗效特灵。

【功用】益气固表止汗 2020。

【主治】表虚自汗。汗出恶风，易感外邪。

鉴别	相同点	不同点
玉屏风散	治表虚自汗	卫气虚弱，腠理不固之自汗
桂枝汤		外感风寒，营卫不和之自汗

5. 生脉散

【组成】人参、麦冬、五味子 2010 2021。

【方歌】生脉麦味与人参，保肺清心治暑淫，气少汗多兼口渴，病危脉绝急煎斟。

【功用】益气生津，敛阴止汗 2003 2004 2005。

【主治】①湿热、暑热，耗本伤阴证。②久咳伤肺，气阴两虚证。

【配伍意义】人参大补元气，益肺生津，为君药；麦冬滋阴润燥，合人参双补气阴，为臣药；五味子益气敛阴，与人参、麦冬相配，敛阴养阴为佐药。

二、补血

1. 四物汤

【组成】白芍、当归、熟地黄、川芎。

【方歌】四物熟地归芍芎，补血调血此方宗，营血虚滞诸多证，加减运用贵变通。

【功用】补血调血。

【主治】营血虚滞证。面色无华，唇甲色淡，舌淡脉细。

【配伍意义】本方重用滋阴补血的熟地黄为君药；当归补血活血，助君药补血又行血，为臣药；白芍滋阴养血，既能助养血之功又能缓急止痛，川芎善行，可通畅血脉，共为佐药。

【全方配伍特点】阴柔辛甘相伍，补中寓行，补血不滞血，行血不伤血。

2. 归脾汤

【组成】白术、人参、黄芪、当归、甘草、茯神、远志、酸枣仁、木香、龙眼肉、生姜、大枣。

【方歌】归脾汤用术参芪，归草茯神远志齐，酸枣木香龙眼肉，煎加姜枣益心脾。

【功用】益气补血，健脾养心 2003 2005 2009。

【主治】①心脾气血两虚证（心悸怔忡，失眠健忘）。②脾不统血证（便血，崩漏）。

【配伍意义】方中以参、芪、术、草益气健脾，使气旺而血生，气足则能摄血，血自归经。当归、龙眼肉补血养心神，酸枣仁、远志宁心安神。木香理气醒脾，使补而不滞，滋而不腻。煎煮时加入少量姜、枣调和脾胃，以资化源。

【全方配伍特点】一是心脾同治，但重在补脾，使脾旺则气血生化有源。二是气血并补，但重在补气。

【相关知识拓展】治便血方剂：归脾汤治疗心脾气血两虚所致便血；黄土汤治疗脾阳不足，脾不摄血所致便血。

三、气血双补

炙甘草汤

【组成】炙甘草、生姜、人参、生地黄、桂枝、阿胶、麦冬、麻仁、大枣、（清酒）2015。

【方歌】炙甘草参枣地胶，麻仁麦桂姜酒熬，益气养血温通脉，结代心悸肺痿疗。加芍去参枣桂姜，加减复脉滋阴饶。

【功用】滋阴养血，益气温阳，复脉定悸。

【主治】①阴血不足，阳气虚弱。②虚劳肺痿证 2010。

【配伍意义】方中重用生地黄为君药，滋阴养血。臣以炙甘草补气健脾，复脉益心，二药配伍，益气养血以复脉之本；人参、大枣补益心脾，阿胶、麦冬、麻仁甘润养血，助君药补脾充脉；桂枝、生姜温散，可温阳通脉，共为佐药 2005。清酒辛热，温通血脉，以行药力，为使药。

【相关知识拓展】虚劳肺痿——炙甘草汤；虚热肺痿——麦门冬汤。

四、补阴

1. 六味地黄丸

【组成】熟地黄、山茱萸、干山药、泽泻、牡丹皮、白茯苓 2015。

【方歌】六味地黄山药萸，泽泻苓丹三泻侣，三阴并补重滋肾，肾阴不足效可居。滋阴降火知柏需，养肝明目加杞菊，都气五味纳肾气，滋补肺肾麦味续。

【功用】填精滋阴补肾。

【主治】肾阴精不足证。腰膝酸软，小儿五迟五软。

【配伍意义】熟地黄滋阴补肾，填精益髓，为君药；山茱萸补肝肾涩精，山药补脾固肾止遗，共为臣药。三药配合为"三补"。佐以泽泻利湿泄肾浊，防熟地黄之滋腻恋邪；丹皮清泄相火，并制约山萸肉之温涩；茯苓淡渗脾湿，并助山药健运脾胃。三药相合，一者渗湿浊，清虚热；二者使全方补而不滞，滋而不腻，此为"三泻"。

【全方配伍特点】三补三泻，以补为主；肾、肝、脾三脏兼顾，以滋肾精为主。

【运用】脾虚泄泻者慎用。

2. 左归丸

【组成】怀熟地、炒山药、枸杞、山茱萸、川牛膝、鹿角胶、龟甲胶、菟丝子。

【功用】滋补阴肾，填精益髓。

【主治】真阴不足证。腰酸腿软，遗精滑泄，脉细。

【配伍意义】熟地黄为君，大补真阴，填精益髓。山茱萸滋养肝肾，涩精敛汗；山药补脾益阴，滋肾固精；龟甲胶、鹿角胶峻补精髓，龟甲胶偏于补阴，鹿角胶偏于补阳，在补阴之中配伍补阳药，取"阳中求阴"之义，均为臣药。枸杞补肾益精，养肝明目，菟丝子、川牛膝补肝肾，强腰膝，健筋骨，俱为佐药。

五、补阳

1. 肾气丸

【组成】干地黄、山药、山茱萸、泽泻、茯苓、牡丹皮、桂枝、炮附子。

【方歌】肾气丸主肾阳虚，干地山药及山萸，少量桂附泽苓丹，水中生火在温煦。济生加入车牛膝，温肾利水消肿需。十补丸有鹿茸味，主治肾阳精血虚。

【功用】补肾助阳，化生肾气 2005。

【主治】肾阳不足证。腰痛脚软，腰以下冷。

【配伍意义】干地黄为君，滋补肾阴，益精填髓。臣以山茱萸，补肝肾，涩精气；山药健脾气，固肾精。二药与熟地黄相配，补肾填精，谓之"三补"。臣以附子、桂枝，温肾助阳，生发少火，鼓舞肾气。佐以茯苓健脾益肾，泽泻、丹皮降相火而制虚阳浮动，且茯苓、泽泻均有渗湿泄浊、通调水道之功。三者配伍，谓之"三泻"。

【全方配伍特点】重用"三补三泻"，以益精泄浊，少佐温热助阳，以"少火生气"。

【运用】肾阴不足，虚火上炎者，不宜使用。

2. 右归丸

【组成】熟地黄、山药、山茱萸、枸杞子、菟丝子、鹿角胶、杜仲、肉桂、当归、制附子。

【功用】温补肾阳，填精益髓。

【主治】肾阳不足，命门火衰证。气衰神疲，畏寒肢冷，脉沉迟。

【配伍意义】附子、肉桂、鹿角胶三药并用，培补肾中元阳，温里祛寒，是为君药。熟地黄、山萸肉、枸杞子、山药滋阴益肾，养肝补脾，填精补髓，取"阴中求阳"之义，是为臣药。菟丝子、杜仲补肝肾、强腰膝，配以当归养血和血，共补肝肾精血，是为佐药。

【相关知识拓展】

方剂	作用	配伍意义特点
六味地黄丸	填精滋阴补肾	壮水之主，以制阳光
肾气丸	补肾助阳，化生肾气	阴中求阳，少火生气
左归丸	滋阴补肾，填精益髓	阳中求阴
右归丸	温补肾阳，填精益髓	阴中求阳

六、阴阳双补

地黄饮子

【组成】熟地黄、巴戟天、山茱萸、肉苁蓉、附子、石斛、五味子、肉桂、白茯苓、麦冬、远志、菖蒲、薄荷、生姜、大枣。

【方歌】地黄饮萸麦味斛，苁戟附桂阴阳补，化痰开窍菖远茯，加薄姜枣喑痱服。

【功用】滋肾阴，补肾阳，化痰开窍。

【主治】喑痱证。舌强不能言，足废不能用。

【配伍意义】熟地黄、山茱萸补肾益精；肉苁蓉、巴戟天温壮肾阳，合用则治下元虚衰，为君药。附子、肉桂助阳益火，引火归原；石斛、麦冬滋阴补胃；五味子酸敛，固肾涩精，共为臣药。石菖蒲、远志、茯苓化痰开窍，且交通心肾，均为佐药。生姜、大枣和中调药，薄荷助解郁开窍之力，功兼佐使。

第十单元 固涩剂

> **重点提示**
>
> 本单元考试偶有涉及。重点熟悉每个方剂的组成功用，真人养脏汤、固冲汤等典型方剂应重点记忆，牡蛎散也有再次考查的可能。

一、固表止汗

牡蛎散

【组成】黄芪、麻黄根、煅牡蛎、小麦。

【方歌】牡蛎散内用黄芪，麻黄根与小麦齐，益气固表又敛阴，体虚自汗盗汗宜。

【功用】敛阴止汗，益气固表 2006。

【主治】自汗、盗汗证。常自汗出，夜卧尤甚，短气烦倦。

【配伍意义】方中煅牡蛎质重性寒，既能滋阴潜阳，重镇安神，又能收敛止汗，重用为君；黄芪补气实卫，固表止汗，配牡蛎标本兼治，为臣药；麻黄根收敛止汗，均为佐药。小麦益心气，养心阴，清心除烦，为佐使药。

鉴别	相同点	不同点
牡蛎散	固表止汗	固表敛汗之力强，治卫气不固，心阳不潜之自汗盗汗，标本兼治
玉屏风散		健脾益气之力大，治表虚自汗或体虚易感风邪者，治本

二、涩肠固脱

真人养脏汤

【组成】人参、当归、白术、肉豆蔻、肉桂、炙甘草、白芍、木香、罂粟壳、诃子 2010。

【方歌】真人养脏木香诃，当归肉蔻与粟壳，术芍参桂甘草共，脱肛久痢服之瘥。

【功用】涩肠固脱，温补脾肾。

【主治】脾肾虚寒，久泻久痢证。

【配伍意义】罂粟壳涩肠固脱止泻，为君药。肉豆蔻、诃子涩肠止泻，助君药固脱，并能温中行气，共为臣药。肉桂温肾暖脾，以散阴寒；人参、白术、炙甘草健脾补中；当归、白芍养血和血；木香调气醒脾，疏理气机，共为佐药。甘草调和诸药，兼为使药。

鉴别	相同点	不同点
真人养脏汤	治痢疾	治脾肾虚寒，关门不固之泻痢
芍药汤		治湿热壅滞肠中，气血失和之湿热痢疾

三、涩精止遗

桑螵蛸散

【组成】桑螵蛸、远志、菖蒲、龙骨、人参、茯神、当归、龟甲 2010。

【方歌】桑螵蛸散龙龟甲，参归茯神菖远合，调补心肾又涩精，心肾两虚尿频佳。

【功用】调补心肾，固精止遗。

【主治】心肾两虚之尿频、遗尿、遗精证。

【配伍意义】方中桑螵蛸补肾助阳，缩尿固精，为君药；生龙骨宁心安神，固涩止遗，龟甲滋阴潜阳，补益心肾，共助君药补心肾，止滑遗，为臣药；人参益心气安心神，补元气以摄津液，当归养血补心，茯神宁心定志，菖蒲、远志开窍安神，且交通心肾，俱为佐药。

四、固崩止带

固冲汤

【组成】炒白术、生黄芪、煅龙骨、煅牡蛎、山茱萸、生杭白芍、海螵蛸、茜草、棕榈炭、五倍子 2004 2008。

【方歌】固冲芪术山萸芍，龙牡倍榈茜海蛸，益气健脾固摄血，脾虚冲脉不固疗。

【功用】益气健脾，固冲摄血 2009 2016。

【主治】脾肾亏虚，冲脉不固证。月经过多，色淡质稀，头晕肢冷。

【配伍意义】方中重用白术，与黄芪相伍，补气健脾，使气旺摄血，共为君药。肝肾足即冲任固，故配以山茱萸、白芍补益肝肾以调冲任，并能养血敛阴，共为臣药。煅龙骨、煅牡蛎、棕榈炭、五倍子功专收敛固涩，以增止血之力；海螵蛸、茜草化瘀止血，使血止而不留瘀，共为佐药。综合全方，补涩相合，以涩为主；脾肾同调，主补脾气；寄行于收，止不留瘀。

第十一单元 安神剂

> ☆重点提示
> 本单元虽然方剂很少，但是考查的知识点还是比较多的，除了组成、功用、主治以外，还要掌握一些药物的特殊应用，如黄连、酸枣仁、五味子的特殊应用。熟悉方剂中共同的药物，根据症状判断选择药物。另外，天王补心丹的组成、功效、主治在历年考试中经常出现。

一、重镇安神

朱砂安神丸

【组成】朱砂、黄连、甘草、生地黄、当归 2000 2002 2015。

【方歌】朱砂安神东垣方，归连甘草合地黄，怔忡不寐心烦乱，养阴清热可复康。

【功用】镇心安神，清热养血。

【主治】心火偏盛，阴血不足证。失眠多梦，惊悸怔忡，心烦神乱。

【配伍意义】朱砂质重性寒，主入心经，重镇安神，清心火，重用为君；黄连苦寒，善清心火，与君药配伍，清心除烦，为臣药 2011；当归、生地黄补阴血，养心神，为佐药；甘草和中调药，又能制约黄连、朱砂之毒性，兼为佐使药。全方合用，清火安神。

二、滋养安神

1. 酸枣仁汤

【组成】酸枣仁、茯苓、知母、川芎、甘草 2016。

【方歌】酸枣仁汤治失眠，川芎知草茯苓煎，养血除烦清虚热，安然入睡梦乡甜。

【功用】清热除烦，养血安神 2010。

【主治】肝血不足，虚热扰神证 2009 2011。虚烦不眠，头目眩晕，心悸不安。

【配伍意义】酸枣仁性味甘平，入心、肝经，可养血补心，宁心安神，为君药 2002 2005；茯苓宁心安神，知母滋阴清热，共助君药安神除烦；川芎舒畅肝气，与君药合用，酸辛收散，养血调肝，为佐药；甘草调和诸药为使药。全方养肝宁心，清心除烦。

2. 天王补心丹

【组成】生地黄、人参、丹参、玄参、白茯苓、远志、桔梗、五味子、当归身、天冬、麦冬、柏子仁、酸枣仁、朱砂、竹叶 2002 2005 2021。

【方歌】补心地归二冬仁，远茯味砂桔三参，阴亏血少生内热，滋阴养血安心神。

【功用】滋阴养血，补心安神。

【主治】阴虚血少，神志不安证。心悸怔忡，虚烦失眠，梦遗健忘。

【配伍意义】重用生地黄养心血，滋肾水，清虚火，使心神安宁，精关秘固，为君药；天冬、麦冬滋阴清热，酸枣仁、柏子仁养心安神，当归补血润燥，共为臣药；丹参清心活血，远志、茯苓益心安神，玄参滋阴降火，人参补气生血，安神益智，朱砂镇心安神，共为佐药；桔梗载药上行，竹叶清虚火，共为使药。全方益水降火，宁心安神。

【全方配伍特点】重用甘寒，补中寓清；心肾并治，重在养心。

第十二单元 开窍剂

重点提示

本单元首先要掌握开窍药"三宝"的功用和主治，其次要掌握其治疗特点及区别。历年所考次数不多。

一、凉开

1. 安宫牛黄丸

【功用】清热解毒，豁痰开窍。

【主治】邪热内陷心包证。高热烦躁，神昏谵语，舌謇肢厥。亦治中风昏迷，小儿惊厥属邪热内闭者。

2. 紫雪

【功用】清热开窍，息风止痉 2001 2006 2014。

【主治】温热病，邪热内闭心包、热盛动风证。高热烦躁，神昏谵语，痉厥，以及小儿热盛惊厥。

3. 至宝丹

【功用】清热开窍，化浊解毒 2000 2006 2010。

【主治】痰热内闭心包证。神昏谵语，痰盛气粗，苔黄垢腻。亦治中风、中暑、小儿惊厥属于痰热内闭者。

二、温开

苏合香丸

【功用】温通开窍，行气止痛 2001。

【主治】寒闭证 2016。突然昏倒，牙关紧闭，不省人事。亦治心腹卒痛，甚则昏厥，属寒凝气滞者。

第十三单元 理气剂

☆**重点提示**

本单元内容基本每年都会出题，主要考查的还是组成、功用和主治，特别是苏子降气汤、旋覆代赭汤。对于药物配伍的意义，也应注意。

一、行气

1. 越鞠丸

【组成】香附、川芎、苍术、神曲、栀子。

【方歌】行气解郁越鞠丸，香附芎苍栀曲研，气血痰火湿食郁，随证易君并加减。

【功用】行气解郁。

【主治】六郁证。胸膈痞闷，脘腹胀痛，嗳腐吞酸。

【配伍意义】香附行气解郁为君药；川芎活血祛瘀治血郁，栀子清热泻火治火郁；苍术治湿郁，神曲治食郁，共为臣佐药。五郁已解，痰郁自除。本方解郁，重在调理气机。

【全方配伍特点】以五药治六郁，诸法并举，重在调畅气机。
【运用】治"气血痰火湿食六郁"的代表方。

2. 半夏厚朴汤

【组成】半夏、厚朴、茯苓、生姜、紫苏叶。
【方歌】半夏厚朴与紫苏，茯苓生姜共煎服，痰凝气聚成梅核，降逆开郁气自舒。
【功用】行气散结，降逆化痰 2009 2010 2015。
【主治】梅核气 2002。咽中如有物阻，咯吐不出，吞咽不下。
【配伍意义】半夏为君，化痰散结，降逆和胃。厚朴为臣，行气除满，助半夏散结降逆。茯苓健脾渗湿，紫苏叶行气开郁，生姜开郁化痰，降逆和胃，并解半夏之毒，共为佐药。

3. 瓜蒌薤白白酒汤

【组成】瓜蒌实、薤白、白酒。
【功用】通阳散结，行气祛痰 2021。
【主治】胸阳不振，痰气互结之胸痹轻证 2015。
【配伍意义】方中以瓜蒌为君药，涤痰散结，理气宽胸；以薤白为臣药，温通滑利，通阳散结，行气止痛。二药相配，散胸中阴寒，化上焦痰浊，宣胸中气机。佐以辛通温散之白酒，以增行气通阳之力。

鉴别	相同点	不同点
瓜蒌薤白白酒汤	治胸痹	通阳散结，行气祛痰，治胸痹而痰浊较轻者
瓜蒌薤白半夏汤		祛痰散结之力较大，治胸痹而痰浊较盛者
枳实薤白桂枝汤		通阳散结之力尤大，下气祛痰，消痞除满，治胸痹而痰气互结较甚，胸中痞满，逆气从胁下上冲心胸者

4. 柴胡疏肝散

【组成】柴胡、陈皮、川芎、香附、芍药、枳壳、炙甘草。
【功用】疏肝解郁，行气止痛。
【主治】肝气郁滞证。胁肋疼痛，胸闷喜太息，情志抑郁易怒。

二、降气

1. 苏子降气汤

【组成】紫苏子、半夏、川当归、厚朴、甘草、肉桂、生姜、大枣、前胡、苏叶 2002。
【方歌】苏子降气祛痰方，夏朴前苏甘枣姜，肉桂纳气归调血，上实下虚痰喘康。
【功用】降气平喘，祛痰止咳。
【主治】上实下虚之喘咳证。痰涎壅盛，呼多吸少，肢体浮肿。
【配伍意义】紫苏子为君，降气平喘，祛痰止咳。半夏燥湿化痰降逆，厚朴下气宽胸除满，前胡下气祛痰止咳，共为臣药。肉桂温补下元，纳气平喘，以治下虚；当归辛苦温润，治咳逆上气，养血补肝，还可制诸药之燥，共为佐药。
【全方配伍特点】降以平上实，温以助下虚，肺肾兼顾，主以治上。

2. 旋覆代赭汤

【组成】旋覆花、人参、生姜、代赭石、炙甘草、半夏、大枣 2011。
【方歌】旋覆代赭重用姜，半夏人参甘枣尝，降逆化痰益胃气，胃虚痰阻痞噫康。
【功用】降逆化痰，益气和胃 2001 2006。
【主治】胃虚痰阻气逆证。
【配伍意义】旋覆花下气消痰，降逆止噫，重用为君药。代赭石质重降逆，善镇冲逆，为臣药。生姜温胃化饮消痰，降逆和中止呕，并可制约代赭石的寒凉之性；半夏祛痰散结，降逆和胃；人参、大枣、炙甘草益脾胃，补气虚，俱为佐药。炙草调和药性，兼作使药。

鉴别	相同点	不同点
旋覆代赭汤	治胃虚气逆之呕吐	重在降逆，主治胃气虚弱，痰浊内阻之心下痞硬，噫气不除
吴茱萸汤		重在温中降逆，主治中焦虚寒，胃气失和之呕吐

第十四单元　理血剂

☆重点提示

本单元需重点掌握温经汤（妇科的常用方剂）、咳血方的内容，熟悉血府逐瘀汤的治疗特点和区别。另要注意区别方药的共同组成药物。

一、活血祛瘀

1. 桃核承气汤

【组成】桃仁、大黄、芒硝、甘草、桂枝。

【方歌】桃核承气硝黄草，少佐桂枝温通妙，下焦蓄血小腹胀，泻热破瘀微利效。

【功用】泻热逐瘀。

【主治】下焦蓄血证 2009。少腹急结，小便自利，烦躁谵语。

【配伍意义】本方实为调味承气汤加桃仁、桂枝组成。桃仁破血祛瘀，大黄逐瘀泄热，合用则瘀热并治，为君药。桂枝既通利血脉，又防寒药遏邪留瘀；芒硝软坚助逐瘀热，共为臣药。甘草和中调药，缓峻护正，为佐使药。全方活血药配泻热药，瘀热同治，众多寒凉药合少量桂枝，凉而不遏。

【相关知识拓展】桂枝在各个方剂中的应用：①桂枝汤：解肌发表。②温经汤、当归四逆汤：温经通脉。③五苓散：解表、化气行水。④枳实薤白桂枝汤：平冲降逆。⑤肾气丸：温阳化气。

2. 血府逐瘀汤

【组成】桃仁、红花、当归、生地黄、川芎、赤芍、牛膝、桔梗、柴胡、枳壳、甘草 2011 2015。

【功用】活血化瘀，行气止痛 2001。

【主治】胸中血瘀证 2009 2016。胸痛如针刺有定处，舌有瘀斑脉涩。

【配伍意义】桃仁破血行滞而润燥，红花活血祛瘀以止痛，共为君药。赤芍、川芎助君活血祛瘀；牛膝活血通经，祛瘀止痛，引血下行，共为臣药。生地黄、当归养血益阴，清热活血；桔梗、枳壳，一升一降，宽胸行气，桔梗并能载药上行。

【全方配伍特点】活血与行气相伍，祛瘀与养血同施，升降兼顾，气血同调。

3. 补阳还五汤

【组成】黄芪、当归、赤芍、地龙、川芎、红花、桃仁。

【方歌】补阳还五赤芍芎，归尾通经佐地龙，四两黄芪为主药，血中瘀滞用桃红。

【功用】补气活血通络。

【主治】中风之气虚血瘀。半身不遂，舌暗淡苔白，脉缓。

【配伍意义】重用生黄芪，大补元气，使气旺则血行，瘀去则络通，为君药 2002；当归活血通络不伤血，为臣药；川芎、赤芍、桃仁、红花助当归活血祛瘀，共为佐药；地龙通经活络，配合诸药行药力，为佐使药。

【全方配伍特点】重在补气，佐以活血，气旺血行，补而不滞。

【运用】既是益气活血法的代表方，又是治疗中风后遗症的常用方。

4. 温经汤

【组成】吴茱萸、当归、白芍、川芎、人参、桂枝、阿胶、牡丹皮、生姜、甘草、半夏、麦冬 2016。

【方歌】温经汤用萸桂芎，归芍丹皮姜夏冬，参草益脾胶养血，调经重在暖胞宫。

【功用】温经散寒，养血祛瘀。

【主治】冲任虚寒，瘀血阻滞证 2016。亦治妇人宫冷，久不受孕。

【配伍意义】吴茱萸行气止痛，温经散寒；桂枝温通血脉，共为君药。当归补血活血止痛，川芎活血祛瘀，行气开郁，白芍养血敛阴，柔肝止痛，共为臣药。丹皮活血散瘀，阿胶养血止血，麦冬养阴清热，人参、甘草益气健脾，半夏和胃安中散结，生姜既温胃气，又温经散寒，均为佐药。

5. 生化汤

【组成】当归、川芎、桃仁、炮姜、炙甘草（黄酒、童便各半煎服）2009 2010。

【方歌】生化汤是产后方，归芎桃草酒炮姜，消瘀活血功偏擅，止痛温经效亦彰。

【功用】养血祛瘀，温经止痛 2011。

【主治】血虚寒凝，瘀血阻滞证。产后恶露不行，小腹冷痛。

【配伍意义】当归养血活血、化瘀生新、温经散寒，为君药；川芎活血行气，桃仁活血祛瘀，均为臣药；炮姜入血散寒，黄酒通脉活血，均为佐药；炙甘草调和诸药为使。全方温、补、通并用，以治产后血虚寒瘀证。

6. 桂枝茯苓丸

【组成】桂枝、茯苓、牡丹皮、桃仁、芍药、白蜜。

【方歌】金匮桂枝茯苓丸，桃仁芍药与牡丹，等分为末蜜丸服，缓消癥块胎可安。

【功用】活血化瘀，缓消癥块。

【主治】瘀阻胞宫证。妇人素有癥块，妊娠漏下不止。

【配伍意义】桂枝温通血脉为君。桃仁、丹皮活血破瘀，散结消癥，共为臣药。芍药养血和血，缓急止痛；茯苓渗湿祛痰，健脾益胃，均为佐药。白蜜甘缓而润为使，缓诸药破泄之力。

二、止血

1. 咳血方

【组成】青黛、瓜蒌仁、海蛤粉、山栀子、诃子、蜜、姜汁。

【方歌】咳血方中诃子收，瓜蒌海粉山栀投，青黛蜜丸口噙化，咳嗽痰血服之瘳。

【功用】清肝宁肺，凉血止血。

【主治】肝火犯肺之咳血证。心烦易怒，胸胁作痛。

【配伍意义】青黛泻肝经实火而凉血，栀子泻火除烦凉血，两药合用，澄本清源，为君药。瓜蒌仁清热化痰，润肺止咳；海蛤粉清金降火，软坚化痰，共为臣药。诃子清热下气，敛肺化痰，为佐药。诸药合用，共奏清肝宁肺、止咳止血之效。蜜可润肺，姜汁辛温可制约诸寒凉药，为佐使药。

【全方配伍特点】肝肺同治，主以清肝，于清泻之中求止血之功。

【运用】肺肾阴虚及脾虚便溏者，不宜使用。

2. 小蓟饮子

【组成】生地黄、小蓟、木通、滑石、蒲黄、藕节、淡竹叶、当归、山栀子、甘草 2000。

【方歌】小蓟生地藕蒲黄，滑竹通栀归草襄，凉血止血利通淋，下焦瘀热血淋康。

【功用】凉血止血，利水通淋。

【主治】热结下焦之血淋、尿血。尿中带血，小便赤涩疼痛。

【配伍意义】小蓟清热凉血止血，利尿通淋，尤善治尿血、血淋，为君药。生地黄凉血止血，养阴清热，蒲黄、藕节助君凉血止血，共为臣药。滑石、竹叶、木通清热利水通淋；栀子清泄三焦之火，导热从小便而出；当归养血活血，引血归经，俱为佐药。使以甘草缓急止痛，和中调药。

3. 黄土汤

【组成】甘草、干地黄、白术、附子、阿胶、黄芩、灶心土。

【方歌】黄土汤中芩地黄，术附阿胶甘草尝，温阳健脾能摄血，便血崩漏服之康。

【功用】温阳健脾，养血止血 2009 2018。

【主治】脾阳不足，脾不摄血证 2011。便血色暗，四肢不温，面色萎黄。

【配伍意义】灶心土即伏龙肝，辛温而涩，能温中、收敛、止血，为君药。白术、附子温阳健脾，以复脾胃统摄之权，为臣药。生地黄、阿胶滋阴养血止血，既可补益阴血之不足，又可制术、附之温燥伤血，生地黄、阿胶得术、附可避滋腻呆滞碍脾之弊；黄芩佐制术、附温燥以免伤阴动血，共为佐药。甘草和药并益气调中为使。全方寒温并用，标本兼治，刚柔相济，使温阳不伤阴，滋阴不碍阳。

鉴别	相同点	不同点
黄土汤	治脾不统血之便血、崩漏	温阳健脾而摄血，适于脾阳不足、统摄无权之出血证
归脾汤		补气健脾与养心安神并重，适于气不摄血之出血证、心脾气血两虚之神志不宁证

第十五单元　治风剂

☆重点提示

本单元方剂种类比较多，考试经常作为重要的出题点，消风散、镇肝熄风汤、天麻钩藤饮应重点掌握其组成、功用。注意区分几种息风方剂的治疗特点。其余了解即可。

一、疏散外风

1. 消风散

【组成】当归、生地黄、防风、蝉蜕、知母、苦参、胡麻仁、荆芥、苍术、牛蒡子、石膏、甘草、木通 2003 2004 2005。

【方歌】消风散中有荆防，蝉蜕胡麻苦参苍，知膏蒡通归地草，风疹湿疹服之康。

【功用】疏风养血，清热除湿。

【主治】风疹、湿疹 2003 2007。皮肤瘙痒，疹出色红。

【配伍意义】荆芥、防风、牛蒡子、蝉蜕开发腠理，透解在表的风邪，使风邪得以从外透达，共为君药；苍术散风除湿，苦参清热燥湿，木通利热渗湿，共为臣药；生地黄清热凉血，胡麻仁养血润燥，当归和营活血，石膏、知母清热泻火，均为佐药；甘草调药和中并能解毒为使。

2. 川芎茶调散

【组成】川芎、荆芥、白芷、羌活、甘草、细辛、薄荷、防风、清茶。

【方歌】川芎茶调有荆防，辛芷薄荷甘草羌，目昏鼻塞风攻上，偏正头痛悉能康。

【功用】疏风止痛 2001。

【主治】外感风邪头痛。偏正头痛，颠顶头痛，目眩鼻塞。

【配伍意义】川芎善治少阳、厥阴经头痛，祛风活血而止头痛 2021，"诸经头痛之要药"，重用为君；薄荷、荆芥轻而上行，善疏风止痛、清利头目，为臣药；羌活治太阳经头痛，白芷治阳明经头痛，细辛散寒止痛，长于治少阴经头痛，防风辛散上部风邪，共为佐药 2016 2021；甘草益气和中，调和诸药，为使药。

【全方配伍特点】辛散疏风于上，诸经兼顾；佐入苦凉之品，寓降于升。

【运用】气血虚、肝肾阴虚、肝阳上亢等引起的头痛不宜使用。

鉴别	相同点	不同点
川芎茶调散	祛风散邪	疏风止痛，清利头目，治外感风邪之偏正头痛
九味羌活汤		发汗祛湿，兼清里热，治外感风寒湿邪表证兼里热之证

3. 牵正散

【组成】白附子、白僵蚕、全蝎、热酒。

【功用】祛风化痰，通络止痉。

【主治】风中头面经络。口眼㖞斜，面肌抽动。

【配伍意义】方中白附子辛温燥烈，入阳明经而走头面，以祛风化痰，尤其善散头面之风，是为君药。全蝎、僵蚕均能祛风止痉，其中全蝎长于通络，僵蚕且能化痰，合用既助君药祛风化痰之力，又能通络止痉，共为臣药。用热酒调服，以助宣通血脉，并能引药入络，直达病所，以为佐使。

4. 小活络丹

【组成】川乌、草乌、地龙、天南星、乳香、没药。

【方歌】小活络祛风湿寒，化痰活血三者兼，二乌南星乳没龙，寒湿痰瘀痹痛蠲。

【功用】祛风除湿，化痰通络，活血止痛。

【主治】风寒湿痹。肢体筋脉疼痛，关节屈伸不利。

二、平息内风

1. 羚角钩藤汤

【组成】羚角片、双钩藤、霜桑叶、滁菊花、鲜生地黄、生白芍、川贝母、淡竹茹、茯神木、生甘草。

【方歌】羚角钩藤菊花桑，地芍贝茹茯草襄，凉肝息风又养阴，肝热生风急煎尝。

【功用】凉肝息风，增液舒筋 2001。

【主治】肝热生风证 2003 2015。高热不退，烦闷躁扰，手足抽搐，发为痉厥。

【配伍意义】羚羊角清热解痉，钩藤平肝息风，共为君药。桑叶、菊花既能清热平肝，又兼疏散风热，共为臣药。生地黄凉血养阴，白芍养阴补血，贝母、竹茹清热化痰通经，茯神益气安神，共为佐药。甘草益气，助白芍缓急柔筋，并调和药性，为佐使药。

【全方配伍特点】咸寒而甘与辛凉合方，清息之中寓辛疏甘酸之意，共成"凉肝息风"之法。

【运用】温病后期，热势衰，阴液亏，虚风内动，不宜应用。

2. 镇肝熄风汤

【组成】怀牛膝、生赭石、生龙骨、生牡蛎、生龟甲、生杭芍、玄参、天冬、川楝子、生麦芽、茵陈、甘草 2002。

【方歌】镇肝息风芍天冬，玄参龟甲赭茵从，龙牡麦芽膝草楝，肝阳上亢能奏功。

【功用】镇肝息风，滋阴潜阳。

【主治】类中风 2004。头目眩晕，目胀耳鸣，面色如醉，心中烦热。

【配伍意义】牛膝味苦酸而平，引血下行，补益肝肾，重用为君。代赭石镇肝降逆；龙骨、白芍、牡蛎、龟甲益阴潜阳，镇肝息风，共为臣药。玄参、天冬滋阴清热，壮水涵木；茵陈、川楝子、生麦芽清泄肝热，疏肝理气，以利于肝阳的平降镇潜，俱为佐药。甘草与生麦芽相配，能和胃调中，防止金石类药物碍胃之弊，为佐使药。

【全方配伍特点】镇降下行，重在治标，滋潜清疏，以适肝性。

【运用】气虚血瘀之中风，不宜使用本方。

3. 天麻钩藤饮

【组成】天麻、钩藤、石决明、栀子、黄芩、川牛膝、杜仲、益母草、桑寄生、夜交藤、朱茯神。

【方歌】天麻钩藤石决明，栀杜寄生膝与芩，夜藤茯神益母草，主治眩晕与耳鸣。

【功用】平肝息风，清热活血，补益肝肾。

【主治】肝阳偏亢，肝风上扰证 2016。头痛、眩晕、失眠多梦。

【配伍意义】天麻、钩藤平肝息风合为君药。石决明平肝潜阳，除热明目，与天麻、钩藤合用，加强平肝息风之功；川牛膝引血下行，共为臣药。栀子、黄芩清热泻火，使肝经之热不致上扰；益母草活血利水；杜仲、桑寄生补益肝肾；夜交藤、朱茯神安神定志，俱为佐药。

【相关知识拓展】治头痛的方剂及其作用：①川芎茶调散（外感风邪头痛）。②半夏白术天麻汤（风痰头痛）。③天麻钩藤饮（肝阳上亢头痛）。

鉴别	相同点	不同点
镇肝熄风汤	平肝息风	镇潜降逆之力较强，兼能条达肝气，多用于肝阳上亢，肝风内动，气血逆乱之类中风证
天麻钩藤饮		镇潜平肝息风之力较缓，但兼有清热活血安神之效，适于肝阳偏亢，肝风上扰之眩晕、头痛

第十六单元　治燥剂

☆ 重点提示

本单元内容较为重要，需着重掌握每个方剂的组成和功用。特别是麦门冬汤及清燥救肺汤，经常合并考查共同药物。另外清燥救肺汤和麦门冬汤的配伍意义也应注意。

一、轻宣润燥

1. 杏苏散

【组成】紫苏叶、半夏、茯苓、前胡、苦桔梗、枳壳、甘草、生姜、橘皮、杏仁、大枣 2016。

【方歌】杏苏散内夏陈前，枳桔苓草姜枣研，轻宣温润治凉燥，咳止痰化病自痊。

【功用】轻宣凉燥，理肺化痰。

【主治】外感凉燥证 2001。恶寒无汗，鼻塞咽干。

【配伍意义】杏仁苦温而润，能宣肺止咳除痰；苏叶辛温，微发其汗，使凉燥从表而解，合为君药。桔梗、枳壳一升一降助杏仁宣肺止咳，前胡疏风降气助杏仁、苏叶轻宣达表除痰，合为臣药。半夏、橘皮、茯苓合治燥邪束于表，肺气不降，内之津液蕴聚为痰；生姜、大枣调和营卫，滋脾行津以助润燥，共为佐药。甘草调和药性，合桔梗宣肺利咽。

2. 清燥救肺汤

【组成】桑叶、煅石膏、甘草、人参、胡麻仁、阿胶、麦冬、杏仁、枇杷叶 2015。

【方歌】清燥救肺桑麦膏，参胶胡麻杏杷草，清宣润肺养气阴，温燥伤肺气阴耗。

【功用】清燥润肺，益气养阴 2010 2011。

【主治】温燥伤肺证 2002。头痛身热，干咳无痰，咽喉干燥。

【配伍意义】桑叶质轻性寒，清透肺中燥热之邪，重用为君。石膏辛甘而寒，清泄肺热，石膏虽质重沉寒而量少，故不碍桑叶轻宣之性；麦冬甘寒，养阴润肺，合为臣药。人参益胃津，养肺气；胡麻仁、阿胶养阴润肺；杏仁、枇杷叶降泄肺气，共为佐药。甘草益脾胃，补肺气，调和诸药为使。

二、滋阴润燥

1. 麦门冬汤

【组成】麦门冬、半夏、人参、甘草、粳米、大枣 2001 2010。

【方歌】麦门冬汤用人参，枣草粳米半夏存，肺痿咳逆因虚火，清养肺胃此方珍。

【功用】清养肺胃，降逆下气。

【主治】①虚热肺痿（咳嗽气喘，咳痰不爽，手足心热）。②胃阴不足证（气逆呕吐，口渴咽干）2018。

【配伍意义】麦门冬清肺胃虚热，滋肺胃之阴，重用为君。臣以半夏降逆下气、化痰和胃。一则降逆以止咳喘，二则开胃行津以润肺，三则防大量麦冬之滋腻壅滞，二药相反相成。人参补脾益气，甘草、粳米、大枣甘润性平，合人参和中滋液，培土生金，以上俱为佐药。甘草调和药性，兼作使药。诸药相合，可使肺胃阴复，逆气得降，中土健运，诸症自愈。

【全方配伍特点】重用甘寒清润，少佐辛温降逆，滋而不腻，温而不燥，培土生金，肺胃并治。

【运用】治疗肺胃阴虚，气机上逆所致咳嗽或呕吐之常用方。

2. 玉液汤

【组成】山药、生黄芪、知母、生鸡内金、葛根、五味子、天花粉。

【功用】益气养阴，固肾止渴。

【主治】消渴气阴两虚证。口干口渴，饮水不解，小便频数量多。

【配伍意义】生山药、生黄芪益气养阴，补脾固肾，共为君药。知母、天花粉滋阴清热，润燥止渴，共为臣药。葛根升阳生津，助脾气上升以散精达肺；鸡内金助脾健运，化水谷为津液；五味子酸收而固肾生津，使津液不下流，为佐药。

第十七单元　祛湿剂

☆重点提示

本单元内容较为重要，平胃散、实脾散、独活寄生汤的组成、功用应重点记忆。掌握三仁汤中的三仁。其余内容熟悉即可。

一、化湿和胃

1. 平胃散

【组成】苍术、厚朴、陈皮、甘草、生姜、大枣 2021。

【方歌】平胃散内君苍术，厚朴陈草姜枣煮，燥湿运脾又和胃，湿滞脾胃胀满除。

【功用】燥湿运脾，行气和胃。

【主治】湿滞脾胃证 2002。

【配伍意义】苍术既可燥湿健脾，还有辛散作用，故可行气，其味香，燥湿之力强，重用为君；厚朴行气化湿，散满除胀为臣药；陈皮理气和胃，芳香醒脾，以助苍术、厚朴之力，为佐药；甘草、姜枣甘缓和中，调和诸药，兼为佐使药。

2. 藿香正气散

【组成】大腹皮、白芷、紫苏、茯苓、半夏、白术、陈皮、厚朴、苦桔梗、藿香、甘草、生姜、大枣 2021。

【方歌】藿香正气腹皮苏，甘桔陈苓朴白术，夏曲白芷加姜枣，风寒暑湿并能除。

【功用】解表化湿，理气和中。

【主治】外感风寒，内伤湿滞证。霍乱吐泻，恶寒发热，胸膈满闷。

【配伍意义】方中藿香辛散风寒，芳化湿浊，辟秽和中，升清降浊，为君药。半夏曲、陈皮理气燥湿，和胃降逆以止呕；白术、茯苓健脾助运，除湿和中以止泻，同为臣药。紫苏、白芷辛温发散，助藿香外散风寒，燥湿化浊。大腹皮、厚朴行气化湿，畅中行滞；桔梗宣肺利膈；煎加姜、枣。内调脾胃，外和营卫，俱为佐药。甘草调和药性，并协姜、枣以和中，用为使药。

【全方配伍特点】表里同治，以除湿治里为主；脾胃同调，以升清降浊为要。

二、清热祛湿

1. 茵陈蒿汤

【组成】茵陈、栀子、大黄。

【功用】清热，利湿，退黄。

【主治】黄疸阳黄证 2015。一身面目俱黄，黄色鲜明，发热。

【配伍意义】茵陈最善清利湿热，退黄疸，为治黄疸之要药，故重用为君；栀子清泄三焦湿热，并能燥湿、引热下行，为臣药；大黄降泄瘀热，通二便，使邪出有道，为佐药。方中茵陈配栀子可使湿热由小便而出；茵陈配大黄可使瘀热从大便而解。全方清疏、清利、清泄三法合用，使湿热前后分消，黄疸自除。

【全方配伍特点】主以苦寒清利，佐以通腑泻热，分消退黄，药简效宏。

【运用】治疗湿热黄疸之常用方，其证属湿热并重。

2. 三仁汤

【组成】杏仁、白蔻仁、生薏苡仁、飞滑石、白通草、竹叶、厚朴、半夏。

【方歌】三仁杏蔻薏苡仁，朴夏通草滑竹存，宣畅气机清湿热，湿重热轻在气分。

【功用】宣畅气机，清利湿热。

【主治】湿温初起及暑温夹湿之湿重于热证。头痛恶寒，身重疼痛，肢体倦怠。

【配伍意义】方中以滑石为君，清热利湿而解暑。以薏苡仁、杏仁、白蔻仁为臣，薏苡仁淡渗利湿以健脾，使湿热从下焦而去；白蔻仁芳香化湿，利气宽胸，畅中焦之脾气以助祛湿；杏仁宣利上焦肺气。佐以通草、竹叶甘寒淡渗，助君药利湿清热之效；半夏、厚朴行气除满，化湿和胃。

【全方配伍特点】宣上、畅中、渗下，从三焦分消湿热病邪。

【运用】主治属湿温初起，湿重于热之证；舌苔黄腻，热重于湿不宜使用。

3. 八正散

【组成】车前子、瞿麦、萹蓄、滑石、山栀子仁、甘草、木通、大黄、灯心。

【方歌】八正木通与车前，萹蓄大黄栀滑研，草梢瞿麦灯心草，湿热诸淋宜服煎。

【功用】清热泻火，利水通淋。

【主治】热淋证 2016。尿频尿急，溺时涩痛，尿色混赤。

【配伍意义】木通、滑石清热利湿，利水通淋，共为君药。车前子、瞿麦、萹蓄助木通、滑石清热利水通淋，共为臣药。大黄泻热祛湿，栀子泻热利湿，共为佐药。甘草调和诸药，缓急止痛，为佐使药。煎加灯心增利水通淋之功。

三、利水渗湿

1. 五苓散

【组成】猪苓、泽泻、白术、茯苓、桂枝 2015。

【方歌】五苓散治太阳腑，白术泽泻猪苓茯，桂枝化气兼解表，小便通利水饮逐。

【功用】利水渗湿，温阳化气。

【主治】①蓄水证。②痰饮。③水湿内停证 2019。

【配伍意义】泽泻为君，直达下焦，利水渗湿。茯苓、猪苓，利水渗湿，为臣药。白术健脾燥湿制水；桂枝温阳化气利水，共为佐药。

2. 猪苓汤

【组成】猪苓、茯苓、阿胶、滑石、泽泻 2015。

【方歌】猪苓汤内有茯苓，泽泻阿胶滑石并，小便不利兼烦渴，滋阴利水症自平。

【功用】利水渗湿，清热养阴。

【主治】水热互结伤阴证 2011 2019。小便不利，发热，口渴欲饮。

【配伍意义】猪苓专入肾与膀胱，苦能下降，而甘淡又能渗利走散，故为君药。泽泻、茯苓以甘淡之性，助猪苓利水渗湿，共为臣药。滑石甘寒，利水而清热；阿胶润燥而滋阴，俱为佐药。五药共合成利水清热养阴之方，使水去而热消，阴复而烦降，利水而不伤阴，滋阴而不碍湿。

四、温化寒湿

1. 真武汤

【组成】茯苓、芍药、白术、生姜、炮附子 2001 2004 2005。

【方歌】真武附苓术芍姜，温阳利水壮肾阳，脾肾阳虚水气停，腹痛悸眩瞤惕康。

【功用】温阳利水 2009。

【主治】①阳虚水泛证 2011。②太阳病发汗太过，阳虚水泛证。

【配伍意义】附子温壮肾阳，化气行水，兼暖脾土，以温运水湿，为君药。白术健脾燥湿，茯苓淡渗利湿，共为臣药。生姜温散，既助附子温阳散寒，又合茯苓、白术宣散水湿；芍药一者利小便以行水，二者柔肝缓急以止腹痛，三者敛阴舒筋以治筋肉瞤动，四者防止温燥药物伤耗阴津，以利久服缓治，共为佐药。

【全方配伍特点】辛热渗利合法，纳酸柔于温利之中，脾肾兼顾，重在温肾。

【运用】肝肾阴虚、肺胃阴虚等阴虚津液亏损者，虽小便不利、心悸头眩，亦应忌用本方。

2. 实脾散

【组成】厚朴、白术、木瓜、木香、草果仁、大腹子（槟榔）、附子、白茯苓、干姜、甘草、生姜、大枣 2002 2006。

【方歌】实脾温阳行利水，干姜附苓术草从，木瓜香槟朴草果，阳虚水肿腹胀祟。

【功用】温阳健脾，行气利水。

【主治】阴水属脾肾阳虚，水气内停证。身半以下肿甚，胸腹胀满，便溏。

【配伍意义】附子善温肾阳，助气化以行水；干姜温补脾阳，助运化以制水，二药合用，温肾暖脾，合为君药。茯苓、白术健脾渗湿，使水湿从小便而解，共为臣药。木瓜除湿和中，厚朴宽肠降逆，木香理气导滞，槟榔行气兼能利水消肿，草果仁善治湿郁伏邪，共为佐药。甘草、大枣、生姜调和诸药，健脾温中，共为使药。

【全方配伍特点】辛热与淡渗合法，纳行气于温利之中，脾肾兼顾，主以实脾。

鉴别	相同点	不同点
真武汤	温补脾肾、利水渗湿，治阳虚水肿	偏于温肾，敛阴缓急，治阳虚水肿、阳虚水泛见身瞤动者
实脾散		温脾之力强，行气除满，治阳虚水肿兼胸腹胀满

3. 苓桂术甘汤

【组成】茯苓、桂枝、白术、炙甘草。

【功用】温阳化饮，健脾利水。

【主治】中阳不足之痰饮。胸胁支满，目眩心悸，短气而咳。

【配伍意义】方中茯苓淡渗利水，能使水饮从小便而出，重用为君；桂枝既能通阳发汗，使水从汗而解，又能平冲降逆，为臣药；白术健脾复运，为佐药。用炙甘草，其意有三：一可合桂枝以辛甘化阳，以襄助温补中阳之力；二可合白术益气健脾，崇土以利制水；三可调和诸药，功兼佐使之用。

五、祛湿化浊

完带汤

【组成】白术、山药、人参、白芍、车前子、苍术、甘草、陈皮、黑芥穗、柴胡 2006。

【功用】补脾疏肝，化湿止带。

【主治】脾虚肝郁，湿浊带下证。带下色白清稀，倦怠便溏。

【配伍意义】白术、山药健脾益气，祛湿止带，共为君药。人参补中益气，苍术燥湿运脾，白芍柔肝理气，车前子渗利水湿，共为臣药。柴胡疏肝理气，陈皮理气，使补而不滞，黑芥穗祛风渗湿，共为佐药。甘草调和诸药为使。

【全方配伍特点】扶土抑木，补中寓散，升清除湿，肝脾同治，重在治脾。

六、祛风胜湿

1. 羌活胜湿汤

【组成】羌活、独活、藁本、防风、甘草、川芎、蔓荆子。

【方歌】羌活胜湿独防风，蔓荆藁本草川芎，祛风胜湿通经络，善治周身风湿痛。

【功用】祛风胜湿止痛。

【主治】风湿犯表之痹证。肩背痛不可回顾，头痛身重。

【配伍意义】方中羌活、独活共为君药，辛散以祛风，味苦以燥湿，性温以散寒，故皆可祛风除湿、通利关节。其中羌活善祛上部风湿，独活善祛下部风湿，两药相合，能散一身上下之风湿。臣以防风，祛风胜湿，且善止头痛。川芎活血行气，祛风止痛，用为臣药；蔓荆子祛风止痛，藁本疏散太阳经之风寒湿邪，且善达巅顶止头痛，俱为佐药。使以甘草调和诸药。

鉴别	相同点	不同点
羌活胜湿汤	祛风胜湿止痛，治外感风寒湿证	祛一身上下之风湿，治风湿客于肌表经络之证
九味羌活汤		解表发汗，兼清里热

2. 独活寄生汤

【组成】独活、桑寄生、杜仲、牛膝、细辛、秦艽、茯苓、肉桂心、防风、川芎、人参、甘草、当归、芍药、干地黄。

【方歌】独活寄生艽防辛，归芎地芍桂苓均，杜仲牛膝人参草，顽痹风寒湿是因。

【功用】祛风湿，止痹痛，益肝肾，补气血。

【主治】肝肾两亏，气血不足之痹证。腰膝疼痛、痿软，肢节屈伸不利，或麻木不仁。

【配伍意义】方中重用独活为君，性善下行，治伏风，除久痹，以祛下焦与筋骨间的风寒湿邪。以细辛、防风、秦艽、桂心为臣，其中细辛长于入少阴肾经，搜剔阴经之风寒湿邪，除经络留湿；秦艽祛风湿，舒筋络，利关节；桂心温经散寒，通利血脉；防风祛一身之风湿。佐以桑寄生、杜仲、牛膝，补益肝肾，强壮筋骨，且桑寄生兼可祛风湿，牛膝兼能活血通筋脉；当归、川芎、地黄、白芍养血和血；人参、茯苓、甘草健脾益气。其中白芍与甘草相合，尚能柔肝缓急，以助舒筋止痛；当归、川芎、牛膝、桂心活血，寓"治风先治血，血行风自灭"之意。甘草调和诸药，兼使药之用。

【全方配伍特点】辛温行散与甘温滋柔合法，纳益肝肾、补气血于祛邪蠲痹之中，邪正兼顾。

第十八单元　祛痰剂

☆重点提示

本单元内容不是很复杂，重点掌握二陈汤的组成、功用。另外温胆汤、清气化痰丸以及半夏白术天麻汤在内科中较常出现。

一、燥湿化痰

1. 二陈汤

【组成】半夏、橘红、白茯苓、甘草、生姜、乌梅 2021。

【方歌】二陈汤用半夏陈，苓草梅姜一并存，理气祛痰兼燥湿，湿痰为患此方珍。

【功用】燥湿化痰，理气和中 2009。

【主治】湿痰证。咳嗽痰多，色白易咯。

【配伍意义】半夏为君，燥湿化痰，和胃降逆。橘红理气行滞为臣。君臣相配，其意有二：一是等量合用，相辅相成，增强燥湿化痰之力，并体现"治痰先理气，气顺则痰消"之意；二是半夏、橘红皆以陈久者良，而无过燥之弊，故方名"二陈"。佐以茯苓健脾渗湿；生姜制半夏之毒，助半夏化痰降逆、和胃止呕；乌梅收敛肺气。

2. 温胆汤

【组成】半夏、竹茹、枳实、陈皮、甘草、茯苓、生姜、大枣 2016。

【方歌】温胆夏茹枳陈助，佐以茯草姜枣煮，理气化痰利胆胃，胆郁痰扰诸症除。

【功用】理气化痰，利胆和胃 2003。

【主治】胆郁痰扰证 2021。虚烦不眠，胆怯易惊。

【配伍意义】半夏为君，燥湿化痰，和胃降逆。竹茹为臣，清热化痰，除烦止呕。陈皮理气行滞，燥湿化痰。枳实降气导滞，消痰除痞，茯苓健脾渗湿，生姜、大枣调和脾胃，生姜兼制半夏毒性，共为佐药。

二、清热化痰

清气化痰丸

【组成】瓜蒌仁、陈皮、黄芩、杏仁、枳实、茯苓、胆南星、制半夏、姜汁。

【方歌】清气化痰胆星蒌,夏芩杏陈枳实投,茯苓姜汁糊丸服,气顺火精痰热瘳。

【功用】清热化痰,理气止咳。

【主治】热痰咳嗽。咳嗽气喘,咳痰黄稠,胸膈痞闷。

【配伍意义】方中胆南星味苦性凉,清热化痰,善治痰热,为君药。瓜蒌仁甘寒,清热化痰,且能导痰热从大便而下;半夏燥湿化痰,黄芩清降肺热,共为臣药。治痰当须顺气,故以枳实理气宽胸,下气消痞;以杏仁肃降肺气,化痰止咳;以陈皮和胃宽胸理气,燥湿化痰;再以茯苓益气健脾渗湿,以杜绝生痰之源,共为佐药。姜汁化痰开结,为佐使药。

三、润燥化痰

贝母瓜蒌散

【组成】贝母、瓜蒌、天花粉、茯苓、橘红、桔梗。

【方歌】贝母瓜蒌臣花粉,橘红茯苓加桔梗,肺燥有痰咳难出,润肺化痰此方珍。

【功用】润肺清热,理气化痰。

【主治】燥痰咳嗽。咳嗽痰少,咳痰不爽。

【配伍意义】贝母甘苦凉,润肺清热,止咳化痰,为君药。瓜蒌清肺润燥,开结涤痰,为臣药。天花粉生津,止渴,降火,润燥;茯苓健脾渗湿,橘红宽胸散结,桔梗开宣肺气,并能载药上行而达病灶,共为佐药。全方以清润化痰为主,起到宣肺利气,健脾祛湿的作用。

四、温化寒痰

苓甘五味姜辛汤

【组成】茯苓、甘草、干姜、细辛、五味子。

【功用】温肺化饮 2015。

【主治】寒饮咳嗽。咳嗽痰多,清稀色白。

鉴别	相同点	不同点
苓甘五味姜辛汤	温化痰饮	温肺散寒之力强,治肺寒留饮,久咳气喘
苓桂术甘汤		健脾祛湿,温阳化饮力强,治中阳虚、痰饮内停

五、化痰息风

半夏白术天麻汤

【组成】半夏、白术、茯苓、天麻、橘红、甘草、生姜、大枣。

【方歌】半夏白术天麻汤,苓草橘红枣生姜,眩晕头痛风痰盛,痰化风息复正常。

【功用】化痰息风,健脾祛湿。

【主治】风痰上扰证 2001 2007 2009。头痛,胸膈痞闷,恶心呕吐。

【配伍意义】天麻息风止晕,半夏燥湿化痰,二者相合为治风痰眩晕之要药,故合为君药;白术、茯苓健脾祛湿,以治生痰之源,为臣药;橘红理气化痰为佐药;甘草、生姜、大枣调和脾胃,固护正气,为使药。本方风痰共治,肝脾并调,标本兼顾。

第十九单元　消食剂

> **重点提示**
>
> 本单元首先要掌握每个方剂的组成、功用、主治，其次需掌握一些方剂的配伍特点，尤其是保和丸。

一、消食化滞

保和丸

【组成】山楂、神曲、半夏、茯苓、陈皮、连翘、莱菔子 2005。

【方歌】保和山楂莱菔曲，夏陈茯苓连翘齐，炊饼为丸白汤下，消食和胃食积去。

【功用】消食化滞，理气和胃。

【主治】食积证。脘腹痞满胀痛，嗳腐吞酸。

【配伍意义】山楂酸温，能消一切饮食积滞，更善于消油腻之积，行瘀破滞，重用为君；神曲辛温，能消酒食积滞，莱菔子辛甘下气而化面食之积，共为臣药 2020；茯苓健脾渗湿，和中止泻，陈皮、半夏行气化滞、和胃止呕，连翘苦寒，散结而清热，共为佐药。全方消食药配伍理气和胃药，使积滞得消，胃气得和，则诸症自愈。

二、健脾消食

健脾丸

【组成】白术、木香、黄连、甘草、白茯苓、人参、神曲、陈皮、砂仁、麦芽、山楂、山药、肉豆蔻。

【方歌】健脾参术苓草陈，肉蔻香连合砂仁，楂肉山药曲麦炒，消补兼施不伤正。

【功用】健脾和胃，消食止泻。

【主治】脾胃虚弱，食积内停证 2018。食少难消，脘腹痞闷，大便溏薄。

【配伍意义】人参、白术、茯苓为君，重在补气健脾运湿止泻。臣以山楂、神曲、麦芽消食和胃，除已停之积。再佐肉豆蔻、山药健脾止泻；木香、砂仁、陈皮理气开胃，醒脾化湿；黄连清热燥湿，以除食积所生之热。甘草补中和药，是为佐使之用。诸药合用，使脾健、食消、气畅、热清、湿化。

【全方配伍特点】消补兼施，补重于消，补而不滞，消中寓清。

第二十单元　驱虫剂

> **重点提示**
>
> 本单元只需要掌握乌梅丸的组成、功用、主治。另外还要熟记配伍意义。

乌梅丸

【组成】乌梅、附子、细辛、干姜、黄连、当归、蜀椒、桂枝、人参、黄柏、蜂蜜。

【方歌】乌梅丸用细辛桂，黄连黄柏及当归，人参椒姜加附子，温肠清热又安蛔。

【功用】温脏安蛔。

【主治】蛔厥证 2015。脘腹阵痛，烦闷呕吐，得食则吐，甚则吐蛔。

【配伍意义】乌梅味酸，制蛔安蛔，宁其扰动，使蛔安而痛止，重用为君。细辛、蜀椒，温脏祛寒驱蛔，助乌梅安蛔止痛，黄连、黄柏味苦可驱蛔，性寒能清上热，又能缓和方中诸药之过于温热，以防伤阴，共为臣药。桂枝、干姜、附子均性温，能够加强温脏散寒之力；人参、当归补气养血，固护正气，共为佐药。蜂蜜调和诸药，为使药。全方以酸为主，安蛔止痛；以热为主，散寒回厥；以攻邪为主，邪去则正自安。

【全方配伍特点】酸苦辛并进，使蛔虫静伏而下；寒热佐甘温，则和肠胃扶正。

第二十一单元 治痈疡剂

重点提示

本单元需要重点掌握大黄牡丹汤、仙方活命饮的主治，大黄牡丹汤中大黄的配伍意义也应注意。

散结消痈

1. 大黄牡丹汤

【组成】大黄、牡丹皮、桃仁、芒硝、冬瓜仁。

【方歌】金匮大黄牡丹汤，桃仁芒硝瓜子襄，肠痈初起腹按痛，尚未成脓服之消。

【功用】泻热破瘀，散结消肿。

【主治】肠痈初起，湿热瘀滞证。右少腹疼痛拒按。

【配伍意义】方中大黄泻热逐瘀，涤荡肠中湿热瘀毒，丹皮清热凉血，活血散瘀，共为君药 2020。臣以芒硝泻热导滞，软坚散结，助大黄荡涤湿热；桃仁活血破瘀，配合丹皮以散瘀消肿。佐以甘寒滑利之冬瓜仁，为治内痈之要药，清肠利湿，导湿热从小便而去，排脓消痈。

2. 仙方活命饮

【组成】白芷、贝母、防风、赤芍药、当归、甘草、皂角刺、穿山甲（现用代用品）、天花粉、乳香、没药、金银花、陈皮、酒。

【方歌】仙方活命君银花，归芍乳没陈皂甲，防芷贝粉甘酒煎，阳证痈疡内消法。

【功用】清热解毒，消肿散坚，活血止痛。

【主治】痈疡肿毒初起，局部红肿焮痛。

【配伍意义】金银花性味甘寒，最善清热解毒疗疮，前人称之为"疮疡圣药"，重用为君。当归、赤芍、乳香、没药、陈皮行气活血通络，消肿止痛，共为臣药。白芷、防风疏风散表，以助散结消肿；穿山甲、皂角刺通络透脓，浙贝母、天花粉清热化痰排脓，均为佐药。甘草清热解毒，调和诸药；煎药加酒者，借其通行周身，助药力直达病所，共为使药。前人称本方为"疮疡之圣药，外科之首方"，适用于阳证而体实的各类疮疡肿毒。

【运用】本方用于痈肿未溃之前，若已溃者不宜；且性偏寒凉，阴证疮疡忌用。

第二部分
中医临床

第五篇　中医内科学

肺系病证

第一单元　感冒

> ☆重点提示
> 本单元内容历年考试常有涉及。熟悉各证的鉴别要点对解题尤为重要。对于各型的主症、治法及方药均要重点掌握，要注意分清寒热、虚实。

一、概述
感冒是感受触冒风邪，邪犯卫表而导致的常见外感疾病，以鼻塞、流涕、喷嚏、咳嗽、头痛、恶寒、发热、全身不适、脉浮为特征。

二、病因病机
1. 感冒的常见病因　外感六淫、时行疫毒 2005。
2. 感冒的基本病机　卫表不和，肺失宣肃 2002 2004。

三、诊断与鉴别诊断
1. 感冒的诊断要点　临证以卫表及鼻咽症状为主，可见鼻塞、流涕、多嚏、咽痒、咽痛、周身酸楚不适、恶风或恶寒，或有发热等。由于风邪有夹暑、夹湿、夹燥的不同，还可见相关症状。病程一般3~7日，四季皆可发病，而以冬、春两季为多 2021。
2. 鉴别诊断
（1）风温：初症类感冒，但病势急骤，寒战发热甚至高热，汗出后热虽暂降，但脉数不静；传变入里可见神昏、惊厥、谵妄。
（2）时行感冒：病情较重，发病急，全身症状显著，可发生传变，化热入里，继发或合并他病，具有广泛的传染性、流行性。

四、辨证论治
1. 感冒的辨证要点　首先应辨普通、时行感冒；其次须辨别虚体、实体感冒；再次还要辨别风寒、风热、暑湿感冒。
2. 感冒的治疗原则　解表达邪。
3. 分证论治 2005 2009 2010 2016 2018 2020 2021

证型		证候		治法	方药
常人感冒					
风寒束表	恶寒/恶风与发热并见	无汗，肢节酸痛	苔薄白，脉浮紧	辛温解表	荆防达表汤/荆防败毒散
风热犯表		汗泄不畅，头胀痛	苔薄黄，脉浮数	辛凉解表	银翘散/葱豉桔梗汤
暑湿伤表		肢体酸重，头昏重	苔黄腻，脉濡数	清暑祛湿解表	新加香薷饮

续表

证型		证候		治法	方药
虚体感冒					
气虚感冒	恶寒/恶风与发热并见	咳痰无力，神疲体倦	舌淡苔白，脉浮无力	益气解表	参苏饮
阴虚感冒		干咳少痰	舌红少苔，脉细数	滋阴解表	加减葳蕤汤

五、转归预后及预防调护

没有特殊列举的疾病为熟悉内容，非重点。

第二单元　咳嗽

☆重点提示

本单元内容较为重要，考点大多集中在中医的分证论治上，考生在复习时首先要熟悉咳嗽的病因病机及辨证要点，其次，对于各型的主症、治法及方药均要重点掌握。

一、概述

咳嗽是指肺失宣降，肺气上逆作声，或伴咳吐痰液而言。分别言之，有声无痰为咳，有痰无声为嗽，一般多为痰声并见，难以截然分开，故以咳嗽并称。

二、病因病机

1. 外感咳嗽与内伤咳嗽的病因　①外感六淫（六淫外邪犯肺，肺气壅遏不畅）。②内邪干肺（脏腑功能失调）。

2. 外感咳嗽与内伤咳嗽的病机　邪犯于肺，肺气上逆 2018。病位在肺，与肝脾有关，久则及肾。内伤咳嗽的病理因素为痰、火。

三、诊断与鉴别诊断

1. 咳嗽的诊断要点　外感咳嗽，起病急，病程短，常伴肺卫表证。内伤咳嗽，常反复发作，病程长，多伴其他兼证。急性咳嗽＜3周，亚急性咳嗽为3～8周，慢性咳嗽＞8周。

2. 鉴别诊断

（1）咳嗽与喘证：均为肺气上逆，临床上常咳、喘并见。但咳嗽以气逆有声为主；喘证以呼吸困难为主。

（2）肺痨：感染痨虫，有传染性，潮热、盗汗、咯血、消瘦等症。

四、辨证论治

1. 咳嗽的辨证要点　首辨外感内伤，其次辨证候虚实，最后辨咳嗽、痰液的特点。

（1）辨外感内伤

	外　感	内　伤
病史新久	多为新病	久病，常反复发作
起病缓急	急	缓
病程	短	长
兼证	常伴肺卫表证：恶寒、发热、头痛	可伴他脏见证
病性	邪实	虚实夹杂

（2）辨证候虚实

①外感咳嗽：风寒、风热、风燥为主，属邪实。

②内伤咳嗽：痰湿、痰热、肝火多为邪实正虚，肺阴亏耗则属正虚或虚中夹实。

（3）辨咳嗽及咳痰特点

①咳嗽特点：早晨咳嗽，阵发加剧，咳嗽连声、重浊，痰出咳减者，属痰湿或痰热咳嗽；午后、黄昏咳嗽加重，或夜间有单声咳嗽、咳声轻微短促者，属肺燥阴虚；夜卧咳嗽较剧，持续不已，少气或伴气喘者，属久咳致喘的虚寒证。

②咳痰特点：咳而少痰者多属燥热、气火、阴虚；痰多者常属湿痰、痰热、虚寒；咳吐粉红色泡沫痰，咳而气喘，呼吸困难者，多属心肺阳虚；味甜者属痰湿，味咸者属肾虚。

2. 咳嗽的治疗原则　咳嗽的治疗应分清邪正虚实。

外感咳嗽——实证——祛邪利肺，按病邪性质分风寒、风热、风燥论治。

内伤咳嗽——邪实正虚——标实祛邪止咳；本虚扶正补虚；本虚标实祛邪扶正。

对于咳嗽的治疗，除直接治肺外，还应从整体出发，注意治脾、治肝、治肾等 2016。

3. 分证论治 2006 2009 2010 2011 2012 2018

证型		证候		治法	方药
外感咳嗽					
风寒袭肺	咳嗽	咽痒、痰稀薄色白	苔薄白，脉浮紧	疏风散寒，宣肺止咳	三拗汤合止嗽散
风热犯肺		咽痛、痰黏稠或黄	苔薄黄，脉浮数	疏风清热，宣肺止咳	桑菊饮
风燥伤肺		咽干痛，痰少而黏，不易咳出	苔薄黄，脉浮数	疏风清肺，润燥止咳	桑杏汤
内伤咳嗽					
痰湿蕴肺	咳嗽	痰多易咳	苔白腻，脉濡滑	燥湿化痰，理气止咳	二陈平胃散合三子养亲汤
痰热郁肺		痰多，质黏稠色黄	苔薄黄腻，脉滑数	清热肃肺，豁痰止咳	清金化痰汤
肝火犯肺		胸胁胀痛，咳时引痛，随情绪波动增减	脉弦数	清肺泻肝，顺气降火	黛蛤散合黄芩泻白散
肺阴亏耗		干咳痰少，盗汗	舌红少苔，脉细数	滋阴清热，润肺止咳	沙参麦冬汤

第三单元　哮病

☆重点提示

本单元内容历年考试常有涉及。考题大多为中医的分证论治，复习时首要熟悉哮病的病因病机，痰为"夙根"应特别注意，从历年考题上看，各个证型均有可能考查，所以复习时应全面，热哮证与冷哮证考查的可能性稍微大一点。

一、概述

哮病是一种发作性的痰鸣气喘疾患。发时喉中有哮鸣声，呼吸气促困难，甚则喘息不能平卧 2019。

二、病因病机

1. 哮病的常见病因　①外邪侵袭。②饮食不当。③体虚病后。
2. 哮病的主要病机　病位主要在肺，与脾、肾关系密切。病理因素以痰为主，痰为"夙根"。哮病发作时的基本病机为"伏痰"，遇感引触，痰随气升，气因痰阻，相互搏结，壅塞气道，气道挛急，通畅不利，肺气宣降失常，引动停积之痰，而致痰鸣如吼，气息喘促。

三、诊断与鉴别诊断

1. 哮病的诊断要点 2003
（1）多与先天禀赋有关，可有家族史。
（2）喉中有明显哮鸣音、呼吸困难、不能平卧，甚至面色苍白，唇甲青紫，约数分钟至数小时后缓解。
（3）呈反复发作性，常因气候变化、饮食不当、情志失调、劳累等因素而诱发。发作前多有鼻痒、喷嚏、咳嗽、胸闷等先兆。

2. 哮病与喘证的鉴别　都有呼吸急促、困难；哮必兼喘，而喘未必兼哮。哮：指声响言，为喉中哮鸣有声，是一种反复发作的疾病；喘：指气息言，为呼吸气粗困难，是多种急慢性肺系疾病的一个症状。

四、辨证论治

1. 哮病的辨证要点　①辨发病特点。②辨寒热偏盛。③辨肺脾肾虚损。
2. 哮病发作期和缓解期的治疗原则（发时治标，平时治本）
（1）发作时攻邪治标，祛痰利气。若发生喘脱危候，应急予扶正救脱。
（2）平时应扶正治本，阳气虚者应予温补，阴虚者则予滋养，分别采用补肺、健脾、益肾等法。
3. 分证论治 2007　2009　2012　2016　2018　2020

证型		证候		治法	方药
发作期					
冷哮	喉中有哮鸣声	渴喜热饮，形寒怕冷	苔白滑，脉浮紧	宣肺散寒，化痰平喘	射干麻黄汤/小青龙汤
热哮		气粗息涌，口苦、口渴喜饮	舌红苔黄腻，脉滑数	清热宣肺，化痰定喘	定喘汤/越婢加半夏汤
寒包热哮		胸膈烦闷，发热，恶寒无汗	苔白腻，脉弦紧	解表散寒，清化痰热	小青龙加石膏汤/厚朴麻黄汤
风痰哮		痰涎壅盛，声如拽锯，喘急胸满	苔厚浊，脉滑实	祛风涤痰，降气平喘	三子养亲汤加味
虚哮		声低，气短息促，动则喘甚	舌淡，脉细数	补肺纳肾，降气化痰	平喘固本汤
缓解期					
肺脾气虚	喉中有哮鸣声	气短声低，怕风易感，食少便溏	舌淡苔白，脉细弱	健脾益气，补土生金	六君子汤
肺肾两虚		短气息促，腰酸腿软	舌红少苔，脉细数	补肺益肾	生脉地黄汤合金水六君煎

第四单元 喘证

> ☆**重点提示**
>
> 本单元内容历年考试常有涉及，考题大多为中医的分证论治。复习时首先要熟悉喘证的病因病机，在此基础上，对于各型的主症、治法及方药均要重点掌握，从历年考题上看，各个证型均有可能考查，重点记忆各个证型对应的方药。

一、概述
喘即气喘、喘息。临床表现以呼吸困难，甚至张口抬肩，鼻翼扇动，不能平卧为特征者谓之喘证。

二、病因病机
1. 喘证的常见病因 ①外邪侵袭。②饮食不当。③情志所伤。④劳欲久病 2002。
2. 喘证的主要病机 病位在肺肾，涉及肝脾心。肺失宣降，肺气上逆；气无所主，肾失摄纳 2016 2017。

三、诊断与鉴别诊断
1. 诊断要点 以喘促短气、呼吸困难、甚至张口抬肩、鼻翼扇动、不能平卧、口唇发绀为特征。多有慢性咳嗽、哮病、肺痨、心悸等病史，每遇外感及劳累而诱发。
2. 鉴别诊断 区分哮病与喘证之不同（见"哮病"）。

四、辨证论治
1. 喘证的辨证要点 ①辨虚实。②实喘辨外感与内伤。③虚喘辨病变脏腑。
2. 喘证的治疗原则 以虚实为纲。
实喘：治肺，祛邪利气。
虚喘：培补摄纳 2005。
3. 分证论治 2005 2007 2009 2011 2015 2018

证型		证候	治法	方药
实喘				
风寒壅肺	喘促短气/呼吸困难	痰多稀薄而带泡沫，恶寒无汗 / 苔薄白而滑，脉浮紧	宣肺散寒	麻黄汤合华盖散
表寒肺热		息粗鼻扇，形寒身热，身痛 / 舌边红，苔薄白，脉浮数	解表清里，化痰平喘	麻杏石甘汤
痰热郁肺		咳嗽痰多，质黏色黄，身热有汗 / 舌红苔薄黄，脉滑数	清热化痰，宣肺平喘	桑白皮汤
痰浊阻肺		痰多黏腻色白，咯吐不利 / 苔白腻，脉滑	祛痰降逆，宣肺平喘	二陈汤合三子养亲汤
肺气郁痹		情志刺激诱发，咽中如窒，平素忧思抑郁 / 苔薄，脉弦	开郁降气平喘	五磨饮子

续表

证型		证候		治法	方药
虚喘					
肺气虚耗	喘促短气/呼吸困难	气怯声低，咳声低弱，自汗畏风	舌淡红，脉细数	补肺益气养阴	生脉散合补肺汤
肾虚不纳		呼多吸少，气不得续	舌淡苔白，脉沉弱	补肾纳气	金匮肾气丸合参蛤散
正虚喘脱		张口抬肩，端坐不能平卧，咳喘欲绝	脉浮大无根	扶阳固脱，镇摄肾气	参附汤送服黑锡丹，配合蛤蚧粉

第五单元　肺痈

重点提示

本单元内容出题率一般，在了解病因病机的基础上熟悉分证论治，重点在于肺痈的成痈期和溃脓期，其余内容熟悉即可。

一、概述

肺痈是肺叶生疮，形成脓疡的病证，属内痈之一。临床以咳嗽、胸痛、发热、咳吐腥臭浊痰，甚则脓血相兼为主要特征。

二、病因病机

1. 肺痈的常见病因　①感受风热。②痰热素盛。
2. 肺痈的基本病机　邪热郁肺，蒸液成痰，邪阻肺络，血滞为瘀，痰热与瘀血互结，酝酿成痈，血败肉腐化脓，肺络损伤，脓疡内溃外泄。

三、诊断与鉴别诊断

1. 肺痈的诊断要点

（1）临床表现：发病多急，常突然寒战高热，咳嗽胸痛，咳吐黏浊痰，经旬日左右，咳吐大量腥臭脓痰，或脓血相兼，身热遂降，证情好转，经数周逐渐恢复。

（2）验痰法：肺痈病人咳吐的脓血浊痰腥臭，吐在水中，沉者是痈脓，浮者是痰。

（3）验口味：肺痈病人吃生黄豆或生豆汁不觉其腥●2003●。

（4）体征：可见舌下生细粒，迁延之慢性患者，还可见杵状指。

2. 鉴别诊断

（1）肺痈与咳嗽（痰热蕴肺）：均见发热、咳嗽、咯吐脓痰、胸痛等症状。咳嗽痰热蕴肺证咳吐黄稠脓痰、量多，夹有血色，痰无腥臭味，肺痈则咳吐大量腥臭脓血浊痰。

（2）肺痈与风温：肺痈初期与风温极为类似，肺痈之振寒、咳吐浊痰明显，喉中有腥味。风温起病多急，以发热、咳嗽、烦渴或伴气急胸痛为特征。经正确及时治疗后，多在气分而解，如经1周身热不退，或退而复升，咳吐浊痰，应考虑肺痈的可能。

四、辨证论治

1. 肺痈的辨证要点　①辨病期。②辨虚实。③辨转归（溃脓期是病情转归的关键点）。
2. 肺痈的治疗原则　祛邪为原则——清热解毒，化瘀排脓。

3. 分证论治 2009 2010 2012 2018 2019 2021

证型	证候		治法	方药
初期	咳嗽、胸痛、发热	恶寒发热，痰量日渐增多 苔薄黄，脉浮数	疏风散热，清肺化痰	银翘散
成痈期		壮热振寒，咳吐黄绿色浊痰，喉间有腥味 苔黄腻，脉滑数	清肺解毒，化瘀消痈	千金苇茎汤合如金解毒散
溃脓期		咳吐大量脓痰，腥臭异常 舌红苔黄腻，脉滑数	排脓解毒	加味桔梗汤
恢复期		身热渐退，咳嗽减轻，脓痰渐少 舌红苔薄，脉细数无力	清热养阴，益气补肺	沙参清肺汤/桔梗杏仁煎

第六单元 肺痨

重点提示

本单元内容出题率一般。考点大多集中在中医的分证论治上，重点是肺阴亏损证和气阴耗伤证，从历年考题上看，以症状的考查为主，治法方药也应了解。注意肺痨和虚劳的鉴别。

一、概述

肺痨是具有传染性的慢性虚弱疾患，以咳嗽、咯血、潮热、盗汗及身体逐渐消瘦为主要临床特征。

二、病因病机

1. 肺痨的常见病因
（1）感染痨虫。
（2）正气虚弱：①禀赋不足。②酒色劳倦。③病后失调。④营养不良。
2. 肺痨的主要病机 虚体虫侵，阴虚火旺。

三、诊断与鉴别诊断

1. 肺痨的诊断要点
（1）有与肺痨病人的长期密切接触史。
（2）以咳嗽、咯血、潮热、盗汗及形体明显消瘦为主要临床表现。
（3）初期病人仅感疲劳乏力，干咳，食欲不振，形体逐渐消瘦。
2. 鉴别诊断
（1）肺痨与虚劳

	虚劳	肺痨
病因	内伤亏损	痨虫侵袭
病机	五脏阴阳气血亏损 五脏并重，以肾为主	阴虚火旺为病理特征 以肺为主，传及脾肾等脏
症状	五脏气、血、阴、阳亏损证候，是多种慢性虚损证候的总称	咳嗽、咯血、潮热、盗汗、形体消瘦，具传染性，是一个独立的慢性疾病

（2）肺痿：肺部多种慢性疾患后期转归而成，以咳吐浊唾涎沫为主症，如肺痈、肺痨、久嗽等导致肺叶痿弱不用，俱可成痿。

四、辨证论治

1. 肺痨的辨证要点　①辨病变之脏器。②辨虚损之性质。③辨夹火、夹痰、夹瘀之不同。
2. 肺痨的治疗原则　补虚培本，抗痨杀虫。治疗大法以滋阴为主。
3. 分证论治

证型		证候		治法	方药
肺阴亏损	阴虚证	干咳，胸部隐隐闷痛	舌边尖红，苔薄白，脉细数	滋阴润肺	月华丸
虚火灼肺		呛咳气急，咯血，急躁易怒	舌干红，苔薄黄而剥，脉细数	滋阴降火	百合固金汤合秦艽鳖甲散
气阴耗伤		咳嗽无力，气短声低，自汗与盗汗并见	舌光淡苔薄，脉细弱而数	益气养阴	保真汤/参苓白术散
阴阳两虚		面浮肢肿，形寒肢冷	舌光淡少津，苔黄而剥，脉虚大无力	滋阴补阳	补天大造丸

第七单元　肺胀

重点提示

本单元内容出题率一般。考点大多集中在中医的分证论治上，痰蒙神窍证和肺肾气虚证应作为复习的重点，肺胀的诊断与鉴别诊断也应注意，其余内容了解即可。

一、概述

肺胀是多种慢性肺系疾患反复发作，迁延不愈，导致肺气胀满，不能敛降的一种病证。

二、病因病机

1. 肺胀的常见病因　①久病肺虚。②感受外邪。
2. 肺胀的病机　病变首先在肺，继则影响脾、肾，后期病及于心。基本病机为久病肺虚，六淫侵袭，以致痰饮瘀血，结于肺间，肺气胀满，不能敛降。病理因素主要为痰浊、水饮与血瘀。

三、诊断与鉴别诊断

1. 肺胀的诊断要点
（1）有慢性肺系疾患病史，反复发作，时轻时重，经久难愈。多见于老年人。
（2）常因外感而诱发。其他如劳倦过度、情志刺激等也可诱发。
（3）临床表现，胸中憋闷如塞，胸部膨满，咳逆上气，痰多，喘息，动则加剧，甚则鼻扇气促，张口抬肩，目胀如脱，烦躁不安，日久可见心慌动悸，面唇紫绀，脘腹胀满，肢体浮肿，严重者可出现喘脱。
2. 鉴别诊断　肺胀与哮病、喘证：均以咳而上气、喘满为主症。哮病以喉中哮鸣有声为特征。喘证以呼吸气促困难为主要表现。肺胀可隶属于喘证的范畴，哮病与喘证久不愈又可发展成肺胀。

四、辨证论治

1. 肺胀的辨证要点　①辨标本虚实的主次。②偏实者分清痰浊、水饮、血瘀的偏盛，偏虚者区别气（阳）虚、阴虚，以及肺、心、肾、脾病变的主次。
2. 肺胀的治疗原则　根据标本虚实，分别选用祛邪扶正。

3. 分证论治

证型	证候			治法	方药
外寒里饮	胸中憋闷如塞，胸部膨满	咯痰白稀量多，头痛，恶寒，无汗	苔白滑，脉浮紧	温肺散寒，化痰降逆	小青龙汤
痰浊壅肺		咳嗽痰多，色白黏腻或呈泡沫样	舌暗，苔浊腻，脉滑	化痰降气，健脾益肺	苏子降气汤合三子养亲汤
痰热郁肺		喘息气粗，痰黄，口渴欲饮	舌边尖红，苔黄腻，脉滑数	清肺化痰，降逆平喘	越婢加半夏汤/桑白皮汤
痰蒙神窍		神志恍惚，谵妄，撮空理线	舌暗红，苔黄腻，脉细滑数	涤痰，开窍，息风	涤痰汤
阳虚水泛		下肢浮肿，尿少，怕冷	舌胖苔白滑，脉沉细	温肾健脾，化饮利水	真武汤合五苓散
肺肾气虚		呼吸浅短难续，声低气怯	舌淡，脉沉细数无力	补肺纳肾，降气平喘	平喘固本汤合补肺汤

心系病证

第八单元　心悸

> ☆重点提示
>
> 本单元内容较为重要，历年考试常有涉及。在熟悉病因病机的基础上，重点掌握其分证论治。阴虚火旺证、心阳不振证及心血不足证考查的概率比较大，其余内容了解即可。

一、概述

心悸指病人自觉心中悸动，惊惕不安，甚则不能自主的一种病证，病情较轻者为惊悸，病情较重者为怔忡。

二、病因病机

1. 心悸的常见病因　①体虚劳倦。②七情所伤。③感受外邪。④药食不当。

2. 心悸的病机　病位在心，与肝脾肾肺密切相关。病理因素包括气滞、血瘀、痰浊、水饮。基本病机为气血阴阳亏虚，心神失养，或邪扰心神，心神不宁。

三、诊断与鉴别诊断

1. 心悸的诊断要点

（1）自觉心搏异常，呈阵发性或持续不解，神情紧张，心慌不安，不能自主。

（2）伴有胸闷不舒，易激动，心烦寐差，颤抖乏力，头晕等。中老年患者，可伴有心胸疼痛，甚则喘促，汗出肢冷，或见晕厥。

（3）可见数、促、结、代、缓、沉、迟等脉象。

（4）常由神志刺激，如惊恐、紧张，及劳倦、饮酒、饱食等因素而诱发。

2. 鉴别诊断
（1）惊悸与怔忡

	惊悸	怔忡
病因	多与情绪因素有关	久病体虚，心脏受损所致
诱因	惊恐、忧思恼怒、悲哀过极或过度紧张	无精神性因素亦可发生
病理性质	实证居多	虚证或虚中夹实
发作情况	阵发性	持续心悸，心中惕惕不能自控，活动后加重
病势病情	发病急、病情轻，可自行缓解，不发时如常人	发病缓、病情重，不发时可兼见脏腑虚损症状
预后	心悸日久不愈，亦可形成怔忡	

（2）心悸与奔豚：奔豚为上下冲逆，发自少腹。心悸为心中剧烈跳动，发自心。

四、辨证论治

1. 心悸的辨证要点
（1）辨虚实：虚——气血阴阳亏虚；实——痰、饮、瘀、火。
（2）辨脉象变化：心悸常伴有脉律失常，临证应仔细体会结、代、促、数、缓、迟等脉。

2. 心悸的治疗原则　虚证宜补气、养血、滋阴、温阳。实证宜祛痰、化饮、清火、行瘀。虚实错杂宜扶正祛邪兼顾。

3. 分证论治 2009　2010　2011　2015　2016　2018

证型	证候		治法	方药
心虚胆怯	心中悸动，惊惕不安	善惊易恐，坐卧不安，悲闻声响	苔薄白，脉细弦	镇惊定志，养心安神	安神定志丸
心血不足		头晕目眩，失眠健忘，面色无华	舌淡红，脉细弱	补血养心，益气安神	归脾汤
阴虚火旺		五心烦热，口干，盗汗	舌红少苔，脉细数	滋阴清火，养心安神	天王补心丹合朱砂安神丸
心阳不振		胸闷气短，形寒肢冷	舌淡苔白，脉沉细无力	温补心阳，安神定悸	桂枝甘草龙骨牡蛎汤合参附汤
水饮凌心		渴不欲饮，面浮肢肿，咳喘不得卧	舌淡胖苔白滑，脉弦滑	振奋心阳，化气行水，宁心安神	苓桂术甘汤
瘀阻心脉		痛如针刺，唇甲青紫	舌紫暗，脉结代	活血化瘀，理气通络	桃仁红花煎
痰火扰心		胸闷烦躁，口干苦，便结尿赤	舌红苔黄腻，脉弦滑	清热化痰，宁心安神	黄连温胆汤

第九单元　胸痹

☆**重点提示**

本单元内容较为重要，考点大多集中在中医的分证论治上，复习时首先要熟悉胸痹的诊断及鉴别，对于各型的主症、治法及方药均要重点掌握。

一、概述

胸痹是指以胸部闷痛，甚则胸痛彻背，喘息不得卧为主的一种疾病，轻者仅感胸闷如窒，呼吸欠畅，重者则有胸痛，严重者心痛彻背，背痛彻心。

二、病因病机

1. 胸痹的常见病因　①寒邪内侵。②饮食失调。③情志失节。④劳倦内伤。⑤年迈体虚。
2. 胸痹的病机　心脉痹阻（阳微阴弦）2001 2019。病理性质为本虚标实，本虚有气虚、气阴两虚及阳气虚衰；标实有血瘀、寒凝、痰浊、气滞。

三、诊断与鉴别诊断

1. 胸痹的诊断要点

（1）主症：胸部闷痛，膻中或心前区憋闷疼痛，甚则痛彻左肩背等部位，反复发作，一般持续几秒到几十分钟，休息或用药后可缓解。

（2）兼症：常伴有心悸、气短、自汗，甚则喘息不得卧。

（3）年龄：多见于中年以上。

（4）诱因：劳累过度、抑郁恼怒、多饮暴食或气候变化等。

2. 鉴别诊断

（1）胸痹与悬饮：悬饮、胸痹均有胸痛，但胸痹为胸闷痛，并可向左肩内侧等部位放射，常因受寒、饱餐、情绪激动、劳累而突然发作，历时短暂，休息或用药后得以缓解。悬饮为胸胁胀痛，持续不解，多伴有咳唾、转侧、呼吸时疼痛加重，肋间饱满，并有咳痰等肺系证候。

（2）胸痹与胃痛：心在脘上，脘在心下，故有胃脘当心而痛之称，以其部位相近。胸痹之不典型者，其疼痛可在胃脘部，极易混淆。但胸痹以胸痛为主，为时极短，虽与饮食有关，但以休息、服药常可缓解。胃脘痛与饮食相关，以胀痛为主，局部有压痛，持续时间较长，常伴有泛酸、嘈杂、嗳气、呃逆等胃脘部症状。

（3）胸痹与真心痛：真心痛乃胸痹的进一步发展，症见心痛剧烈，甚则持续不解，伴有汗出、肢冷、面白、唇紫，手足青至节，脉微或结代等危重急症。

四、辨证论治

1. 胸痹的辨证要点　首先辨标本虚实，其次辨病情轻重。

（1）辨标本虚实

①发作期——标实——气滞、痰浊、寒凝、血瘀。

气滞——憋闷重而痛轻，兼胸胁胀满，善太息，憋气，苔薄白，脉弦。

痰浊——胸部闷窒而痛，伴唾吐痰涎，苔白腻，脉弦细。

寒凝——胸痛如绞，遇寒而发，伴畏寒肢冷，舌淡苔白，脉沉细。

血瘀——刺痛固定不移，痛有定处，夜间多发，舌紫暗或有瘀斑，脉结代或涩。

②缓解期——本虚或本虚标实——阴阳气血亏虚或气虚血瘀、阳虚痰浊。

心气不足——心胸隐痛而闷，因劳累而发，伴心悸，气短，乏力，舌淡胖嫩，边有齿痕，脉沉细或结代。

心阳不振——绞痛兼见胸闷气短，四肢厥冷，神倦自汗，脉沉细。

气阴两虚——隐痛时作时止，缠绵不休，动则多发，伴口干，舌淡红而少苔，脉沉细而数。

（2）病情轻重

轻——疼痛持续时间短暂，瞬息即逝。

重——持续时间长，反复发作。

重症或危候——持续数小时甚至数日不休。

顺证——疼痛遇劳发作，休息或服药后能缓解。

危候——服药后难以缓解。

2. 胸痹的治疗原则

基本原则：先祛邪治其标，后扶正治其本，或虚实同治，标本兼顾。

标实当泄——气滞——疏理气机；寒凝——辛温通阳；血瘀——活血化瘀；痰浊——泄浊豁痰。

本虚宜补——气虚——补气；血虚——养血；阴虚——滋阴；阳虚——温阳。

3. 分证论治 2007 2009 2010 2011 2016 2018

证型	证候		治法	方药
心血瘀阻	胸部闷痛	心痛如绞，痛有定处，入夜为甚	舌有瘀斑，苔薄，脉弦涩	活血化瘀，通脉止痛	血府逐瘀汤
气滞心胸		时欲太息，情志不遂时诱发或加重	苔薄，脉细弦	疏肝理气，活血通络	柴胡疏肝散
痰浊闭阻		痰多气短，肢体沉重，形体肥胖	舌胖大有齿痕，苔浊腻，脉滑	通阳泄浊，豁痰宣痹	瓜蒌薤白半夏汤合涤痰汤
寒凝心脉		心痛如绞，遇寒而发，手足不温	苔薄白，脉沉紧	辛温散寒，宣通心阳	枳实薤白桂枝汤合当归四逆汤
气阴两虚		心胸隐痛，气短，疲倦乏力，易汗出	舌淡红苔薄白，脉虚细缓	益气养阴，活血通脉	生脉散合人参养荣汤
心肾阴虚	胸部闷痛	心悸盗汗，腰酸膝软，头晕耳鸣	舌红少苔，脉结代	滋阴清火，养心和络	天王补心丹合炙甘草汤
心肾阳虚		面色㿠白，神倦怯寒	舌淡胖，苔白，脉沉细迟	温补阳气，振奋心阳	参附汤合右归饮

五、转归预后

病情进一步发展，可见心胸猝然大痛，出现真心痛证候，甚则可"旦发夕死，夕发旦死"。

第十单元 不寐

重点提示

本单元内容出题率一般，熟悉病因病机、治疗原则和方法，重点复习痰热扰心证、心脾两虚证以及心肾不交证的治法、方药。

一、概述

不寐是以不能获得正常睡眠为特征的一类病证，主要表现为睡眠时间、深度的不足，轻者入睡困难，或寐而不酣，时寐时醒，或醒后不能再寐，重则彻夜不寐。

二、病因病机

1. 不寐的常见病因 ①饮食不节。②情志失常。③劳倦、思虑过度。④病后、年迈体虚。
2. 不寐的基本病机 阳盛阴衰，阴阳失交。

三、辨证论治

1. 不寐的辨证要点

(1) 虚证：阴血不足，心失所养→体质虚弱，面色无华，神疲懒言，心悸健忘。多与肝、脾、肾失调有关。

(2) 实证：火盛扰心→心烦易怒，口苦咽干，便秘尿赤。多由心火亢盛，肝郁化火所致。

2. 不寐的治疗原则及方法 补虚泻实，调整脏腑阴阳。

(1) 实证：泻其有余，如疏肝泻火，清化痰热，消导和中。

(2) 虚证：补其不足，如益气养血，健脾补肝益肾。在此基础上安神定志。

3. 分证论治 2005 2009 2011 2012 2017 2018 2019

证型	证候		治法	方药
肝火扰心	难以入睡	急躁易怒，目赤耳鸣 舌红苔黄，脉弦而数	疏肝泻火，镇心安神	龙胆泻肝汤
痰热扰心		胸闷脘痞，泛恶嗳气，头重目眩 舌红苔黄腻，脉滑数	清化痰热，和中安神	黄连温胆汤
心脾两虚		心悸健忘，腹胀便溏，面色少华 舌淡苔薄，脉细无力	补益心脾，养血安神	归脾汤
心肾不交		心悸多梦，头晕耳鸣，腰膝酸软 舌红少苔，脉细数	滋阴降火，交通心肾	六味地黄丸合交泰丸
心胆气虚	难以入睡	触事易惊，终日惕惕，胆怯心悸 舌淡脉弦细	益气镇惊，安神定志	安神定志丸合酸枣仁汤

脑系病证

第十一单元　头痛

重点提示

本单元出题率较为一般，首要掌握头痛的部位、性质所代表的临床意义。重点掌握引经药物的选用，熟悉各种头痛的治法、方药。

一、概述

头痛是以头部疼痛为主的病证。

二、病因病机

1. 头痛的常见病因　①感受外邪。②情志失调。③先天不足或房事不节。④饮食劳倦及体虚久病。⑤头部外伤或久病入络。

2. 头痛的病机　基本病机为不通则痛，不荣则痛 2021。外感头痛是以风邪为主的，外邪上扰清窍，壅滞经络，络脉不通。内伤头痛之病机多与肝、脾、肾 2019 三脏的功能失调有关。

三、诊断与鉴别诊断

1. 头痛的诊断要点

（1）症状：以头部疼痛为主要临床表现。

（2）部位、性质及发作形式、时间：头痛可发生在前额、两颞、颠顶、枕项或全头部。性质可为跳痛、刺痛、胀痛、灼痛、重痛、空痛、昏痛、隐痛等。发作形式可为突然发作，或缓慢起病，或反复发作，时痛时止。持续时间可长可短，甚则长期疼痛不已。

（3）病史：外感头痛者多起居不慎，感受外邪；内伤头痛者多有情绪波动、饮食不节、劳倦、房事不节、病后体虚等病史。

2. 鉴别诊断

（1）头痛与眩晕：可单独出现，也可同时出现。头痛之病因有外感与内伤，以疼痛为主，实证较多。眩晕的病因主要为内伤，以昏眩为主，虚证较多。

（2）真头痛与一般头痛：真头痛为头痛的一种特殊重症，起病急骤，多表现为突发的剧烈头痛，持续不解，阵发加重，手足逆冷至肘膝，甚至呕吐如喷、肢厥、抽搐，本病凶险。

四、根据头痛的不同部位判断其经络归属

太阳经：后脑，痛连项背。　　　　阳明经：前额，眉棱处。
少阳经：头之两侧，并连及目 2018。　厥阴经：颠顶，或连目系。

五、辨证论治

1. **头痛的辨证要点**　首辨外感内伤，次辨相关经络脏腑，再辨影响因素。

2. **头痛的治疗原则**

外感头痛——实证，以风邪为主——主以疏风，兼以散寒、清热、祛湿。

内伤头痛——虚证或虚实夹杂证——虚者以补养气血，益肾填精为主；实证当平肝、化痰、行瘀；虚实夹杂者，酌情兼顾并治。

3. **分证论治** 2010　2012　2015　2017　2018　2020　2021

证型	头痛特点	证候		治法	方药
外感头痛					
风寒头痛	掣痛	痛连项背，恶风畏寒	苔薄白脉浮紧	疏风散寒止痛	川芎茶调散
风热头痛	胀痛	发热恶风，口干欲饮	舌红苔黄，脉浮数	疏风清热和络	芎芷石膏汤
风湿头痛	如裹	肢体困重，胸闷纳呆	苔白腻，脉濡	祛风胜湿通窍	羌活胜湿汤
内伤头痛					
肝阳头痛	偏头痛	眩晕，烦躁少寐	舌红，脉弦	平肝潜阳息风	天麻钩藤饮
肾虚头痛	空痛	腰酸耳鸣，神疲失眠	舌红少苔，脉细无力	养阴补肾，填精生髓	大补元煎
血虚头痛	隐痛	神疲乏力，面色少华	舌淡苔薄白，脉细弱	养血滋阴，和络止痛	加味四物汤
痰浊头痛	昏胀沉重	胸脘满闷，呕恶痰涎	舌淡苔白腻，脉滑	健脾燥湿，化痰降逆	半夏白术天麻汤
瘀血头痛	刺痛	痛处固定不移	舌紫暗，脉涩	活血化瘀，通窍止痛	通窍活血汤
气虚头痛	隐痛	神疲乏力，气短懒言	舌淡苔薄白，脉细弱	健脾益气升清	益气聪明汤

六、根据头痛的不同部位选用不同的"引经药"

太阳：羌活、川芎、蔓荆子 2009　2010　2021。阳明：知母、葛根、白芷 2009。少阳：柴胡、黄芩、川芎 2009　2010。太阴：苍术。厥阴：吴茱萸、藁本。少阴：细辛。

第十二单元　眩晕

> **重点提示**
>
> 本单元出题率一般，重点熟悉气血亏虚证及肾精不足证。

一、概述

眩是指眼花，晕是指头晕。二者常同时并见，统称"眩晕"。轻者闭目即止；重者如坐车船，旋转不定，不能站立，或伴恶心、呕吐、汗出、面色苍白等症状。

二、病因病机

1. **眩晕的常见病因**　①情志不遂。②年高肾亏。③病后体虚。④饮食不节。⑤跌仆损伤。⑥瘀血内阻。

2. **眩晕的病机**　基本病机主要是脑髓空虚，清窍失养，或痰火上逆，扰动清窍。病位在于头窍，病变脏腑与肝、脾、肾三脏相关。常见病理因素有风、火、痰、瘀。

三、诊断与鉴别诊断

1. 眩晕的诊断要点

（1）头晕目眩，视物旋转，轻者闭目即止，重者如坐车船，甚则仆倒。

（2）严重者可伴有头痛、项强、恶心呕吐、眼球震颤、耳鸣耳聋、汗出、面色苍白等表现。

（3）多有情志不遂、年高体虚、饮食不节、跌仆损伤等病史。

2. 鉴别诊断

（1）眩晕与中风：中风以猝然昏仆，不省人事，口舌歪斜，半身不遂，或不经昏仆，仅以歪僻不遂为特征；眩晕之甚者亦可仆倒，但无半身不遂及不省人事、口舌歪斜诸症。

（2）眩晕与厥证：厥证以突然昏仆，不省人事，四肢厥冷为特征，发作后可在短时间内苏醒，严重者可一厥不复而死亡。眩晕严重者也有欲仆或晕旋仆倒的表现，但眩晕病人无昏迷、不省人事的表现。

四、辨证论治

1. 眩晕的辨证要点　①辨相关脏腑。②辨标本虚实。

2. 眩晕的治疗原则　补虚泻实，调整阴阳 2018 2021。虚者当滋养肝肾，补益气血，填精生髓。实证当平肝潜阳，清肝泻火，化痰行瘀。

3. 分证论治 2003 2004 2007 2010 2016 2018

证型		证候		治法	方药
肝阳上亢	头晕目眩	头胀耳鸣，急躁易怒	舌红苔黄，脉弦	平肝潜阳，清火息风	天麻钩藤饮
气血亏虚		面色不华，疲乏懒言	舌淡，脉细弱	补养气血，调养心脾	归脾汤
肾精不足		腰酸膝软，精关不固，两足痿弱	舌淡，脉沉细无力	滋养肝肾，益精填髓	左归丸
痰浊上蒙		头重如蒙，胸闷恶心	苔白腻，脉濡滑	化痰祛湿，健脾和胃	半夏白术天麻汤
瘀血阻窍		头痛如刺，面唇紫暗	舌暗有瘀斑，脉涩	活血化瘀，通窍活络	通窍活血汤

第十三单元　中风

> ☆重点提示
>
> 本单元掌握分证论治的内容，注意中风中脏腑闭证。

一、概述

中风是以猝然昏仆，不省人事，半身不遂，口舌歪斜，语言不利为主症的病证。

二、病因病机

1. 中风的常见病因　①内伤积损。②劳欲过度。③饮食不节。④情志所伤。⑤气虚邪中。

2. 中风的主要病机　阴阳失调，气血逆乱，上犯于脑，虚（阴虚、气虚）、火（肝火、心火）、风（肝风、外风）、痰（风痰、湿痰）、气（气逆）、血（血瘀）为其病机六端 2021。

三、诊断与鉴别诊断

1. 中风的诊断要点 2001 2003

（1）具有突然昏仆，不省人事，半身不遂，偏身麻木，口舌歪斜，言语謇涩等特定的临床表现。轻症仅见眩晕、偏身麻木、口舌歪斜、半身不遂等。

（2）多急性起病，好发于40岁以上年龄段。

（3）发病之前多有头晕、头痛、肢体一侧麻木等先兆症状。

（4）常有眩晕、头痛、心悸等病史，病发多有情志失调、饮食不当或劳累等诱因。

2. 鉴别诊断　中风与口僻、厥证、痉证、痫病、痿证

	证候特征	基本病机
中风	突然昏仆，半身不遂，言语謇涩，口舌歪斜，偏瘫	阴阳失调，气血逆乱，上犯于脑
口僻	口舌歪斜，常伴耳后疼痛，口角流涎，言语不清	正虚邪中，气血痹阻
厥证	突然神昏，四肢逆冷，移时苏醒，醒后无半身不遂	气机逆乱，阴阳失调
痉证	四肢抽搐，项背强直，角弓反张，神昏多出现在抽搐之后	邪壅经络，伤津耗液，筋脉挛急
痫病	阵发性神昏，四肢抽搐，口吐白沫，可自行苏醒，醒后一如常人	脏腑失调，肝风内动
痿证	起病缓慢，双下肢瘫痪或四肢瘫痪，肌肉萎缩	筋脉失于濡养，弛缓不收

四、辨证论治

1. 中风的辨证要点

（1）辨中经络和中脏腑：中经络病位浅，病情轻，不伴意识障碍；中脏腑病位深，病情重，伴有意识障碍。

（2）中脏腑者辨闭证与脱证

闭证——实证——邪气内闭清窍——神志昏迷、牙关紧闭、口噤不开、两手握固、肢体强痉。脱证——虚证——五脏真阳散脱，阴阳即将离决——神志昏愦无知、目合口开、四肢松懈瘫软、手撒肢冷汗多、二便自遗、鼻息低微。

（3）闭证辨阳闭与阴闭：阳闭有瘀热痰火之象；阴闭有寒湿痰浊之征。

（4）病程分期：急性期为发病后两周以内，中脏腑可至一个月；恢复期指发病两周后或一个月至半年内；后遗症期指发病半年以上。

2. 中风的治疗原则

（1）中经络：平肝息风，化痰祛瘀通络。

（2）中脏腑：闭证——息风清火，豁痰开窍，通腑泄热；脱证——救阴回阳固脱。

3. 分证论治

（1）中风中经络 2005 2007 2009 2011 2016 2021

证型	证候			治法	方药
风痰瘀阻	意识清楚，半身不遂，口舌歪斜，语言不利	头晕头痛，手足麻木	舌紫暗，苔薄白，脉弦涩	息风化痰，活血通络	半夏白术天麻汤合桃仁红花煎
风阳上扰		头晕头痛，耳鸣目眩	舌红苔黄，脉弦	平肝潜阳，活血通络	天麻钩藤饮
阴虚风动		头晕耳鸣，腰酸，手指瞤动	舌红苔腻，脉弦细数	滋阴潜阳，息风通络	镇肝熄风汤

(2) 中风中脏腑 2015 2018

证型	证候			治法	方药
阳闭证	突然昏仆,不省人事,牙关紧闭,口噤不开,两手握固,二便闭,肢体偏瘫	面红身热,气粗口臭,躁扰不宁	舌红苔黄腻,脉弦滑有力	清肝息风,豁痰开窍	羚羊角汤合安宫牛黄丸
阴闭证		面白唇暗,四肢不温	苔白腻,脉沉滑	豁痰息风,辛温开窍	涤痰汤合苏合香丸
脱证(阴竭阳亡)	突然昏仆,不省人事,目合口张	手撒肢冷,汗多	舌痿,脉微欲绝	回阳救阴,益气固脱	参附汤合生脉散

(3) 中风恢复期加后遗症期 2021

证型	证候			治法	方药
风痰瘀阻	肢体活动不利	肢麻,口舌歪斜,舌强语謇	舌暗紫苔滑腻,脉弦滑	搜风化痰,行瘀通络	解语丹
气虚络瘀		肢软无力,肢体偏枯不用	舌有瘀斑,脉细弱	益气养血,化瘀通络	补阳还五汤
肝肾亏虚		患肢僵硬,拘挛变形,肌肉萎缩	舌淡红,脉沉细	滋养肝肾	左归丸合地黄饮子

第十四单元 痫病

> **重点提示**
>
> 本单元内容出题率一般。

一、概述

痫病是一种反复发作性的神志异常的病证,临床以突然意识丧失,甚则仆倒,不省人事,强直抽搐,口吐涎沫,两目上视或口中怪叫,移时苏醒,一如常人为特征。

二、病因病机

1. 痫病的常见病因 ①七情失调。②先天因素。③脑部外伤。④六淫所干。⑤饮食失调。⑥患他病后。⑦惊恐。

2. 痫病的病机 脏腑失调,痰浊阻滞,气机逆乱,风痰内动,蒙蔽清窍。

三、诊断

痫病的诊断要点

1. 家族史、诱因(惊恐、劳累、情志过极)、年龄、性别(可发于任何年龄、性别,但多发生在儿童期、青春期或青年期)。

2. 典型发作 突然昏倒,不省人事,两目上视,四肢抽搐,口吐涎沫,或有异常叫声等。其他类型发作:仅有突然呆木,两眼瞪视,呼之不应,或头部下垂,肢软无力,面色苍白等。局限性发作:可见多种形式,如口、眼、手等局部抽搐而无突然昏倒,或凝视,或语言障碍,或无意识动作等,多数在数秒钟或数分钟即止。

3. 先兆症状,多数在发作前有先兆症状如眩晕、胸闷等。

4. 发作突然，醒后如常人，醒后对发作时情况一无所知，反复发作。

5. 脑电图在发作期描记到对称性同步化棘波或棘-慢波等阳性表现。

第十五单元　痴呆

> **重点提示**
>
> 本单元内容考试涉及较少，主要熟悉各证型的方药，其余了解即可。

一、概述

痴呆是由髓减脑消，神机失用所导致的一种神志异常的疾病，以呆傻愚笨、智能低下、善忘等为主要临床表现 2021 。

二、病因病机

1. 痴呆的主要病因　①七情内伤。②年高体虚。③久病耗损。

2. 痴呆的病机　髓海不足，神机失用。病位在脑，与心、肝、脾、肾均有关系。

三、诊断与鉴别诊断

1. 痴呆的诊断要点

（1）主症，出现智力低下，记忆力、理解力、判断力、计算力、思维能力均明显减退。记忆近事及远事的能力减退，理解别人语言和有条理地回答问题的能力障碍。

（2）性格与精神行为障碍。

（3）起病隐袭，发展缓慢，渐进加重，病程一般较长。但少数病例发病急。

（4）病史，可有中风、头晕、外伤史。

2. 鉴别诊断

（1）痴呆与郁证：痴呆的神志异常需与郁证中的脏躁相鉴别。脏躁多发于中青年女性，多在精神因素的刺激下呈间歇性发作，不发作时可如常人，且无智能、人格、情感方面的变化。而痴呆多见于中老年人，男女发病无明显差别，且病程迁延，其心神失常症状不能自行缓解，并伴有明显的记忆力、计算力减退，甚至人格情感的变化。

（2）痴呆与健忘：健忘是以记忆力减退、遇事善忘为主症的一种病证。而痴呆则以神情呆滞，或神志恍惚，告知不晓为主要表现。痴呆根本不晓前事，而健忘则晓其事却易忘，且健忘不伴有智能减退、神情呆钝。健忘可以是痴呆的早期临床表现。

（3）痴呆与癫证：癫证属于精神失常的疾患，以沉默寡言、语无伦次、静而多喜为特征，以成年人多见。而痴呆属智能活动障碍，以神情呆滞、愚笨迟钝为特征，以老年人多见。

四、辨证论治

1. 痴呆的辨证要点　①辨先天与后天。②辨虚实。

2. 痴呆的治疗原则

（1）治标：开郁逐痰、活血通窍、平肝泻火。

（2）治本：补虚扶正、充髓养脑。

3. 分证论治

证型	证候		治法	方药
髓海不足	呆傻愚笨	头晕耳鸣，齿枯发焦，腰酸骨软 / 舌瘦色淡，脉沉细弱	补肾益髓，填精养神	七福饮
脾肾两虚		腰膝酸软，食少纳呆 / 舌体胖大，苔白，脉沉细弱	补肾健脾，益气生精	还少丹
痰浊蒙窍		头重如裹，不思饮食，口多涎沫 / 舌淡苔白腻，脉滑	豁痰开窍，健脾化浊	涤痰汤
瘀血内阻		肌肤甲错，口干不欲饮，双目晦暗 / 舌有瘀斑，脉细涩	活血化瘀，开窍醒脑	通窍活血汤

脾胃病证

第十六单元　胃痛

☆**重点提示**

本单元内容历年考试常有涉及。考点大多集中在中医的分证论治上，首先要了解其诊断，考题中出现近心窝处、胃脘部等关键词要首先考虑到是胃痛疾病，熟悉胃痛的治疗原则有助于分证论治的复习，重点关注寒邪客胃、饮食伤胃及胃阴亏虚的内容。

一、概述

胃痛是以上腹胃脘近心窝处疼痛为主症的病证。

二、病因病机

1. 胃痛的常见病因　①感受外邪。②饮食不节。③情志不畅。④脾胃素虚 2021。

2. 胃痛的主要病机　胃气郁滞，胃失和降，不通则痛。病位在胃，与肝、脾关系密切。病理因素主要有气滞、寒凝、热郁、湿阻、血瘀。

三、诊断与鉴别诊断

1. 胃痛的诊断要点

（1）主症：上腹近心窝处胃脘部疼痛。疼痛性质：胀痛、刺痛、灼痛、剧痛、隐痛等。

（2）兼症：食欲不振，恶心呕吐，嘈杂泛酸，嗳气吞酸等。

（3）发病特点：中青年居多，多有反复发作病史，发病前多有明显的诱因如天气变化、恼怒、劳累、饥饿、进食生冷干硬辛辣醇酒，或服用有损脾胃的药物等。

2. 鉴别诊断

（1）胃痛与真心痛

	胃痛	真心痛
病位	上腹胃脘近歧骨处	左胸膺处
性质	胀痛、刺痛、隐痛等	突然或持续性疼痛，闷痛、绞痛，时间较短
范围	部位较固定，有时牵及两胁	常牵及肩背（左侧）
伴症	嗳气、泛酸、嘈杂	心悸、气短、汗出、肢冷
诱因	寒凉、饮食、情志、气候等	情志、气候、劳倦等

（2）胃痛与胁痛：胁痛以两胁疼痛为主，伴发热恶寒，或目黄肤黄，或胸闷太息。胃痛以胃脘痛为主，由肝气犯胃所致，常攻胀连胁，伴有食少、恶心、呕吐、泛酸、嘈杂等。

（3）胃痛与腹痛：腹痛以胃脘部以下、耻骨毛际以上部位疼痛为主。胃痛以上腹胃脘部疼痛为主。

四、辨证论治

1. 胃痛的辨证要点　①辨虚实。②辨寒热。③辨在气在血。
2. 胃痛的治疗原则　理气和胃止痛，立足于"通"（通则不痛）。
3. 分证论治 2003 2004 2008 2010 2015 2016

证型		证候		治法	方药
寒邪客胃	胃脘疼痛	胃痛暴作，恶寒喜暖，得温痛减	苔薄白，脉弦紧	温胃散寒，行气止痛	香苏散合良附丸
饮食伤胃		胀满拒按，嗳腐吞酸，吐不消化食物	苔厚腻，脉滑	消食导滞，和胃止痛	保和丸
肝气犯胃		痛连两胁，喜叹息，随情志加重	苔薄白，脉弦	疏肝解郁，理气止痛	柴胡疏肝散
湿热中阻		嘈杂灼热，身重肢倦，纳呆恶心	苔黄腻，脉滑数	清热化湿，理气和胃	清中汤
胃阴亏虚		隐隐作痛，饥不欲食，五心烦热	舌红少津，脉细数	养阴益胃，和中止痛	一贯煎合芍药甘草汤
瘀血停胃		针刺刀割样痛，痛有定处	舌有瘀斑，脉涩	化瘀通络，理气和胃	失笑散合丹参饮
脾胃虚寒		胃痛隐隐，绵绵不休，喜温喜按	舌淡苔白，脉虚弱	温中健脾，和胃止痛	黄芪建中汤

第十七单元　胃痞

> **重点提示**
>
> 本单元内容出题率一般，复习时在了解病因病机的基础上熟悉分证论治，尤其是饮食内停、痰饮中阻以及肝胃不和的主症和方药，其余内容熟悉即可。

一、概述

胃痞是以自觉心下痞塞，胸膈胀满，触之无形，按之柔软，压之不痛为主要症状的病证。

二、病因病机

1. 胃痞的常见病因　①感受外邪。②内伤饮食。③情志失调。④脾胃素虚。
2. 胃痞的病机　中焦气机不利，脾胃升降失职。

三、诊断与鉴别诊断

1. 胃痞的诊断要点

（1）主症：胃脘痞塞，满闷不适，按之柔软触之无形，压之不痛。或伴有纳呆、嗳气等。

（2）发病与病程：发病缓慢，时轻时重，反复发作，病程漫长。

（3）诱因：饮食、情志、起居、寒温等。

2. 鉴别诊断

（1）胃痞与胃痛：两者病位同在胃脘部，且常相兼出现。胃痛以疼痛为主，胃痞以满闷不适为患，可累及胸膈；胃痛病势多急，压之可痛，而胃痞起病较缓，压无痛感。

（2）胃痞与鼓胀：两者均为自觉腹部胀满的病证，但鼓胀以腹部胀大如鼓，皮色苍黄，脉络暴露为主症，胃痞则以自觉满闷不舒，外无胀形为特征；鼓胀发于大腹，胃痞则在胃脘；鼓胀按之腹皮绷急，胃痞却按之柔软。

（3）胃痞与胸痹：胸痹是胸中痞塞不通，而致胸膺内外疼痛之证，以胸闷、胸痛、短气为主症，偶兼脘腹不舒。而胃痞则以脘腹满闷不舒为主症，多兼饮食纳运无力之症，偶有胸膈不适，并无胸痛等表现。

（4）胃痞与结胸：两者病位皆在脘部，然结胸以心下至小腹硬满而痛，拒按为特征；胃痞则在心下胃脘，以满而不痛、手可按压、触之无形为特点。

四、辨证论治

1. 胃痞的辨证要点　①辨虚实。②辨寒热。
2. 胃痞的治疗原则　调理脾胃升降，行气除痞消满。
3. 分证论治 2016

证型		证候		治法	方药
饮食内停		进食尤甚，拒按，嗳腐吞酸	苔厚腻，脉滑	消食和胃，行气消痞	保和丸
痰饮中阻	自觉心下痞塞	头晕目眩，身重困倦，呕恶纳呆	苔厚腻，脉沉滑	除湿化痰，理气和中	二陈平胃汤
湿热阻胃		恶心呕吐，口干不欲饮，口苦纳少	舌红苔黄腻，脉滑数	清热化湿，和胃消痞	连朴饮
肝胃不和		心烦易怒，善太息，呕吐苦水	舌淡红，苔薄白，脉弦	疏肝解郁，和胃消痞	越鞠丸合枳术丸
脾胃虚弱	自觉心下痞塞	纳呆便溏，神疲乏力，少气懒言	舌淡，苔薄白，脉细弱	补气健脾，升清降浊	补中益气汤
胃阴不足		脘腹痞闷，嘈杂，饥不欲食	舌红少苔，脉细数	养阴益胃，调中消痞	益胃汤

第十八单元　呕吐

重点提示

本单元内容出题率较高。在复习时首先要熟悉呕吐的病因病机、诊断及与噎膈、反胃的鉴别。在此基础上重点掌握其辨证论治，治疗以和胃降逆止呕为原则。食滞内停证及痰饮中阻证应多加留意，其症状、方药均可能再次考查。

一、概述
呕吐指胃失和降，气逆于上，迫使胃中之物从口中吐出的一种病证。
二、病因病机
1. 呕吐的常见病因　①外感六淫。②内伤饮食。③情志失调。④病后体虚。
2. 呕吐的主要病机　胃失和降，气机上逆 2017。
三、诊断与鉴别诊断
1. 呕吐的诊断要点

（1）临床以呕吐饮食、痰涎、水液等胃内容物为主症。

（2）常伴有恶心、纳呆、泛酸嘈杂、胸脘痞闷等症。

（3）多因饮食、情志、寒温不适、闻及不良气味等因素而诱发，或有服用药物、误食毒物史。

2. 鉴别诊断

（1）呕吐与噎膈：皆有呕吐的症状。然呕吐之病，进食顺畅，吐无定时。噎膈之病，进食梗噎不顺或食不得入，或食入即吐，甚则因噎废食。呕吐大多病情较轻，病程较短，预后尚好。而噎膈多因内伤所致，病情深重，病程较长，预后欠佳。

（2）呕吐与反胃：同属胃部的病变，其病机都是胃失和降，气逆于上，而且都有呕吐的临床表现。但反胃系脾胃虚寒，胃中无火，难以腐熟食入之谷物，以朝食暮吐，暮食朝吐，最终完谷尽吐出而始感舒畅为特征。

四、辨证论治

1. 呕吐的辨证要点　①辨虚实。②辨呕吐特点。
2. 呕吐的治疗原则　和胃降逆止呕 2015。实者，治宜祛邪为主；虚者，治宜扶正为主。
3. 分证论治 2004 2007 2009 2017 2018 2019 2021

证型		证候		治法	方药
外邪犯胃	呕吐	发热恶寒，头身疼痛	舌苔白腻，脉濡缓	疏邪解表，化浊和中	藿香正气散
食滞内停		呕吐酸腐，脘腹胀满	苔厚腻，脉滑实	消食化滞，和胃降逆	保和丸
痰饮中阻		呕吐清水痰涎，头眩心悸	苔白腻，脉滑	温中化饮，和胃降逆	小半夏汤合苓桂术甘汤
肝气犯胃		呕吐吞酸，胸胁胀痛	舌红苔薄腻，脉弦	疏肝理气，和胃降逆	四七汤
脾胃气虚		食欲不振，食入难化，胸脘痞闷	苔白滑，脉虚弦	健脾益气，和胃降逆	香砂六君子汤
脾胃阳虚		喜暖恶寒，四肢不温，大便溏薄	舌淡，脉濡弱	温中健脾，和胃降逆	理中汤
胃阴不足		饥不欲食，口燥咽干	舌红少津，脉细数	滋养胃阴，降逆止呕	麦门冬汤

第十九单元　噎膈

重点提示

本单元内容历年考试常有涉及。考题大多为中医的分证论治，复习时首先要熟悉其病因病机、诊断要点及治疗原则，对于各型的主症、治法及方药要重点掌握，瘀血内结证和痰气交阻证再次考查的可能性很大。

一、概述

噎膈指吞咽食物梗噎不顺，饮食难下，或纳而复出的病证。

二、病因病机

1. 噎膈的常见病因　①饮食不节。②七情内伤。③久病年老。
2. 噎膈的病机　气、痰、瘀交结，阻隔于食道、胃脘所致。病位在食道，属胃所主，病变脏腑与肝、脾、肾有关。

三、诊断与鉴别诊断

1. 噎膈的诊断要点

（1）轻证者胸骨后不适，有疼痛或烧灼感，食物通过有停滞感或轻度梗塞感，咽部干燥或有紧缩感。

（2）重证者持续性、进行性吞咽困难，咽下梗阻即吐，吐出黏液或白色泡沫黏痰，严重者伴胸骨后或背部肩胛区持续性钝痛，进行性消瘦。

（3）病史。情志不畅，酒食不节，年老肾虚。

2. 鉴别诊断

（1）噎膈与反胃：两者皆有食入即吐的症状。噎膈多系阴虚有热，主要表现为吞咽困难，阻塞不下，旋食旋吐，或徐徐吐出；反胃多属阳虚有寒，主要表现为食尚能入，但经久复出，朝食暮吐，暮食朝吐。

（2）噎膈与梅核气：二者均见咽中梗塞不舒的症状。噎膈系有形之物瘀阻于食管，吞咽困难；梅核气则系气逆痰阻于咽喉，为无形之气，无吞咽困难及饮食不下的症状。

四、辨证论治

1. 噎膈的辨证要点　①辨虚实。②辨标本主次。
2. 噎膈的治疗原则　理气开郁，化痰消瘀，养阴润燥。
3. 分证论治 2016

证型	证候		治法	方药
痰气交阻	吞咽梗阻	情志抑郁时加重，嗳气呃逆，呕吐痰涎	舌红苔薄腻，脉弦滑	开郁化痰，润燥降气	启膈散
津亏热结		心烦口干，胃脘灼热，大便干结	舌光红，干裂少津，脉细数	滋养津液，泻热散结	沙参麦冬汤
瘀血内结		呕出物如赤豆汁，胸膈疼痛，固着不移	舌紫暗，脉细涩	滋阴养血，破血行瘀	通幽汤
气虚阳微		面浮足肿，形寒气短，精神疲惫	舌淡苔白，脉细弱	温补脾肾	补气运脾汤

第二十单元　呃逆

重点提示

本单元内容出题率一般，熟悉呃逆的病因病机及其与肺胃的关系，有助于疾病的证型辨别。分证论治还是考试的侧重点，胃火上逆证及气机郁滞证应重点掌握，另要注意呃逆与干呕、嗳气的鉴别，此点曾有考查。

一、概述

呃逆指胃气上逆动膈，气逆上冲，以喉间呃呃连声，声短而频，难以自制为主要临床表现的病证。

二、病因病机

1. 呃逆的常见病因　①感受外邪。②饮食不当。③情志不遂。④体虚病后。
2. 呃逆的基本病机　胃失和降，膈间气机不利，胃气上逆动膈。病位在膈，关键在胃，与肝、脾、肺、肾有关。

三、诊断与鉴别诊断

1. 呃逆的诊断要点
（1）主症：气逆上冲，喉间呃呃连声，声短而频，不能自制。
（2）兼症：胸膈痞闷，脘中不适，情绪不安。
（3）诱因：受惊、饮食、情志，起病多急。

2. 鉴别诊断
（1）呃逆与干呕：两者同属胃气上逆的表现，干呕属于有声无物的呕吐，乃胃气上逆，冲咽而出，发出呕吐之声。呃逆则气从膈间上逆，气冲喉间，呃呃连声，声短而频，不能自制。
（2）呃逆与嗳气：两者均为胃气上逆，嗳气乃胃气阻郁，气逆于上，冲咽而出，发出沉缓的嗳气声，常伴酸腐气味，食后多发，与喉间气逆而发出的呃呃之声不难区分。

四、辨证论治

1. 呃逆的辨证要点　①辨虚、实、寒、热。②辨病情轻重。
2. 呃逆的治疗原则　理气和胃，降逆止呃。危重病证中出现的呃逆，治当大补元气，急救胃气。
3. 分证论治 2021

证型	呃声	证候		治法	方药
胃寒气逆	沉缓有力	得热则减，遇寒更甚	苔白润，脉迟缓	温中散寒，降逆止呃	丁香散
胃火上逆	洪亮有力	口臭烦渴，多喜冷饮	苔黄燥，脉滑数	清胃泄热，降逆止呃	竹叶石膏汤
气机郁滞	连声	情志不畅，嗳气纳减，肠鸣矢气	苔薄白，脉弦	顺气解郁，和胃降逆	五磨饮子
脾胃阳虚	低长无力	泛吐清水，喜温喜按，手足不温	舌淡苔薄白，脉细弱	温补脾胃，降逆止呃	理中丸
胃阴不足	短促不得续	口干咽燥，不思饮食	舌红少苔，脉细数	养胃生津，降逆止呃	益胃汤

第二十一单元　腹痛

> **重点提示**
>
> 本单元内容出题率一般，首先要熟悉病因病机与寒热虚实的关系，其次注意腹痛和胃痛的鉴别，重点掌握腹痛的辨证要点，熟悉各证型的治法、方药。

一、概述

腹痛是以胃脘以下、耻骨毛际以上的部位发生疼痛为主要表现的病证。

二、病因病机

1. 腹痛的病因　①外感时邪。②饮食不节。③情志失调。④阳气素虚。⑤跌仆损伤。⑥腹部术后 2004。

2. 腹痛的病机　脏腑气机阻滞，气血运行不畅，经脉痹阻，不通则痛；脏腑经络失养，不荣则痛。

三、诊断与鉴别诊断

1. 腹痛的诊断要点

（1）主症：胃脘以下、耻骨毛际以上部位的疼痛。急性腹痛：病因外感，突然剧痛，伴发症状明显。慢性腹痛：病因内伤，起病缓慢，痛势缠绵。

（2）特点：涉及肠胃者可伴有腹泻或便秘。膀胱湿热可见腹痛牵引前阴，小便淋沥，尿道灼痛。蛔虫作痛者多伴嘈杂吐涎，时作时止。瘀血腹痛者常有外伤或手术史。表里同病者痛连腰背，伴恶寒发热、恶心呕吐。

2. 腹痛与胃痛的鉴别　首先是部位不同，胃脘在心下胃脘处，腹痛在胃脘以下，耻骨毛际以上；其次是伴随症状不同，胃痛常伴有恶心、嗳气等胃病症状，腹痛可伴有便秘、腹泻或尿频、尿急等症状。

四、辨证论治

1. 腹痛的辨证要点　首辨腹痛性质，次辨腹痛部位。

实痛一般痛势急剧，痛时拒按。其中腹痛拘急，暴作，痛无间断，遇冷痛剧，为寒痛；腹痛急迫，痛处灼热，腹胀便秘，为热痛；腹痛胀满，时轻时重，痛处不定，为气滞；腹部刺痛，痛无休止，痛处不移，痛处拒按，入夜尤甚，为血瘀；脘腹胀满，疼痛拒按，嗳腐吞酸，呕恶厌食，为伤食。虚痛一般痛势绵绵，喜揉喜按，时缓时急，痛而无形，饥而痛增。

胁腹、少腹疼痛，多为厥阴肝经病证；脐以上大腹疼痛，多为脾胃病证；脐腹疼痛，多为大小肠病证或虫积；脐以下小腹疼痛，多为肾、膀胱、胞宫病证。

2. 腹痛的治疗原则　以"通"立法。

3. 分证论治 2004 2005 2006 2009 2010 2018

证型	证候		治法	方药
寒邪内阻	腹部疼痛	腹痛拘急，遇寒痛甚，得温痛减	苔白腻，脉弦紧	散寒温里，理气止痛	良附丸合正气天香散
湿热壅滞		腹部胀痛，痞满拒按，便秘尿赤	苔黄腻，脉滑数	泄热通腑，行气导滞	大承气汤
饮食积滞		脘腹胀满，嗳腐吞酸，厌食呕恶	苔厚腻，脉滑	消食导滞，理气止痛	枳实导滞丸
肝郁气滞		胀满不舒，得嗳气、矢气则舒	苔薄白，脉弦	疏肝解郁，理气止痛	柴胡疏肝散
瘀血内停		痛如针刺，痛处固定	舌紫暗，脉细涩	活血化瘀，和络止痛	少腹逐瘀汤
中脏虚寒		腹痛绵绵，喜温喜按，形寒肢冷	舌淡苔薄白，脉弦细	温中补虚，缓急止痛	小建中汤

第二十二单元　泄泻

> ☆重点提示
>
> 本单元内容历年考试常有涉及。熟悉泄泻的诊断要点及治疗原则，在此基础上重点掌握其分证论治，尤其是脾胃虚弱证和肾阳虚衰证。了解与痢疾、霍乱的鉴别。

一、概述

泄泻是以排便次数增多，粪便稀溏甚至泻出如水样为主要表现的病证 2016。

二、病因病机

1. 泄泻的常见病因　①感受外邪。②饮食所伤。③情志失调。④病后体虚。⑤禀赋不足。
2. 泄泻的病机　脾虚湿盛，脾失健运，水湿不化，肠道清浊不分，传导失司。主要病位在脾、胃与大小肠。

三、诊断与鉴别诊断

1. 泄泻的诊断要点

（1）主症：粪质稀溏，或完谷不化，或如水样，大便次数增多，每日三五次，甚至十余次。

（2）兼症：腹痛、腹胀、肠鸣、纳呆。

（3）病史、诱因：起病或急或缓。暴泻者多有暴饮暴食或误食不洁食物的病史。迁延日久，时发时止者，常由外邪、饮食、情志等因素而诱发。

2. 鉴别诊断

（1）泄泻与痢疾：两者均为大便次数增多、粪质稀薄的病证。泄泻以大便次数增加，粪质稀溏，甚则如水样，或完谷不化为主症，大便不带脓血，也无里急后重，腹痛或无。而痢疾以腹痛、里急后重、便下赤白脓血为特征。

（2）泄泻与霍乱：霍乱是一种上吐下泻同时并作的病证，来势急骤，变化迅速，病情凶险，起病时先突然腹痛，继则吐泻交作，所吐之物均为未消化之食物，气味酸腐恶臭；所泻之物多为黄色粪水，如米泔，常伴恶寒、发热，部分病人在吐泻之后，津液耗伤，迅速消瘦，或发生转筋，腹中绞痛。若吐泻剧烈，可致津竭阳衰之危候。

四、辨证论治

1. 泄泻的辨证要点　①辨暴泻与久泻。②辨虚实寒热。③辨兼夹症。
2. 泄泻的治疗原则　运脾化湿。急性泄泻重在化湿，佐以分利，久泻当重健脾。
3. 分证论治 2004　2005　2009　2010　2011　2015　2018

证型	证候		治法	方药
寒湿内盛	排便次数增多，粪便稀溏	泄泻清稀，甚如水样	苔白腻，脉濡缓	芳香化湿，解表散寒	藿香正气散
湿热伤中		泻下急迫，肛门灼热	舌红苔黄腻，脉滑数	清热利湿，分利止泻	葛根黄芩黄连汤
食滞肠胃		臭如败卵，泻后痛减	苔厚腻，脉滑	消食导滞，和中止泻	保和丸
肝气乘脾		攻窜作痛，情志诱发	舌淡红，脉弦细	抑肝扶脾	痛泻要方
脾胃虚弱		时溏时泄，稍进油腻则大便次数增多	舌淡苔白，脉细弱	健脾益气，化湿止泻	参苓白术散
肾阳虚衰		黎明前脐腹作痛，肠鸣即泻，形寒肢冷	舌淡苔白，脉沉细	温肾健脾，固涩止泻	四神丸

第二十三单元 痢疾

> ☆重点提示
>
> 本单元内容历年考试常有涉及。考点大多集中在分证论治上，复习时首先要熟悉痢疾的诊断要点，"里急后重""泻下赤白脓血便"等为解题的关键，疫毒痢和寒湿痢应重点复习。

一、概述

痢疾是以腹痛、里急后重、下痢赤白脓血为主症的病证，是夏秋季常见的肠道传染病。

二、病因病机

1. 痢疾的常见病因 ①外感时邪疫毒。②饮食不节。③脾胃虚弱。
2. 痢疾发生的病机 邪客肠腑，气血壅滞，肠道传化失司，脂膜血络受伤，腐败化为脓血而成痢。病位在肠，与脾胃肾密切相关。病理因素以湿热疫毒为主。

三、诊断与鉴别诊断

1. 痢疾的诊断要点

（1）以腹痛，里急后重，大便次数增多，泻下赤白脓血便为主症。

（2）急性痢疾起病急骤，病程短，可伴恶寒、发热等；慢性痢疾起病缓慢，反复发作，迁延不愈；疫毒痢病情严重而病势凶险，以儿童多见，起病急骤，在腹痛、腹泻尚未出现之时，有高热神疲、四肢厥冷、面色青灰、呼吸浅表、神昏惊厥，而下痢、呕吐并不一定严重。

（3）常见于夏秋季节，多有饮食不洁史，或具有传染性。

2. 鉴别诊断 见"泄泻"。

四、辨证论治

1. 痢疾的辨证要点 ①辨虚实主次。②辨寒热偏重。③辨伤气、伤血（下痢白多赤少，为湿邪伤及气分；赤多白少，或以血为主者，为热邪伤及血分）。

2. 痢疾的治疗原则及治疗宜忌 热痢清之，寒痢温之，初痢实则通之，久痢虚则补之，寒热交错者清温并用，虚实夹杂者攻补兼施。忌过早补涩，忌峻下攻伐，忌分利小便 2010。

3. 分证论治 2006 2009 2010 2015 2019 2021

证型	证候		治法	方药
湿热痢	腹痛、里急后重、泻下赤白脓血便	大便腥臭，肛门灼热	苔黄腻，脉滑数	清肠化湿，调气和血	芍药汤
疫毒痢		壮热口渴，痢下鲜紫脓血，神昏惊厥	舌红绛苔黄燥，脉滑数	清热解毒，凉血除积	白头翁汤
寒湿痢		痢下赤白黏冻，白多赤少	舌淡苔白腻，脉濡	温中燥湿，调气和血	不换金正气散
阴虚痢		脓血黏稠，脐下灼痛，虚坐努责	舌红绛少津，苔腻，脉细数	养阴和营，清肠化湿	驻车丸
虚寒痢		痢下赤白清稀，食少神疲，畏寒肢冷	舌淡苔薄白，脉沉细弱	温补脾肾，收涩固脱	桃花汤合真人养脏汤
休息痢		下痢时发时止，迁延不愈，劳累而发	舌淡苔腻，脉濡软	温中清肠，调气化滞	连理汤

第二十四单元 便秘

> **重点提示**
>
> 本单元出题率一般，重点为分证论治，热秘、气秘、虚秘的内容均曾考查。对于各个证型的治法方药均要求掌握，另外在解题时要注意辨清虚实，经常出现老年性便秘的相关题目。

一、概述

便秘是指大便排出困难，排便周期延长，或周期不长，但粪质干结，排出艰难，或不硬，虽有便意，但便而不畅的病证。

二、病因病机

1. 便秘的常见病因 ①饮食不节。②情志失调。③年老体虚。④感受外邪。
2. 便秘的基本病机 大肠传导失常，气机不畅，糟粕内停。病位在大肠，与肺脾胃肝肾有关。

三、诊断与鉴别诊断

1. 便秘的诊断要点
（1）排便间隔时间超过自己的习惯1天以上，或两次排便时间间隔3天以上。
（2）大便便质干结，排出艰难，或欲大便而艰涩不畅。
（3）常伴腹胀、腹痛、口臭、纳差及神疲乏力、头眩心悸等症。
（4）本病常有饮食不节、情志内伤、劳倦内伤等病史。
2. 便秘与肠结鉴别 两者皆为大便秘结不通。但肠结多为急病，因大肠通降受阻所致，表现为腹部疼痛拒按，大便完全不通，且无矢气和肠鸣音，严重者可吐出粪便。便秘多为慢性久病，因大肠传导失常所致，表现为腹部胀满，大便干结艰行，可有矢气和肠鸣音，或有恶心呕吐，食纳减少。

四、辨证论治

1. 便秘的辨证要点 ①分清虚实。②审查病因，辨别粪质及排便情况。
2. 便秘的治疗原则 以通下为主，决不可单纯用泻下药。
3. 分证论治 **2011 2012 2016 2017 2018 2021**

证型		证候		治法	方药
热秘	大便排出困难	口干口臭，面红心烦	舌红苔黄燥，脉滑数	泻热导滞，润肠通便	麻子仁丸
气秘		便而不爽，肠鸣矢气，腹中胀痛	苔薄腻，脉弦	顺气导滞	六磨汤
冷秘		腹痛拘急，手足不温，呃逆呕吐	苔白腻，脉弦紧	温里散寒，通便止痛	温脾汤
气虚秘		汗出短气，便后乏力	舌淡苔白，脉弱	益气润肠	黄芪汤
血虚秘		面色无华，口唇色淡	舌淡苔少，脉细	养血润燥	润肠丸
阴虚秘		如羊屎状，形体消瘦，潮热盗汗	舌红少苔，脉细数	滋阴通便	增液汤
阳虚秘		四肢不温，腹中冷痛	舌淡苔白，脉沉迟	温阳通便	济川煎

肝胆病证

第二十五单元 胁痛

> **重点提示**
> 本单元出题率一般，复习时首要牢记"肝络失和"，胁痛的各类病证均与肝有关，解题时应主要注意疼痛的性质。因其主症、治法、方药均曾考查，所以复习时应面面俱到。

一、概述
胁痛是指以一侧或两侧胁肋部疼痛为主要表现的病证。

二、病因病机
1. 胁痛的常见病因　情志不遂、跌仆损伤、饮食所伤、外感湿热、劳欲久病。
2. 胁痛的基本病机　肝络失和，其病理变化可归结为"不通则痛"与"不荣则痛"两类。病位在肝胆，与脾胃肾相关。病理因素有气滞、血瘀、湿热。

三、诊断与鉴别诊断
1. 胁痛的诊断要点
（1）一侧或两侧胁肋部疼痛，其性质可为刺痛、胀痛、灼痛、隐痛、钝痛等。
（2）可伴胸闷、腹胀、嗳气呃逆、急躁易怒、口苦纳呆、厌食恶心等。
2. 鉴别诊断
（1）胁痛与胃脘痛：皆有肝郁的病机；胃脘痛病位在胃脘，兼有嗳气频作、吞酸嘈杂等胃失和降的症状。
（2）胁痛与悬饮：悬饮为咳唾引痛胸胁，呼吸或转侧加重，患侧肋间饱满，呈浊音，或见发热。

四、辨证论治
1. 胁痛的辨证要点　首辨在气在血，再辨属虚属实。
2. 胁痛的治疗原则　疏肝和络止痛 2019。
3. 分证论治 2002 2015 2017 2018

证型	证候		治法	方药
肝郁气滞	胁肋部疼痛	胀痛，走窜不定，因情志变化而增减 苔薄白，脉弦	疏肝理气	柴胡疏肝散
瘀血阻络		刺痛，痛有定处，痛处拒按 舌紫暗，脉沉涩	祛瘀通络	血府逐瘀汤/复元活血汤
肝胆湿热		灼热疼痛，口苦口黏，胸闷纳呆 舌红苔黄腻，脉弦滑数	清热利湿	龙胆泻肝汤
肝络失养		隐痛，悠悠不休，遇劳加重 舌红少苔，脉细弦数	养阴柔肝	一贯煎

第二十六单元　黄疸

> ☆重点提示
>
> 本单元内容历年考试常有涉及。考点大多集中在中医的分证论治上，复习时首先要熟悉黄疸的诊断要点（目黄、身黄、小便黄），对于各型的主症、治法及方药均要重点掌握，要注意湿重于热与热重于湿证的区别。

一、概述

黄疸是以目黄、身黄、小便黄为主症的一种病证。目睛黄染尤为本病重要特征。

二、病因病机

1. 黄疸的病因　①外感湿热疫毒。②饮食不节、劳倦。③病后续发。
2. 黄疸的病机　湿邪壅阻中焦，脾胃失健，肝气郁滞，疏泄不利，致胆汁输泄失常，胆液不循常道，外溢肌肤，下注膀胱。

三、诊断与鉴别诊断

1. 黄疸的诊断要点

（1）临床表现："三黄"（目黄、身黄、小便黄），目睛黄染为主要特征。

（2）伴随症状：常伴食欲减退、恶心呕吐、胁痛腹胀等症。

（3）病史追述：外感湿热疫毒，内伤饮食不节，或有胁痛、癥积病史。

2. 黄疸与萎黄的鉴别　两者均可出现身黄。萎黄为脾胃虚弱，气血不足，肌肤失养，主症为肌肤萎黄不泽，目睛及小便不黄，常伴头昏倦怠，心悸少寐，纳少便溏等。

四、辨证论治

1. 黄疸的辨证要点 2015 2016

（1）首辨阳黄、阴黄 2009 2010 2019。阳黄黄色鲜明，发病急，病程短。阴黄黄色晦暗，病程长，病势缓。

（2）次辨阳黄之轻重、胆腑郁热及疫毒炽盛。

（3）三辨阴黄之病因。

（4）四辨黄疸病势轻重。黄疸色泽鲜明，神清气爽，为顺证、病轻；黄疸晦滞，烦躁不安，为逆证、病重。

2. 黄疸的治疗原则　化湿邪，利小便。

3. 分证论治 2006 2009 2016 2018 2019 2021

证型		证候		治法	方药
阳黄					
热重于湿	身目发黄，黄色鲜明	发热口渴，口干而苦	苔黄腻，脉弦数	清热通腑，利湿退黄	茵陈蒿汤
湿重于热		头重身困，胸脘痞满	苔厚腻微黄，脉濡数	利湿化浊运脾，佐以清热	茵陈五苓散合甘露消毒丹
胆腑郁热		右胁胀闷疼痛，身热不退	舌红苔黄，脉弦滑数	疏肝泄热，利胆退黄	大柴胡汤
疫毒炽盛（急黄）		其色如金，皮肤瘙痒	舌红绛，苔黄燥，脉弦滑	清热解毒，凉血开窍	千金犀角散

续表

证型		证候		治法	方药
阴黄					
寒湿阻遏	身目发黄，黄色晦暗	脘痞纳少，神疲畏寒	舌淡苔腻，脉濡缓	温中化湿，健脾和胃	茵陈术附汤
脾虚湿滞		肢软乏力，大便溏薄	舌淡苔薄，脉濡细	健脾养血，利湿退黄	黄芪建中汤
黄疸消退后					
湿热留恋	脘痞胀闷，胁肋隐痛	脘痞腹胀，尿赤	苔腻，脉濡数	清热利湿	茵陈四苓散
肝脾不调		胁肋隐痛不适，大便不调	苔薄白，脉细弦	调和肝脾，理气助运	柴胡疏肝散/归芍六君子汤
气滞血瘀		胁下结块，面颈赤丝	舌紫斑，脉涩	疏肝理气，活血化瘀	逍遥散合鳖甲煎丸

第二十七单元　积证

> **重点提示**
>
> 本单元了解即可。

一、概述

积证是以腹内结块，或痛或胀，结块固定不移，痛有定处为主要临床表现的一类病证。

二、病因病机

1. 积证的病因　情志失调、饮食所伤、感受外邪、他病续发所致。
2. 积证的病机　气机阻滞，瘀血内结。病位在肝脾胃肠。病理因素以血瘀为主。

肾系病证

第二十八单元　水肿

> ☆**重点提示**
>
> 本单元内容历年考试常有涉及。考点大多集中在中医的分证论治上，复习时要熟悉水肿的辨证要点、治疗原则，在此基础上，对于各型的主症、治法及方药均要重点掌握，要注意风水相搏证和水湿浸渍证，再次考查的可能性很大。

一、概述

水肿为体内水液潴留，泛滥肌肤，表现以头面、眼睑、四肢、腹背，甚至全身浮肿为特征的一类病证。

二、病因病机

1. 水肿的病因　①外邪袭表。②疮毒内犯。③外感水湿。④饮食不节。⑤禀赋不足。

⑥久病劳倦。

2. 水肿的病机　肺失通调，脾失转输，肾失开合，三焦气化不利，水液泛滥肌肤 2010。病位在肺脾肾，而关键在肾。

三、诊断与鉴别诊断

1. 水肿的诊断要点

（1）水肿从眼睑或下肢开始，继则累及四肢全身。

（2）轻者仅眼睑或足胫浮肿，重者全身尽肿，甚则气喘不能平卧，腹大胀满。更严重者可出现尿闭或尿少，恶心呕吐，口中秽味，鼻衄，齿衄，头痛，抽搐，神昏谵语等危象。

（3）可有乳蛾、心悸、疮毒、紫癜及久病体虚病史。

2. 水肿与鼓胀的鉴别　两者均见肢体水肿，腹部膨隆。鼓胀以单腹胀大，腹壁青筋暴露，四肢多不肿，反见瘦削，后期或可伴见轻度肢体浮肿为主症；水肿则头面或下肢先肿，继及全身，严重时出现腹水，腹部膨隆，但无腹壁青筋暴露。

四、辨证论治

1. 水肿的辨证要点　首辨阳水、阴水，次辨病变之脏腑。

（1）阳水：发病急，病程短，多表现为表证、热证、实证。肿多从头面开始，由上而下，继及全身，肿处皮肤绷急光亮，按之凹陷即起。

（2）阴水：发病缓，病程长，多表现为里证、寒证、虚证。肿多由下而上，继及全身，肿处皮肤松弛，按之凹陷不易恢复，甚则按之如泥 2002。

2. 水肿的治疗原则　发汗、利尿、泻下逐水。

3. 分证论治 2012 2015 2016 2018 2020 2021

证型		证候		治法	方药
阳水					
风水相搏	眼睑浮肿，延及全身/全身水肿	来势迅速，恶寒发热，肢节酸楚	苔薄白，脉浮滑	疏风清热，宣肺行水	越婢加术汤
湿毒浸淫		身发疮痍，甚则溃烂，恶风发热	舌红苔薄黄，脉浮数	宣肺解毒，利湿消肿	麻黄连翘赤小豆汤合五味消毒饮
水湿浸渍		下肢明显，按之没指，胸闷纳呆	苔白腻，脉沉缓	运脾化湿，通阳利水	五皮饮合胃苓汤
湿热壅盛		皮肤绷急光亮，胸脘痞闷，烦热口渴	舌红苔黄腻，脉沉数	分利湿热	疏凿饮子
阴水					
脾阳虚衰	水肿日久	脘腹胀闷，纳减便溏	舌淡苔白滑，脉沉缓	健脾温阳利水	实脾饮
肾阳衰微		腰酸冷痛，四肢厥冷，怯寒神疲	舌淡胖苔白，脉沉细	温肾助阳，化气行水	济生肾气丸合真武汤
瘀水互结		肿势不一，皮肤瘀斑，腰部刺痛	舌紫暗苔白，脉沉细涩	活血祛瘀，化气行水	桃红四物汤合五苓散

第二十九单元 淋证

> ☆重点提示
>
> 本单元内容历年考试常有涉及。诊断要点、分证论治均有考查。解题时应首辨六淫主症，重点为热淋、膏淋、血淋，再次考查的可能性很大。另应注意淋证和尿血的鉴别。

一、概述

淋证指以小便频数短涩，淋沥刺痛，小腹拘急或痛引腰腹 2009 2010 为主症的病证。

二、病因病机

1. 淋证的常见病因 ①外感湿热。②饮食不节。③情志失调。④禀赋不足或劳伤久病。
2. 淋证的病机 湿热蕴结下焦，肾与膀胱气化不利。病位在膀胱与肾。病理因素以湿热之邪为主。

三、诊断与鉴别诊断

1. 淋证的诊断要点 2005

(1) 小便频数，淋沥涩痛，小腹拘急，痛引腰腹。
(2) 病久或反复发作后，常伴有低热、腰痛、小腹坠胀、疲劳等。
(3) 多见于已婚女性，每因疲劳、情志变化、不洁房事而诱发。

2. 鉴别诊断

(1) 淋证与癃闭 2021：均有小便量少，排尿困难。淋证尿频而尿痛，且每日排尿总量多为正常；癃闭无尿痛，每日排尿量少于正常，严重时甚至无尿。

(2) 血淋与尿血 2015：均有小便出血，尿色红赤，甚至溺出纯血等症状。尿血多无疼痛之感，虽亦兼有轻微胀痛或热痛，但终不若血淋的小便滴沥而疼痛难忍，故一般痛者为血淋，不痛者为尿血。

四、辨证论治

1. 淋证的辨证要点 ①首辨六淋主症。②辨淋证虚实。③辨明各淋证的转化与兼夹。
2. 淋证的治疗原则 实则清利，虚则补益。
3. 分证论治 2002 2005 2006 2009 2016 2018

证型	证候		治法	方药
热淋	小便频数，淋沥涩痛	灼热刺痛，溺色黄赤	苔黄腻，脉滑数	清热利湿通淋	八正散
石淋		尿中夹砂石，尿道窘迫疼痛	舌红苔薄黄，脉弦	清热利湿，排石通淋	石韦散
血淋		尿色深红，或夹血块	舌尖红苔黄，脉滑数	清热通淋，凉血止血	小蓟饮子
气淋		郁怒后，小便涩滞，淋沥不畅	苔薄白，脉弦	理气疏导，通淋利尿	沉香散
膏淋		小便浑浊如米泔水	舌红苔黄腻，脉濡数	清热利湿，分清泄浊	程氏萆薢分清饮
劳淋		遇劳即发，淋沥不已	舌淡，脉细弱	补脾益肾	无比山药丸

第三十单元 癃闭

> **重点提示**
> 本单元复习时重点掌握分证论治的内容,对于肺热壅盛证和肝郁气滞证应多加留意,注意辨别各个证型的临床表现。其他内容了解即可。

一、概述
癃闭是以小便量少,排尿困难,甚则小便闭塞不通为主症的一种病证。其中小便不畅,点滴而短少,病势较缓者为癃;小便闭塞,点滴不通,病势较急者称为闭。

二、病因病机
1. 癃闭的常见病因 ①外邪侵袭。②饮食不节。③情志内伤。④尿路阻塞。⑤体虚久病。
2. 癃闭的主要病机 膀胱气化功能失调,其病位主要在膀胱与肾。

三、诊断与鉴别诊断
1. 癃闭的诊断要点
(1) 小便不利,点滴不畅,甚或小便闭塞,点滴全无,每日尿量明显减少。
(2) 触叩小腹部可发现膀胱明显膨隆等水蓄膀胱证候,或查膀胱内无尿液,甚或伴有水肿、头晕、喘促等肾元衰竭证候。
(3) 多见于老年男性或产后妇女及腹部手术后患者,或患有水肿、淋证、消渴等病,迁延日久不愈之病人。

2. 鉴别诊断
(1) 癃闭与水肿:均有小便不利,小便量少。水肿是体内水液潴留,泛溢于肌肤,引起头面、眼睑、四肢浮肿,并无水蓄膀胱之证候,而癃闭多不伴有浮肿。
(2) 癃闭与关格:均有小便量少或闭塞不通。关格常由水肿、淋证、癃闭等经久不愈发展而来,是小便不通与呕吐并见的病证,而癃闭不伴有呕吐。

四、辨证论治
1. 癃闭的辨证要点 ①当辨虚实。②辨缓急、轻重。
2. 癃闭的治疗原则 腑以通为用。
3. 分证论治

证型	证候		治法	方药
膀胱湿热		小便短赤灼热,渴不欲饮 舌红苔黄腻,脉数	清利湿热,通利小便	八正散
肺热壅盛		咽干咳嗽,烦渴欲饮,呼吸急促 舌红苔薄黄,脉数	清泄肺热,通利水道	清肺饮
肝郁气滞	小便不利,点滴不畅	情志抑郁,多烦善怒,胁腹胀满 舌红苔薄黄,脉弦	疏利气机,通利小便	沉香散
浊瘀阻塞		尿如细线,阻塞不通,小腹胀痛 舌紫暗,脉涩	行瘀散结,通利水道	代抵当丸
脾气不升		小腹坠胀,神疲乏力,气短声低 舌淡苔薄,脉细	升清降浊,化气行水	补中益气汤合春泽汤
肾阳衰惫		排便无力,面色㿠白,畏寒肢冷 舌淡胖苔薄白,脉沉细	温补肾阳,化气利水	济生肾气丸

气血津液病证

第三十一单元 郁证

> ☆**重点提示**
>
> 本单元内容历年考试常有涉及。考点大多集中在中医的分证论治上，重点为肝气郁结、痰气郁结证。

一、概述

郁证系由于情志不舒、气机郁滞所致，以心情抑郁、情绪不宁、胸部满闷、胁肋胀痛，或易怒喜哭，或咽中如有异物梗塞等为主要临床表现的一类病证。脏躁、梅核气等病证属本病范畴。

二、病因病机

1. 郁证的常见病因 ①七情所伤。②思虑劳倦。③脏气素虚。④体质偏颇。
2. 郁证的基本病机 气机失常、脏腑阴阳气血失调。病位在肝，涉及心脾。

三、诊断与鉴别诊断

1. 郁证的诊断要点

(1) 忧郁不畅，情绪不宁，胸胁胀满疼痛，或咽中如有炙脔，吞之不下，咯之不出等症状。

(2) 多有忧愁、焦虑、悲哀、恐惧、愤懑等情志内伤的病史。

(3) 多发于中青年女性。

2. 鉴别诊断

(1) 郁证梅核气与虚火喉痹：皆有咽部异物感，梅核气因情志抑郁而起病，自觉咽中有物梗塞，但无咽痛及吞咽困难，咽中梗塞的感觉与情绪波动有关；虚火喉痹多因感冒、长期吸烟及嗜食辛辣引发，咽部除有异物感外，尚觉咽干、灼热、咽痒，与情绪无关。

(2) 郁证梅核气与噎膈：皆有咽中有物梗塞感觉。梅核气无吞咽困难；噎膈梗塞感觉主要在胸骨后部，与情绪波动无关，吞咽困难程度日渐加重。

(3) 郁证脏躁与癫证：均与五志过极、七情内伤有关，临床表现都有心神失常症状。癫证多发于青壮年，主要表现为精神错乱，缺乏自知自控能力，心神失常的症状极少自行缓解。

四、辨证论治

1. 郁证的辨证要点 首辨受病脏腑与六郁的关系，次辨证候虚实。
2. 郁证的治疗原则 理气开郁、调畅气机、怡情易性 2021。

3. 分证论治 2001 2003 2006 2009

证型		证候		治法	方药
肝气郁结	情绪不宁	精神抑郁，胁肋胀痛，不思饮食	苔薄腻，脉弦	疏肝解郁，理气畅中	柴胡疏肝散
气郁化火		急躁易怒，口苦而干，头痛目赤	舌红苔黄，脉弦数	疏肝解郁，清肝泻火	丹栀逍遥散
痰气郁结（梅核气）		咽中如有物梗塞，吞之不下，咯之不出	苔白腻，脉弦滑	行气开郁，化痰散结	半夏厚朴汤
心神失养（脏躁）		精神恍惚，悲忧善哭，喜怒无常	舌淡苔薄白，脉弦细	甘润缓急，养心安神	甘麦大枣汤
心脾两虚		头晕神疲，心悸胆怯，失眠健忘	舌淡苔薄白，脉细弱	健脾养心，补益气血	归脾汤
心肾阴虚		虚烦少寐，腰膝酸软，五心烦热	舌红少苔，脉细数	滋养心肾	天王补心丹合六味地黄丸

第三十二单元 血证

> ☆重点提示
>
> 本单元内容历年考试均有涉及。考点较多且分散，对每个病证都要复习到位。重点是中医的分证论治，吐血、鼻衄、便血、尿血的出题率较高，其余内容也应熟悉。

一、概述

血证是指凡血液不循常道，或上溢于口鼻诸窍，或下泄于前后二阴，或渗出于肌肤，所形成的一类出血性疾患。

二、病因病机

1. 血证的常见病因 ①感受外邪。②情志过极。③饮食不节。④劳欲体虚。⑤久病或热病。
2. 血证的病机 火热熏灼、迫血妄行、气虚不摄、血溢脉外、瘀血阻络、血不循经。

三、诊断与鉴别诊断

1. 各类血证的诊断要点

（1）鼻衄：①血自鼻道外溢。②非因外伤、倒经所致者。

（2）齿衄：①血自齿龈或齿缝外溢。②排除外伤所致者。

（3）咳血：血由肺、气道而来，经咳嗽而出，或觉喉痒胸闷，一咯即出，血色鲜红，或夹泡沫，或痰血相兼，痰中带血。

（4）吐血：①血随呕吐而出，常伴有食物残渣等胃内容物，血色多为咖啡色或紫暗色，也可为鲜红色，大便色黑如漆，或呈暗红色。②有胃痛、胁痛、黄疸、癥积等病史。③发病急骤，吐血前多有恶心、胃脘不适、头晕等症。

（5）便血：①大便色鲜红、暗红或紫暗，甚至黑如柏油样，次数增多。②有胃肠疾病或肝病病史。

（6）尿血：①小便中混有血液或夹有血丝。②排尿时无疼痛。

（7）紫斑：①肌肤出现青紫斑点，小如针尖，大者融合成片，压之不退色。②紫斑好发于四肢，尤以下肢为甚，常反复发作。重者可伴有鼻衄、齿衄、尿血、便血及崩漏。③小儿及成人皆可患此病，但以女性为多见。

2. 鉴别诊断

（1）便血之远血与近血：远血血色如黑漆色或暗紫色，近血血色多鲜红或暗红。

（2）紫斑与出疹、丹毒：均有局部肤色的改变。紫斑呈点状者需与出疹的疹点区别。紫斑隐于皮内，压之不退色，触之不碍手；疹高出于皮肤，压之退色，摸之碍手。丹毒以皮肤色红如丹得名，轻者压之退色，重者压之不退色，其局部皮肤灼热肿痛，与紫斑有别。

四、辨证论治

1. 血证的辨证要点　首辨病证，次辨病变脏腑，再辨证候虚实。

2. 血证的治疗原则　治火、治气、治血。

（1）治火：实火——清热泻火；虚火——滋阴降火。

（2）治气：实证——清气降气；虚证——补气益气。

（3）治血：选用凉血止血、收敛止血或祛瘀止血的方药。

3. 分证论治

（1）鼻衄 2011 2016 2017

证型		证候		治法	方药
热邪犯肺	鼻道出血	口干咽燥，身热恶风	舌红苔薄，脉数	清泄肺热，凉血止血	桑菊饮
胃热炽盛		血色鲜红，口渴欲饮，口干臭秽	舌红苔黄，脉数	清胃泻火，凉血止血	玉女煎
肝火上炎		头痛目眩，烦躁易怒	舌红，脉弦数	清肝泻火，凉血止血	龙胆泻肝汤
气血亏虚		血色淡红，神疲乏力	舌淡，脉细无力	补气摄血	归脾汤

（2）齿衄

证型		证候		治法	方药
胃火炽盛	齿龈出血	血色鲜红，齿龈红肿疼痛，口臭	舌红苔黄，脉洪数	清胃泻火，凉血止血	加味清胃散合泻心汤
阴虚火旺		血色淡红，齿摇不坚	舌红少苔，脉细数	滋阴降火，凉血止血	六味地黄丸合茜根散

（3）咳血 2016

证型		证候		治法	方药
燥热伤肺	咳嗽，痰中带血	口干鼻燥，身热	舌红少津，苔薄黄，脉数	清热润肺，宁络止血	桑杏汤
肝火犯肺		胸胁胀痛，烦躁易怒，口苦	舌红苔薄黄，脉弦数	清肝泻肺，凉血止血	泻白散合黛蛤散
阴虚肺热		口干咽燥，潮热盗汗	舌红，脉细数	滋阴润肺，宁络止血	百合固金汤

(4) 吐血 2004 2009 2018

证型	证候			治法	方药
胃热壅盛	呕吐出血	脘腹胀闷，嘈杂不适，口臭便秘	舌红，苔黄腻，脉滑数	清胃泻火，化瘀止血	泻心汤合十灰散
肝火犯胃		口苦胁痛，心烦易怒	舌红绛，脉弦数	泻肝清胃，凉血止血	龙胆泻肝汤
气虚血溢		血色暗淡，神疲乏力	舌淡，脉细弱	健脾益气摄血	归脾汤

(5) 便血 2010

证型	证候			治法	方药
肠道湿热	大便出血	大便稀溏，腹痛，口苦	舌红苔黄腻，脉濡数	清化湿热，凉血止血	地榆散合槐角丸
气虚不摄		食少体倦，面色萎黄	舌淡，脉细	益气摄血	归脾汤
脾胃虚寒		便血紫暗，腹部隐痛，喜热饮	舌淡，脉细	健脾温中，养血止血	黄土汤

(6) 尿血 2006

证型	证候			治法	方药
下焦湿热	尿血	小便黄赤灼热，心烦口渴，面赤口疮	舌红，脉数	清热利湿，凉血止血	小蓟饮子
肾虚火旺		头晕耳鸣，颧红潮热，腰膝酸软	舌红，脉细数	滋阴降火，凉血止血	知柏地黄丸
脾不统血		体倦乏力，气短声低，面色无华	舌淡，脉细弱	补中健脾，益气摄血	归脾汤
肾气不固		久病尿血，头晕耳鸣，腰脊酸痛	舌淡，脉沉弱	补益肾气，固摄止血	无比山药丸

(7) 紫斑

证型	证候			治法	方药
血热妄行	皮肤出现青紫斑点	发热，口渴，便秘	舌红苔黄，脉弦数	清热解毒，凉血止血	十灰散
阴虚火旺		颧红心烦，手足心热	舌红少苔，脉细数	滋阴降火，宁络止血	茜根散
气不摄血		久病不愈，神疲乏力	舌淡，脉细弱	补气摄血	归脾汤

第三十三单元 痰饮

> **重点提示**
>
> 本单元出题率不高，重点掌握痰饮和悬饮，注意痰饮各证型的辨别。其他内容了解即可。

一、概述

1. 痰饮的概念 痰饮指体内水液输布、运化失常，停积于某些部位的一类病证。

2. 痰饮的分类 痰饮、悬饮、溢饮、支饮。

二、病因病机

1. 痰饮的常见病因 ①外感寒湿。②饮食不当。③劳欲体虚。
2. 痰饮的基本病机 三焦气化失宣，肺、脾、肾功能失调，津液停积机体某部位而成。病变脏腑为肺脾肾及三焦，以脾首当其冲。

三、诊断与鉴别诊断

1. 痰饮的诊断要点
（1）痰饮：心下满闷，呕吐清水痰涎，胃肠沥沥有声，形体昔肥今瘦，属饮停胃肠。
（2）悬饮：胸胁饱满，咳唾引痛，喘促不能平卧，或肺痨病史，属饮流胁下。
（3）溢饮：身体疼痛而沉重，甚则肢体浮肿，当汗出不汗出，或伴咳喘，属饮溢肢体。
（4）支饮：咳逆倚息，短气不得平卧，其形如肿，属饮邪支撑胸肺。

2. 鉴别诊断
（1）悬饮与胸痹：均有胸痛。胸痹为心前区闷痛，且可引及左侧肩背，历时较短，休息或用药后缓解；悬饮为胸胁胀痛，持续不解，多伴咳喘、转侧呼吸时疼痛加重等肺系证候。
（2）溢饮与水肿（风水相搏证）：后者分表实、表虚。表实者，水肿而无汗，身体痛重，与水泛肌表之溢饮基本相同。如见肢体浮肿而汗出恶风，则属表虚，与溢饮有异。

四、辨证论治

1. 痰饮、悬饮、支饮和溢饮的辨证要点 ①辨饮停部位。②辨标本的主次。③辨病邪的兼夹。
2. 痰饮的治疗原则 以温化为总则。
3. 分证论治

证型		证候		治法	方药
痰饮	脾阳虚弱	饮停胃肠	脘腹喜温畏冷，泛吐清水痰涎	苔白滑，脉弦细而滑	温脾化饮	苓桂术甘汤合小半夏加茯苓汤
	饮留胃肠		水走肠间，沥沥有声	苔腻，脉沉弦	攻下逐饮	甘遂半夏汤/己椒苈黄丸
悬饮	邪犯胸肺	饮流胁下	胸胁刺痛，心下痞硬，寒热往来	苔薄，脉弦数	和解宣利	柴枳半夏汤
	饮停胸胁		胸胁疼痛，咳唾引痛，不能平卧	苔白，脉沉弦	泻肺祛饮	椒目瓜蒌汤合十枣汤/控涎丹
	络气不和		如灼如刺，闷咳不舒，呼吸不畅	舌暗苔薄，脉弦	理气和络	香附旋覆花汤
	阴虚内热		咳呛时作，少量黏痰，口干咽燥	舌红少苔，脉细数	滋阴清热	沙参麦冬汤合泻白散
溢饮	表寒里饮	饮溢肢体	肢体浮肿，恶寒无汗	苔白，脉弦紧	发表化饮	小青龙汤
支饮	寒饮伏肺	饮邪支撑胸肺	痰吐白沫量多，天冷受寒加重	苔白滑，脉弦紧	宣肺化饮	小青龙汤
	脾肾阳虚		心悸气短，咳而气怯，怯寒肢冷	舌胖大，苔白润，脉沉细滑	温脾补肾，以化水饮	金匮肾气丸合苓桂术甘汤

第三十四单元 消渴

> **重点提示**
>
> 本单元出题率较高，复习时首要掌握消渴的病因病机及辨证要点，对于中消和下消的治法、方药要重点记忆。

一、概述

消渴是以多饮、多食、多尿、乏力、消瘦为主要临床表现的一种病证。

二、病因病机

1. 消渴的常见病因 ①禀赋不足。②饮食失节。③情志失调。④劳逸失度。
2. 消渴的主要病机 阴津亏损，燥热偏盛，而以阴虚为本，燥热为标。

三、诊断与鉴别诊断

1. 消渴的诊断要点 口渴、多饮、多食易饥、尿频量多、形体消瘦等临床症状。
2. 鉴别诊断

（1）消渴与口渴症：都可有口干多饮。口渴症是指口渴饮水的一个临床症状，出现于多种疾病过程中，尤以外感热病多见。但口渴不伴多食、多尿、瘦削等。

（2）消渴与瘿病：都见多食易饥、消瘦症状。瘿病中气郁化火、阴虚火旺证型，虽有多食易饥、消瘦，但眼球突出，颈前瘿肿有形，且无消渴病的多饮、多尿等。

四、辨证论治

1. 消渴的辨证要点 ①辨病位。②辨标本。③辨本症与并发症。
2. 消渴的治疗原则 清热润燥，养阴生津。
3. 分证论治 2004 2009 2010 2011 2017 2019

证型		证候		治法	方药
上消	肺热津伤	多饮	口舌干燥，尿频量多，烦热多汗	舌边尖红，苔薄黄，脉洪数	清热润肺，生津止渴	消渴方
中消	胃热炽盛	多食	多食易饥，口渴尿多，大便干燥	苔黄，脉滑实有力	清胃泻火，养阴增液	玉女煎
	气阴亏虚		能食与便溏并见，精神不振，乏力	舌淡红，苔白而干，脉弱	益气健脾，生津止渴	七味白术散
下消	肾阴亏虚	多尿	尿频量多，浑浊如脂膏	舌红少苔，脉细数	滋阴固肾	六味地黄丸
	阴阳两虚		饮一溲一，耳轮干枯，四肢欠温	舌苔淡白而干，脉沉细无力	滋阴温阳，补肾固涩	金匮肾气丸

第三十五单元 内伤发热

> **重点提示**
>
> 本单元出题率较高，考点主要集中在辨证论治上，对于阴虚发热、气郁发热及血虚发热要重点复习，以治法、方药为主。

一、概述

内伤发热是以内伤为病因，脏腑功能失调，气、血、阴、阳失衡为基本病机，以发热为主要临床表现的病证。

二、病因病机

1. 内伤发热的常见病因　①久病体虚。②饮食劳倦。③情志失调。④外伤出血。
2. 内伤发热的病机　气血阴阳失衡，脏腑功能失调。

三、诊断与鉴别诊断

1. 内伤发热的诊断要点 2001

（1）起病缓慢，病程较长，多为低热，或自觉发热，而体温并不升高，表现为高热者较少。不恶寒，或虽有怯冷，但得衣被则温。常兼见头晕、神疲、自汗、盗汗、脉弱等症。

（2）一般有气、血、阴、阳亏虚或气郁、血瘀、湿阻的病史，或有反复发热史。无感受外邪所致的头身疼痛、鼻塞、流涕、脉浮等症。

2. 内伤发热与外感发热的鉴别　外感发热表现的特点：因感受外邪而起，起病较急，病程较短，发热初期大多伴有恶寒，其恶寒得衣被而不减。发热的热度大多较高，发热的类型随病种的不同而有所差异。初起常兼有头身疼痛、鼻塞、流涕、咳嗽、脉浮等表证。外感发热由感受外邪、正邪相争所致，属实证者居多。

四、辨证论治

1. 内伤发热的辨证要点　首辨证候虚实，次辨病情轻重，再辨病位。
2. 内伤发热的治疗原则　实证——解郁、活血、除湿；虚证——益气、养血、滋阴、温阳。
3. 分证论治 2009　2010　2015　2017　2018　2021

证型	发热特点	证候		治法	方药
阴虚发热	午后或夜晚发热	手足心热，盗汗，咽干	舌红少苔，脉细数	滋阴清热	清骨散/知柏地黄汤
血虚发热	低热	头晕眼花，面白少华	舌质淡，脉细弱	益气养血	归脾汤
气虚发热	发热或低或高	倦怠乏力，气短懒言	舌淡苔薄白，脉细弱	益气健脾，甘温除热	补中益气汤
阳虚发热	发热而欲近衣	形寒怯冷，四肢不温	舌淡胖，苔白润，脉沉细无力	温补阳气，引火归原	金匮肾气丸
气郁发热	低热或潮热	胁肋胀满，精神抑郁	舌红苔黄，脉弦数	疏肝理气，解郁泄热	丹栀逍遥散
痰湿郁热	低热，午后热甚	胸闷脘痞，渴不欲饮	苔黄腻，脉濡数	燥湿化痰，清热和中	黄连温胆汤合中和汤/三仁汤
血瘀发热	午后或夜晚发热	痛处固定，面色晦暗	舌有瘀斑，脉涩	活血化瘀	血府逐瘀汤

第三十六单元　虚劳

> **重点提示**
>
> 本单元内容较多，但出题率一般，熟悉即可。

一、概述
虚劳是以脏腑亏损，气血阴阳虚衰，久虚不复成劳为主要病机，以五脏虚证为主要临床表现的多种慢性虚弱证候的总称。

二、病因病机
1. 虚劳的常见病因　①禀赋薄弱。②烦劳过度。③饮食不节。④大病久病。⑤误治失治。
2. 虚劳的病机　病理性质为气、血、阴、阳的亏虚。病变涉及五脏，尤以脾、肾为主。

三、诊断与鉴别诊断
1. 虚劳的诊断要点
（1）多见形神衰败，身体羸瘦，大肉尽脱，心悸气短，自汗盗汗，面容憔悴，或五心烦热，或畏寒肢冷，脉虚无力等症。若病程较长，久虚不复，症状可呈进行性加重。
（2）具有引起虚劳的致病因素及较长的病史。
2. 虚劳与肺痨鉴别　肺痨系正气不足而被痨虫侵袭所致，主要病位在肺，具有传染性，以阴虚火旺为其病理特点，以咳嗽、咳痰、咯血、潮热、盗汗、消瘦为主要临床症状。而虚劳则由多种原因所导致，久虚不复，病程较长，无传染性，以脏腑气、血、阴、阳亏虚为其基本病机，分别出现五脏气、血、阴、阳亏虚的多种症状。

四、辨证论治
1. 虚劳的辨证要点　首辨五脏气血阴阳亏虚，次辨有无兼夹病证。
2. 虚劳的治疗原则　补益。
3. 分证论治

证型		证候		治法	方药
气虚					
肺气虚	气短懒言，语声低微	咳嗽无力，平素易于感冒	苔淡白，脉细软弱	补益肺气	补肺汤
心气虚		心悸，神疲体倦		益气养心	七福饮
脾气虚		饮食减少，食后胃脘不舒		健脾益气	加味四君子汤
肾气虚		腰膝酸软，小便频数而清		益气补肾	大补元煎
血虚					
心血虚	面唇色淡	心悸怔忡，健忘失眠	舌淡红少苔，脉细	养血宁心	养心汤
肝血虚		头晕目眩，胁痛，肢体麻木		补血养肝	四物汤
阴虚					
肺阴虚	潮热盗汗，五心烦热	干咳，咽燥，甚或失音	舌光红少津，脉细数无力	养阴润肺	沙参麦冬汤
心阴虚		心悸失眠，口舌生疮		滋阴养心	天王补心丹
脾胃阴虚		口干唇燥，不思饮食，大便燥结		养阴和胃	益胃汤
肝阴虚		眩晕耳鸣，视物不明		滋养肝阴	补肝汤
肾阴虚		腰酸遗精，耳鸣耳聋		滋补肾阴	左归丸
阳虚					
心阳虚	手足不温	心悸自汗，神倦嗜卧	舌胖苔淡白而润，脉细微	益气温阳	保元汤
脾阳虚		面色萎黄，大便溏薄，食少		温中健脾	附子理中汤
肾阳虚		遗精阳痿，五更泄泻		温补肾阳	右归丸

第三十七单元　癌病

> **重点提示**
>
> 本单元重点掌握癌病的诊断及辨证论治。熟悉癌病的病因病机。

一、概述

癌病是由于脏腑组织发生异常增生，以肿块逐渐增大、表面高低不平、质地坚硬、时有头痛，常伴发热、乏力、纳差、消瘦并进行性加重为主症的疾病。

二、病因病机

1. 癌病的病因　素体内虚，六淫邪毒，饮食失调，内伤七情。
2. 癌病的病机
（1）基本病机：正气亏虚，脏腑功能失调，气机郁滞，痰瘀酿毒久羁而成有形之肿块。
（2）病理性质：标实本虚、虚实夹杂，常见全身属虚而局部属实。
（3）病理因素：气郁、痰浊、湿阻、血瘀、毒聚（热毒、寒毒）。

三、诊断与鉴别诊断

1. 癌病的诊断要点
（1）特异性证候表现：脑瘤——头痛、呕吐、视力障碍；肺癌——顽固性干咳或痰中带血、胸痛、气急、发热；肝癌——右胁疼痛、乏力、纳差、黄疸；大肠癌——大便习惯改变；肾癌——腰部不适、尿血。
（2）病变局部：坚硬、表面不平的肿块，肿块进行性增大，伴乏力、纳差、疼痛，或不明原因发热及消瘦，并进行性加重。

2. 癌病与良性肿瘤的鉴别　良性肿瘤生长缓慢，皮肤无改变，肿块表面光滑，与周围不粘连，边界清，活动度好，一般质地较软，常无症状。癌病肿块生长较快，常与皮肤粘连，肿块表面粗糙，活动度差或固定，质硬。

肢体经络病证

第三十八单元　痹证

> **重点提示**
>
> 本单元出题率较为一般，复习的重点在于掌握风寒湿痹的各种症状。行痹、痛痹、着痹均曾有过考查，复习时需重点注意。其余内容也要熟悉。

一、概述

痹证是由于风、寒、湿、热等邪气闭阻经络，影响气血运行，导致肢体筋骨、关节、肌肉等处发生疼痛、重着、酸楚、麻木，或关节屈伸不利、僵硬、肿大、变形等症状的一种疾病。

二、病因病机

1. 痹证的病因　①正气不足，卫外不固。②风寒湿热，外邪入侵。
2. 痹证的病机　邪气痹阻经脉，气血痹阻不通，不通则痛。

三、诊断与鉴别诊断

1. 痹证的诊断要点
（1）肢体关节、肌肉疼痛，屈伸不利，或疼痛游走不定，甚则关节剧痛、肿大、强硬、变形。
（2）发病及病情的轻重常与劳累以及季节、气候的寒冷、潮湿等变化有关，某些痹证的发生和加重可与饮食不当有关。
（3）本病可发生于任何年龄，但不同年龄的发病与疾病的类型有一定的关系。

2. 痹证与痿证的鉴别　鉴别要点首先在于痛与不痛，痹证以关节疼痛为主，而痿证则为肢体力弱，无疼痛症状；其次要观察肢体的活动障碍，痿证是无力运动，痹证是因痛而影响活动；再者，部分痿证病初即有肌肉萎缩，而痹证则是由于痛甚或关节僵直不能活动，日久废而不用导致肌肉萎缩。

四、辨证论治

1. 痹证的辨证要点　①辨病邪。②辨虚实。③辨体质。

2. 痹证的治疗原则　以祛邪通络为基本原则。根据邪气的偏盛，分别予以祛风、散寒、除湿、清热、化痰、行瘀，兼顾"宣痹通络"。

3. 分证论治 2009　2015　2016　2017　2018　2020

证型	证候		治法	方药
风寒湿痹之行痹	关节疼痛，活动受限	游走性疼痛，初起可见恶风	苔薄白，脉浮	祛风通络，散寒除湿	防风汤
风寒湿痹之痛痹		部位固定，遇寒痛甚，得热痛缓	舌淡苔薄白，脉弦紧	散寒通络，祛风除湿	乌头汤
风寒湿痹之着痹		酸楚重着，麻木不仁，肿胀散漫	舌淡苔白腻，脉濡缓	除湿通络，祛风散寒	薏苡仁汤
风湿热痹		局部灼热红肿，得冷则舒	舌红苔黄，脉滑数	清热通络，祛风除湿	白虎加桂枝汤/宣痹汤
痰瘀痹阻		刺痛固定不移，关节肌肤紫暗、肿胀	舌紫暗苔白腻，脉弦涩	化痰行瘀，蠲痹通络	双合汤
肝肾亏虚		腰膝酸软，畏寒肢冷，骨蒸劳热	舌淡红，脉沉细弱	培补肝肾，舒筋止痛	独活寄生汤

第三十九单元　痿证

重点提示

本单元出题率较为一般，重点掌握病因病机。其余内容也要熟悉掌握。

一、概述

痿证是指肢体筋脉弛缓，软弱无力，不能随意运动，或伴有肌肉萎缩的一种病证。

二、病因病机

1. 痿证的常见病因　①感受温毒。②湿热浸淫。③饮食毒物所伤。④久病房劳。⑤跌仆瘀阻 2016。

2. 痿证的病机　各种外感、内伤致病因素，引起五脏受损，精津不足，气血亏耗，进而肌肉津脉失养，而发为痿证。病理因素为湿、热。

三、诊断与鉴别诊断

1. 痿证的诊断要点

（1）肢体筋脉弛缓不收，软弱无力，甚则瘫痪，部分病人伴有肌肉萎缩。

（2）可有睑废、视歧、声嘶低喑、抬头无力等症状，甚则呼吸、吞咽出现异常。

（3）部分病人发病前有感冒、腹泻病史，有的病人有神经毒性药物接触史或家族遗传史。

2. 痿证与偏枯的鉴别　偏枯亦称半身不遂，是中风症状，病见一侧上下肢偏废不用，常伴有语言謇涩、口眼㖞斜，久则患肢肌肉枯瘦，其瘫痪是由于中风而致。

第四十单元　颤证

> **重点提示**
>
> 本单元出题率较为一般，重点掌握风阳内动证的内容。其余内容也要熟悉掌握。

一、概述

颤证是以头部或肢体摇动颤抖，不能自制为主要临床表现的一种病证。

二、病因病机

1. 颤证的病因　①年老体虚。②情志过极。③饮食不节。④劳逸失当。

2. 颤证的病机　肝风内动，筋脉失养。病位在筋脉，与肝脾肾关系密切。病理因素为风、火、痰、瘀。

三、诊断与鉴别诊断

1. 颤证的诊断要点

（1）头部及肢体颤抖、摇动，不能自制，甚者颤动不止，四肢强急。

（2）常伴动作笨拙，活动减少，多汗流涎，语言缓慢不清，烦躁不寐，神志呆滞等症状。

（3）多发于中老年人，隐袭起病，逐渐加重，不能自行缓解。部分病人发病与情志有关，或继发于脑部病变。

2. 颤证与瘛疭的鉴别　瘛疭抽搐多呈持续性，手足屈伸牵引，弛纵交替，部分病人可有发热，两目上视，神昏等症状。颤证以头颈、手足不自主颤动、振摇为主要症状，手足颤抖动作幅度小，频率较快，而无肢体抽搐牵引和发热、神昏等症状。

四、辨证论治

1. 颤证的辨证要点　辨标本虚实。

2. 颤证的治疗原则　初期宜清热化痰息风；久病宜滋补肝肾、益气养血、调补阴阳，兼以息风通络。

3. 分证论治 2021

证型	证候		治法	方药
风阳内动	头部或肢体摇动颤抖	眩晕耳鸣，面赤烦躁，易激动	舌红苔黄，脉弦	镇肝息风，舒筋止颤	天麻钩藤饮合镇肝熄风汤
痰热风动		胸脘痞闷，口苦口黏，口吐痰涎	舌红苔黄腻，脉弦滑数	清热化痰，平肝息风	导痰汤合羚角钩藤汤
气血亏虚		面色淡白，表情淡漠	舌淡红，脉沉濡无力	益气养血，濡养筋脉	人参养荣汤
髓海不足		持物不稳，腰膝酸软，失眠心烦	舌红苔薄白，脉细数	填精补髓，育阴息风	龟鹿二仙膏合大定风珠
阳气虚衰		畏寒肢冷，面色㿠白	舌淡苔薄白，脉沉迟无力	补肾助阳，温煦筋脉	地黄饮子

第四十一单元 腰痛

重点提示

本单元出题率一般，主要掌握腰痛的病因病机及寒湿腰痛、肾虚腰痛的主症、治法、方药。熟悉辨证要点及治疗原则。

一、概述
腰痛是以腰脊或脊旁部位疼痛为主要表现的一种病证。

二、病因病机
1. 腰痛的常见病因 ①外邪侵袭。②体虚年衰。③跌仆闪挫。
2. 腰痛的病机 筋脉痹阻，腰府失养。

三、诊断与鉴别诊断
1. 腰痛的诊断要点
(1) 急性腰痛，轻微活动即可引起一侧或两侧腰部疼痛加重，脊柱两旁常有明显压痛。
(2) 慢性腰痛，腰部多隐痛或酸痛。常因体位不当、劳累过度、天气变化等因素而加重。
(3) 常有居处潮湿阴冷、涉水冒雨、跌仆闪挫或劳损等相关病史。

2. 腰痛与肾痹的鉴别 腰痛以腰部疼痛为主；肾痹指腰背强直弯曲，不能屈伸，行动困难而言，多由骨痹日久而成。

四、辨证论治
1. 腰痛的辨证要点 腰痛辨证应辨外感、内伤与跌仆闪挫之外伤。
2. 腰痛的基本治则 感受外邪属实，治宜祛邪通络，根据寒湿、湿热的不同，分别予以温散或清利；外伤腰痛属实，治宜活血祛瘀，通络止痛为主；内伤致病多属虚，治宜补肾固本为主，兼顾肝脾。虚实兼见者，宜辨主次轻重，标本兼顾。

3. 分证论治 2021

证型		证候			治法	方药
寒湿腰痛		腰部疼痛	冷痛重着，寒冷和阴雨天加重	舌淡苔白腻，脉沉而迟缓	散寒行湿，温经通络	甘姜苓术汤
湿热腰痛			重着而热，身体困重，小便短赤	苔黄腻，脉濡数	清热利湿，舒筋止痛	四妙丸
瘀血腰痛			痛如针刺，痛处拒按，日轻夜重	舌暗紫，脉涩	活血化瘀，通络止痛	身痛逐瘀汤
肾虚腰痛	肾阴虚		隐隐作痛，面色潮红，盗汗遗精	舌红少苔，脉弦细数	滋补肾阴，濡养筋脉	左归丸
	肾阳虚		局部发凉，喜温喜按，肢冷畏寒	舌淡，脉沉细无力	补肾壮阳，温煦筋脉	右归丸

第六篇 中医外科学

第一单元 中医外科疾病辨证

> **重点提示**
>
> 本单元虽然内容较多，但是考试涉及较少，重点复习阴阳辨证及局部辨证的内容即可。

一、阴阳辨证

以局部症状辨别阴阳 **2021**：

(1) 发病缓急：急性发作的病属阳；慢性发作的病属阴。
(2) 病位深浅：病发于皮肉的属阳；发于筋骨的属阴。
(3) 皮肤颜色：红活焮赤的属阳；紫暗或皮色不变的属阴。
(4) 皮肤温度：灼热的属阳；不热或微热的属阴。
(5) 肿形高度：肿胀形势高起的属阳；平坦下陷的属阴。
(6) 肿胀范围：肿胀局限，根脚收束的属阳；肿胀范围不局限，根脚散漫的属阴。
(7) 肿块硬度：肿块软硬适度，溃后渐消的属阳；坚硬如石，或柔软如棉的属阴。
(8) 疼痛感觉：疼痛比较剧烈的属阳；不痛、隐痛或抽痛的属阴。
(9) 脓液稀稠：溃后脓液稠厚的属阳；稀薄或纯血水的属阴。
(10) 病程长短：阳证的病程较短；阴证的病程较长。
(11) 全身症状：阳证初起常伴有形寒发热、口渴、纳呆、大便秘结、小便短赤，溃后症状渐次消失；阴证初起一般无明显症状，酿脓期常有骨蒸潮热、颧红，或面色㿠白、神疲自汗、盗汗等症，溃后尤甚。
(12) 预后顺逆：阳证易消、易溃、易敛，预后多顺；阴证难消、难溃、难敛，预后多逆。

二、部位辨证

部位	病因	特点	常见症状
上部	风温、风热	发于头面、颈项、上肢；来势迅猛，实证、阳证居多	发热恶风，面红目赤；局部红肿宣浮，溃疡等
中部	气郁、火郁	多发于胸腹、胁肋、腰背；发病前常情志不畅	呕恶上逆，胸胁胀痛，腹胀痞满，腹痛肠鸣等
下部	寒湿、湿热	多发于臀、前后阴、腿、胫、足；起病缓慢而缠绵	患部沉重不爽，二便不利，或肿胀如绵，或红肿流滋，或疮面紫暗，腐肉不脱等

三、局部辨证

1. 辨肿

(1) 热肿：肿而色红，皮薄光泽，焮热疼痛，肿势急剧。见于阳证疮疡。
(2) 寒肿：肿而不硬，皮色不泽，苍白或紫暗，伴酸痛，得暖则舒。见于冻疮、脱疽等。
(3) 风肿：发病急骤，漫肿宣浮，游走不定，不红微热。见于痄腮、大头瘟等。

（4）湿肿：皮肉重垂胀急，深按凹陷，破流黄水，浸淫皮肤。见于股肿、湿疮。

（5）痰肿：肿势软如棉，或硬如馒，形态各异，不红不热，皮色不变。见于瘰疬、脂瘤等。

（6）气肿：皮紧内软，按之凹陷，松手即起，似皮下藏气，富有弹性，不红不热，或随喜怒消长。见于气瘿、乳癖等。

（7）瘀血肿：肿而胀急，病程较快，色初暗褐，后转青紫，逐渐变黄至消退，也有血肿染毒、化脓而肿。见于皮下血肿等。

（8）脓肿：肿势高突，皮肤光亮，焮红灼热，剧烈跳痛，按之应指。见于外痈、肛痈等。

（9）实肿：肿势高突，根盘收束，见于正盛邪实之疮疡。

（10）虚肿：肿势平坦，根盘散漫，见于正虚不能托毒之疮疡。

2. 辨肿块结节　肿块是指体内比较大的或体表显而易见的肿物，如腹腔内肿物或体表较大的包块等。而较小触之可及的称之为结节，主要见于皮肤或皮下组织。对于肿块应辨别其大小、形态、质地、活动度、位置、界限、疼痛情况和内容物。

3. 辨疼痛

（1）热痛：皮色焮红，灼热疼痛，遇冷则痛减。见于阳证疮疡。

（2）寒痛：皮色不红，不热，酸痛，得温则痛缓。见于脱疽、寒痹等。

（3）风痛：痛无定处，忽彼忽此，走注甚速，遇风则剧。见于行痹等。

（4）气痛：攻痛无常，时感抽掣，喜缓怒甚。见于乳癖等。

（5）湿痛：痛而酸胀，肢体沉重，按之出现可凹水肿或见糜烂流滋。见于臁疮、股肿等。

（6）痰痛：疼痛轻微，或隐隐作痛，皮色不变，压之酸痛。见于脂瘤、肉瘤。

（7）化脓痛：痛势急胀，痛无止时，如同鸡啄，按之中软应指。见于疮疡成脓期。

（8）瘀血痛：初起隐痛、胀痛，皮色不变，或暗褐，或青紫瘀斑。见于创伤或创伤性皮下出血。

4. 辨痒　痒是因风、湿、热、虫之邪客于皮肤肌表，引起皮肉间气血不和，郁而生微热所致；或血虚风燥阻于皮肤，肤失濡养，内生虚热而发。

（1）风胜：走窜无定，遍体作痒，抓破血溢，随破随收，不致化腐，多为干性。见于牛皮癣、白疕、瘾疹等。

（2）湿胜：浸淫四窜，黄水淋沥，最易沿表皮蚀烂，越腐越痒，多为湿性。见于急性湿疮；或有传染性，如脓疱疮。

（3）热胜：皮肤瘾疹，焮红灼热作痒，甚则糜烂滋水淋滴，结痂成片，常不传染。见于接触性皮炎。

（4）虫淫：浸淫蔓延，黄水频流，状如虫行皮中，其痒尤甚，最易传染。见于手足癣、疥疮等。

（5）血虚：皮肤变厚、干燥、脱屑，很少糜烂流滋水。见于牛皮癣、慢性湿疮。

（6）肿疡作痒：见于毒势炽盛，病变发展，或毒势已衰，气血通畅，病变消散之际。

（7）溃疡作痒：①脓区不洁，脓液浸渍皮肤，护理不善所致。②应用汞剂、砒剂、敷贴膏药等引起皮肤过敏。③毒邪渐化，气血渐充，助养新肉，将要收口之象。

5. 辨脓

（1）成脓的特点：①疼痛：阳证脓疡，局部按之灼热痛甚，拒按明显。阴证脓疡，则痛热不甚，而酸胀明显。②肿胀：皮肤肿胀，皮薄光亮为有脓。深部脓肿，皮肤变化不明显，但胀感较甚。③温度：阳证脓疡，局部温度增高。④硬度：按之坚硬，指起不复，未有脓；按之半软半硬已成脓；按之大软，指起即复为脓成。

（2）确认成脓的方法：按触法、透光法、点压法、穿刺法、B超。

6. 辨溃疡

（1）辨溃疡色泽

溃疡	特点
阳证溃疡	色泽红活鲜润，疮面脓液稠厚黄白，腐肉易脱，疮口易收，知觉正常
阴证溃疡	色泽灰暗，脓液清稀，腐肉不脱，或新肉不生，疮口难敛，不知痛痒
疔疮走黄	疮顶突然陷黑无脓，四周皮肤暗红，肿势扩散
虚陷	疮面腐肉已尽，但脓水灰薄，新肉不生，状如镜面，光白板亮

（2）辨溃疡形态

溃疡	特点
化脓性溃疡	疮面边沿整齐，周围皮肤微红肿，一般口大底小，内有少量脓性分泌物
压迫性溃疡	初期皮肤暗紫，很快变黑坏死，滋水、液化、腐烂，可深达骨膜
疮痨性溃疡	疮口呈潜行空洞或漏管，疮面肉色不鲜，脓水清稀，并夹有败絮状物
岩性溃疡	疮面多翻花如岩穴，内有紫黑坏死组织，渗流血水，伴腥臭味
梅毒性溃疡	多呈半月形，边缘整齐，坚硬削直如凿，基底面高低不平，存有稀薄臭秽物

7. 辨出血　以便血、尿血最常见，准确辨认出血性状、部位、原因，对及时诊断、合理治疗有重要意义。

第二单元　中医外科疾病治法

重点提示

本单元的重点在于消、托、补三大法以及一些外用药物的适应证。除药物外的其他外治法历年涉及较少，引流法的内容需熟悉，其余内容了解即可。

一、内治法

外科内治法三个总则消、托、补的定义与适应证 2006 。

（1）消法：使初起肿疡得到消散，是一切肿疡初起的治法总则。适用于尚未成脓的初期肿疡和非化脓性肿块性疾病及各种皮肤疾病。

（2）托法：用补益气血和透脓的药物，扶助正气，托毒外出，以免毒邪扩散和内陷的治疗法则。适用于外疡中期，即成脓期。

（3）补法：用补养药物，恢复其正气，助养其新生，使疮口早日愈合的治疗法则。适用于溃疡后期。

二、外治法

1. 膏药、油膏的临床应用

（1）膏药（硬膏）：一切外科病初起、已成、溃后各个阶段，均可应用。太乙膏、千捶膏为阳证疮疡之通用方；阳和解凝膏用于阴证疮疡未溃者；咬头膏具有腐蚀性，用于肿疡脓成，不能自破及患者不愿接受手术切开排脓者。

（2）油膏（软膏）：适用于肿疡、溃疡，皮肤病糜烂结痂渗液不多者，肛门病等。金黄膏、玉露膏用于疮疡阳证；冲和膏用于半阴半阳证 2021 ；回阳玉龙膏用于阴证；溃疡期可选用生肌玉红膏、红油膏、生肌白玉膏。

2. 箍围药的适应证、用法及使用注意

（1）适应证：凡外疡不论初起、成脓及溃后，肿势散漫不聚，而无集中之硬块者。

（2）用法：金黄散、玉露散用于阳证疮疡，冲和散用于半阴半阳证；回阳玉龙散用于阴证。阳证多用菊花汁、银花露或冷茶汁调制，半阴半阳证多用葱、姜、韭捣汁或用蜂蜜调制，阴证多用醋、酒调敷。

（3）使用注意：凡外疡初起，肿块局限者，一般宜用消散药。箍围药敷后干燥之时，宜时时用液体湿润，以免药物剥落及干板不舒。

3. 掺药的种类及临床应用

（1）消散药：适用于肿疡初起，而肿势局限尚未成脓者。

（2）提脓去腐药：凡溃疡初期，脓栓未溶，腐肉未脱；或脓水不净，新肉未生的阶段。

（3）腐蚀药与平胬药：凡肿疡在脓未溃时，或痔疮、瘰疬、赘疣、息肉等病；或溃疡破溃以后，疮口太小，引流不畅；或疮口僵硬，或胬肉突出，或腐肉不脱等妨碍收口时。

（4）生肌收口药：凡溃疡腐肉已脱、脓水将尽时 2021。

（5）止血药：适用于溃疡或创伤出血。

（6）去腐生肌药：适用于溃疡日久，腐肉难脱，新肉不生；或腐肉已脱，新肉不长，久不收口者。

（7）清热收涩药：适用于一切皮肤病急性或亚急性皮炎而渗液不多者。

（8）酊剂：一般用于疮疡未溃及皮肤病者。

（9）洗剂：一般用于急性、过敏性皮肤病。

4. 切开法的适应证及具体运用

（1）适应证：一切外疡，确已成脓者。

（2）具体应用：①选择有利时机：肿疡成脓，脓肿中央出现透脓点，即为脓已熟。②切口选择：选择脓腔最低点或最薄弱处进刀。一般疮疡宜循经直切；乳房部应以乳头为中心，放射状切开 2016；面部脓肿应尽量沿皮肤自然纹理切开；手指脓肿，应从侧方切开 2016；关节区附近的脓肿，切口尽量避免越过关节；关节区脓肿，一般施行横切口、弧形切口或"S"形切口；肛旁低位脓肿，应以肛管为中心做放射状切开。③切开原则：进刀深浅必须适度，以得脓为度。切口大小应根据脓肿范围大小，以及病变部位的肌肉厚薄而定，以脓流通畅为原则。一般切口不能超越脓腔以外。

5. 引流法、垫棉法的适应证、用法及注意点 2010 2015 2021

	适应证	用法	注意点
引流法	药物引流适用于溃疡疮口过小，脓水不易排出者；或已成瘘管、窦道者	外黏药物法、内裹药物法	药线插入疮口中，应留出一小部分在疮口之外，并将留出的药线末端向疮口侧方向下方折放，再以膏药或油膏盖贴固定
垫棉法	适用于溃疡脓出不畅，有袋脓者；或疮孔窦道形成，脓水不易排尽者；或溃疡脓腐已尽，新肉已生，但皮肉一时不能黏合者	早日使用垫棉法。具体应用时，需根据不同部位，在垫棉后采用不同的绷带予以加压固定	在急性炎症，红肿热痛尚未消退时不可应用；所用棉垫必须比脓腔或窦道稍大。如应用本法，未能获得预期效果时，则宜采取扩创引流手术

第三单元　疮疡

> ☆重点提示
>
> 本单元是外科学的重点单元，是历年考试的必考内容。丹毒是本单元的重中之重，需熟练掌握。疖、疔、痈、发也是考试的常考内容，需对其概念、特点熟练掌握。总体来说，本单元的出题点很多，复习时需面面俱到。

一、疖

1. 疖的定义与特点

（1）定义：发生在皮肤浅表部位、范围较小的急性化脓性疾患。

（2）特点：局部色红、灼热、疼痛，肿势局限，范围多在 3cm 左右，易脓、易溃、易敛 2021。

2. 疖的病因病机　由于内郁湿火，外感风邪，两相搏结，蕴阻肌肤而成；或夏秋季节感受暑毒而生；或汗出不畅，暑湿热蕴蒸肌肤，引起痱子，复经搔抓，破伤染毒而成。

3. 疖的临床表现　局部皮肤红肿疼痛，可伴发热、口干、便秘、苔黄、脉数等症状。

（1）有头疖：患处皮肤上有一红色结块，范围约3cm，灼热疼痛，突起根浅，中心有一脓头，出脓即愈 2016。

（2）无头疖：皮肤上有一红色结块，范围约3cm，无脓头，表面灼热，触之疼痛，2~3天化脓，溃后多迅速自愈。

（3）蝼蛄疖：多发于儿童头部。一种是坚硬型，疮形肿势虽小，但根脚坚硬，溃破出脓而坚硬不退，疮口愈合后还会复发，常为一处未愈，他处又生。一种是多发型，疮大如李，相连三五枚，溃破脓出而不易愈合，日久头皮窜空，如蝼蛄串穴之状。

（4）疖病：好发于项后发际、背部、臀部，几个到几十个，反复发作，缠绵不愈。也可在身体各处散发疖肿，一处将愈，他处续发，或间隔周余、月余再发。患消渴病、习惯性便秘或营养不良者易患本病。

4. 疖的治疗

（1）内治法

热毒蕴结证——清热解毒——五味消毒饮、黄连解毒汤加减

暑热浸淫证——清暑化湿解毒——清暑汤加减

体虚毒恋，阴虚内热证——养阴清热解毒——仙方活命饮合增液汤加减

体虚毒恋，脾胃虚弱证——健脾和胃，清化湿热——五神汤合参苓白术散加减 2017

（2）外治法：初起，小者用千捶膏盖贴或三黄洗剂外搽，大者用金黄散或玉露散，以银花露或菊花露调成糊状外敷。脓成则切开排脓，用九一丹掺太乙膏盖贴。深者可用药线引流。脓尽用生肌散掺白玉膏收口。蝼蛄疖宜行"十"字切开，如遇出血，可用棉垫加多头带缚扎以压迫止血。

二、疔

1. 疔的特点与种类

（1）特点：多发于颜面和手足等处，疮形虽小，但根脚坚硬，状如钉丁，病情变化迅速，易毒邪走散。

（2）种类：颜面部疔疮、手足部疔疮、红丝疔、烂疔、疫疔 2007。

2. 颜面部疔疮的定义与特点
(1) 定义：发生于颜面部的急性化脓性疾病。
(2) 特点：生于眉心者——眉心疔（印堂疔）；生于两眉棱——眉棱疔；生于眼胞者——眼胞疔；生于颧部者——颧疔；生于人中者——人中疔；生于人中两旁者——虎须疔；生于口角者——锁口疔；生于两唇内里者——反唇疔；生于颏部者——承浆疔。
3. 颜面部疔疮的病因病机　主要因火热之毒为患。若火毒炽盛，内燔营血，则成走黄重症。
4. 颜面部疔疮的临床表现及与疖的鉴别
(1) 临床表现：颜面部某处忽起一粟米样脓头，或痒或麻，渐红肿热痛，肿势范围3～6cm 2018，但根深坚硬，状如钉丁，重者恶寒发热等。5～7日，肿势扩大，四围浸润明显，痛剧，脓头破溃。伴发热口渴、便干溲赤等。7～10日，肿势局限，肿消痛止，身热减退。
(2) 鉴别：疖好发于颜面部，但红肿范围不超过3cm，无明显根脚，一般无全身症状。
5. 颜面部疔疮的治疗
(1) 内治法
热毒蕴结证——清热解毒——五味消毒饮、黄连解毒汤加减
火毒炽盛证——凉血清热解毒——犀角地黄汤、黄连解毒汤、五味消毒饮加减
(2) 外治法：初起用金黄散、玉露散以金银花露或水调成糊状围敷，或千捶膏盖贴，或六神丸、紫金锭研碎醋调外敷。脓成用九一丹、八二丹撒于疮顶部，再用玉露膏或千捶膏敷贴。若脓出不畅，用药线引流；若脓已成熟，中央已软有波动感时，可切开排脓。溃后宜提脓去腐，生肌收口。疮口掺九一丹，外敷金黄膏；脓尽改用生肌散、太乙膏或红油膏盖贴。
6. 手足部疔疮的临床表现及成脓期切开引流要求

手足疔	临床表现	切开引流要求
蛇眼疔	初起时多局限于指甲一侧边缘的近端处，轻微红肿疼痛，2～3天成脓	沿甲旁0.2cm挑开引流
蛇头疔	初起指端麻痒而痛，肿势扩大，中期手指末节蛇头状肿胀，酿脓时剧烈跳痛	在指掌面一侧行纵行切口，必要时对口引流
蛇肚疔	发于指腹，整个患指红肿疼痛，形似小胡萝卜，指微屈而难伸	在手指侧面行纵行切口，长度不得超过上下指关节面
托盘疔	初起整个手掌肿胀高突，失去掌心凹陷	依掌横纹切开，切口应够大，保持引流通畅
足底疔	初起足底部疼痛，不能着地，按之坚硬	/

7. 红丝疔的定义、特点及治疗
(1) 定义：本病多发于四肢，皮肤呈红丝显露，迅速向上走窜的急性感染性疾病。
(2) 特点：先有手足疔疮或皮肤破损 2008 2016，红肿热痛，继则患肢内侧皮肤出现红丝一条或数条，迅速向躯干方向走窜，可伴恶寒发热等症状。严重者可发生走黄 2009 2015。
(3) 治疗
①内治法
火毒入络证——清热解毒——五味消毒饮加减
火毒入营证——凉血清营，解毒散结——犀角地黄汤、黄连解毒汤、五味消毒饮加减
②外治法：红丝细者，宜用砭镰法，以刀针沿红丝寸寸挑断，微令出血。初期可外敷金黄膏、玉露散；若结块成脓，则宜切开排脓，外敷红油膏；脓尽改用生肌散、白玉膏收口。

三、痈（外痈）

1. 痈的定义与特点

（1）定义：痈是发生在体表皮肉之间的急性化脓性疾病。

（2）特点：局部光软无头，红肿疼痛（少数初起皮色不变），肿胀范围多在6~9cm 2018，发病迅速，易肿、易脓、易溃、易敛，多伴有恶寒、发热、口渴等全身症状。

2. 痈的病因病机　营卫不和，气血凝滞，经络壅遏，化火成毒。

3. 痈的治疗

（1）内治法

火毒凝结证——清热解毒，行瘀活血——仙方活命饮加减

热胜肉腐证——和营清热，透脓托毒——仙方活命饮合五味消毒饮加减

气血两虚证——益气养血，托毒生肌——托里消毒散加减

（2）外治法：初起用金黄膏或金黄散。热盛者，可用玉露膏或玉露散，或太乙膏，掺药均可用红灵丹或阳毒内消散。成脓宜切开排脓，以得脓为度。溃后先用药线蘸八二丹，三五日后改用九一丹，外盖金黄膏或玉露膏。待肿势消退十之八九时，改用红油膏盖贴。脓腐已尽，见出透明浅色黏液者，改用生肌散、太乙膏或生肌白玉膏或生肌玉红膏盖贴。有袋脓者，可先用垫棉法加压包扎，如无效可扩创引流。

4. 颈痈的特点与治疗

（1）特点：多见于儿童，冬春易发，初起时局部肿胀、灼热、疼痛而皮色不变，结块边界清楚，具有明显的风温外感症状。

（2）内治法

风热痰毒证——散风清热，化痰消肿——牛蒡解肌汤或银翘散加减 2009 2018

（3）外治法：初起用金黄膏外敷，脓成则切开排脓，溃后用九一丹或八二丹药线引流，外盖金黄膏或红油膏。脓尽改用生肌散、白玉膏。

四、发（蜂窝织炎）

1. 发的概念与特点　发是病变范围较痈大的急性化脓性疾病。其特点是初起无头、红肿蔓延成片，中央明显，边界不清，灼热疼痛，有的3~5日后中央色褐腐溃，全身症状明显。生于结喉处为锁喉痈、生于臀部为臀痈、生于手背部为手发背、生于足背为足发背。

2. 锁喉痈、臀痈的临床特点与治疗

（1）锁喉痈

①临床特点：来势暴急，初起结喉处红肿绕喉，根脚散漫，坚硬灼热疼痛，范围较大，可连及咽喉、舌下，并发喉风、重舌等险症，伴壮热口渴、头痛项强等。

②内治法

痰热蕴结证——散风清热，化痰解毒——普济消毒饮加减

热胜肉腐证——清热化痰，和营托毒——仙方活命饮加减

热伤胃阴证——清养胃阴——益胃汤加减

③外治法：初起用玉露散或双柏散以金银花露或菊花露调敷患处。脓成则切开排脓，用九一丹药线引流，外盖金黄膏或红油膏。脓尽用生肌散、白玉膏。

（2）臀痈

①临床特点：来势急，病位深，范围大，难于起发，成脓较快，但腐溃较难，收口亦慢 2016。

②内治法

湿火蕴结证——清热解毒，和营化湿 2017——黄连解毒汤合仙方活命饮加减

湿痰凝滞证——和营活血，利湿化痰——仙方活命饮合桃红四物汤加减
气血两虚证——调补气血——八珍汤加减

③外治法：未溃时灼热明显用玉露膏，红热不明显用金黄膏或冲和膏外敷。脓成宜切开排脓。溃后用八二丹、红油膏盖贴，脓腔深者用药线引流。脓尽用生肌散、白玉膏收口。疮口有空腔不易愈合者，用垫棉法。

五、丹毒

1. 丹毒的临床特点及不同部位丹毒的病名　病起突然，恶寒发热，局部皮肤忽然变赤，色如丹涂脂染，焮热肿胀，边界清楚，迅速扩大。生于胸腹腰胯部者，称内发丹毒；发于头面部者，称抱头火丹；发于小腿足部者，称流火；新生儿多生于臀部，称赤游丹 2006 2015。

2. 丹毒的病因病机　本病总由血热火毒为患 2021。发于头面部者，夹风热；发于胸腹腰胯部者，多夹肝脾郁火；发于下肢者，多夹湿热；发于新生儿者，多有胎热火毒。

3. 丹毒的治疗

（1）内治法

风热毒蕴证——疏风清热解毒——普济消毒饮加减 2008 2019
湿热毒蕴证——利湿清热解毒——五神汤合萆薢渗湿汤加减
胎火蕴毒证——凉血清热解毒——犀角地黄汤合黄连解毒汤加减
肝脾湿火证——清肝泻火利湿——柴胡清肝汤、龙胆泻肝汤或化斑解毒汤加减 2019

（2）外治法

①外敷法。用玉露散或金黄散，以冷开水或鲜丝瓜叶捣汁或金银花露调敷。
②砭镰法。适用于下肢复发性丹毒，禁用于赤游丹毒、抱头火丹患者。
③若流火结毒成脓者，可在坏死部分行小切口引流，掺九一丹，外敷红油膏。

第四单元　乳房疾病

> ☆重点提示
>
> 本单元虽然内容较多，考点也较集中。复习的重点在于乳痈与乳岩。对于其临床表现、特点、辨证论治均应重点掌握。其余内容考试偶有涉及，可通过鉴别加强记忆。

一、乳痈（乳腺炎）

1. 乳痈的病因病机　乳汁郁积（最常见）、肝郁胃热、感受外邪 2016。

2. 乳痈的临床表现　多见于产后3~4周的哺乳期妇女。

（1）初起：常有乳头皲裂，哺乳时感乳头刺痛，伴有乳汁郁积或结块，乳房肿胀疼痛。

（2）成脓：肿块增大，疼痛加重，或有雀啄样疼痛，皮色焮红灼热。同侧腋窝淋巴结肿大压痛。第10天左右，肿块中央渐渐变软，按之应指有波动感。

（3）溃后：脓肿成熟，可破溃出脓，或手术切开排脓。

3. 乳痈的治疗

（1）内治法

气滞热壅证——疏肝清胃，通乳消肿——瓜蒌牛蒡汤加减 2008 2009
热毒炽盛证——清热解毒，托里透脓——透脓散加味
正虚毒恋证——益气和营托毒——托里消毒散加减 2007

(2) 外治法

①初起乳汁郁滞致乳房肿痛、结块，可用热敷加乳房按摩，以疏通乳络。

②成脓脓肿形成时，应在波动感及压痛最明显处及时切开排脓。

③溃后切开排脓后，用八二丹或九一丹提脓拔毒，并用药线插入切口内引流，切口周围外敷金黄膏。

4. 乳痈的预防与调护　断乳前可用生麦芽60g、生山楂60g，煎汤代茶，并用皮硝60g装入纱布袋中外敷。

二、乳癖（乳腺增生病）

1. 乳癖的概念与特点

(1) 概念：乳癖是乳腺组织的良性增生性疾病。

(2) 特点：单侧或双侧乳房疼痛并出现肿块，与月经周期及情志变化密切相关。肿块形态大小不一，边界不清，质地不硬，活动度好 2008 2010。

2. 乳癖的病因病机　情志不遂→气机郁滞，不通则痛；冲任失调→气血瘀滞。

3. 乳癖的临床表现 2018　好发年龄在25~45岁。乳房疼痛以胀痛为主，疼痛与月经周期及情志变化密切相关。乳房肿块多位于外上象限。

4. 乳癖的治疗

(1) 内治法

肝郁痰凝证——疏肝解郁，化痰散结——逍遥蒌贝散加减

冲任失调证——调摄冲任——二仙汤合四物汤加减 2006 2016

(2) 外治法：用阳和解凝膏掺黑退消或桂麝散盖贴，或以生白附子或鲜蟾蜍皮外敷，或用大黄粉以醋调敷。过敏者忌用。

三、乳核（乳腺纤维腺瘤）

1. 乳核的特点与临床表现 2018 2021　多见于20~25岁的青年妇女。乳中结核，形如丸卵，边界清楚，表面光滑，推之活动。肿块常单个发生，也可见多个在单侧或双侧乳房内同时或先后出现。肿块一般无疼痛感，少数可有轻微胀痛，但与月经无关。

2. 乳核的治疗

(1) 内治法

肝气郁结证——疏肝解郁，化痰散结——逍遥散加减

血瘀痰凝证——疏肝活血，化痰散结——逍遥散合桃红四物汤加山慈菇、海藻

(2) 外治法：阳和解凝膏掺黑退消外贴。

四、乳岩（乳腺癌）

1. 乳岩的发病情况与特点　乳房部出现无痛、无热、皮色不变而质地坚硬的肿块，推之不移，表面不光滑，凹凸不平，或乳头溢血，晚期溃烂，凸如泛莲。好发于40~60岁妇女 2007。

2. 乳岩的诊断

(1) 临床表现

①一般类型乳腺癌：常为乳房内触及无痛性肿块，边界不清。后期产生不同程度疼痛，皮肤可呈橘皮样水肿、变色。晚期出现乳房肿块溃烂，疮口边缘不整齐，中央凹陷似岩穴，有时外翻似菜花，时渗紫红色血水，恶臭难闻。

②特殊类型乳腺癌：炎性癌——半数发生在妊娠或哺乳期。起病急骤，乳房迅速增大，皮肤肿胀，色红或紫红，发热，但无明显的肿块。湿疹样癌——早期临床表现似慢性湿疮，乳头和乳晕的皮肤发红，轻度糜烂，有浆液渗出，有时覆盖着黄褐色的鳞屑状痂皮。

（2）实验室及辅助检查：钼靶 X 线摄片、B 超检查、病理切片检查。

3. 乳岩的内治法

肝郁痰凝证——疏肝解郁，化痰散结——神效瓜蒌散合开郁散加减

冲任失调证——调摄冲任，理气散结——二仙汤合开郁散加减 2016

正虚毒炽证——调补气血，清热解毒——八珍汤加减 2015

气血两亏证——补益气血，宁心安神——人参养荣汤加味 2015

脾虚胃弱证——健脾和胃——参苓白术散或理中汤加减

4. 乳岩与乳癖、乳核的鉴别

	乳核（乳腺纤维腺瘤）	乳岩（乳腺癌）	乳癖（乳腺增生病）
好发年龄	20～25 岁	40～60 岁	25～45 岁
肿块特点	大多为单个，也可有多个，圆形或椭圆形，边缘清楚，表面光滑，质地坚实，生长比较缓慢	多为单个，形状不规则，边缘不清楚，质地硬，生长速度较快	出现在单侧或双侧乳房，大小不一，形态不一，边界不清，质地不硬
疼痛	无	随癌肿逐渐增大，产生不同程度疼痛	与月经周期及情绪变化有关
与皮肤及周围组织粘连情况	无粘连	极易粘连，皮肤呈"酒窝"征或"橘皮样变"	无粘连
活动度	好	不易推动	好
乳头及分泌物情况	乳头正常，无分泌物	乳头可缩回或被牵拉，可有分泌物溢出	部分可伴乳头疼痛或作痒
淋巴结肿大	无	可有同侧腋窝淋巴结肿大，质地硬，活动度差	无

第五单元　瘿

☆**重点提示**

本单元内容虽然不多，但历年考试也是频频涉及。从病因病机到临床表现再到辨证论治均有考查，复习时需面面俱到，可对比复习加强记忆。

一、气瘿

1. 气瘿的病因病机　一为忧恚、二为水土；内因情志不畅，外因含碘不足。

2. 气瘿的临床表现　女多于男，多发生在青春期，在流行地区常见于入学年龄的儿童。甲状腺呈弥漫性肿大，腺体表面较平坦，质软不痛，皮色如常，腺体随吞咽动作而上下移动，压迫喉返神经，可引起声带麻痹，发音嘶哑 2021。

3. 气瘿的内治法与预防

（1）内治法

肝郁气滞证——疏肝解郁，化痰软坚——四海舒郁丸加减。怀孕期或哺乳期，加菟丝子、

首乌、补骨脂

（2）预防：①在流行地区内，除改善饮水外，主要以食用碘化食盐做集体性预防。②经常食用海带或其他海产植物菜。③保持心情舒畅，勿郁怒动气。

二、肉瘿（甲状腺腺瘤或囊肿）

1. 肉瘿的概念、特点　颈前喉结一侧或两侧结块，柔韧而圆，如肉之团，随吞咽动作而上下移动，发展缓慢 2007 。好发于青年女性及中年人。

2. 肉瘿的病因病机　忧思郁怒→气滞、痰浊、瘀血凝结→随经络而行→留注于结喉→聚而成形，乃成肉瘿。

3. 肉瘿的治疗

（1）内治法

气滞痰凝证——理气解郁，化痰软坚——海藻玉壶汤合逍遥散加减 2018

气阴两虚证——益气养阴，软坚散结——生脉散合海藻玉壶汤加减

（2）外治法：阳和解凝膏掺黑退消或桂麝散外敷 2016 。

三、瘿痈（急性、亚急性甲状腺炎）

1. 瘿痈的含义与特点　瘿痈是以急性发病，结喉两侧结块，肿胀，色红灼热，疼痛为主要表现的急性炎症性疾病。

2. 瘿痈的诊断　发病前多有感冒、咽痛等病史。颈部肿胀多突然发生，焮红灼热，按之疼痛，可牵引至耳后枕部，活动或吞咽时加重，伴发热、畏寒等。严重者可有声嘶、气促、吞咽困难，甚而化脓。急性期白细胞计数及中性粒细胞增高。

3. 瘿痈的治疗

（1）内治法

风热痰凝证——疏风清热化痰——牛蒡解肌汤加减

气滞痰凝证——疏肝理气，化痰散结——柴胡清肝汤加减

（2）外治法：①初期：宜用箍围药，如金黄散、四黄散、双柏散，水或蜜调制外敷，每日1～2次。②脓肿期：切开引流，八二丹药线引流，金黄膏外敷。

四、石瘿（甲状腺癌）

1. 石瘿的含义与特点　结喉两侧结块，坚硬如石，推之不移，高低不平 2009 2021 。好发于40岁以上的中年人。

2. 石瘿的病因病机与诊断

（1）病因病机：由于情志内伤，肝脾气逆，痰湿内生，气滞则血瘀，瘀血与痰湿凝结，上逆于颈部而成。

（2）诊断：多见于40岁以上患者，女多于男，或既往有肉瘿病史。颈前多年存在的肿块，生长迅速，质地坚硬如石，表面凹凸不平，推之不移，并可出现吞咽时移动受限。若肿块压迫，引起喉头移位或侵犯喉部神经时，可引起呼吸、吞咽困难，甚或发生声音嘶哑。甲状腺同位素^{131}I扫描，多显示为凉结节（或冷结节）。

3. 石瘿的治疗

（1）内治法

痰瘀内结证——解郁化痰，活血消坚——海藻玉壶汤合桃红四物汤加白花蛇舌草、三棱、莪术等

瘀热伤阴证——和营养阴——通窍活血汤合养阴清肺汤加减

（2）外治法：可用阳和解凝膏掺阿魏粉敷贴。肿块疼痛灼热者，可用生商陆根捣烂外敷。

第六单元　瘤、岩

> **重点提示**
>
> 从历年考查方式上看，本单元考点较为集中，血瘤、肉瘤是考试的常考点，需重点复习。

一、脂瘤（皮脂腺囊肿）

脂瘤的诊断：本病好发于青春期。多见于头面部、臀部、背部等皮脂腺、汗腺丰富的部位，生长缓慢，一般无明显自觉症状 2019。肿块呈圆形或椭圆形，边界清楚，与皮肤无粘连，表皮紧张，中央导管开口处呈青黑色小孔，挤压后可有粉渣样内容物溢出，有臭味。脂瘤染毒后可有局部红肿、增大、疼痛、破溃流脓等。

二、血瘤（血管瘤）

血瘤的诊断

1. 毛细血管瘤　多在出生后1~2个月出现，皮肤上有红色丘疹或小的红斑，逐渐长大，界限清楚，大小不等，质软可被压缩，色泽为鲜红色或紫红色，压之退色，抬手复原 2006 2021。

2. 海绵状血管瘤　质地柔软似海绵，常呈局限性半球形、扁平或高出皮肤的隆起物，有很大压缩性。

三、肉瘤（脂肪瘤）

肉瘤的概念及临床表现特点：发于皮里膜外，由脂肪组织过度增生而形成的良性肿瘤。其特点是软似棉，肿似馒，皮色不变，不紧不宽，如肉之隆起 2006 2015。

第七单元　皮肤及性传播疾病

> **重点提示**
>
> 本单元内容出题率一般，考点较为集中，复习的重点在蛇串疮、油风、湿疮、淋病等内容，题目以临床表现较为多见。

一、概述

1. 皮肤及性传播疾病的病因病机

（1）病因：外因主要是风、湿、热、虫、毒；内因主要是七情内伤、饮食劳倦和肝肾亏损。

①风：发无定处，骤起骤消，如瘾疹、游风；剧烈瘙痒，皮肤干燥脱屑，如风瘙痒；多发生于上部，如面游风、白屑风等。

②湿：皮损以水疱为主，或为多形性，或皮肤糜烂，或滋水淋漓，常患病于下部，病程缠绵。

③热：多发于上部，皮损以红斑、红肿、脓疱、糜烂为主，自觉瘙痒或疼痛。

④虫：皮肤瘙痒甚剧，有的表现为糜烂，有的互相传染，有的可伴局部虫斑。

⑤毒：皮损多种形态，或痒或痛，毒去后症状消失快，如食毒、药物毒、虫毒、漆毒等。

⑥血瘀：慢性皮肤病，皮损色暗、青紫、肌肤甲错、色素沉着、瘀斑、肿块、瘢痕、脱发，舌紫或有瘀点，脉弦涩等，如黧黑斑。

⑦血虚风燥：皮损以干燥、肥厚、粗糙、脱屑为主，自觉瘙痒，病期较长，如牛皮癣、白疕、慢性湿疮、风瘙痒、鱼鳞病等。

⑧肝肾不足：皮损干燥、肥厚粗糙、脱屑，或伴毛发枯槁，脱发，色素沉着或伴生疣目、血痣。

（2）病机：主要因气血不和、脏腑失调、邪毒结聚而致生风、生湿、化燥、致虚、致瘀、化热、伤阴等。性传播疾病主要由性接触染毒致病。

2. 皮肤及性传播疾病的辨证

（1）常见症状：①自觉症状：瘙痒、疼痛、灼热、麻木、蚁走感等。②他觉症状：原发性损害——斑疹、丘疹、风团、结节、疱疹、脓疱等。继发性损害——鳞屑、糜烂、溃疡、痂、抓痕、皲裂、苔藓样变、瘢痕、色素沉着、萎缩等。

（2）皮肤及性传播疾病的性质：①急性的皮肤病：大多发病急骤，皮损表现以原发性为主。病因大多为风、湿、热、虫、毒，以实证为主。②慢性的皮肤病：大多发病缓慢，皮损表现以继发性为主。发病原因大多为血瘀或营血不足，肝肾亏损，冲任不调，以虚证为主。

3. 皮肤及性传播疾病的治法

（1）内治

①祛风法：银翘散、桑菊饮、消风散、麻黄汤、麻桂各半汤、独活寄生汤、天麻钩藤饮。

②清热法：五味消毒饮、黄连解毒汤、犀角地黄汤、化斑解毒汤。

③祛湿法：茵陈蒿汤、龙胆泻肝汤、萆薢渗湿汤、除湿胃苓汤、滋阴除湿汤。

④润燥法：四物汤、当归饮子、凉血消风散。

⑤活血法：桃红四物汤、通络活血方、通窍活血汤、血府逐瘀汤等。

⑥温通法：当归四逆汤、独活寄生汤、阳和汤、独活寄生汤等。

⑦软坚法：海藻玉壶汤、活血散瘀汤。

⑧补肾法：知柏地黄汤、大补阴丸、肾气丸、右归丸。

（2）外治

①外用药物的常用剂型：溶液、粉剂（又名散剂）、洗剂（又名混悬剂、悬垂剂）、酊剂、油剂、软膏。

②外用药物使用原则：根据病情阶段正确选择剂型、根据疾病性质合理选择药物、用药宜先温和后强烈、用药浓度宜先低后浓、随时注意药敏反应。

二、蛇串疮（带状疱疹）

1. 蛇串疮的概念与特点　蛇串疮是一种皮肤上出现成簇水疱，呈带状分布，痛如火燎的急性疱疹性皮肤病 2018 2021。其特点是皮肤上出现红斑、水疱或丘疱疹，累累如串珠，排列成带状，沿一侧周围神经分布，局部刺痛或伴臖核肿大，多数患者愈后很少复发。

2. 蛇串疮的辨证治疗

肝经郁热证——清泻肝火，解毒止痛——龙胆泻肝汤加紫草、板蓝根、延胡索等

脾虚湿蕴证——健脾利湿，解毒止痛——除湿胃苓汤加减

气滞血瘀证——理气活血，通络止痛——柴胡疏肝散合桃红四物汤加减

三、疣

1. 不同疣的特点与好发部位　发于手背、手指、头皮等处者，称千日疮、疣目、枯筋箭或瘊子；发于颜面、手背、前臂等处者，称扁瘊；发于胸背部有脐窝的赘疣，称鼠乳；发于足跖部者，称跖疣；发于颈周围及眼睑部位，呈细软丝状突起者，称丝状疣或线瘊。

2. 寻常疣、扁平疣、传染性软疣的治疗

（1）内治法

①寻常疣（疣目）

风热血燥证——养血活血，清热解毒——治瘊方加板蓝根、夏枯草

湿热血瘀证——清化湿热，活血化瘀——马齿苋合剂加薏苡仁、冬瓜仁

②扁平疣（扁瘊）

风热蕴结证——疏风清热，解毒散结——马齿苋合剂去桃仁、红花加木贼草、郁金、浙贝母、板蓝根

热瘀互结证——活血化瘀，清热散结——桃红四物汤加生黄芪、板蓝根、紫草、马齿苋、浙贝母、薏苡仁

（2）外治法：各种疣均可选用木贼草、板蓝根、马齿苋等煎汤乘热洗涤患处，可使部分皮疹脱落。

四、癣

1. 头癣、手足癣、体癣和花斑癣的临床特点与诊断 2016

	头癣		手足癣		体癣	花斑癣
分类	白秃疮	肥疮	鹅掌风	脚湿气	圆癣	紫白癜风
年龄	学龄儿童	农村儿童	成年人		青壮年男性	多汗体质青年
部位	头皮		掌心、指缝	趾缝、足底	面颈躯干四肢	颈项躯干
特征	灰白色鳞斑	黏性黄癣痂	水疱，皮肤角化，脱屑，瘙痒		钱币形鳞屑红斑	无炎症性褐斑
	毛发干枯，易于拔落，瘙痒	中心微凹，质脆易碎，鼠尿臭			边界清楚，中心消退，外围扩张	轻微痒感，夏发冬愈

2. 癣的治疗　本病以杀虫止痒为主要治法。癣病以外治为主，若皮损广泛，自觉症状较重，或抓破染毒者，则以内治、外治相结合为宜。抗真菌西药治疗有一定优势，可中西药合用。

（1）白秃疮、肥疮：拔发疗法。

（2）鹅掌风、脚湿气：①水疱型：选用1号癣药水、2号癣药水、复方土槿皮酊外搽；二矾汤熏洗；鹅掌风浸泡方或藿黄浸剂浸泡 2017 。②糜烂型：可选1∶1500高锰酸钾溶液、3%硼酸溶液、二矾汤或半边莲60g煎汤待温，浸泡15分钟，次以皮脂膏或雄黄膏外搽。③脱屑型：可选用以上软膏外搽，浸泡剂浸泡。

（3）灰指甲：每日以小刀刮除病甲变脆部分，然后用棉花蘸2号癣药水或3%冰醋酸浸涂；或用鹅掌风浸泡方浸泡，白凤仙花捣烂敷病甲上；或采用拔甲法。

（4）圆癣：可选用1号癣药水、2号癣药水、复方土槿皮酊等外搽。阴癣由于患部皮肤薄嫩，不宜选用刺激性强的外用药物，若皮损有糜烂痒痛者，宜选用青黛散外涂。

（5）紫白癜风：用密陀僧散，以茄子片蘸药涂搽患处，或用2号癣药水，或1%土槿皮酊外搽，每天2～3次。治愈后，继续用药1～2周，以防复发。

五、白屑风（脂溢性皮炎）

1. 白屑风的概念　因皮肤油腻，出现红斑，覆有鳞屑而得名，为发生在皮脂溢出部位的慢性炎症性皮肤病。

2. 白屑风的特点　头发、皮肤多脂发亮，油腻，瘙痒，出现红斑白屑，脱而复生。以青壮年为多，乳儿期亦有发生。

3. 白屑风的辨证论治　干性者以养血润燥为主，湿性者以清热祛湿为主，内外治相结合。

风热血燥证——祛风清热，养血润燥——消风散合当归饮子加减
肠胃湿热证——健脾除湿，清热止痒——参苓白术散合茵陈蒿汤

六、油风（斑秃）

1. 油风的概念　油风是一种头发突然发生斑块状脱落的慢性皮肤病 2021。因头发脱落之处头皮光亮而得名，又称鬼剃头、鬼舐头。

2. 油风的特点　突然发生斑片状脱发，脱发区皮肤变薄，多无自觉症状。多见于青年，男女均可发病。

3. 油风的辨证论治　实证以清以通为主，虚证以补摄为要 2017。

血热风燥证——凉血息风，养阴护发——四物汤合六味地黄丸加减 2017 2018
气滞血瘀证——通窍活血，祛瘀生发——通窍活血汤加减
气血两虚证——益气补血——八珍汤加减
肝肾不足证——滋补肝肾——七宝美髯丹加减

七、虫咬皮炎

1. 虫咬皮炎的概念　虫咬皮炎是被致病虫类叮咬，接触其毒液或虫体的毒毛而引起的一种皮炎。较常见的致病害虫有蠓、螨、隐翅虫、刺毛虫、跳蚤、虱类、臭虫、飞蛾、蜂等。

2. 虫咬皮炎的特点　皮肤上呈丘疹样风团，上有针尖大小的瘀点、丘疹或水疱，呈散在性分布。

3. 虫咬皮炎的治疗
（1）内治法
热毒蕴结证——清热解毒，消肿止痒——五味消毒饮合黄连解毒汤加地肤子、白鲜皮、紫荆皮 2016

（2）外治法：①初起红斑、丘疹、风团等皮损，用1%薄荷三黄洗剂（即三黄洗剂加薄荷脑1g）外搽。②生于毛发处者，剃毛后外搽50%百部酊杀虫止痒。③感染邪毒，水疱破后糜烂红肿者，可用马齿苋煎汤湿敷，再用青黛散油剂涂搽；或用颠倒散洗剂外搽。④松毛虫、桑毛虫皮炎可用橡皮膏粘去毛刺，外涂5%碘酒。⑤蜂蜇皮炎应先拔去毒刺，火罐吸出毒汁，消毒后外用紫金锭磨水涂。

八、疥疮

1. 疥疮的病因病机　由人型疥虫通过密切接触而传染。

2. 疥疮的临床特点　夜间剧痒，在皮损处有灰白色、浅黑色或普通皮色的隧道，可找到疥虫。

3. 疥疮的治疗　以杀虫止痒为主 2018，以外治为主。硫黄为常用特效药。

九、湿疮（湿疹）

1. 湿疮的临床特点　皮损对称分布，多形损害，剧烈瘙痒，有渗出倾向，反复发作，易成慢性。急性湿疮以丘疱疹为主，炎症明显，易渗出；慢性湿疮以苔藓样变为主，易反复发作。

2. 湿疮的病因病机　总因禀赋不耐，风、湿、热阻于肌肤所致。或因饮食不节，外感风湿热邪；或因素体虚弱，肌肤失养；或因湿热蕴久所致。

3. 湿疮的治疗
（1）内治法：急性者以清热利湿为主；慢性者以养血润肤为主。
湿热蕴肤证——清热利湿止痒——龙胆泻肝汤合萆薢渗湿汤加减 2018
脾虚湿蕴证——健脾利湿止痒——除湿胃苓汤或参苓白术散加紫荆皮、地肤子、白鲜皮
血虚风燥证——养血润肤，祛风止痒——当归饮子或四物消风饮加丹参、鸡血藤、乌梢蛇

（2）外治法：①急性湿疮：初起仅有潮红、丘疹，或少数水疱而无渗液时，可选用清热止痒的中药或用三黄洗剂、炉甘石洗剂外搽。若水疱糜烂、渗出明显时，外治宜收敛、消炎，可选用黄柏、生地榆、马齿苋、野菊花等煎汤，或10%黄柏溶液，或2%～3%硼酸水冷敷。再用青黛散麻油调搽，急性湿疮后期滋水减少时，可选黄连膏、青黛膏外搽。②亚急性湿疮：外治原则为消炎、止痒、燥湿、收敛，选用三黄洗剂、3%黑豆馏油等外搽。③慢性湿疮：可选用各种软膏剂、乳剂，一般可外搽青黛膏、5%硫黄软膏、10%～20%黑豆馏油软膏。

十、接触性皮炎

1. 接触性皮炎的诊断要点　①发病前有明确的接触史，均有一定潜伏期。②一般起病急，皮疹边界清楚，常为红斑、肿胀、丘疹、水疱或大疱、糜烂、渗出等。③病因去除和恰当处理后可在1～2周内痊愈。④皮肤斑贴试验若显示阳性，则提示患者对被试物过敏。

2. 接触性皮炎与急性湿疮、颜面丹毒的鉴别

（1）急性湿疮：无接触史，皮疹呈多形性，部位不定，常呈对称分布，边界不清，有趋向于慢性或再发的倾向。

（2）颜面丹毒：无异物接触史，全身症状严重，常有寒战、高热、头痛、恶心等症状；皮疹以水肿性红斑为主，形如云片，色若涂丹，自感灼热、疼痛而无痒。

3. 接触性皮炎的治疗

风热蕴肤证——疏风清热止痒——消风散加紫荆皮（花）、僵蚕

湿热毒蕴证——清热祛湿，凉血解毒——化斑解毒汤合龙胆泻肝汤加减

血虚风燥证——祛风止痒，养血润燥——消风散合当归饮子加减

十一、药毒

1. **药毒的病因病机** 2015　总由禀赋不足，邪毒内侵所致。或风热之邪侵袭腠理；或湿热蕴蒸，郁于肌肤；或外邪郁久化火，血热妄行，溢于肌肤；或火毒炽盛，燔灼营血，外发于皮肤，内攻于脏腑。久而导致阴液耗竭，阳无所附，浮越于外，病重而危殆。

2. **药毒的诊断** 2016　本病症状多样，表现复杂，但基本上都具有以下特点：①发病前有用药史。②有一定的潜伏期，第一次发病多在用药后5～20天，重复用药常在24小时内发生，短者甚至在用药后瞬间或数分钟内发生。③发病突然，自觉灼热瘙痒，重者伴有发热、倦怠、全身不适、纳差、大便干、小便黄赤等全身症状。④皮损分布多呈全身性、对称性。

3. 药毒的治疗

（1）内治法

湿毒蕴肤证——清热利湿，解毒止痒——萆薢渗湿汤加减

热毒入营证——清热凉血，解毒护阴——清营汤加减

气阴两虚证——益气养阴清热——增液汤合益胃汤加减

（2）外治法：根据皮损表现可选用中药溻渍、中药熏洗、中药涂擦等剂型和药物。

（3）西医治疗：一般药疹，使用抗组胺药物、维生素C和钙剂，重症宜早期足量使用皮质类固醇激素。

十二、瘾疹（荨麻疹）

1. 瘾疹的临床表现

（1）急性荨麻疹：皮疹为大小不等的风团，色鲜红或苍白色，数小时内风团减轻，变为红斑而消失。

（2）慢性荨麻疹：风团时多时少，反复发生，病程在6周以上。

（3）特殊类型荨麻疹：①皮肤划痕征：用钝器划或手搔抓皮肤后，沿着划痕出现条状隆起并瘙痒。②寒冷性荨麻疹：面部、手背等暴露部位，遇冷则发生红斑、风团，有轻到中度瘙痒。③胆碱能性荨麻疹（小丘疹状荨麻疹）：在热水浴、进食辛辣食物、情绪紧张、剧烈运动

等刺激后数分钟发生风团。④压迫性荨麻疹：身体受压力后4～8小时受压部位发生肿胀性斑块，多数有痒感，或灼痛、刺痛等。

2. 瘾疹的治疗

（1）内治法

风热犯表证——疏风清热止痒——消风散加减

风寒束表证——疏风散寒止痒——麻黄桂枝各半汤加减

血虚风燥证——养血祛风，润燥止痒——当归饮子加减

胃肠湿热证——疏风解表，通腑泄热——防风通圣散加减

（2）外治法：①中药熏洗：瘙痒明显，无胸闷气憋者适用。②中药保留灌肠：饮食不慎而诱发者适用。

十三、牛皮癣

1. 牛皮癣的皮损特点　皮损多为圆形或多角形的扁平丘疹融合成片，剧烈瘙痒，搔抓后皮损肥厚，皮沟加深，皮嵴隆起，极易形成苔藓样变 2016。

2. 牛皮癣的治疗

（1）内治法

肝郁化火证——疏肝理气，清肝泻火——龙胆泻肝汤加减

风湿蕴肤证——祛风利湿，清热止痒——消风散加减

血虚风燥证——养血润燥，息风止痒——当归饮子加减

（2）外治法：①肝郁化火：风湿蕴肤用三黄洗剂外搽。②血虚风燥：外用油膏加热烘疗法。

十四、白疕

1. 白疕（寻常型）的皮损特点　皮损初起为丘疹或斑丘疹，逐渐扩大融合成片，边缘清楚，表面覆盖多层干燥银白色鳞屑，刮除鳞屑则露出发亮的半透明的薄膜，为薄膜现象。再刮除薄膜，出现多个筛状出血点，为点状出血现象。在头部可出现束状发，在指甲甲板可呈顶针状凹陷。可见点滴状、钱币状、斑块状、地图状、蛎壳状、混合状等多种皮损形态。

2. 白疕（寻常型）的辨证治疗

血热内蕴证——清热凉血，解毒消斑——犀角地黄汤加减

血虚风燥证——养血滋阴，润肤息风——当归饮子加减 2006 2019

气血瘀滞证——活血化瘀，解毒通络——桃红四物汤加减

湿毒蕴阻证——清利湿热，解毒通络——萆薢渗湿汤加减

火毒炽盛证——清热泻火，凉血解毒——清瘟败毒饮加减

十五、淋病

1. 淋病的病因病机　湿热秽浊之气由下焦前阴窍口入侵，阻滞于膀胱及肝经，局部气血运行不畅，湿热熏蒸，精败肉腐，气化失司而成本病。

2. 淋病的诊断

（1）男性淋病：大多数症状和体征较明显。急性淋病：尿道口红肿发痒及轻度刺痛，继而有稀薄黏液流出，引起排尿不适，24小时后症状加剧 2021。慢性淋病：尿痛轻微，排尿时仅感尿道灼热或轻度刺痛，常可见终末血尿。

（2）女性淋病：大多数可无症状，急性淋病主要类型有：淋菌性宫颈炎、淋菌性尿道炎、淋菌性前庭大腺炎。

3. 淋病的辨证论治

湿热毒蕴证（急性淋病）——清热利湿，解毒化浊——龙胆泻肝汤酌加土茯苓、红藤、

萆薢等 2007

阴虚毒恋证（慢性淋病）——滋阴降火，利湿祛浊——知柏地黄丸酌加土茯苓、萆薢等 2007

4. 淋病的其他治疗方法　普鲁卡因青霉素 G 480 万 U 一次肌内注射；壮观霉素（淋必治）2g，1 次肌内注射；或头孢三嗪（菌必治）250mg，1 次肌内注射。急性期且为初次感染者，给药 1～2 次即可，慢性者应给药 7 天以上；诺氟沙星 800mg，1 次口服，或 800mg，每天 2 次；氧氟沙星 400mg，1 次口服，或每天 2 次，共服 10 天。

十六、尖锐湿疣

1. 尖锐湿疣的病因病机　性滥交或房事不洁，感受秽浊之毒，毒邪蕴聚，酿生湿热，湿热下注皮肤黏膜而产生赘生物。

2. 尖锐湿疣的诊断 2018　有与尖锐湿疣患者不洁性交或生活接触史。皮损好发于外生殖器及肛门周围皮肤黏膜湿润区。基本损害为淡红色或污秽色、柔软的表皮赘生物。赘生物大小不一，单个或群集分布，表面分叶或呈棘刺状，湿润，基底较窄或有蒂，但在阴茎体部可出现基底较宽的"无蒂疣"。用 3%～5% 的醋酸液涂擦或湿敷 3～10 分钟，阳性者局部变白，病灶稍隆起。

3. 尖锐湿疣的鉴别诊断

（1）假性湿疣：多发生于 20～30 岁的女性外阴，特别是小阴唇内侧和阴道前庭。皮损为 1～2mm 大小的白色或淡红色小丘疹，表面光滑如鱼子状，群集分布，无自觉症状。

（2）扁平湿疣：为梅毒常见皮肤损害，皮损为扁平而湿润的丘疹，表面光滑，成片或成簇分布，损害内可找到梅毒螺旋体，梅毒血清反应强阳性。

（3）阴茎珍珠状丘疹：多见于青壮年，皮损为冠状沟部珍珠样半透明小丘疹，呈半球状、圆锥状或不规则状，色白或淡黄、淡红，沿冠状沟排列成一行或数行，或包绕一周，无自觉症状。

4. 尖锐湿疣的辨证论治

湿毒下注证——利湿化浊，清热解毒——萆薢化毒汤加黄柏、土茯苓、大青叶 2008

湿热毒蕴证——清火解毒，化浊利湿——黄连解毒汤加苦参、萆薢、土茯苓、大青叶、马齿苋

5. 尖锐湿疣的其他治疗方法

（1）内服或注射：选用阿昔洛韦、伐昔洛韦、干扰素等抗病毒药物和免疫增强剂。

（2）外用：根据病情选用 10%～25% 足叶草酯素、1%～5% 5-氟尿嘧啶、30%～50% 三氯醋酸或咪喹莫特乳膏等涂敷疣体表面，注意保护正常皮肤黏膜。

（3）激光、冷冻、电灼疗法：注意不要过度治疗，避免损害正常皮肤黏膜和瘢痕形成，预防感染。

（4）手术切除：疣体较大者，可选用手术切除。

第八单元　肛门直肠疾病

> **重点提示**
>
> 本单元出题率一般，重点是内痔、外痔、混合痔的鉴别以及肛痈的辨证论治。脱肛的内容主要掌握其分期。总体来说，考题基本围绕着各病的主要特点展开。

一、痔

1. 痔的概念与分类

（1）概念：痔是直肠末端黏膜下和肛管皮下的静脉丛发生扩大曲张所形成的柔软静脉团。

(2) 分类

	好发部位	主要表现
内痔	齿线上，膀胱截石位3、7、11点处	便血、坠胀、肿块脱出
外痔	齿线下	自觉坠胀、疼痛，有异物感
混合痔	齿线上下同一点位	多形成于内痔发展到Ⅱ期以上时

2. 内痔的病因病机、诊断与治疗

(1) 内痔的病因病机：先天性静脉壁薄弱，兼因饮食不节、过食辛辣醇酒厚味，燥热内生，下迫大肠，以及久坐久蹲、负重远行、便秘努责、妇女生育过多、腹腔癥瘕，致血行不畅，血液瘀积，热与血相搏，则气血纵横，筋脉交错，结滞不散而成。

(2) 内痔的诊断

①临床表现：便血（最常见）、脱出、肛周潮湿、瘙痒、疼痛、便秘 2021。

②分期

Ⅰ期内痔：痔核较小，不脱出，以便血为主。

Ⅱ期内痔：痔核较大，大便时可脱出肛外，便后自行回纳，便血或多或少。

Ⅲ期内痔：痔核更大，大便时痔核脱出肛外，甚至行走、咳嗽、喷嚏、站立时也会脱出，不能自行回纳，须用手推回，或平卧、热敷后才能回纳 2018，便血不多或不出血。

Ⅳ期内痔：痔核脱出，不能及时回纳，嵌顿于外，因充血、水肿和血栓形成，以致肿痛、糜烂和坏死，即嵌顿性内痔。

(3) 内痔的治疗

①辨证论治 2021

风伤肠络证——清热凉血祛风——凉血地黄汤加减

湿热下注证——清热利湿止血——脏连丸加减

气滞血瘀证——清热利湿，祛风活血——止痛如神汤加减

脾虚气陷证——补中益气——补中益气汤加减 2018

②外治疗法：熏洗法、外敷法、塞药法、挑治法（内痔出血）、枯痔法（Ⅱ、Ⅲ期内痔）。

③其他疗法：a. 注射疗法适用于Ⅰ、Ⅱ、Ⅲ期内痔；内痔兼有贫血者；混合痔的内痔部分。b. 单纯结扎法适用于Ⅰ～Ⅱ期内痔；贯穿结扎法、胶圈套扎法适用于Ⅱ～Ⅲ期内痔。

3. 血栓性外痔的诊断与治疗

(1) 血栓性外痔的诊断：多发于截石位3、9点。病前有便秘、饮酒或用力负重等诱因。肛门部突然剧烈疼痛，肛缘皮下有一触痛性肿物。检查时在肛缘皮肤表面有一暗紫色圆形硬结节。

(2) 血栓性外痔的治疗

①辨证施治

血热瘀结证——清热凉血，散瘀消肿——凉血地黄汤合活血散瘀汤加减

②外治：用苦参汤熏洗，外敷消痔膏。

③其他疗法：血栓外痔剥离术适用于血栓外痔较大，血块不易吸收，炎症水肿局限者。

4. 混合痔的诊断与治疗

(1) 混合痔的诊断：内、外痔相连，无明显分界。多发于截石位3、7、11点，以11点最多见。

(2) 混合痔的治疗

①辨证论治：参见内痔辨证论治。

②外治疗法：参见内、外痔外治法。

③其他疗法：必要时可选用外痔剥离、内痔结扎术。

二、息肉痔

1. 息肉痔的概念　息肉痔是直肠内黏膜上的赘生物，是一种常见的良性肿瘤。

2. 息肉痔的病因病机　多因湿热下注大肠，以致肠道气机不利，经络阻滞，瘀血浊气凝聚而成。

3. 息肉痔的诊断与鉴别诊断

（1）息肉痔的诊断

①临床表现：症状：位置较高的小息肉一般无症状；低位带蒂息肉大便时可脱出肛门外，小的能自行回纳，大的便后须用手推回。专科检查：肛门指诊对低位息肉有重要诊断价值。

②实验室及辅助检查：电子结肠镜、气钡双重造影检查。

（2）息肉痔的鉴别诊断

①直肠癌：可有大便习惯的改变，指诊可触及坚硬不规则、活动范围小、基底粘连而压痛的肿物，指套上有脓血黏液，有恶臭味，病理检查可明确诊断。

②肛乳头肥大：位置在肛窦附近，质韧，表面光滑，呈灰白色，多无便血，可脱出肛外，常伴有肛裂等。

③内痔：内痔多位于齿线上左中、右前、右后三处，基底较宽而无蒂，便血量较多。多见于成年人。

4. 息肉痔的治疗

（1）辨证论治

风伤肠络证——清热凉血，祛风止血——槐角丸加减

气滞血瘀证——活血化瘀，软坚散结——少腹逐瘀汤加减

脾气亏虚证——补益脾胃——参苓白术散加减

（2）外治疗法：灌肠法适用于多发性息肉。

（3）其他疗法：结扎法、套扎法适用于低位带蒂息肉。内镜下息肉切除术适用于中高位直肠息肉及结肠息肉。直肠结肠切除术适用于高位多发性腺瘤。

三、肛痈（肛门直肠周围脓肿）

1. 肛痈的定义及病因病机

（1）定义：肛痈是指肛管直肠周围间隙发生急慢性感染而形成的脓肿。

（2）病因病机：过食辛辣肥甘、醇酒等物，湿热内生，下注大肠，蕴阻肛门；或肛门破损染毒，致经络阻塞，气血凝滞而成；也有因肺、脾、肾亏损，湿热乘虚下注而成 2009 2011 。

2. 肛痈的诊断

（1）肛门旁皮下脓肿：发于肛门周围的皮下组织内，局部红肿热痛明显，成脓后按之应指，全身症状较轻。

（2）坐骨直肠间隙脓肿：初起仅感肛门部不适或微痛，逐渐出现发热畏寒、头痛等症状，肛门有灼痛或跳痛，在排便、咳嗽、行走时疼痛加剧。肛门指诊患侧饱满，有明显压痛和波动感。

（3）骨盆直肠间隙脓肿：位于提肛肌以上，腹膜以下，位置深隐，局部症状不明显，有时仅有直肠下坠感，全身症状明显。肛门指诊可触及患侧直肠壁处隆起、压痛及波动感。

（4）直肠后间隙脓肿：直肠内有明显坠胀感，骶尾部钝痛，可放射至下肢，在尾骨与肛门之间有明显深部压痛。肛门指诊直肠后方肠壁处有触痛、隆起和波动感。

3. 肛痈的治疗

（1）内治法

热毒蕴结证——清热解毒——仙方活命饮、黄连解毒汤加减

火毒炽盛证——清热解毒透脓——透脓散加减 2007

阴虚毒恋证——养阴清热，祛湿解毒——青蒿鳖甲汤合三妙丸加减 2007

（2）外治法：①初起：实证用金黄膏、黄连膏外敷，位置深隐者，可用金黄散调糊灌肠；虚证用冲和膏或阳和解凝膏外敷。②成脓：宜早期切开引流，并根据脓肿部位深浅和病情缓急选择手术方法。③溃后：用九一丹纱条引流，脓尽改用生肌散纱条。日久成漏者，按肛漏处理。

（3）手术方法：①脓肿一次切开法：浅部脓肿。②一次切开挂线法：高位脓肿，如由肛隐窝感染而致坐骨直肠间隙脓肿等。③分次手术：体质虚弱或不愿住院治疗的深部脓肿患者。

四、肛漏

1. 肛漏的病因病机　肛痈溃后，余毒未尽，蕴结不散，血行不畅，疮口不合，日久成漏；亦有虚劳久嗽，肺、脾、肾亏损，邪乘于下，郁久肉腐成脓，溃后成漏。

2. 肛漏的诊断与分类

（1）诊断：局部反复流脓、疼痛、瘙痒为主要症状。低位者可在肛周皮下触及硬索，高位或结核性者一般不易触及。以探针探查，常可找到内口。

（2）分类：①单纯性肛漏：指肛门旁皮肤仅有一个外口，直通入齿线上肛隐窝之内口者，称为完全漏（内外漏）；若只有外口下连漏管，而无内口者，称为单口外漏（外盲漏）；若只有内口与漏管相通，而无外口的，称为单口内漏（内盲漏）。②复杂性肛漏：指在肛门内、外有三个以上的开口；或管道穿通两个以上间隙；或管道多而支管横生；或管道绕肛门而生，呈马蹄形。③以外括约肌深部划线为标志，漏管经过此线以上者为高位，以下为者低位。

3. 肛漏的挂线疗法和切开疗法的适应证、禁忌证

（1）挂线疗法：①适应证：低位肛漏。②禁忌证：肛门周围有皮肤病患者；漏管有酿脓现象；有严重的肺结核、梅毒等，或极度虚弱者；有癌变者。

（2）切开疗法：①适应证：低位单纯性肛漏和低位复杂性肛漏，对高位肛漏切开时，必须配合挂线疗法。②禁忌证：同挂线疗法。

五、肛裂

1. 肛裂的定义与病因病机

（1）定义：肛裂是指肛管皮肤全层裂开，并形成慢性溃疡的一种疾病。

（2）病因病机：阴虚津乏或热结肠燥而致大便秘结，排便努责，使肛门裂伤，然后染毒而逐渐形成慢性溃疡。

2. 肛裂的诊断

（1）主要症状：①周期性疼痛。②大便时出血。③便秘。

（2）肛裂的分类：①早期肛裂：肛管皮肤见一个小的溃疡，创面浅而色鲜红，边缘整齐而有弹性。②陈旧性肛裂：裂口边缘变硬变厚，周围组织发炎、充血、水肿，结缔组织增生，形成赘皮性外痔。

3. 肛裂的辨证论治

血热肠燥证——清热润肠通便——凉血地黄汤合脾约麻仁丸

阴虚津亏证——养阴清热润肠——润肠汤

气滞血瘀证——理气活血，润肠通便——六磨汤加红花、桃仁、赤芍

4. 肛裂手术治疗的不同方法及适应证

（1）扩肛法：适用于早期肛裂，无结缔组织外痔、肛乳头肥大等合并症者。

(2) 切开疗法：适用于陈旧性肛裂，伴有结缔组织外痔、乳头肥大等。

(3) 肛裂侧切术：适用于不伴有结缔组织外痔、皮下漏等的陈旧性肛裂。

(4) 纵切横缝法：适用于陈旧性肛裂伴有肛管狭窄者 2016。

六、脱肛

1. 脱肛的定义及病因病机

(1) 定义：脱肛是直肠黏膜、肛管、直肠全层，甚至部分乙状结肠向下移位，脱出肛外的一种疾病。

(2) 病因病机：小儿气血未旺，中气不足；或年老体弱，气血不足；或妇女分娩过程中，耗力伤气；或慢性泻痢、习惯性便秘、长期咳嗽引起中气下陷，固摄失司，导致肛管直肠向外脱出。

2. 脱肛的症状与分类

(1) 症状：起病缓慢，无明显全身症状。早期便后有黏膜从肛门脱出，便后能自行回纳，以后逐渐不能自行回纳，需用手托或平卧方能复位。日久失治，脱出物逐渐增长，甚至咳嗽、下蹲、远行时也可脱出。

(2) 分类

一度脱垂：为直肠黏膜脱出，脱出物淡红色，长3~5cm，触之柔软，无弹性，不易出血，便后可自行还纳 2015。

二度脱垂：为直肠全层脱出，长5~10cm，呈圆锥状，色淡红，表面为环状而有层次的黏膜皱襞，触之较厚有弹性，肛门松弛，便后有时需用手托回。

三度脱垂：直肠及部分乙状结肠脱出，长达10cm以上，呈圆柱形，触之很厚，肛门松弛无力。

3. 一度脱垂与内痔脱出的鉴别　内痔脱出时痔核分颗脱出，无环状黏膜皱襞，暗红色或青紫色，容易出血。

4. 脱肛的内治法

脾虚气陷证——补气升提，收敛固涩——补中益气汤加减 2010

湿热下注证——清热利湿——萆薢渗湿汤加减

5. 脱肛的其他疗法　①熏洗。②外敷。③针灸。④注射法：黏膜下注射法适用于一、二度直肠脱垂，以一度直肠脱垂效果最好；直肠周围注射法适用于二、三度直肠脱垂。

七、锁肛痔（肛管直肠癌）

1. 锁肛痔的主要症状　便血（最常见的早期症状），血中常夹黏液，呈持续性，随后出现大便次数增多，有里急后重、排便不尽感，大便中有黏液脓血，并有特殊臭味 2021。大便形状变细、变扁，并出现腹胀、腹痛、肠鸣音亢进等肠梗阻征象。

2. 锁肛痔的常用检查方法　直肠指诊（最重要的方法）、直肠镜或乙状结肠镜检查、钡剂灌肠检查。女性患者应行阴道及双合诊检查，男性患者必要时行膀胱镜检查。

3. 锁肛痔的鉴别诊断

(1) 直肠息肉：无痛性便血，肛门镜或直肠镜检查可见有蒂或无蒂肿物。

(2) 溃疡性结肠炎：黏液血便，或里急后重，结肠镜检查可见直肠或结肠黏膜充血水肿或糜烂、溃疡，无明显肿物及肠腔狭窄，大便培养无致病菌生长。

(3) 痢疾：黏液血便，里急后重，大便培养有痢疾杆菌，抗痢疾治疗效果显著。

4. 锁肛痔的治疗

尽早采取根治性手术治疗，根据情况术前、术后应用中医药疗法、放疗或化疗可以提高疗效。

第九单元 泌尿男性疾病

> **重点提示**
>
> 从历年考查趋势上看，本单元的出题点为精浊，其病因病机、诊断及辨证论治要重点掌握。

一、子痈（急慢性附睾炎或睾丸炎）

1. 子痈的概念　子痈是指睾丸及附睾的化脓性疾病。中医称睾丸和附睾为肾子。
2. 子痈的病因病机　湿热下注、气滞痰凝。
3. 子痈的诊断　①急性子痈：附睾或睾丸肿痛，突然发作，疼痛程度不一，行动或站立时加重。疼痛可沿输精管放射至腹股沟及下腹部 2009。②慢性子痈：临床较多见，常有阴囊部隐痛、发胀、下坠感，疼痛可放射至下腹部及同侧大腿根部，可有急性子痈发作史。检查可触及附睾增大、变硬，伴轻度压痛，同侧输精管增粗。
4. 子痈的治疗

（1）内治法

湿热下注证——清热利湿，解毒消肿——枸橘汤或龙胆泻肝汤加减 2015

气滞痰凝证——疏肝理气，化痰散结——橘核丸加减 2006 2021

（2）外治法：①急性子痈：未成脓者，可用金黄散或玉露散水调匀，冷敷 2017。成脓者，应及时切开引流。脓稠、腐肉较多时，可选用九一丹或八二丹药线引流，脓液已净，外用生肌白玉膏。②慢性子痈：葱归溻肿汤坐浴，或冲和膏外敷。

二、子痰（附睾结核）

1. 子痰的概念　子痰是发于肾子的疮痨性疾病。其特点是附睾有慢性硬结，逐渐增大，形成脓肿，溃破后脓液稀薄如痰，并夹有败絮样物质，易成窦道，经久不愈。
2. 子痰的病因病机　因肝肾亏损，脉络空虚，浊痰乘虚下注，结于肾子；或阴虚内热，相火偏旺，灼津为痰，阻于经络，痰瘀互结而成。浊痰日久，郁而化热，热胜肉腐化脓。若脓水淋漓日久，而脓乃气血所化，故又可出现气阴两虚证候，甚则阴损及阳，而出现肾阳不足的表现。
3. 子痰的诊断　好发于中青年，以20～40岁居多。初发自觉阴囊坠胀，附睾尾部有不规则的局限性结节，质硬，触痛不明显，结节常与阴囊皮肤粘连。病程发展，可形成脓肿，溃破后脓液清稀，或带豆腐渣样絮状物，易形成长期不愈合的阴囊部窦道。输精管增厚变硬，成串珠状。
4. 子痰的治疗

（1）内治法

浊痰凝结证——温经通络，化痰散结——阳和汤加减，配服小金丹

阴虚内热证——养阴清热，除湿化痰，佐以透脓解毒——滋阴除湿汤合透脓散加减

气血两亏证——益气养血，化痰消肿——十全大补汤加减，兼服小金丹

（2）外治法：未成脓者，宜消肿散结，外敷冲和膏，每天1～2次。已成脓者，及时切开引流。窦道形成者，选用腐蚀平胬药物制成药线或药条外用。

（3）西医治疗：应用抗结核药物（异烟肼、利福平等）治疗。

三、尿石症

1. 尿石症的病因病机　本病多由肾虚和下焦湿热引起，病位在肾、膀胱和溺窍，肾虚为

本，湿热为标。

2. 尿石症的诊断

（1）临床表现：①上尿路结石：包括肾结石和输尿管结石。突然发作的腰或腰腹部绞痛和血尿。②膀胱结石：排尿中断，并引起疼痛，经变换体位又可顺利排尿 2018。③尿道结石：排尿困难、费力，呈点滴状，或出现尿流中断及急性尿潴留，疼痛明显。

（2）鉴别诊断：①胆囊炎：右上腹疼痛且牵引背部作痛，疼痛不向下腹及会阴部放射，墨菲征阳性。②急性阑尾炎：以转移性右下腹痛为主症，麦氏点压痛，可有反跳痛或肌紧张。

3. 尿石症的治疗方法

（1）内治法

湿热蕴结证——清热利湿，通淋排石——三金排石汤加减 2019

气血瘀滞证——理气活血，通淋排石——金铃子散合石韦散加减

肾气不足证——补肾益气，通淋排石——济生肾气丸加减

（2）总攻疗法：适用于结石横径＜1cm，表面光滑；双肾功能基本正常；无明显尿路狭窄或畸形者。

（3）其他疗法：根据病情选择使用体外震波碎石或手术治疗。

四、精浊（前列腺炎）

1. 精浊的病因病机

（1）急性者多由饮食不节，嗜食醇酒肥甘，酿生湿热；或因外感湿热之邪，壅聚于下焦而成。

（2）慢性者多由相火妄动，所愿不遂，或忍精不泄，肾火郁而不散，离位之精化成白浊；或房事不洁，精室空虚，湿热从精道内侵，湿热壅滞，气血瘀阻而成。

2. 精浊的诊断

（1）临床表现：①急性者发病较急，突发寒战高热、尿频、尿急、尿痛，腰骶部及会阴部疼痛，或伴有直肠刺激征。②慢性者临床症状表现不一，患者可出现不同程度的尿频、尿急、尿痛、尿不尽、尿道灼热，腰骶、小腹、会阴及睾丸等处坠胀隐痛。

（2）实验室及辅助检查：急性者尿道口溢出分泌物镜检有大量脓细胞，涂片可找到细菌。慢性者前列腺按摩液镜检白细胞每高倍视野在10个以上，卵磷脂小体减少或消失。

3. 精浊的治疗

（1）内治法

湿热蕴结证——清热利湿——八正散或龙胆泻肝汤加减 2009

气滞血瘀证——活血祛瘀，行气止痛——前列腺汤加减

阴虚火旺证——滋阴降火——知柏地黄汤加减

肾阳虚损证——补肾助阳——济生肾气丸加减 2007

（2）外治法：温水坐浴；野菊花栓或前列安栓塞入肛门。

第十单元　周围血管疾病

重点提示

本单元出题率一般，复习的重点在于脱疽的辨证论治，对于各病的临床表现及诊断等内容熟悉即可，侧重点基本都在治法上。

一、青蛇毒

1. **青蛇毒的病因病机** 本病多由湿热蕴结、寒湿凝滞、痰浊瘀阻、脾虚失运、外伤血脉等因素致使气血运行不畅，留滞脉中而发病。

2. **青蛇毒的临床表现与常见类型**

（1）临床表现：发病多见于筋瘤后期，尤其多见于下肢，次为胸腹壁等处。

①初期（急性期）：在浅层脉络径路上出现条索状物，患处疼痛，皮肤发红，触之较硬，扪之发热，按压疼痛明显，肢体沉重。

②后期（慢性期）：患处遗有一条索状物，可有按压痛，或结节破溃形成臁疮。

（2）常见类型

①四肢血栓性浅静脉炎（最常见）：累及一条浅静脉，沿着发病的静脉出现疼痛、红肿、灼热感，常可扪及结节或硬索状物，有明显压痛。

②胸腹壁浅静脉炎：多为单侧胸腹壁出现一条索状硬物，长10～20cm，皮肤发红、轻度刺痛。肢体活动时，局部可有牵掣痛，用手按压条索两端，皮肤上可现一条凹陷的浅沟，炎症消退后遗留皮肤色素沉着。一般无全身表现。

③游走性血栓性浅静脉炎：多发于四肢，即浅静脉血栓性炎症呈游走性发作，当一处炎性硬结消失后，其他部位的浅静脉又出现病变，具有游走、间歇、反复发作的特点。

3. **青蛇毒的治疗**

（1）内治法

湿热瘀阻证——清热利湿，解毒通络——二妙散合茵陈赤豆汤加减 2016

血瘀湿阻证——活血化瘀，行气散结——活血通脉汤加减

肝郁蕴结证——疏肝解郁，活血解毒——柴胡清肝汤或复元活血汤

（2）外治法：①初期：消炎软膏或金黄散软膏外敷。局部红肿渐消，可选用拔毒膏贴敷。②后期：可用熏洗疗法：当归尾12g，白芷9g，羌活9g，独活9g，桃仁9g，红花12g，海桐皮9g，威灵仙12g，生艾叶15g，生姜60g，水煎后熏洗。

二、筋瘤（下肢静脉曲张）

1. **筋瘤的定义与特点** 筋瘤是以筋脉色紫、盘曲突起如蚯蚓状、形成团块为主要表现的浅表静脉病变。长期从事站立负重工作，劳倦伤气，或多次妊娠等，可使筋脉结块成瘤。

2. **筋瘤的治疗**

（1）内治法

劳倦伤气证——补中益气，活血舒筋——补中益气汤加减

寒湿凝筋证——暖肝散寒，益气通脉——暖肝煎合当归四逆汤加减

外伤瘀滞证——活血化瘀，和营消肿——活血散瘀汤加减

（2）外治法：患肢穿医用弹力袜或用弹力绷带包扎，有助于使瘤体缩小或停止发展。

（3）其他疗法：手术是治疗本病的根本方法；硬化剂注射疗法适用于程度较轻的单纯性下肢静脉曲张。

三、臁疮（下肢慢性溃疡）

1. **臁疮的病因病机** 久站或过度负重致小腿筋脉横解，青筋显露，瘀停脉络，久而化热，或小腿皮肤破损染毒，湿热下注而成，疮口经久不愈。

2. **臁疮的局部辨证** 根据臁疮的局部特点将其分为结核性、放射性、瘀滞性等。

3. **臁疮的治疗**

（1）内治法

气虚血瘀证——益气活血，祛瘀生新——补阳还五汤合四妙汤加减

湿热下注证——清热利湿，和营解毒——二妙丸合五神汤加减 2007

（2）外治法：①初期：局部红肿，溃破渗液较多者，宜用洗药。如马齿苋60g，黄柏20g，大青叶30g，煎水温湿敷，日3～4次。局部红肿，渗液量少者，宜金黄膏薄敷。②后期：久不收口，皮肤乌黑，疮口凹陷，疮面腐肉不脱，用八二丹麻油调后，摊贴疮面。腐肉已脱，露新肉者，用生肌散外盖生肌玉红膏。周围有湿疹者，用青黛散调麻油盖贴。

四、脱疽

1. 脱疽的定义、特点与病因病机

（1）定义：脱疽是指发于四肢末端，严重时趾（指）节坏疽脱落的一种慢性周围血管疾病，又称脱骨疽。

（2）特点：好发于四肢末端，以下肢为多见，初起患肢末端发凉、怕冷、苍白、麻木，可伴间歇性跛行，继则疼痛剧烈，日久患趾（指）坏死变黑，甚至趾（指）节脱落。

（3）病因病机：与长期吸烟、饮食不节、环境、遗传及外伤等因素有关。是以脾肾亏虚为本，寒湿外伤为标，气血凝滞、经脉阻塞为其主要病机。

2. 脱疽的诊断与鉴别诊断

（1）诊断

一期（局部缺血期）：患肢末端发凉、怕冷、麻木、酸痛，间歇性跛行。患足可出现轻度肌肉萎缩，皮肤干燥，皮色变灰，皮温稍低于健侧，足背动脉、胫后动脉搏动减弱，部分患者小腿出现游走性红硬条索（游走性血栓性浅静脉炎）。

二期（营养障碍期）：患肢发凉、怕冷、麻木、酸胀疼痛，间歇性跛行加重，出现静息痛，夜间痛甚，难以入寐，患者常抱膝而坐。患足肌肉明显萎缩，皮肤干燥，汗毛脱落，趾甲增厚，且生长缓慢，皮肤苍白或潮红或紫红，患侧足背动脉搏动消失。

三期（坏死期或坏疽期）：二期表现进一步加重，足趾紫红肿胀、溃烂坏死，或足趾发黑、干瘪，呈干性坏疽。坏疽可先为一趾或数趾，逐渐向上发展，合并感染时，则红肿明显，患足剧烈疼痛，全身发热。

（2）鉴别诊断

①脱疽相关疾病的临床鉴别

	动脉硬化性闭塞症	糖尿病足	血栓闭塞性脉管炎
发病年龄	40岁以上	40岁以上	20～40岁
浅静脉炎	无	无	游走性
高血压	大部分有	大部分有	极少
冠心病	有	可有可无	无
血脂	升高	多数升高	基本正常
血糖、尿糖	正常	血糖高，尿糖阳性	正常
受累血管	大、中动脉	大、微血管	中、小动脉

②雷诺综合征：多见于青年女性，上肢较下肢多见，好发于双手，每因寒冷和精神刺激双手出现发凉苍白，继而发绀、潮红，最后恢复正常的三色变化（雷诺现象），患肢动脉搏动正常，一般不出现肢体坏疽。

3. 脱疽的辨证治疗

（1）内治法

寒湿阻络证——温阳散寒，活血通络——阳和汤加减 2011

血脉瘀阻证——活血化瘀，通络止痛——桃红四物汤加减 2007 2009 2017

湿热毒盛证——清热利湿，解毒活血——四妙勇安汤加减 2007 2010 2015

热毒伤阴证——清热解毒，养阴活血——顾步汤加减 2015

气阴两虚证——益气养阴——黄芪鳖甲汤加减 2008

（2）外治法：①未溃者：可选用冲和膏、红灵丹油膏外敷；亦可用当归15g，独活30g，桑枝30g，威灵仙30g，煎水熏洗，或用附子、干姜、吴茱萸各等份研末，蜜调，敷于患足涌泉穴，如有药疹即停用。②已溃者：溃疡面积较小者，可用上述中药熏洗后，外敷生肌玉红膏；溃疡面积较大，坏死组织难以脱落者，可先用冰片锌氧油（冰片2g，氧化锌油98g）软化创面硬结痂皮，按疏松程度清除坏死痂皮。

第十一单元　其他外科疾病

> **重点提示**
>
> 本单元考点较为集中，基本围绕烧伤和肠痈这两方面出题。烧伤要熟记烧伤面积的计算法及烧伤的分度，肠痈主要掌握其辨证论治。毒蛇咬伤的内容偶有考查。

一、烧伤

1. 烧伤面积的计算方法及烧伤深度的分类

（1）烧伤面积的计算

①手掌法：五指并拢时一只手掌面积占全身的1%，用于小面积或散在烧伤的计算。

②中国九分法：将成人体表面积分为11个9等份。其中，头面颈部为9%，双上肢为$2\times9\%$（即18%），躯干前后（各占13%）及会阴（占1%）为$3\times9\%$，双下肢包括臀部为$5\times9\%+1\%=46\%$ 2021。

③儿童烧伤面积计算：躯干与双上肢体表面积百分比与成人相似。儿童头大下肢小，其计算公式如下：头颈面部 = 9 +（12 - 年龄）；双下肢 = 46 -（12 - 年龄）。

（2）烧伤深度的计算 2021

分度		深度	创面表现	创面无感染时的愈合过程
Ⅰ度（红斑）		达表皮角质层	红肿热痛，感觉过敏，表面干燥	2～3天后脱屑痊愈，无瘢痕
Ⅱ度（水疱）	浅Ⅱ度	达真皮浅层，部分生发层健在	剧痛，感觉过敏，有水疱，基底部呈均匀红色、潮湿，局部肿胀	1～2周愈合，无瘢痕，有色素沉着
	深Ⅱ度	达真皮深层，有皮肤附件残留	痛觉消失，有水疱，基底苍白，间有红色斑点、潮湿	3～4周愈合，可有瘢痕
Ⅲ度（焦痂）		达皮肤全层，甚至伤及皮下组织、肌肉和骨骼	痛觉消失，无弹力，坚硬如皮革，蜡白焦黄或炭化，干燥。干后皮下静脉阻塞如树枝状	2～4周焦痂脱落，形成肉芽创面，除小面积外，一般均需植皮才能愈合，可形成瘢痕和瘢痕挛缩

2. 中小面积烧伤创面的正确处理　一般四肢部位中小面积烧伤创面多采用包扎疗法；头面、颈部、会阴部和大面积创面多采用暴露疗法。

二、毒蛇咬伤

1. 我国常见毒蛇的种类　我国常见毒蛇有10种，神经毒者有银环蛇、金环蛇、海蛇，血循毒者有蝰蛇、尖吻蝮蛇、竹叶青蛇、烙铁头蛇，混合毒者有蝮蛇、眼镜蛇、眼镜王蛇。

2. 有毒蛇与无毒蛇的区别　有毒蛇咬伤后，患部一般有粗大而深的毒牙痕，一般有2～4个毒牙痕。无毒蛇咬伤后牙痕呈锯齿状或弧形，数目多，浅小，大小一致，间距密。

3. 毒蛇咬伤的治疗措施
（1）局部处理，早期结扎、扩创排毒、烧灼、针刺、火罐排毒、封闭疗法、局部用药等。
（2）抗蛇毒血清特异性较高，效果确切，应用越早，疗效越好 2021。

三、肠痈

1. 肠痈的病因病机　由暴饮暴食，嗜食生冷、油腻等因素损伤肠胃，导致肠道传化失司，糟粕停滞，湿热内生，积结肠道而成痈肿。

2. 肠痈的诊断
（1）初期：有典型的转移性右下腹痛。
（2）酿脓期：若病情发展，渐至化脓，则腹痛加剧，右下腹明显压痛、反跳痛，局限性腹皮挛急；或右下腹可触及包块；壮热不退。
（3）溃脓期：腹痛扩展至全腹，腹皮挛急，全腹压痛、反跳痛；恶心呕吐，大便秘结或似痢不爽。

3. 肠痈的辨证论治
（1）内治法

瘀滞证——行气活血，通腑泄热——大黄牡丹汤合红藤煎剂加减 2008

湿热证——通腑泄热，解毒利湿透脓——复方大柴胡汤加减 2008　2018　2020

热毒证——通腑排脓，养阴清热——大黄牡丹汤合透脓散加减 2020

（2）外治法：①中药外敷：无论脓已成或未成，均可选用金黄散、玉露散或双柏散。②中药灌肠：采用大黄牡丹汤、复方大柴胡汤等煎剂直肠内缓慢滴入。

第七篇　中医妇科学

第一单元　女性生殖器官

> **重点提示**
> 本单元内容较少，主要熟悉内生殖器的内容，其余了解即可。

一、外生殖器

1. 阴户的位置　阴户又名四边，指女性外阴，包括阴蒂、大小阴唇、阴唇系带及前庭部位。
2. 阴户的功能　防御外邪入侵的第一道门户，是排月经、泌带下、排恶露之出口，是合阴阳之入口又是娩出胎儿、胎盘之产门 2018。

二、内生殖器

1. 阴道的位置及功能
（1）位置：阴道是阴户连接子宫的通道，位于子宫与阴户之间。
（2）功能：阴道是防御外邪入侵的关口，是排出月经、分泌带下的通道，是阴阳交合的器官，又是娩出胎儿的路径，故亦称产道 2016。
2. 子门的位置及功能
（1）位置：子门又名子户，指子宫颈口的部位。
（2）功能：排出月经和娩出胎儿的关口。
3. 子宫的位置形态及功能和特性
（1）位置：带脉之下，小腹正中，膀胱之后，直肠之前，下口连接阴道。
（2）功能：产生、排出月经；孕育、分娩胎儿；排出余血浊液；分泌生理性带下。
（3）特性：《内经》称之为"奇恒之府"，具有明显的周期性、节律性。

第二单元　女性生殖生理

> **重点提示**
> 本单元出题率一般，考点有限，基本为知识性内容，大致了解即可。

一、月经的生理

1. 月经的生理现象 2020
（1）月经初潮：第1次月经来潮，平均14岁，即"二七"之年。
（2）月经周期：出血第1天为周期的开始，两次月经第1天间隔时间为一个月经周期，一般28～30天。

（3）经期：月经持续时间，正常3~7天，多数为3~5天。

（4）月经的量、色、质：一般每月经量20~60mL为适中。经色暗红，经质不稀不稠，不凝固，无血块，无特殊臭气。

（5）月经期表现：行经前，胸乳略胀，小腹略坠，腰微酸，情绪易波动。

（6）绝经：指妇女一生中最后1次行经后，停闭1年以上。一般为45~55岁。

（7）月经的特殊生理现象：①身体无病而月经定期两个月来潮一次者，称为并月。②三个月一潮者，称为"居经"或"季经"。③1年一行者称为"避年"。④终生不潮却能受孕者，称为"暗经"。⑤受孕初期仍能按月经周期有少量出血而无损于胎儿者，称为"激经"，又称"盛胎"或"垢胎"。

2. 月经产生的机理（肾-天癸-冲任-胞宫）

（1）脏腑与月经：五脏各司其职，与月经产生密切相关的是肾、肝、脾，以肾为主导。

（2）天癸与月经：天癸，男女皆有，是肾精肾气充盛到一定程度时体内出现的具有促进人体生长、发育、生殖作用的一种精微物质。天癸主宰月经的潮与止。

（3）气血与月经：血是月经的物质基础，气能生血、行血、摄血。气血调和，经候如常。

（4）经络与月经：冲、任、督同起于胞中，一源而三歧。带脉环腰一周，络胞而过。冲为血海、十二经之海；任为阴脉之海，主胞胎。

（5）胞宫与月经：胞宫周期性变化主要表现为子宫的周期性出血。

3. 月经周期变化

（1）行经期：行经第1~4天，子宫泻而不藏，排出经血，呈现重阳转阴。

（2）经后期：行经第5~13天，血海空虚渐复，子宫藏而不泻，呈现阴长的动态变化。

（3）经间期（排卵期）：行经第14~15天，重阴转阳、阴盛阳动之际，正是种子的时候。

（4）经前期：行经第15~28天，呈现阴盛阳生渐至重阳。

4. 绝经机理 "七七"之年，肾气虚，任虚冲衰，天癸竭，最终导致自然绝经。

二、带下生理

1. 带下的生理现象及作用 健康女子，润泽于阴户、阴道内的无色无臭、黏而不稠的液体，称为生理性带下。生理性带下是精液，是肾精下润之液，流于阴股，充养和濡润前阴空窍。

2. 带下产生与调节的机制 肾气旺盛，所藏五脏六腑之精在天癸作用下，通过任脉到达胞中生成生理性带下，此过程又得到督脉的温化和带脉的约束。

三、妊娠生理

1. 受孕机制 肾气充盛，天癸成熟，冲任二脉功能正常，男女两精相合，就可以构成胎孕。

2. 妊娠的生理现象

（1）月经停闭：妊娠后，阴血下注冲任、子宫以养胎，上营乳房以化乳，子宫藏精气而不泻，月经停闭不来。

（2）脉滑：妊娠脉滑轻取流利，中取鼓指，重按不绝。

（3）妊娠反应：不思饮食或恶心欲呕、择食、倦怠、思睡、头晕。

（4）子宫增大：早孕40多天，子宫增大变软，子宫颈紫蓝色、质软；非孕时子宫5mL（50g），足月时约5000mL（1000g）。

（5）乳房变化：乳头增大变黑，乳晕外周散在褐色小结节状隆起，妊娠4~5个月，挤压乳头可有少量乳汁。

（6）下腹膨隆：孕3个月后可于下腹部手测子宫底高度以候胎之长养。一孕二胎者称"双胎"或"骈胎"，一孕三胎称"品胎"。

3. 预产期的计算方法　从末次月经第1天算起，月份数加9（或减3），日数加7（阴历则加14）。 2012

四、产褥生理

1. 临产先兆　①释重感。②弄胎（假宫缩）。
2. 正产现象　①见红。②离经脉。③阵痛。
3. 产褥期生理

（1）分娩结束后，产妇逐渐恢复到孕前状态，需要6～8周，称为"产褥期"或"产后"。产后1周称"新产后"，产后1月称"小满月"，产后百日称"大满月"，即所谓"弥月为期""百日为度"。

（2）恶露。产后自子宫排出的余血浊液，先是暗红色的血性恶露，3～4天干净；后渐变淡红，量由多渐少，称为浆液性恶露，7～10天干净；继后渐为不含血色的白恶露，2～3周干净。如果血性恶露10天以上仍未干净，应考虑子宫复旧不良或感染。

五、哺乳生理

顺产后30分钟可在产床开始哺乳；哺乳时间一般以8个月为宜，3个月后婴儿适当增加辅食。

第三单元　妇科疾病的病因病机

> **重点提示**
>
> 本单元需掌握妇科疾病的常见病因及相关病机。

一、病因

1. 寒热湿邪 2009　均有外感内伤两类。寒邪多致月经后期、痛经、不孕等；热邪多致月经先期、月经过多等；湿邪多与带下病及炎症反应相关。
2. 情志因素　怒、思、恐最易导致发病。
3. 生活因素　房劳多产、饮食不节、劳逸失常、跌仆损伤、调摄失宜。
4. 体质因素　先天肾气不足、子宫发育不良、素性忧郁、性格内向等。

二、病机

1. 脏腑功能失常　关系最密切的是肾、肝、脾三脏 2018。
2. 气血失调　气分病机有气虚、气陷、气滞、气逆的不同；血分有血虚、血瘀、血热、血寒之分。
3. 冲任督带损伤　冲任损伤、督脉虚损、带脉失约 2002。
4. 胞宫、胞脉、胞络受损　子宫形质异常、子宫藏泻失司、子宫闭阻等。
5. 肾－天癸－冲任－胞宫轴失调　是妇科疾病的主要发病机理。

第四单元　妇科疾病的诊断与辨证

> **重点提示**
>
> 本单元内容较为简单，通读了解即可。

一、四诊

1. 问诊 在妇科疾病的诊察中，要熟练掌握与妇女经、带、胎、产有关的问诊内容。
2. 望诊（月经、带下、恶露、阴户、阴道） 根据妇科的特点，望诊时除观察患者的神志、形态、面色、唇色、舌质、舌苔外，还应注意观察月经、带下，以及恶露量、色、质的变化，阴户、阴道外形和颜色的异常。
3. 闻诊（月经、带下、恶露） 闻诊包括耳听声音、鼻嗅气味两个方面。鼻嗅气味在妇科主要是了解月经、带下、恶露等气味。
4. 切诊（切脉） 切诊包括切脉与按察胸腹、四肢两个部分。妇科疾病寒、热、虚、实的辨证，其脉诊与其他科相同，经、带、胎、产均有其特殊脉象。

二、辨证要点

1. 常用辨证方法 脏腑辨证、气血辨证。
2. 月经病、带下病、妊娠病、产后病的辨证要点
（1）月经病：根据月经期、量、色、质的变化结合全身症状、舌脉辨证。
（2）带下病：根据带下量、色、质、气味的变化结合全身症状、舌脉辨证。
（3）妊娠病：首辨胎病与母病；次辨胎之可安与不可安；再辨有无畸形胎儿。
（4）产后病：根据恶露的量、色、质和气味，乳汁多少、色质，饮食多少和产后大便、腹痛状况并结合全身证候及舌脉辨证。
3. 辨病与辨证 是两个密切相关的思维过程，也是中医诊断学的核心。

第五单元　妇科疾病的治疗

☆重点提示

本单元内容考试涉及较少，通读了解即可。

一、常用内治法

1. 调补脏腑 ①滋肾补肾。②疏肝养肝。③健脾和胃。
2. 调理气血
（1）理气法：①理气行滞。②调气降逆。③补气升提。
（2）调血法：①补血养血。②清热凉血。③清热解毒。④活血化瘀。
3. 温经散寒 温经散寒可与化瘀止痛之品同用。
4. 利湿祛痰 治疗湿热为患之病。
5. 调治冲任督带 ①调补冲任。②温化冲任。③清泄冲任。④疏通冲任。⑤和胃降浊。⑥扶阳温督。⑦健脾束带。
6. 调养胞宫 ①温肾暖宫。②补肾育宫。③补血益宫。④补肾固胞。⑤益气举胞。⑥逐瘀荡胞。⑦泄热清胞。⑧散寒温胞。
7. 调控肾－天癸－冲任－胞宫生殖轴 ①中药人工周期疗法。②针刺调治促进排卵。

二、常用外治法

①坐浴。②外阴、阴道冲洗。③阴道纳药。④贴敷法。⑤宫腔注入。⑥直肠导入。⑦中药离子导入。

第六单元　月经病

> ☆ 重点提示
>
> 本单元是出题的热点，在本学科中所占分值比例较高，从历年的考查趋势上看，考点较为分散没有规律，需按部就班地对知识点逐个进行复习。重点掌握每种疾病的病因病机和辨证论治，对于各类月经病的临床表现也应了解。

一、概述

1. 月经病的定义　凡月经的周期、经期和经量发生异常，以及伴随月经周期或于经断前后出现明显不适症状的疾病，称为月经病。

2. 病因病机　主要病机是脏腑功能失调，气血不和，导致冲任二脉的损伤和肾－天癸－冲任－胞宫轴失调。病因有外感邪气、内伤七情、房劳多产、饮食不节、劳倦过度和体质因素。

3. 月经病的治疗原则　①重在治本调经。②分清先病和后病的论治原则。③本着"急则治其标，缓则治其本"的原则。

4. 治疗中注意的问题　①经前勿滥补，经后勿滥攻。②青春期少年重治肾，生育期中年重治肝，更年期或老年重治脾。③虚补实泻，治虚多以补肾扶脾养血为主，治实多以疏肝理气活血为主。

二、月经先期

1. 概述　月经周期提前7天以上，甚至十余日一行，连续2个周期以上者，称为"月经先期"，亦称"经期超前"或"经早""经行先期""经水不及期"等 2005。

2. 病因病机　主要病机是冲任不固，经血失于制约，月经提前而至。常见的病因有气虚和血热。

3. 月经先期与经间期出血的鉴别　经间期出血常发生在月经周期第12～16天，出血量较少，或表现为透明黏稠的白带中夹有血丝，出血常持续数小时至2～7天自行停止，西医称排卵期出血。

4. 辨证论治 2009　2010　2011　2012　2015　2017　2019

证型		证候	舌脉	治法	方药
气虚证					
脾气虚	经期提前	神疲肢倦，气短懒言，小腹空坠	舌淡红苔薄白，脉细弱	补脾益气，摄血调经	补中益气汤
肾气虚		腰膝酸软，头晕耳鸣	舌淡暗苔白润，脉沉细	补肾益气，固冲调经	固阴煎
血热证					
阳盛血热	经期提前	心烦，面红口干，大便燥结	舌红苔黄，脉数	清热凉血调经	清经散
阴虚血热		两颧潮红，手足心热，咽干口燥	舌红少苔，脉细数	养阴清热调经	两地汤
肝郁血热		经前乳房胀痛，烦躁易怒，口苦咽干	舌红苔薄黄，脉弦数	疏肝清热，凉血调经	丹栀逍遥散

三、月经后期

1. 概述　月经周期延后7天以上，甚至3～5个月一行者，连续两个周期以上，称为"月经后期"。

2. 病因病机

（1）虚证：肾虚、血虚、虚寒——精血不足，冲任不充，血海不能按时满溢而经迟。

（2）实证：血寒、气滞、痰湿——血行不畅，冲任受阻，血海不能如期满盈而经迟。

3. 月经后期与早孕的鉴别　育龄期妇女应首先排除妊娠。早孕有早孕反应，妊娠试验阳性，B超检查可见子宫腔内有孕囊；月经后期者则无以上表现，且以往多有月经失调病史。

4. 辨证论治 2002 2003 2009 2015 2019

证型		证候		治法	方药
肾虚		经期延后且量少	腰膝酸软，头晕耳鸣，带下清稀	舌淡苔薄白，脉沉细	补肾养血调经	当归地黄饮
血虚			头晕眼花，心悸失眠，面色苍白	舌淡红，脉细弱	补血益气调经	大补元煎
血寒	虚寒		小腹隐痛，喜暖喜按，小便清长	舌淡苔白，脉沉迟	扶阳祛寒调经	温经汤（《金匮要略》）
	实寒		小腹冷痛拒按，得热痛减，畏寒肢冷	舌淡暗苔白，脉沉紧	温经散寒调经	温经汤（《妇人大全良方》）
气滞			小腹胀痛，精神抑郁，胸胁乳房胀痛	舌红苔薄白，脉弦	理气行滞调经	乌药汤
痰湿			头晕体胖，脘闷恶心，带下量多	舌淡胖苔白腻，脉滑	燥湿化痰，活血调经	苍附导痰丸

四、月经先后无定期

1. 概述　月经周期或前或后7天以上，连续3个周期以上者，称为"月经先后无定期"。

2. 病因病机　主要病机是冲任气血不调，血海蓄溢失常 2002。病因多为肝郁、肾虚。

3. 鉴别诊断　月经先后无定期和崩漏均有周期紊乱，崩漏还表现为经期和经量的紊乱，而月经先后无定期的经期是正常的。

4. 辨证论治 2001 2006 2016

证型		证候		治法	方药
肾虚	经行或先或后	腰骶酸痛，头晕耳鸣	舌淡苔白，脉细弱	补肾调经	固阴煎
肝郁		胸胁、少腹、乳房胀痛，时叹息	苔薄白，脉弦	疏肝理气调经	逍遥散

五、月经过多

1. 概述　月经周期正常，经量较正常明显增多，称为"月经过多"。一般以20～60mL为适宜，超过80mL为月经过多。

2. 病因病机　主要病机是冲任不固，经血失于制约而致血量多 2010。病因多为气虚、血虚、血瘀。

3. 辨证论治 2001 2009 2015 2021

证型		证候		治法	方药
气虚	经行量多	色淡质稀，神疲体倦，气短懒言	舌淡苔薄，脉细弱	补气摄血固冲	举元煎
血热		色深红质黏，口渴心烦，尿黄便结	舌红苔黄，脉滑数	清热凉血，固冲止血	保阴煎加地榆、茜草
血瘀		色紫暗有血块，经行腹痛	舌有瘀点，脉涩	活血化瘀止血	失笑散加益母草、三七、茜草

六、月经过少

1. **概述** 月经周期正常,经量明显减少,或经期不足2天,甚或点滴即净者,称"月经过少"。一般以月经量少于20mL为月经过少。

2. **病因病机** 虚者多因精亏血少,冲任气血不足,经血乏源;实者多由瘀血内停,或痰湿阻滞,冲任壅滞,血行不畅而月经过少。

3. **月经过少与激经的鉴别** 激经是受孕早期,月经仍按月来潮,血量少,无损胎儿发育,可伴有早孕反应,妊娠试验阳性等。

4. **辨证论治** 2004 2005 2010 2015 2017 2021

证型	证候		治法	方药
肾虚	经来量少	色淡质稀,腰酸腿软,头晕耳鸣	舌淡,脉沉迟	补肾益精,养血调经	归肾丸
血虚		色淡质稀,头晕眼花,心悸怔忡	舌淡红,脉细	养血益气调经	滋血汤
血瘀		色紫暗有血块,小腹胀痛	舌有瘀斑,脉沉涩	活血化瘀调经	桃红四物汤
痰湿		色淡质黏,胸闷呕恶,带多黏稠	舌淡苔白腻,脉滑	燥湿化痰调经	苍附导痰汤

七、经期延长

1. **概述** 月经周期正常,经期超过了7天以上,甚或淋漓半月方净者,称为"经期延长"。

2. **病因病机** 主要病机是气虚冲任失约;或热扰冲任,血海不宁;或瘀阻冲任,血不循经。病因多为气虚、血热、血瘀等。

3. **辨证论治** 2015 2021

证型	证候		治法	方药
气虚	经行时间延长	色淡质稀,肢倦乏力,气短懒言	舌淡苔薄,脉缓弱	补气摄血,固冲调经	举元煎加阿胶、炒艾叶、乌贼骨
虚热		咽干口燥,潮热颧红,手足心热	舌红苔少,脉细数	养阴清热止血	两地汤合二至丸
血瘀		经色紫暗有块,经行腹痛拒按	舌紫暗,脉弦涩	活血祛瘀止血	桃红四物汤合失笑散加味

八、经间期出血

1. **概述** 两次月经之间,发生周期性少量阴道出血者,称为"经间期出血"。

2. **病因病机** 肾阴不足,脾气虚弱,湿热扰动或瘀血阻遏,使阴阳转化不协调,遂发生本病。

3. **鉴别诊断**

(1)与月经先期鉴别:月经先期的出血时间非经间期,个别也有恰在这一时间段出血的,经量正常或时多时少,基础体温由高温下降呈低温开始时出血;经间期出血量较少,出血规律地发生于基础体温低高温交替时。

(2)与月经过少鉴别:月经过少的周期尚正常,仅量少,甚或点滴而下;经间期出血,常发生在两次月经的中间时期。

(3)赤带:赤带排出无周期性,持续时间较长,反复发作,妇科检查常见宫颈糜烂等情况。

4. 辨证论治 2006 2008 2009 2016

证型	证候		治法	方药
肾阴虚	两次月经之间，阴道出血	头晕腰酸，五心烦热，夜寐不宁	舌体偏小质红，脉细数	滋肾养阴，固冲止血	两地汤合二至丸/加减一阴煎
脾气虚		色淡质稀，神疲体倦，食少腹胀	舌淡苔薄，脉缓弱	健脾益气，固冲摄血	归脾汤
湿热		色红质黏，带下量多色黄，纳呆腹胀	舌红苔黄腻，脉滑数	清利湿热，固冲止血	清肝止淋汤去阿胶、红枣，加小蓟、茯苓
血瘀		色紫黑或有血块，少腹刺痛	舌有瘀点，脉细弦	化瘀止血	逐瘀止血汤

九、崩漏

1. 概述　经血非时暴下不止或淋漓不尽，前者谓之崩中，后者谓之漏下。

2. 病因病机　主要病机为冲任不固，不能制约经血 2010，子宫藏泻失常。常见病因有脾虚、肾虚、血热和血瘀。

3. 崩漏的诊断与鉴别诊断

（1）诊断：①询问以往月经的期、量有无异常，有无崩漏史等。②月经周期紊乱，行经时间超过半月，甚或数月断续不休；亦有停闭数月又突然暴下不止或淋漓不尽；常有不同程度贫血。③明确生殖器官有无器质性病变等。

（2）应与崩漏鉴别的疾病：需要与月经先期、月经过多、经期延长、月经先后无定期、经间期出血、胎产出血、外阴阴道外伤出血等相鉴别。

4. 崩漏的治疗原则及塞流、澄源、复旧的含义　治疗原则是"急则治其标，缓则治其本"。塞流即是止血。澄源即是求因治本。复旧即是固本善后 2002 2011。

5. 急症处理和辨证论治

（1）急症处理：①补气摄血止崩。②温阳止崩。③滋阴固气止崩。④祛瘀止崩。⑤针灸止血。⑥西药或手术止血。

（2）辨证论治 2007 2009 2012 2015 2016 2021

证型		证候		治法	方药
脾虚		神疲气短，面浮肢肿，纳呆便溏	舌淡胖苔白，脉沉弱	补气摄血，固冲止崩	固本止崩汤
肾阴虚		头晕耳鸣，腰酸膝软，五心烦热	舌红少苔，脉细数	滋肾益阴，固冲止血	左归丸合二至丸
肾阳虚		腰膝酸软，畏寒肢冷，小便清长	舌淡暗苔白润，脉沉细	温肾益气，固冲止血	右归丸加党参、黄芪
肾气虚	经血非时而下	面色晦暗，小腹空坠，腰脊酸软	舌淡暗苔白润，脉沉细	补肾益气，固冲止血	加减苁蓉菟丝子丸加党参、黄芪、阿胶
血热	实热	色深红质稠，口渴烦热，便秘溺黄	舌红苔黄，脉滑数	清热凉血，固冲止血	清热固经汤
	虚热	色鲜红，面颊潮红，烦热少寐	舌红少苔，脉细数	养阴清热，固冲止血	上下相资汤
血瘀		血色紫暗有块，小腹疼痛	舌紫暗，脉涩	活血化瘀，固冲止血	逐瘀止血汤

6. 崩漏止血后的治疗

（1）辨证论治：可参照出血期各证型辨证论治，但应去除各方中的止血药。

（2）中药人工周期疗法：调整肾-天癸-冲任-胞宫生殖轴，以调整月经周期或同时建立排卵功能。

（3）先补后攻法：以补肾为主，多从止血后开始以滋肾填精、养血调经为主，常先补3周左右，第4周在子宫蓄经渐盈的基础上改用攻法。

（4）健脾补血法：适用于更年期崩漏患者，可选大补元煎或人参养荣汤。

（5）手术治疗：诊刮术、子宫内膜切除术或全子宫切除术。

7. 预防与调护　重视经期卫生，尽量避免或减少宫腔手术。

十、闭经

1. 概述　原发性闭经为女子年逾16岁，虽有第二性征发育但无月经来潮，或年逾14岁，尚无第二性征发育及月经。继发性闭经为月经来潮后停止3个周期或6个月以上。

2. 病因病机　虚：精血亏少，冲任血海空虚，源断其流，无血可下。实：因邪气阻隔冲任，经血不通。

3. 闭经的诊断　①了解停经前月经情况及患病史、服药史等。②女子已逾16周岁未有月经初潮；或月经初潮1年余，或已建立月经周期后，现停经已达6个月以上。③血清性激素测定、B超检查、基础体温测定等。

4. 鉴别诊断

（1）少女停经：少女月经初潮后，可有一段时间月经停闭，这是正常现象。

（2）妊娠期停经：生育妇女月经停闭达6个月以上者，可伴厌食、择食等早孕反应。闭经者停经前大部分有月经紊乱，继而闭经，无妊娠反应和其他妊娠变化。

（3）围绝经前停经：年龄已经进入围绝经期，月经正常或紊乱，继而闭经，可伴有面部烘热汗出、心烦心悸失眠、心神不宁等症状。妇科检查子宫大小正常或稍小。

5. 闭经的治疗原则　根据病证，虚者补而通之，实者泻而通之 2016 2018 。

6. 辨证论治 2005 2008 2015

证型	证候		治法	方药
气血虚弱	月经停闭不行	神疲肢倦，心悸气短，头晕眼花	舌淡苔薄，脉细弱	益气养血调经	人参养荣汤
肾气亏损		腰腿酸软，头晕耳鸣，乏力，夜尿频多	舌淡苔薄白，脉沉细	补肾益气，调理冲任	加减苁蓉菟丝子丸加淫羊藿、紫河车
阴虚血燥		五心烦热，骨蒸劳热，干咳	舌红少苔，脉细数	养阴清热调经	加减一阴煎加丹参、黄精、女贞子、制香附
气滞血瘀		少腹胀痛拒按，胸胁胀满，烦躁易怒	舌有瘀点，脉沉弦而涩	理气活血，祛瘀通络	血府逐瘀汤
寒凝血瘀		小腹冷痛，得热痛缓，形寒肢冷	舌紫暗苔白，脉沉紧	温经散寒，活血调经	温经汤（《妇人大全良方》）
痰湿阻滞		带下量多，形体肥胖，胸脘满闷	苔腻，脉滑	健脾燥湿化痰，活血调经	苍附导痰丸合四君子汤加当归、川芎

注：证候列中"月经停闭不行"为合并单元格，贯穿所有证型。

十一、痛经

1. 概述　凡在经期或经行前后，出现周期性小腹疼痛，或痛引腰骶，甚至剧痛晕厥者，称为"痛经"。

2. 病因病机　虚、实不同的病机要点。气滞血瘀、寒凝血瘀、湿热瘀阻，导致胞宫的气血运行不畅，"不通则痛"。气血虚弱、肾气亏损，胞宫失于濡养，"不荣则痛"。

3. 辨证要点　①痛发于经前或经行之初，多属实；月经将净或经后始作痛者，多属虚。②痛在少腹多属气滞，病在肝；痛在小腹正中与子宫瘀滞有关；痛及腰脊多属病在肾。③隐痛、坠痛、喜揉喜按属虚；掣痛、刺痛、拒按属实。④灼痛得热反剧属热，绞痛、冷痛得热减轻属寒。⑤痛甚于胀，持续作痛属血瘀；胀甚于痛，时痛时止属气滞。

4. 痛经发作时的急症处理
（1）针灸：①实证泻法，寒甚者加艾灸。②虚证补法，可加用灸法。
（2）田七痛经胶囊。

5. 辨证论治 2010 2011 2015 2017 2018 2019 2020

证型	证候			治法	方药
气滞血瘀	经期或经行前后小腹疼痛	乳房胀痛，经色紫暗有块	舌紫暗，脉弦	理气行滞，化瘀止痛	膈下逐瘀汤
寒凝血瘀		得热痛减，畏寒肢冷，面色青白	舌暗苔白，脉沉紧	温经散寒，化瘀止痛	少腹逐瘀汤
湿热瘀阻		灼痛，经色暗红质稠，带下黄稠臭秽	舌红苔黄腻，脉滑数	清热除湿，化瘀止痛	清热调血汤加车前子、薏苡仁、败酱草/银甲丸
气血虚弱		隐痛喜按，神疲乏力，面色无华	舌淡，脉细无力	益气养血，调经止痛	圣愈汤
肾气亏损		小腹绵绵作痛，腰骶酸痛，头晕耳鸣	舌淡红苔薄，脉沉细	补肾益精，养血止痛	益肾调经汤/调肝汤
阳虚内寒		冷痛喜按，得热则舒，腰腿酸软	舌淡胖苔白润，脉沉	温经扶阳，暖宫止痛	温经汤（《金匮要略》）加附子、艾叶、小茴香

十二、经行乳房胀痛

1. 概述 每于行经前后，或正值经期，出现乳房作胀，或乳头胀痒疼痛，甚至不能触衣者，称"经行乳房胀痛"。

2. 病因病机 ①实证：肝气郁结，不通则痛。②虚证：肝肾亏虚，不荣则痛。③虚实夹杂：脾胃虚弱，聚湿成痰。

3. 辨证论治

证型	证候			治法	方药
肝气郁结	行经前后乳房胀痛	胸胁胀满，精神抑郁	苔薄白，脉弦	疏肝理气，和胃通络	柴胡疏肝散
肝肾亏虚		两目干涩，咽干口燥，五心烦热	舌红少苔，脉细数	滋肾养肝，和胃通络	一贯煎
胃虚痰滞		胸闷痰多，食少纳呆，带下量多色白	舌淡胖苔白腻，脉缓滑	健胃祛痰，活血止痛	四物汤合二陈汤去甘草

十三、经行头痛

1. 概述 每值经期或经行前后，出现以头痛为主的病证，称为"经行头痛"。

2. 病因病机 气血、阴精不足，经行之后，气血阴精更亏，清窍失养所致；或由痰、瘀之邪，值经期随冲气上逆，邪气上扰清窍致痛。

3. 辨证论治 2015

证型		证候		治法	方药
血虚	经期或经行前后头痛	月经量少，心悸少寐，神疲乏力	舌淡苔薄，脉虚细	益气养血	八珍汤加首乌、蔓荆子
肝火		头晕目眩，口苦咽干，烦躁易怒	舌红苔薄黄，脉弦细数	清热平肝息风	羚角钩藤汤
血瘀		小腹疼痛拒按，经色紫暗有块	舌暗，脉弦涩	化瘀通络	通窍活血汤
痰湿中阻		头晕目眩，形体肥胖，胸闷泛恶	舌淡胖，苔白腻，脉滑	燥湿化痰，通络止痛	半夏白术天麻汤加葛根、丹参

十四、经行感冒

1. 概述　每值经期或经行前后出现感冒病证，称"经行感冒"。
2. 病因病机　风寒、风热、邪入少阳。
3. 辨证论治 2016

证型		证候		治法	方药
风寒	经期或经行前后出现感冒	恶寒发热无汗，头身疼痛	舌淡红苔薄白，脉浮紧	解表散寒，和血调经	荆穗四物汤
风热		发热身痛，微恶风，头痛汗出	舌红苔黄，脉浮数	疏风清热，和血调经	桑菊饮加当归、川芎
邪入少阳		寒热往来，胸胁苦满，默默不欲饮食	舌红苔薄白，脉弦	和解表里	小柴胡汤

十五、经行身痛

1. 概述　每值经行前后或经期，出现身体疼痛为主的病证，称为"经行身痛"。
2. 病因病机　①素体正气不足，营卫失调，筋脉失养，不荣则痛。②素有寒湿留滞，经行时经脉阻滞，不通则痛。
3. 辨证论治 2021

证型		证候		治法	方药
血虚	经行肢体疼痛	肢软乏力，面色无华	舌淡红苔白，脉细弱	养血益气，柔筋止痛	当归补血汤加白芍、鸡血藤、丹参、玉竹
血瘀		月经推迟，色暗有血块	舌紫暗苔薄白，脉沉紧	活血通络，益气散寒止痛	趁痛散

十六、经行泄泻

1. 概述　每值经行前后或经期大便泄泻，经净自止者，称为"经行泄泻"，亦称"经来泄泻"。
2. 病因病机　主要病机是脾肾虚弱，运化失司，值经期血气下注冲任，脾肾愈虚而发生泄泻。
3. 辨证论治 2002 2004 2005 2009 2011

证型		证候		治法	方药
脾虚	经前或经期大便泄泻	脘腹胀满，神疲肢倦，面浮肢肿	舌淡红苔白，脉濡缓	健脾渗湿，理气调经	参苓白术散
肾虚		腰膝酸软，头晕耳鸣，畏寒肢冷	舌淡苔白，脉沉迟	温阳补肾，健脾止泻	健固汤合四神丸

十七、经行浮肿

1. 概述　每逢经行前后，或正值经期，头面四肢浮肿者，称为"经行浮肿"。
2. 病因病机　脾肾阳虚、气滞血瘀。
3. 辨证论治

证型	证候			治法	方药
脾肾阳虚	经行前后或经期浮肿	晨起头面肿甚，腹胀纳减，腰膝酸软	舌淡苔白腻，脉沉缓	温肾化气，健脾利水	肾气丸合苓桂术甘汤
气滞血瘀		经血色暗有块，脘闷胁胀，善叹息	舌紫暗苔薄白，脉弦涩	理气行滞，养血调经	八物汤加泽泻、益母草

十八、经行吐衄

1. 概述　每值经行前后或经期出现有规律的吐血或衄血者，称"经行吐衄"。
2. 病因病机　血热而冲气上逆，迫血妄行。
3. 辨证论治 2016

证型	证候			治法	方药
肺肾阴虚	经前或经期吐血、衄血	头晕耳鸣，手足心热，潮热咳嗽	舌红苔花剥，脉细数	滋阴养肺	顺经汤
肝经郁火		量多色鲜红，烦躁易怒，口苦咽干	舌红苔黄，脉弦数	清肝调经	清肝引经汤

十九、经行情志异常

1. 概述　每值行经前后，或正值经期，出现烦躁易怒，悲伤啼哭，或情志抑郁，喃喃自语，或彻夜不眠，甚或狂躁不安，经后复如常人者，称为"经行情志异常"。
2. 病因病机　多由情志内伤，肝气郁结，痰火内扰，遇经行气血骤变，扰动心神而致。
3. 辨证论治

证型	证候			治法	方药
心血不足	经前或经期神志异常	经量少色淡，心悸失眠，心神不宁	舌淡苔薄白，脉细	补血养心，安神定志	甘麦大枣汤合养心汤去川芎、半夏曲
肝经郁热		经量多色深红，烦躁易怒，口苦咽干	舌红苔黄，脉弦数	清肝泄热，解郁安神	丹栀逍遥散酌加川楝子、生龙齿、代赭石
痰火上扰		精神狂躁，面红目赤，心胸烦闷	舌红苔黄腻，脉滑数	清热化痰，宁心安神	生铁落饮加郁金、川连

二十、绝经前后诸证

1. 概述　妇女在绝经前后出现烘热面赤，进而汗出，精神倦怠，烦躁易怒，头晕目眩，耳鸣心悸，失眠健忘，腰背酸痛，手足心热，或伴有月经紊乱等与绝经有关的症状，称"绝经前后诸证"，又称"经断前后诸证"。
2. 病因病机　本病的发生与绝经前后的生理特点有密切关系。根本原因是：妇女49岁前后，肾气由盛渐衰，天癸由少渐至衰竭，冲任二脉气血也随之而衰少。

3. 辨证论治 2004 2005 2006 2011 2015

证型	证候			治法	方药
肾阴虚	经断前后身体不适	头晕耳鸣，腰酸腿软，五心烦热	舌红苔少，脉细数	滋养肾阴，佐以潜阳	左归丸
肾阳虚		面色晦暗，腰背冷痛，夜尿频数	舌淡苔薄白，脉沉细弱	温肾扶阳	右归丸
肾阴阳俱虚		乍寒乍热，烘热汗出，腰背冷痛	舌淡苔薄，脉沉弱	阴阳双补	二仙汤
心肾不交		心烦失眠，心悸易惊，腰酸乏力	舌红少苔，脉细数	滋阴补血，养心安神	天王补心丹

第七单元　带下病

☆重点提示

本单元内容历年必考，重点掌握带下过多，其病因病机及辨证论治都有考查，湿热下注、脾虚等证需重点注意，再次考查的可能性较大。其余内容也要熟悉。

一、概述

1. 带下病的定义　带下的量明显增多或减少，色、质、气味发生异常，或伴全身、局部症状者，称为"带下病"。

2. 带下病的治疗原则　①带下过多，以除湿为主。②带下过少，重在滋补肝肾之阴精，佐以养血、化瘀等。

二、带下过多

1. 概述　带下的量明显增多，色、质、气味发生异常，或伴全身、局部症状者，称为"带下过多"。

2. 主要病机　主要病机是湿邪伤及任带二脉，使任脉不固，带脉失约。湿邪是导致本病的主要原因，肝脾肾三脏功能失调是产生内湿之因。

3. 辨证要点　①带下色淡、质稀者为虚寒。②色黄、质稠、有秽臭者为实热。

4. 辨证论治 2007 2009 2010 2016 2017 2018

证型	证候			治法	方药
脾虚	带下量多	色白质稀，面色萎黄，纳少便溏	舌淡胖苔白，脉细缓	健脾益气，升阳除湿	完带汤
肾阳虚		腰痛如折，畏寒肢冷，小便清长	舌淡苔白润，脉沉迟	温肾培元，固涩止带	内补丸
阴虚夹湿		色黄，阴部瘙痒，五心烦热	舌红苔黄腻，脉细数	滋肾益阴，清热利湿	知柏地黄汤
湿热下注		色黄黏稠，有臭气，阴部瘙痒，胸闷纳呆	舌红苔黄腻，脉滑数	清利湿热，解毒杀虫	止带方
热毒蕴结		黄绿如脓，或五色杂下，臭秽难闻	舌红苔黄腻，脉滑数	清热解毒	五味消毒饮加土茯苓、败酱草、鱼腥草、薏苡仁

5. 外治法　多用于带下过多的实证。

（1）外洗法：洁尔阴、肤阴洁、皮肤康等洗剂，适用于各类阴道炎。

（2）阴道纳药法：洁尔阴泡腾片、保妇康栓等，适用于各类阴道炎；珍珠层粉等，适用于宫颈糜烂及老年性阴道炎。

（3）热熨法：火熨、电灼、激光等，适用于因宫颈炎而致带下过多者。

三、带下过少

1. 概述　带下量明显减少，导致阴道干涩痒痛，甚至阴部萎缩者，称为"带下过少"。
2. 病因病机　阴液不足，不能渗润阴道。
3. 辨证论治 2016 2018

证型	证候			治法	方药
肝肾亏损	带下过少甚至全无	干涩灼痛，烘热汗出，腰膝酸软	舌红少苔，脉沉弦细	滋补肝肾，养精益血	左归丸加知母、肉苁蓉、紫河车、麦冬
血枯瘀阻		阴道干涩，面色无华，肌肤甲错	舌有瘀斑，脉细涩	补血益精，活血化瘀	小营煎加丹参、桃仁、牛膝

第八单元　妊娠病

☆重点提示

本单元是考试的热点，需重点掌握妊娠恶阻、胎动不安的临床表现及治疗。从趋势上看，历年考查较为分散，所有内容均有再次考查的可能。

一、概述

1. 妊娠病的定义　妊娠期间，发生与妊娠有关的疾病，称妊娠病。
2. 妊娠病的范围　妊娠恶阻、妊娠腹痛、异位妊娠、胎漏、胎动不安、堕胎、滑胎等。
3. 妊娠病的诊断　首先明确妊娠诊断，自始至终要注意胎元未殒与已殒的鉴别。
4. 妊娠病的发病机制　①阴血虚。②脾肾虚。③冲气上逆。④气滞。
5. 妊娠病的治疗原则　以胎元的正常与否为前提。

（1）胎元正常：宜治病与安胎并举，以补肾健脾、调理气血为主。

（2）胎元不正：胎堕难留，或胎死不下，或孕妇有病不宜继续妊娠，宜从速下胎以益母。

6. 妊娠期间用药的注意事项　妊娠期间，凡峻下、滑利、祛瘀、破血、耗气、散气以及一切有毒药品，都宜慎用或禁用。

二、妊娠恶阻

1. 概述　妊娠早期，出现严重的恶心呕吐、头晕厌食，甚则食入即吐者，称为"妊娠恶阻"。
2. 病因病机　冲气上逆，胃失和降 2005。
3. 辨证论治 2001 2005 2007 2010 2016 2017

证型	证候			治法	方药
脾胃虚弱	妊娠早期恶心呕吐	口淡，头晕体倦，脘痞腹胀	舌淡苔白，脉缓滑无力	健脾和胃，降逆止呕	香砂六君子汤
肝胃不和		口干口苦，胸满胁痛，嗳气叹息	舌淡红苔微黄，脉弦滑	清肝和胃，降逆止呕	橘皮竹茹汤/苏叶黄连汤加姜半夏、枇杷叶、竹茹、乌梅
痰滞		呕吐痰涎，口中淡腻，头晕目眩	舌淡胖苔白腻，脉滑	化痰除湿，降逆止呕	青竹茹汤

三、异位妊娠

1. 概述　凡孕卵在子宫体腔以外着床发育，称为"异位妊娠"。异位妊娠以输卵管妊娠最常见。
2. 病因病机　少腹素有瘀滞，冲任、胞脉、胞络不畅，或先天肾气不足、后天脾气受损等。
3. 临床表现　多有停经史及早孕反应。
（1）未破损型：多无明显腹痛，或仅有下腹一侧隐痛。
（2）已破损型：腹痛，阴道不规则出血，晕厥或有休克。
4. 诊断
（1）病史：有停经史及早孕反应。
（2）症状：腹痛，阴道出血，晕厥与休克。
（3）检查：妇科检查、尿妊娠试验、B超、后穹隆穿刺等。
5. 急症处理及手术适应证
（1）急症处理：①患者平卧，监测生命体征，观察患者神志。②急查血常规等，必要时输血。③立即给予输氧、补液。④有条件者可同时服用参附汤回阳救逆。⑤若腹腔出血过多，或经以上处理休克仍不能纠正者，应立即手术治疗。
（2）手术适应证：①停经时间较长，疑为输卵管间质部或残角子宫妊娠。②休克严重，虽经抢救而不易控制者。③妊娠试验持续阳性，包块继续长大，杀胚药无效者。④愿意同时施行绝育术者。
6. 辨证论治

证型		证候		治法	方药
未破损期		下腹一侧隐痛，双合诊可触及一侧附件有软性包块	脉弦滑	活血化瘀，消癥杀胚	宫外孕Ⅱ号方加蜈蚣、全蝎、紫草
已破损期	休克型	停经、腹痛	突发下腹剧痛，四肢厥逆，血压不稳	脉微欲绝	益气固脱，活血祛瘀	生脉散合宫外孕Ⅰ号方
	不稳定型		腹部压痛、反跳痛，可触及界限不清的包块	脉细缓	活血祛瘀，佐以益气	宫外孕Ⅰ号方
	包块型		腹腔血肿包块形成，下腹坠胀，阴道出血渐停	脉细涩	活血祛瘀消癥	宫外孕Ⅱ号方

四、胎漏、胎动不安

1. 概述　妊娠期阴道少量出血，时下时止，或淋漓不断，而无腰酸腹痛者，称为"胎漏"；妊娠期出现腰酸腹痛，小腹下坠，或阴道少量流血者，称为"胎动不安" 2020。
2. 病因病机　冲任损伤，胎元不固，导致胎漏、胎动不安。
3. 流产的鉴别诊断　胎漏、胎动不安是以胚胎、胎儿存活为前提，首辨胚胎存活与否。
4. 辨证论治 2005 2009 2010 2015 2016 2018 2019

证型		证候		治法	方药
肾虚		腰酸，头晕耳鸣，夜尿多	舌淡苔白，脉沉细滑尺脉弱	补肾健脾，益气安胎	寿胎丸
气血虚弱	妊娠期阴道少量出血	少量流血，色淡质稀，面色白，神疲肢倦	舌淡苔薄白，脉细弱略滑	补气养血，固肾安胎	胎元饮
血热		口苦咽干，心烦少寐，溲黄便结	舌红苔黄，脉滑数	清热凉血，养血安胎	保阴煎
癥瘕伤胎		宿有癥瘕，下血色暗红，口干不欲饮	舌暗有瘀斑，苔白，脉沉涩	祛瘀消癥，固冲安胎	桂枝茯苓丸合寿胎丸
跌仆伤胎		妊娠外伤，腰酸，腹坠胀，或阴道下血	舌象正常，脉滑无力	补气和血，安胎	圣愈汤合寿胎丸

五、滑胎

1. 概述 凡堕胎或小产连续发生3次或3次以上者，称"滑胎"，又称"屡孕屡堕"或"数堕胎"。 2021

2. 病因病机 母体冲任损伤，胎元不健。

3. 诊断 诊断时应注意其连续性和自然殒堕的特点。

4. 辨证论治 2015 2018 2021

证型	证候		治法	方药
肾气不足	屡孕屡堕	腰酸膝软，头晕耳鸣，夜尿频多	舌淡苔白，脉细滑尺脉沉弱	补肾健脾，固冲安胎	补肾固冲丸
肾阳亏虚		腰酸膝软，畏寒肢冷，小便清长	舌淡苔薄而润，脉沉迟	温补肾阳，固冲安胎	肾气丸去泽泻，加菟丝子、杜仲、白术
肾精亏虚		腰酸膝软，头晕耳鸣，手足心热	舌红少苔，脉细数	补肾填精，固冲安胎	育阴汤
气血虚弱		头晕目眩，神疲乏力，面色㿠白	舌淡苔薄白，脉细弱	益气养血，固冲安胎	泰山磐石散
血热		面赤唇红，口干咽燥，便结尿黄	舌红苔黄，脉弦滑数	清热养血，滋肾安胎	保阴煎合二至丸加白术
血瘀		素有癥瘕之疾，肌肤无华	舌有瘀斑，脉涩	祛瘀消癥，固冲安胎	桂枝茯苓丸合寿胎丸

六、子肿

1. 概述 妊娠中晚期，肢体面目肿胀者，称为"子肿"，又称"妊娠肿胀"。

2. 子气、皱脚、脆脚的定义

(1) 子气：自膝至足肿，小水长者。

(2) 皱脚：两脚肿而肤厚者。

(3) 脆脚：两脚肿而皮薄者。

3. 病因病机 脾肾阳虚，水湿不化，或气滞湿停。

4. 辨证论治 2001 2002 2016

证型	证候		治法	方药
脾虚	妊娠数月肢体肿胀	脘腹胀满，气短懒言，食欲不振	舌淡体胖边有齿痕，苔腻，脉缓滑	健脾利水	白术散
肾虚		腰酸无力，下肢逆冷，小便不利	舌淡苔白润，脉沉迟	补肾温阳，化气利水	真武汤/肾气丸
气滞		胸闷胁胀，头晕胀痛	苔薄腻，脉弦滑	理气行滞，除湿消肿	天仙藤散/正气天香散

七、妊娠小便淋痛

1. 概述 妊娠期间，尿频、尿急、淋沥涩痛者，称为"妊娠小便淋痛"，亦称"子淋"。

2. 病因病机 热灼膀胱，气化失司，水道不利。

3. 辨证论治 2015

证型	证候			治法	方药
阴虚津亏	妊娠期间小便频数，淋沥涩痛	午后潮热，手足心热，便干	舌红少苔，脉细滑而数	滋阴清热，润燥通淋	知柏地黄丸加麦冬、五味子、车前子
心火偏亢		面赤心烦，口舌生疮	舌红欠润少苔，脉细数	清心泻火，润燥通淋	导赤散加玄参、麦冬
湿热下注		小便短赤，胸闷食少，带下黄稠	舌红苔黄腻，脉弦滑数	清热利湿，润燥通淋	加味五苓散

第九单元　产后病

> ☆重点提示
>
> 本单元历年考查点比较集中。重点为产后腹痛、恶露不绝的临床表现以及产后缺乳的辨证论治。对于产后出血的病因病机、治疗的辨证论治也应了解。另外产后"三冲""三病""三急"的内容曾多次考查。

一、概述

1. 产后病的定义　产妇在产褥期内发生与分娩或产褥有关的疾病，称为"产后病"。
2. 产后"三冲""三病""三急"的含义
（1）三冲：即冲心、冲肺、冲胃 2021，其临床表现：冲心者，心中烦躁，卧起不安，甚则神志不清，语言颠倒；冲肺者，气急，喘满，汗出，甚则咯血；冲胃者，腹满胀痛，呕吐，烦乱。
（2）三病：病痉、病郁冒、大便难。
（3）三急：产后诸病，惟呕吐、盗汗、泄泻为急，三者并见必危。
3. 产后病的病因病机　产后病的发病机理可概括为四个方面：①亡血伤津。②元气受损。③瘀血内阻。④外感六淫或饮食房劳所伤。产后元气、津血俱伤，腠理疏松，所谓"产后百节空虚"，生活稍有不慎或调摄失当，均可致气血不调，营卫失和，脏腑功能失常，冲任损伤而产生产后诸疾。
4. 产后病的诊断及产后"三审"
（1）产后疾病的诊断：在运用四诊的基础上，根据新产特点，还需注意"三审"，同时参以脉症及产妇体质，运用八纲进行综合分析，进行诊断。
（2）三审：即先审小腹痛与不痛，以辨别有无恶露停滞；次审大便通与不通，以验津液的盛衰；再审乳汁的行与不行和饮食多少，以察胃气的强弱。
5. 产后病的治疗原则　产后病的治疗应根据亡血伤津、元气受损、瘀血内阻、多虚多瘀的特点，本着"勿拘于产后，亦勿忘于产后"的原则，结合病情进行辨证论治。
6. 产后用药三禁　禁大汗，以防亡阳；禁峻下，以防亡阴；禁通利小便，以防亡津液。

二、产后发热

1. 概述　产褥期内，高热寒战或发热持续不退，并伴有其他症状者，称为"产后发热"。
2. 病因病机　引起产妇发热的原因很多，而与本病关系密切的主要病因病机有感染邪毒，正邪交争；外邪袭表，营卫不和；阴血骤虚，阳气外散；败血停滞，营卫不通。
3. 诊断　产褥期内，尤以新产后出现发热为主，持续发热，若产后24小时之后至10天内出现体温≥38℃，大多数情况表示有产褥感染。患者常伴有恶露异常和小腹疼痛，尤其以恶露异常为要点。

4. 急症处理 ①支持疗法。②热入营血用清营汤加味。③热入心包用清营汤送服安宫牛黄丸或紫雪丹。④热深厥脱用独参汤、生脉散或参附汤。

5. 辨证论治 2003 2006 2012 2018

证型	证候		治法	方药
感染邪毒	产后发热	高热寒战，恶露色紫暗，气臭秽	舌红苔黄，脉数有力	清热解毒，凉血化瘀	五味消毒饮合失笑散/解毒活血汤
外感		鼻流清涕，无汗头痛，肢体酸痛	苔薄白，脉浮紧	养血祛风，疏解表邪	荆防四物汤
血虚		低热不退，腹痛绵绵，喜按，头晕心悸	舌淡苔薄白，脉细数	补血益气，和营退热	八珍汤
血瘀		恶露不下，色紫暗有块，小腹疼痛拒按	舌紫暗，脉弦涩	活血化瘀，和营退热	生化汤加味/桃红消瘀汤

三、产后腹痛 2004 2005 2008

1. 概述 产妇在产褥期内，发生与分娩或产褥有关的小腹疼痛，称"产后腹痛"。其中因瘀血引起者，称"儿枕痛"。

2. 病因病机 冲任胞宫的不荣而痛和不通而痛。

3. 鉴别诊断 ①产后伤食腹痛。②产褥感染腹痛。③产后痢疾。

4. 辨证论治

证型	证候		治法	方药
气血两虚	产后小腹疼痛	喜揉喜按，头晕眼花，心悸怔忡	舌淡苔薄白，脉细弱	补血益气，缓急止痛	肠宁汤
瘀滞子宫		疼痛拒按，恶露量少，夹有血块	舌紫暗，脉弦涩	活血化瘀，温经止痛	生化汤

四、产后身痛 2017 2020 2021

1. 概述 产褥期内，出现肢体、关节酸痛、麻木、重着者，称为"产后身痛"，亦称"产后遍身痛""产后关节痛"。

2. 病因病机 产后营血亏虚或风寒湿邪稽留。

3. 鉴别诊断

（1）痹证：二者病位均在肢体关节。产后身痛只发生在产褥期，痹证可在任何时候发病。

（2）痿证：二者病位均在肢体关节。产后身痛以肢体关节疼痛重着、屈伸不利为特点，无瘫痪的表现；痿证以肢体痿弱不用、肌肉瘦削为特点，肢体关节一般不痛。

4. 辨证论治

证型	证候		治法	方药
血虚	产后遍身酸痛	肢体麻木，面色萎黄，头晕心悸	舌淡苔薄白，脉细弱	养血益气，温经通络	黄芪桂枝五物汤加当归、秦艽、丹参、鸡血藤
外感		冷痛剧烈，宛如针刺，得热则舒	舌淡苔薄白，脉濡细	养血祛风，散寒除湿	独活寄生汤
血瘀		恶露量少，色紫暗夹血块，小腹疼痛拒按	舌暗苔白，脉弦涩	养血活血，化瘀祛湿	身痛逐瘀汤加毛冬青、忍冬藤、益母草、木瓜
肾虚		腰膝、足跟疼痛，头晕耳鸣	舌淡暗，脉沉细弦	补肾养血，强腰壮骨	养荣壮肾汤加秦艽、熟地黄

五、产后恶露不绝

1. 概述　产后血性恶露持续 10 天以上，仍淋漓不尽者，称为"恶露不绝"，又称"恶露不尽""恶露不止"。
2. 病因病机　胞宫藏泻失度，冲任不固，血海不宁。
3. 鉴别诊断

（1）子宫黏膜下肌瘤：产后阴道出血淋漓不尽，B 超提示宫内无胎盘胎膜残留，或可提示黏膜下肌瘤，HCG 阴性。

（2）绒毛膜癌：除产后阴道出血淋漓不尽外，有时可见转移症状，如咯血、阴道紫蓝色结节，HCG 阳性，B 超提示宫内无胎盘胎膜残留、子宫增大而软，或有子宫壁肿瘤，或卵巢黄素化囊肿。诊断性刮宫可确诊。

4. 辨证论治 2009　2010　2015　2016　2018　2021

证型	证候		治法	方药
气虚	恶露过期不尽	神疲懒言，四肢无力，小腹空坠　舌淡苔薄白，脉细弱	补气摄血固冲	补中益气汤加艾叶、阿胶、益母草
血瘀		恶露色暗有块，小腹疼痛拒按　舌紫暗，脉沉涩	活血化瘀止血	生化汤加益母草、炒蒲黄
血热		色紫红，质黏稠，气臭，口燥咽干　舌红，脉细数	养阴清热止血	保阴煎加益母草、七叶一枝花、贯众

六、缺乳

1. 概述　哺乳期间，产妇乳汁甚少或全无，称为"缺乳"，亦称"产后乳汁不行"。
2. 病因病机　气血虚弱，生化之源不足，或肝郁气滞，乳络不畅。
3. 辨证论治

证型	证候		治法	方药
气血虚弱	产后乳汁少，甚或全无	乳汁清稀，面色少华，倦怠乏力　舌淡苔薄白，脉细弱	补气养血，佐以通乳	通乳丹
肝郁气滞		乳房胀硬疼痛，情志抑郁，胸胁胀闷　苔薄黄，脉弦	疏肝解郁，通络下乳	下乳涌泉散
痰浊阻滞		形体肥胖，胸闷痰多，纳少便溏　舌淡胖苔腻，脉沉细	健脾化痰通乳	苍附导痰丸合漏芦散

第十单元　妇科杂病

> ☆重点提示
>
> 本单元内容较为重点，癥瘕、不孕症是每年的必考点，要着重掌握其病因病机及辨证论治，各个证型均应把握。子宫脱垂的分度也曾多次考查，应予注意。

一、概述

1. 妇科杂病的定义　凡不属经、带、胎、产和前阴疾病范畴，而又与女性解剖、生理特点有密切关系的疾病，称为"妇科杂病"。
2. 妇科杂病的范围　不孕症、子宫脱垂、盆腔炎、阴痒、阴疮、妇人脏躁、癥瘕。
3. 病因病机　肾、肝、脾功能失常，气血失调，影响冲任、胞宫、胞脉、胞络而发生杂病。

4. 杂病的治疗　重在调补肾肝脾功能，调理气血，调治冲任、胞宫，以恢复其生理功能，并注意祛邪。

二、癥瘕

1. 概述　妇女下腹有结块，或胀，或满，或痛，或异常出血者，称为"癥瘕"。癥者有形可征，固定不移，痛有定处，属血病；瘕者假聚成形，聚散无常，推之可移，痛无定处，属气病。

2. 病因病机　由于机体正气不足，风寒湿热之邪内侵，或七情、房事、饮食内伤，脏腑功能失调，气机阻滞，瘀血、痰饮、湿浊等有形之邪凝结不散，停聚小腹，日月相积，逐渐而成。

3. 鉴别诊断　首先应与妊娠子宫及尿潴留鉴别。

4. 辨证论治 2018

证型		证候	舌脉	治法	方药
气滞血瘀	下腹结块，或痛或胀	胸闷不舒，面色晦暗，肌肤甲错	舌有瘀斑，脉沉弦涩	行气活血，化瘀消癥	香棱丸/大黄䗪虫丸
痰湿瘀结		带下增多，胸脘痞闷，腰腹疼痛	舌胖大有瘀斑，苔白厚腻，脉弦滑	化痰除湿，活血消癥	苍附导痰丸合桂枝茯苓丸
湿热瘀阻	下腹结块，或痛或胀	带下量多，色黄如脓，身热口渴，心烦	舌暗红有瘀斑，苔黄，脉弦滑数	清热利湿，化瘀消癥	大黄牡丹汤
肾虚血瘀		经行腹痛较剧，经色紫暗有块，腰酸膝软	舌暗，脉弦细	补肾活血，消癥散结	补肾祛瘀方/益肾调经汤

三、盆腔炎

1. 概述　女性盆腔生殖器官及其周围结缔组织和腹膜的急慢性炎症，称为"盆腔炎"。

2. 病因病机

（1）急性盆腔炎：邪毒乘虚侵袭，与气血相搏结，邪正交争，而发热疼痛。

（2）慢性盆腔炎：经行产后，风寒湿热之邪或虫毒乘虚内侵，与冲任气血相搏结，蕴积胞宫，耗伤气血 2009。

3. 盆腔炎的诊断

（1）急性盆腔炎：呈急性病容，辗转不安，面部潮红，高热不退，小腹部疼痛难忍，赤白带下或恶露量多，甚至如脓血。

（2）慢性盆腔炎：下腹部疼痛，痛连腰骶，可伴低热起伏，易疲劳，劳则复发，带下增多，月经不调，甚至不孕。

4. 鉴别诊断

（1）急性盆腔炎需与如下疾病相鉴别：①异位妊娠。②急性阑尾炎。③卵巢囊肿蒂扭转：突然腹痛，渐加重，甚至伴有恶心呕吐，一般体温不甚高 2021。

（2）慢性盆腔炎需与如下疾病相鉴别：①子宫内膜异位症：平时不痛，经期腹痛难忍。②卵巢囊肿：常无明显自觉不适，偶于妇科体检中发现。

5. 辨证论治 2009 2019

证型		证候		治法	方药
急性盆腔炎					
热毒炽盛	小腹疼痛难忍	高热恶寒，大便秘结，小便短赤	舌红苔黄厚，脉滑数	清热解毒，利湿排脓	五味消毒饮合大黄牡丹汤
湿热瘀结		热势起伏，寒热往来，带下量多色黄	舌红有瘀点苔黄厚，脉弦滑	清热利湿，化瘀止痛	仙方活命饮加薏苡仁、冬瓜子
慢性盆腔炎					
湿热瘀结	下腹部疼痛	少腹隐痛，低热起伏，胸闷纳呆，口干不欲饮，便溏尿赤	舌红苔黄腻，脉滑数	清热利湿，化瘀止痛	银甲丸/当归芍药散加丹参、毛冬青、忍冬藤、田七
气滞血瘀		少腹刺痛，带下量多，情志抑郁	舌有瘀斑苔薄，脉弦涩	活血化瘀，理气止痛	膈下逐瘀汤
寒湿凝滞		腰骶冷痛，喜热恶寒，得热痛缓	舌暗红苔白腻，脉沉迟	祛寒除湿，活血化瘀	少腹逐瘀汤
气虚血瘀		缠绵日久，精神不振，疲乏无力	舌有瘀点，脉弦涩无力	益气健脾，化瘀散结	理冲汤

四、不孕症

1. 概述　女子婚后未避孕，有正常性生活，同居一年以上，而未受孕者，或曾有过妊娠，未避孕又连续一年以上未再受孕者，称为"不孕症"，又称"全不产"。

2. 病因病机　病机有虚实两端。虚者因冲任、胞宫失于濡养与温煦，难以成孕。实者因瘀滞内停，冲任受阻，不能摄精成孕。

3. 不孕症的诊断　①询问病史。②体格检查：注意第二性征的发育，内外生殖器的发育，有无畸形、炎症、包块及溢乳等。③特殊检查：卵巢功能检查、输卵管通畅试验、免疫因素检查、子宫腔镜检查、腹腔镜检查等。

4. 辨证论治 2010 2011 2014 2017 2018 2020 2021

证型		证候		治法	方药
肾气虚	婚久不孕	头晕耳鸣，腰膝酸软，精神疲倦	舌淡苔薄，脉沉细	补肾益气，温养冲任	毓麟珠
肾阳虚		月经后推，腰膝酸软，小腹冷，性欲淡漠	舌淡暗苔白，脉沉细尺弱	温肾暖宫，调补冲任	温胞饮/右归丸
肾阴虚		月经常提前，腰膝酸软，五心烦热	舌红略干少苔，脉细数	滋肾养血，调补冲任	养精种玉汤
肝气郁结		胸胁乳房胀痛，精神抑郁，善太息	舌暗红，脉弦细	疏肝解郁，理血调经	开郁种玉汤
痰湿内阻		形体肥胖，带下量多，胸闷泛恶，面色㿠白	舌淡胖苔白腻，脉滑	燥湿化痰，理气调经	苍附导痰丸
瘀滞胞宫		经行不畅，经色紫暗有血块，块下痛减	舌有瘀点，苔薄白，脉弦细涩	逐瘀荡胞，调经助孕	少腹逐瘀汤

5. 辨病与辨证结合　①排卵障碍性不孕：包括无排卵和黄体功能不全。②免疫性不孕：造成不孕的免疫反应可分为同种免疫、局部免疫及自身免疫。③输卵管阻塞性不孕。

五、阴痒

1. 概述　妇女外阴及阴道瘙痒，甚则痒痛难忍，坐卧不宁，或伴带下增多者，称为"阴痒"。

2. 病因病机　内因脏腑虚损，肝肾功能失常，外因多见会阴局部损伤，带下尿液停积，湿蕴而生热，湿热生虫，虫毒侵蚀，则致外阴痒痛难忍 2012。

3. 诊断　多有不良卫生习惯，带下量多，长期刺激外阴部，或有外阴、阴道炎病史。外阴部皮肤粗糙，有抓痕，色素蜕变，甚则皲裂、破溃、黄水淋沥。

4. 辨证论治 2002 2003 2005 2009

证型	证候		治法	方药
肝经湿热	阴部瘙痒难忍	带下量多色黄，胸胁满痛，口苦口腻	舌红苔黄腻，脉弦滑	清热利湿，杀虫止痒	龙胆泻肝汤或萆薢渗湿汤，外用蛇床子散
肝肾阴虚		眩晕耳鸣，五心烦热，腰酸腿软	舌红少苔，脉细数无力	滋阴补肾，清肝止痒	知柏地黄汤加当归、栀子、白鲜皮

5. 阴痒的外治法　熏洗盆浴（蛇床子、百部、苦参、徐长卿、黄柏、荆芥）、阴道纳药。

六、阴挺

1. 概述　子宫从正常位置向下移位，宫颈外口达坐骨棘水平以下，甚至完全脱出于阴道口外，称为"阴挺"。

2. 病因病机　产伤未复，中气不足，或肾气不固，带脉失约，日渐下垂脱出。亦见于长期慢性咳嗽、便秘、年老体衰之体，冲任不固，带脉固摄无力而子宫脱垂。

3. 子宫脱垂的诊断与分度

Ⅰ度　轻型：宫颈外口距处女膜缘＜4cm，未达处女膜缘。
　　　重型：宫颈已达处女膜缘，阴道口可见子宫颈。
Ⅱ度　轻型：宫颈脱出阴道口外，宫体仍在阴道内。
　　　重型：部分宫体脱出阴道口。
Ⅲ度　宫颈与宫体全部脱出阴道口外。

4. 辨证论治

证型	证候		治法	方药
气虚	子宫下移，或脱出阴道口外	劳则加重，身倦懒言，四肢乏力	舌淡苔薄，脉缓弱	补中益气，升阳举陷	补中益气汤加金樱子、杜仲、续断
肾虚		腰膝酸软，小便频数，头晕耳鸣	舌淡红，脉沉弱	补肾固脱，益气升提	大补元煎加黄芪

第十一单元　计划生育

重点提示

本单元出题率一般，考点有限，基本为知识性内容，大致了解即可。

一、避孕

1. 工具避孕

（1）宫内节育器：①适应证：已婚育龄妇女，愿意选用而无禁忌证者。②禁忌证：生殖器官炎症；生殖器肿瘤、宫颈口过松、重度子宫脱垂等；严重的全身性疾患、出血性疾患。③一般月经干净后3~7天放置。

（2）阴道隔膜：俗称子宫帽，适用于每次性交时。

（3）阴茎套：俗称避孕套，适用于每次性交时。

2. 药物避孕

（1）适应证：凡身体健康、愿意避孕且月经基本正常的育龄妇女。

（2）禁忌证：严重高血压、糖尿病、肝肾疾病及甲状腺功能亢进者；血栓性疾病、充血性心力衰竭、血液病患者及哺乳期妇女；子宫肌瘤、恶性肿瘤或乳房内有肿块者。

二、人工流产

1. 人工流产的适应证和禁忌证

（1）适应证：妊娠10周内要求终止妊娠而无禁忌证者；妊娠10周内因某种疾病而不宜继续妊娠者。

（2）禁忌证：生殖器官急性炎症；各种疾病的急性期，或严重的全身性疾病不能耐受手术者；妊娠剧吐酸中毒未纠正者；术前相隔4小时两次体温超过37.5℃者。

2. 人工流产并发症的诊断与防治

并发症	诊断	防治
人流综合征	头晕恶心、面色苍白、出冷汗甚至晕厥，心率减慢，小于60次/分，心律不齐，血压下降	手术动作轻柔，勿反复、过度吸刮等；平卧休息，心率过缓者静注阿托品并吸氧
子宫穿孔	无底感，宫腔深度超过应有深度；腹痛剧烈，吸出物有脂肪、肠管等组织	子宫穿孔较小，症状较轻，宫腔内容物已清除干净，可保守治疗
人流不全	术后阴道持续或间断出血超过10天或出血量大于月经量，夹有黑血块或烂肉样组织；B超示宫腔内有组织残留	流血不多可用抗生素+中药；流血多可清宫+抗生素+缩宫剂；合并大出血、休克应抢救休克，好转后清宫
宫颈或宫颈管内口粘连	术后闭经或月经过少，伴周期性下腹、肛门坠胀；宫颈举痛及附件压痛明显	怀疑感染时，尽早使用抗生素；宫颈内口粘连可探针分离后使用宫颈扩张器扩张至7~8号
人流术后感染	术后2周内出现下腹疼痛、发热、腰痛，阴道分泌物浑浊，白细胞增高、中性为主	术中注意无菌操作，术后注意外阴卫生；禁性交1个月；广谱抗生素治疗1周以上

3. 药物流产的适应证和禁忌证

（1）适应证：18~40岁的健康育龄妇女；正常宫内妊娠7周以内；自愿要求药物终止妊娠的健康妇女；高危人流对象；对手术流产有恐惧心理者。

（2）禁忌证：肾上腺疾病或与内分泌有关的肿瘤；过敏体质者；其他较重疾病；距医疗单位较远等。

三、经腹输卵管结扎术

1. 适应证 自愿接受绝育手术而无禁忌证者；患有严重全身疾病不宜生育而行治疗性绝育术。

2. 禁忌证 急、慢性盆腔感染，腹壁皮肤感染等；24小时内两次间隔4小时的体温在37.5℃或以上者；全身情况不良不能耐受手术者；严重的神经官能症者。

第十二单元 妇产科特殊检查与常用诊断技术

> **重点提示**
>
> 本单元内容主要以了解为主，考查的可能性不大。

一、妇科检查

1. 双合诊 检查者一手的食、中两指或食指伸入阴道内，同时另一手在腹部配合检查，称为双合诊。

2. 三合诊　阴道、直肠及腹部联合检查。以一手的食指伸入阴道，中指伸入直肠，另一手位于腹部的检查法称为三合诊，可弥补双合诊的不足。

二、妇科特殊诊断技术

1. 基础体温测定　指导避孕和受孕，协助诊断妊娠，协助诊断月经失调。
2. 常用女性内分泌激素测定
3. 宫腔镜检查
4. 腹腔镜检查　诊断急腹症、腹腔包块、子宫内膜异位症等。

第八篇 中医儿科学

第一单元 儿科学基础

> ☆ 重点提示
>
> 本单元考点较多，基本都为基础记忆性内容。其中小儿年龄分期标准、生长发育指标均为考试的常考点，需重点记忆计算公式。生理病理特点要熟悉。四诊概要重点掌握小儿指纹的诊断。治法概要了解即可。

一、小儿年龄分期

年龄分期的标准及特点：

(1) 胎儿期：从男女生殖之精相合而受孕，直至分娩断脐，胎儿出生。
(2) 新生儿期：从出生后脐带结扎到生后 28 天 ⓿2008。
(3) 婴儿期：从出生后到 1 周岁。
(4) 幼儿期：从 1 周岁到 3 周岁。
(5) 学龄前期：从 3 周岁到入学前（6~7 岁）。
(6) 学龄期：从 6~7 周岁入小学到青春期来临（一般为女 12 岁，男 13 岁）。
(7) 青春期：一般女孩自 11~12 岁到 17~18 岁，男孩自 13~14 岁到 18~20 岁。

二、小儿生长发育

1. 体重测量方法、正常值及临床意义　平时于进食后 2 小时称量为佳。小儿出生体重平均 3kg。生后半年平均每月增长 0.7kg，半岁到 1 周岁平均每月增长 0.5kg，1 岁以后平均每年增长 2kg。公式：≤6 个月体重（kg）= 出生时体重 + 0.7 × 月龄；7~12 个月体重（kg）= 6 + 0.25 × 月龄；1 岁以上体重（kg）= 8 + 2 × 年龄 ⓿2006 ⓿2011 ⓿2015 ⓿2016 ⓿2018。

2. 身长（高）测量方法、正常值及临床意义　小儿出生时身长约 50cm。出生后第一年增长约 25cm。2 岁以后至 12 岁用公式推算：身长（cm）= 75 + 7 × 年龄 ⓿2006 ⓿2017 ⓿2018。

3. 囟门测量方法、闭合时间及临床意义　后囟出生未关闭者在出生 2~4 个月关闭，前囟出生时 1.5~2cm，在生后 12~18 个月关闭 ⓿2009。囟门早闭并头围小于正常者，见于小头畸形；囟门晚闭并头围大于正常者，见于解颅、佝偻病等；囟门凹陷见于阴伤液竭之失水或极度消瘦者；囟门凸出反映颅内压增高，多见于热炽气营之脑炎、脑膜炎等。

4. 头围的测量方法、正常值及临床意义　自双眉弓上缘处，经过枕骨结节绕头一周的长度为头围。足月儿出生时头围为 33~34cm，出生后前 3 个月和后 9 个月各增长 6cm，1 周岁时约为 46cm，2 周岁时约为 48cm，5 周岁时约增长至 50cm，15 岁时接近成人，为 54~58cm。头围的大小与脑和颅骨的发育有关。

5. 胸围的测量方法、正常值及临床意义　新生儿胸围约 32cm ⓿2021；1 岁时约 44cm，接近头围；2 岁后胸围渐大于头围，其差数（cm）约等于其岁数减 1。胸围反映胸廓、胸背的肌肉、皮下脂肪及肺的发育程度。

6. 乳牙和恒牙萌出时间、数目正常值及临床意义　一般乳牙出齐为20颗,恒牙出齐为32颗。小儿出生后4~10个月开始出乳牙,2~2.5岁乳牙出齐20颗 2019,2岁以内乳牙的数目可用公式推算:乳牙数=月龄-4(或6)。6~7岁乳牙逐渐脱落,换为恒牙,最后一颗恒牙(第三磨牙)一般在20~30岁萌出,或终生不萌出,称智齿。出牙时间推迟或出牙顺序混乱,常见于佝偻病、呆小病、营养不良等。

7. 呼吸、脉搏、血压的正常值与年龄增长的关系

(1) 呼吸:年龄越小,呼吸越快。

(2) 脉搏:年龄越小,脉搏越快。

(3) 血压:计算公式:收缩压(mmHg)=80+2×年龄,舒张压(mmHg)=收缩压×2/3。

三、小儿生理、病理特点

1. 生理特点及临床意义

(1) 脏腑娇嫩,形气未充:"稚阴稚阳"指小儿脏腑娇嫩,形气未充,骨骼、肌肉筋脉、皮毛以及精神意识等与成年人相比纯属不足 2006 2008 2010 2021。

(2) 生机蓬勃,发育迅速:"纯阳"观点的意义指小儿生机蓬勃、发育迅速,好比旭日初升,草木方萌 2021。

2. 病理特点及临床意义

(1) 发病容易,传变迅速:发病容易表现在小儿"肺常不足""脾常不足""肾常虚";传变迅速表现在外感时行疾病在病程中易发生转化,表现为易虚易实、易寒易热。

(2) 脏器清灵,易趋康复 2005。

四、儿科四诊特点

1. 望诊特点及临床意义

(1) 望神色:面呈白色为寒证、虚证;面呈红色为热证;面呈黄色为虚证或有湿;面呈青色为寒证、瘀证、疼痛、惊痫;面呈黑色为寒证、痛证、瘀证、水饮证 2015 2019。

(2) 望形态

①望头颅:头小顶尖,颅缝闭合过早为头小畸形;头方发稀,囟门宽大,当闭不闭,可见于五迟证;头大颌缩,前囟宽大,头缝开解,目睛下垂,见于解颅;前囟及眼窝凹陷,皮肤干燥,可见于婴幼儿泄泻阴伤液脱。

②望胸廓:胸廓前凸形如鸡胸,可见于佝偻病、哮喘;腹部膨大,肢体瘦弱,发稀,额上有青筋显现,属于疳积。

③望面容:面容瘦削,气色不华为气血不足;面部浮肿,睑肿如蚕为水湿泛溢。面呈苦笑貌,是风毒从创口内侵之破伤风;面肌抽搐,是风邪走窜经络之惊风或痫病;小儿面部表情异常,或眨眼,或揿鼻,或咧嘴等,多属抽动障碍。

(3) 审苗窍

①察舌 2005 2015 2016

	特点	临床意义
舌体	胖嫩,舌边齿痕明显	脾肾阳虚或水饮痰湿内停
	肿大,色泽青紫	气血瘀滞
	强硬	热盛伤津
	急性热病出现舌体短缩,舌干绛	热甚津伤,经脉失养

	特点	临床意义
舌质	淡白	气血虚亏
	绛红，有红刺	温热病邪入营血
	红少苔，甚则无苔而干	阴虚火旺
	紫暗或紫红	气血瘀滞
	舌起粗大红刺，状如草莓	丹痧、皮肤黏膜淋巴结综合征
舌苔	白腻	寒湿内滞、寒痰、积食
	黄腻	湿热内蕴、乳食内停
	热性病见剥苔	阴伤津亏
	花剥，状如地图	胃之气阴不足
	厚腻垢浊	宿食内滞

②察目：黑睛等圆，目珠灵活，目光有神，是肝肾气血充沛之象。眼睑浮肿，为水肿；眼睑开合无力，为元气亏虚；寐时眼睑张开，为脾虚气弱之露睛；两目呆滞，转动迟钝，为肾精不足或惊风先兆；白睛黄染，为黄疸。

③察鼻：鼻塞流清涕为风寒感冒；流浊涕为风热客肺；长期鼻流浊涕为肺经郁热；鼻孔干燥，为肺经燥热伤阴；鼻流鲜血，为肺热迫血妄行；气急喘促、鼻翼扇动，为肺气郁闭。

④察口

	特点	临床意义
口唇	淡白	气血不足
	淡青	风寒束表
	红赤	热证
	红紫	瘀热互结
	樱红	暴泻伤阴
	白而肿	唇风
口腔	破溃糜烂	心脾积热之口疮
	白屑成片	鹅口疮
面颊	潮红，口唇周围苍白	丹痧征象
	颊黏膜有针头大小的白色小点，周围红晕	麻疹黏膜斑
腮腺管	红肿如粟粒，按摩无脓水流出	发颐
牙龈	红肿，齿缝出血疼痛	胃火上炎
	有白色斑点斑块	马牙，非病态
咽部	红，恶寒发热	外感
	痛，微红，有灰白色假膜，不易拭去	白喉
乳蛾	红肿溢脓	热壅肉腐
	大而不红	瘀热未尽，或气虚不敛

⑤察耳：耳郭薄软为先天肾气未充；耳内疼痛流脓为肝胆火盛；以耳垂为中心漫肿为痄腮表现。

⑥察二阴：男孩阴囊紧缩者多寒；阴囊弛纵不收者多热；阴囊肿大透亮，状如水晶为水疝；阴囊水肿见于阳虚阴水；阴囊中有物下坠，可移动为狐疝。女孩前阴部潮红灼热见于湿热下注及蛲虫病。小儿肛门潮湿红痛为尿布皮炎；肛门脱出为脱肛；肛门裂开出血为便秘。

（4）辨斑疹

种类	特点
麻疹	发热3~4天出疹，疹形细小状如麻粒，口腔黏膜出现"麻疹黏膜斑"
风痧	低热出疹，分布稀疏，色泽淡红，出没较快
奶麻	发热三四天后热退疹出，疹细稠密，如玫瑰红色
丹痧	壮热，肤布疹点，舌绛如草莓
瘾疹	斑丘疹大小不一，如云出没，瘙痒难忍
水痘	丘疹、疱疹、结痂并见，疱疹内有水液色清
脓疱疮	疱疹相对较大，疱液浑浊，疱壁薄而易破，流出脓水

（5）察二便

	特点	临床意义
大便	暗绿色或赤褐色，黏稠无臭	初生婴儿胎粪
	燥结	内有实热、津伤内热
	稀薄，夹有白色凝块	内伤乳食
	稀薄，色黄秽臭	肠腑湿热
	下利清谷，洞泄不止	脾肾阳虚
	赤白黏冻	湿热积滞，常见于痢疾
	果酱色，伴阵发性哭闹	肠套叠
	灰白不黄	胆道阻滞
小便	黄褐如浓茶，伴身黄、目黄	湿热黄疸
	色红如洗肉水	尿血
	鲜红色	血热妄行
	淡红色	气不摄血
	红褐色	瘀热内结
	暗红色	阴虚内热
	浑浊如米泔水	脾胃虚弱，饮食不调

（6）察指纹：指纹是指虎口直到食指内侧的桡侧浅静脉，可分为风、气、命三关。诊查时可用手指轻轻从小儿食指的命关推向风关，使指纹容易显露。临床意义：浮沉分表里，红紫辨寒热，淡滞定虚实，三关测轻重 2005 2006 2008 2010 2011 2018。纹在风关，病邪初入；纹达气关，病邪入里；纹进命关，病邪深入；纹达指尖，透关射甲，病情重危。

2. 闻诊特点及临床意义

（1）听声音

①啼哭声：声音洪亮有力多为实证，细弱无力多为虚证。若哭声尖锐，忽缓忽急，时作时止，为腹痛所致；哭声嘶哑，呼吸不利，谨防急喉风；夜卧啼哭，睡卧不宁，为夜啼或积滞。

②呼吸声：呼吸气粗有力，为外感实证，肺蕴痰热；呼吸急促，喉间痰鸣，为风痰束肺，属哮喘；呼吸急迫，甚至鼻扇，咳嗽频繁者，为肺气郁闭；呼吸窘迫，面青不咳或呛咳，为异物阻塞气道。

③咳嗽声：干咳无痰或痰少黏稠，多为燥邪犯肺，或肺阴受损；咳声清高，鼻塞声重，多为外感；干咳无痰，咳声响亮，常为咽炎所致；咳嗽频频，痰稠难咯，喉中痰鸣，多为肺蕴痰热，或肺气闭塞；咳声嘶哑如犬吠者，常见于白喉、急喉风；连声咳嗽，夜咳为主，咳而呕

吐，伴鸡鸣样回声为顿咳。

④语言声：呻吟不休，多为身体不适；妄言乱语，语无伦次，声音粗壮，称为谵语，多属心气大伤。语声低弱，多语无力，常属气虚心怯。语声重浊，伴有鼻塞，多为风寒束肺；语声嘶哑，呼吸不利，多为毒结咽喉。小儿惊呼尖叫，多为剧痛、惊风；语声謇涩，多为热病高热伤津，或痰湿蒙蔽心包。

（2）嗅气味

①口气：口气臭秽，多属胃热；嗳气酸腐，多为伤食；口气腥臭，见于血证，如齿衄；口气如烂苹果味，为酸中毒的表现。

②便臭：大便臭秽，是湿热积滞；大便酸臭而稀，多为伤食；下利清谷，无明显臭味，为脾肾两虚。

③尿臭：小便短赤，气味臊臭，为湿热下注；小便清长少臭，为脾肾虚寒。

④呕吐物气味：吐物酸臭，多因食滞化热；吐物臭秽如粪，多因肠结气阻，秽粪上逆。

3. 切诊特点及临床意义

（1）脉诊：儿科脉诊采用一指定三关的方法。正常小儿的脉象较成人软而稍数，一般有浮、沉、迟、数、有力、无力6种基本脉象。浮主表证，沉主里证；迟脉主寒，数脉主热；有力为实，无力为虚。

（2）按诊

①按头囟：囟门凹陷，称囟陷，可见于阴伤液竭之失水或极度消瘦者；囟门高突，称囟填，多见于热炽气营之脑炎、脑膜炎等；囟门不能按期闭合，囟门宽大，头缝开解，为解颅，多属先天肾气不足，或后天髓热膨胀之故。

②按颈腋：耳下腮部肿胀疼痛，咀嚼障碍者，多为痄腮；触及质地较硬之圆形肿块，推之可移，头面口咽有炎症感染者，属痰热壅结之臖核肿痛；仅见增大，按之不痛，质坚成串，则为瘰疬。

③按胸腹：胸胁触及串珠，两肋外翻，见于佝偻病；剑突下疼痛多属胃脘痛；脐周疼痛，按之痛减，并可触及条索状包块者，多为蛔虫病；腹部胀满，叩之如鼓者为气胀；叩之音浊，按之有液体波动感，多为腹水；右下腹按之疼痛兼发热，右下肢拘急者，多属肠痈。

④按四肢：四肢厥冷，多属阳虚；手足心热者，多属阴虚内热或内伤乳食；高热时四肢厥冷，为热深厥甚；四肢厥冷，面白唇淡者，多属虚寒；四肢厥冷，唇舌红赤者，多是真热假寒之象。

⑤按皮肤：肤热无汗为热炽所致。肌肤肿胀，按之随手而起，属阳水水肿；肌肤肿胀，按之凹陷难起，属阴水水肿。

五、儿科治法概要

1. 儿科常用内治法的用药原则、给药剂量及方法

（1）用药原则：治疗要及时准确；方药精简灵活；注意顾护脾胃；重视先证后治；要掌握用药剂量。用药剂量随年龄、个体差异、病情变化而不同。新生儿用成人量1/6，乳婴儿用成人量1/3，幼儿用成人量1/2，学龄前期儿童用成人量的2/3，学龄期儿童接近成人用量2010。

（2）给药方法

①口服给药法：新生儿10～30mL；婴儿50～100mL；幼儿及学龄前期儿童120～240mL；学龄期儿童250～300mL。服用汤剂，一般1日1剂，分2～3次温服。

②鼻饲给药法：重危昏迷患儿反应差，无吞咽动作，可鼻饲给药。

③蒸气及气雾吸入法：常用于肺炎喘嗽、咳嗽、哮喘、感冒、鼻渊等肺系疾病。

④直肠给药法：肛管插入前先用凡士林滑润头部，徐徐插入肛门，插入5～15cm。

⑤注射给药法。

2. 儿科常用外治法及其临床应用

(1) 熏洗法 2009：麻疹初期透疹，用生麻黄、浮萍、芫荽子、西河柳煎水后加黄酒擦洗头部和四肢皮肤。

(2) 涂敷法：鲜马齿苋、青黛、鲜丝瓜叶等任选一种，调敷于腮部，治疗痄腮。

(3) 罨包法：是用药品置于局部肌肤，并加以包扎的一种外治法。如用皮硝包扎脐部，治疗饮食不节，食积中脘，腹胀腹满，嗳腐酸臭，时有呕恶，舌苔厚腻等症。

(4) 热熨法：是将药炒热后，用布包裹以熨肌表的一种外治法。如炒热食盐熨腹部治疗寒证腹痛。

(5) 敷贴法 2016：是将药物制成软膏、药饼，或研粉撒于普通膏药上，敷贴于局部的一种外治法。用丁香、肉桂等药粉，撒于普通膏药上贴于脐部，以治婴儿泄泻。

(6) 擦拭法：用金银花、甘草煎汤，或用野菊花煎汤，洗涤口腔，治疗口疮和鹅口疮。

(7) 药袋疗法：是将药物研末装袋，制成香囊给小儿佩挂，或做成肚兜系挂，或做成枕头的外治法。用茴香、艾叶、甘松、官桂、丁香等制成的暖脐兜肚治疗脾胃虚寒性腹痛吐泻。

(8) 推拿疗法 2017：具有促进气血循行、经络通畅、神气安定、脏腑调和的作用。

第二单元　儿童保健

重点提示

本单元内容较少，重点记忆小儿断奶的时间、添加辅食的原则，其他内容通读了解即可。

婴儿期保健

1. 新生儿的特殊生理现象

(1) 螳螂子：两侧颊部各有一个脂肪垫隆起，有助吮乳，不能挑割。

(2) 马牙：上腭中线和齿龈部位有散在黄白色、碎米大小隆起颗粒，于数周或数月自行消失，不需挑刮。

(3) 乳房隆起：女婴生后 3~5 天乳房隆起如蚕豆到鸽蛋大小，可在 2~3 周后消退，不应处理或挤压。

(4) 假月经：女婴生后 5~7 天阴道有少量流血，持续 1~3 天自止，一般不必处理。

(5) 新生儿生理性黄疸。

2. 新生儿护养的主要措施

(1) 断脐护脐：婴儿娩出后立即结扎脐带，消毒剪断包扎，以免引起脐疮、脐风。脐带一般 1~7 天脱落，应保持脐部干燥，勿使水液、尿液浸渍脐部。

(2) 拭口洁眼：婴儿娩出后应及时用消毒纱布清除口腔中的羊水及秽液，以免污浊之物吸入肺胃，而后可拭口，清洁眼耳。

(3) 祛除胎毒：胎毒为胎中禀受之毒，主要指热毒。临床常用的祛胎毒法有银花甘草法、豆豉法、黄连法、大黄法。

(4) 洗浴衣着：婴儿出生后用消毒纱布蘸温开水轻轻擦身，或用温水淋浴。浴后可用清洁柔软的纱布拭干周身，再穿衣。早产儿不要过早洗浴。

3. 喂养方式及选择原则

(1) 喂养方式：分为母乳喂养、人工喂养和混合喂养三种。

（2）选择原则：婴儿喂养应以母乳为宜；因无母乳或其他原因不能哺乳，可用人工喂养；因母乳不足或其他原因不能全部用母乳喂养，宜混合喂养。

4. 母乳喂养的方法、优点、注意事项及断母乳适宜时间

（1）母乳喂养：生后 6 个月之内以母乳为主要食品者。

（2）母乳喂养的方法：以按需喂哺为原则。

（3）母乳喂养的优点：①母乳中含有最适合婴儿生长发育的各种营养素，易于消化和吸收，是婴儿期前 4~6 个月最理想的食物。另外，母乳含不饱和脂肪酸较多，有利于脑发育。②母乳可增强婴儿抗感染能力。③母乳温度及泌乳速度适宜。④母乳喂养有利于增进母子感情。⑤产后哺乳可促进母体子宫收缩复原。

（4）断乳时间 2006：视母婴情况而定，4~6 个月起应逐渐添加辅食，12 个月左右为最适合的断乳时间。若遇婴儿患病或正值酷暑、严冬，可延至婴儿病愈、秋凉或春暖季节断母乳，最迟不超过 2 岁。

5. 人工喂养方法　4 个月内不能母乳喂养，完全采用配方乳或牛乳、羊乳等喂养婴儿。

6. 混合喂养方法　因母乳不足需添加牛乳、羊乳或其他代乳品。

7. 添加辅食的原则　由少到多，由稀到稠，由细到粗，由一种到多种，在婴儿健康、消化功能正常时逐步添加。

新生儿疾病

第三单元　胎黄

> **重点提示**
>
> 本单元内容都应了解。重点掌握其辨证论治。另外生理性胎黄和病理性胎黄要区别好，此点有可能考查。

一、概述

胎黄指婴儿出生以后以皮肤、面目皆黄为特征的一种病证，亦称"胎疸"。

二、病因病机

1. 胎黄的病因　胎禀湿蕴，如湿热熏蒸、寒湿阻滞等。

2. 胎黄的病机　脾胃湿邪内蕴，肝失疏泄，胆汁外溢，而致发黄，病位在肝、胆、脾、胃。

三、病理性黄疸诊断及鉴别诊断

1. 诊断要点　黄疸出现早（生后 24 小时内）、发展快、程度重、消退迟（黄疸持续时间足月儿＞2 周、早产儿＞4 周）或黄疸退而复现，伴随各种临床症状。

2. 鉴别诊断

（1）生理性黄疸：生后 2~3 日出现黄疸，4~6 日达高峰。足月儿在生后 2 周消退，早产儿可延迟至 3~4 周消退。黄疸程度轻。除偶有轻微食欲不振外，不伴有其他临床症状。

（2）病理性黄疸

①溶血性黄疸：生后 24 小时内出现黄疸并迅速加重，可有贫血及肝脾肿大，重者可见水肿及心力衰竭 2018。

②新生儿感染性黄疸：黄疸持续不退或 2~3 周后又出现。

（3）阻塞性黄疸：以结合胆红素升高为主，大便颜色渐变浅黄或白陶土色。

（4）母乳性黄疸：纯母乳喂养，试停母乳喂养48~72小时，胆红素下降30%~50%。

四、辨证论治

（1）辨证要点：①辨生理性黄疸和病理性黄疸。②常证辨阴阳及虚实。③变证辨胎黄动风和胎黄虚脱。

（2）治疗原则　生理性黄疸能自行消退，不需治疗；病理性黄疸以利湿退黄为基本原则。

（3）分证论治 2007 2016 2019

证型	证候		治法	方药
常证				
湿热郁蒸	面目皮肤发黄	色鲜明如橘，不欲吮乳，便结尿黄	舌红，苔黄腻	清热利湿退黄	茵陈蒿汤
寒湿阻滞		色泽晦暗，四肢欠温，纳呆	舌淡，苔白腻	温中化湿退黄	茵陈理中汤
气滞血瘀		右胁下痞块质硬，肚腹膨胀，青筋显露	舌见瘀点，苔黄	行气化瘀消积	血府逐瘀汤

五、其他疗法

1. 中药成药　茵栀黄口服液、注射剂；药物外治：灌肠疗法、泡浴疗法。
2. 西医治疗　光照治疗（蓝光照射）；病因治疗。

肺系病证

第四单元　感冒

☆重点提示

感冒是小儿的常见病，故本单元需重点复习。复习的重点在中医的辨证论治上，解题时注意题干里寒、热、汗、痛等几个关键字，各种类型需区别好。

一、概述

感冒是感受外邪引起的肺系疾病，以发热、鼻塞流涕、喷嚏、咳嗽为特征，气候骤变及冬、春季节为多。

二、病因病机

1. 夹痰 2006　肺脏受邪，肺络失宣，气机不利，易津液凝聚，酿液为痰，以致痰阻气道，故可见咳嗽加剧，喉间有痰声，此为感冒夹痰。
2. 夹滞　小儿脾常不足，感受外邪，易影响运化功能，饮食不节，常导致乳食停滞不化，阻滞中焦，见脘腹胀满，不思乳食，或伴呕吐、泄泻等，此为感冒夹滞。
3. 夹惊　小儿脏腑娇嫩，神气怯弱，若高热炽盛，热扰肝经，出现一时性惊厥，此为感冒夹惊。

三、诊断要点与鉴别诊断

1. 诊断要点　气候骤变，冷暖失调，感受外邪，或有与感冒病人接触史；以发热、恶风寒、鼻塞流涕、喷嚏、咳嗽等为主症。
2. 鉴别诊断　急性传染病早期都有类似感冒的症状，如麻疹、奶麻、丹痧、水痘等，应根据流行病学史、临床特点、实验室检查等加以鉴别。

四、辨证论治

1. 辨证要点　根据发病季节及流行特点辨证；根据全身及局部症状辨证。
2. 治疗原则　疏风解表。
3. 分证论治 2008 2009 2010 2011 2015 2016 2021

证型		证候		治法	方药
主证					
风寒感冒	发热、鼻塞、喷嚏、咳嗽	恶寒重，发热轻，无汗	舌淡红苔薄白，脉浮紧	辛温解表，疏风散寒	荆防败毒散
风热感冒		发热重，恶风有汗，咽红肿痛	舌红苔薄黄，脉浮数	辛凉解表，疏风清热	银翘散
暑邪感冒		汗出不解，身重困倦，胸闷泛恶	舌红苔黄腻，脉数	清暑解表，化湿和中	新加香薷饮
时邪感冒		高热恶寒，头痛心烦，目赤咽红	舌红苔黄脉数	清瘟解毒	银翘散合普济消毒饮
兼证					
风寒夹痰	发热、鼻塞、喷嚏、咳嗽	咳嗽较剧，痰多，喉间痰鸣		辛温解表，宣肺化痰	二陈汤、三拗汤
风热夹痰				辛凉解表，清肺化痰	桑菊饮、黛蛤散
感冒夹滞		脘腹胀满，大便酸臭，不思饮食	苔厚腻	解表兼以消食导滞	保和丸
感冒夹惊		惊惕哭闹，睡卧不宁	舌红脉浮弦	解表兼以清热镇惊	镇惊丸

第五单元　乳蛾

> **重点提示**
>
> 本单元熟悉诊断要点和辨证论治。

一、概述

小儿喉核红肿，形似乳头或蚕蛾，称为乳蛾，溃烂化脓为烂乳蛾。

二、病因病机

本病病因为外感风热，或平素过食辛辣炙煿之品，肺胃蕴热所致。病位在肺胃，病机为热毒壅结咽喉。

三、诊断要点与鉴别诊断

1. 诊断要点

（1）主要症状：以咽痛、吞咽困难为主要症状。急乳蛾有发热，慢乳蛾不发热或有低热。

（2）病程：急乳蛾起病较急，病程较短；反复发作则转化为慢乳蛾，病程较长。

（3）咽部检查：急乳蛾可见扁桃体充血呈鲜红或深红色，肿大，表面可有脓点，严重者有小脓肿；慢乳蛾可见扁桃体肿大，充血呈暗红色，或不充血，表面或有脓点，或挤压后有少许脓液溢出。

（4）实验室检查：急乳蛾及部分慢乳蛾者可见血白细胞计数及中性粒细胞增高。

2. 鉴别诊断　感冒以发热恶寒、鼻塞流涕等为主,也可有咽喉红赤。乳蛾以咽红、喉核红肿疼痛,甚至溃烂化脓等为主。

四、辨证论治
1. 辨证要点　主要根据喉核局部表现及伴随症状进行辨证。
2. 治疗原则　清热解毒,利咽消肿。
3. 分证论治

证型	证候		治法	方药
风热搏结	喉核红肿	咽痒不适,发热重,恶寒轻 舌红苔薄白,脉浮数	疏风清热,利咽消肿	银翘马勃散
热毒炽盛		溃烂化脓,壮热不退,口干臭 舌红苔黄,脉数	清热解毒,利咽消肿	牛蒡甘桔汤
肺胃阴虚		肿大暗红,日久不愈,干咳少痰 舌红少苔,脉细数	养阴润肺,软坚利咽	养阴清肺汤

第六单元　咳嗽

> **重点提示**
>
> 本单元复习时首先了解咳嗽的病因病机,重点为中医的辨证论治。

一、概述
有声无痰为咳,有痰无声为嗽,有声有痰谓之咳嗽。多发于冬、春季。

二、病因病机
1. 咳嗽的病因　外因为感受外邪,内因为肺脾虚弱。
2. 咳嗽的主要病机　肺失宣肃 2008。

三、辨证论治
1. 辨证要点

(1) 辨外感内伤：外感咳嗽起病急,病程短,咳声高扬,多伴表证；内伤咳嗽起病缓,病程较长,咳声低沉,多兼有不同程度的里证。

(2) 辨寒热虚实：咳嗽痰稀色白易咯者,多属寒证；咳嗽痰黄质黏咯之不爽者,多属热证；外感咳嗽属实,内伤咳嗽多虚或虚中夹实；咳声高亢有力为实；咳声低微,气短无力为虚。

2. 治疗原则　宣通肺气。
3. 分证论治 2008 2009 2010 2011 2015 2016

证型		证候		治法	方药
外感咳嗽					
风寒咳嗽	咳嗽、咳痰	痰白清稀,恶寒无汗	苔薄白,脉浮紧	疏风散寒,宣肺止咳	杏苏散、金沸草散
风热咳嗽		痰黄黏稠,鼻流浊涕,发热恶风	舌红苔薄黄,脉浮数	疏风解热,宣肺止咳	桑菊饮
风燥咳嗽		痰少,或干咳无痰,鼻燥咽干	舌红苔少乏津,脉浮数	疏风清肺,润燥止咳	清燥救肺汤、桑杏汤

续表

证型		证候	治法	方药
内伤咳嗽				
痰热咳嗽	咳嗽、咳痰	痰多，色黄黏稠，便干尿黄	舌红苔黄腻，脉滑数	清热化痰，宣肺止咳	清金化痰汤、清气化痰汤
痰湿咳嗽		咳声重浊，痰多壅盛，胸闷纳呆	舌淡红苔白腻，脉滑	燥湿化痰，宣肺止咳	二陈汤
气虚咳嗽		气短懒言，语声低微，平素易感	舌淡嫩，脉细少力	健脾补肺，益气化痰	六君子汤
阴虚咳嗽		痰少而黏，潮热盗汗，手足心热	舌红少苔，脉细数	滋阴润燥，养阴清肺	沙参麦冬汤

第七单元　肺炎喘嗽

☆重点提示

本单元内容较为重点，从历年趋势上看，呼吸系统是儿科考查的重点，几种相关病证均有考查，复习时应全面。

一、概述

肺炎喘嗽以发热、咳嗽、痰壅、气喘，肺部闻及中细湿啰音，X线胸片见炎性阴影为主要表现，重者可见张口抬肩、呼吸困难、面色苍白、口唇青紫等症。冬春季节多见，好发于婴幼儿。

二、病因病机

1. 肺炎喘嗽的病因　外因是感受风邪，内因多是小儿脏腑娇嫩，卫外不固。
2. 肺炎喘嗽的病机 2007 2010　外邪→口鼻、皮毛→肺卫，肺失宣降→闭郁不宣，化热炼液成痰，阻于气道→咳、痰、喘、扇→肺炎喘嗽。

三、诊断要点

诊断要点

（1）起病较急，有发热、咳嗽、气喘、痰鸣等症。

（2）新生儿可出现不乳、精神萎靡、口吐白沫等，而无上述典型症状。

（3）肺部听诊有中细湿啰音。

四、辨证论治

1. 辨证要点　初期辨风寒风热，极期辨痰重热重，后期辨气虚阴伤，重症辨常证变证。
2. 治疗原则　宣肺开闭，化痰平喘。

3. 分证论治 2005 2008 2011 2015 2018

证型		证候		治法	方药
常证					
风寒闭肺	发热、咳嗽、痰壅气喘	恶寒发热，无汗，痰稀色白	舌淡红苔薄白，脉浮紧	辛温宣肺，化痰止咳	华盖散
风热闭肺		发热恶风，头痛有汗，咽红肿	舌红苔薄黄，脉浮数	辛凉宣肺，化痰止咳	麻杏石甘汤
痰热闭肺		气急鼻扇，喉间痰鸣，便干尿黄	舌红苔黄，脉滑数	清热涤痰，开肺定喘	麻杏石甘汤合葶苈大枣泻肺汤
毒热闭肺		壮热不退，咳嗽剧烈，神昏谵语	舌红少津苔黄腻，脉洪数	清热解毒，泻肺开闭	黄连解毒汤合麻杏石甘汤
阴虚肺热		低热盗汗，手足心热，面色潮红	舌红少津苔少，脉细数	养阴清肺，润肺止咳	沙参麦冬汤
肺脾气虚		久咳，咳痰无力，纳呆便溏	舌淡红胖嫩，苔薄白，脉细无力	补肺益气，健脾化痰	人参五味子汤
变证					
心阳虚衰	发热、咳嗽、痰壅气喘	唇指紫绀，心悸动数，四肢不温	舌淡紫，脉细弱疾数，指纹可达命关	温补心阳，救逆固脱	参附龙牡救逆汤
邪陷厥阴		壮热不退，神昏谵语，四肢抽搐	舌红苔黄，脉细数，指纹可达命关	清心开窍，平肝息风	羚角钩藤汤合牛黄清心丸

五、肺炎合并心力衰竭的诊断

肺炎合并心力衰竭的诊断：①心率突然加快，婴儿超过180次/分，幼儿超过160次/分。②呼吸突然加快，超过60次/分。③突然发生极度烦躁不安。④面色明显发绀，皮肤苍白、发灰、发花、发凉，指（趾）甲微血管再充盈时间延长，尿少或无尿。⑤心音低钝，有奔马律，颈静脉怒张，X线检查示心脏扩大。⑥肝脏迅速扩大。⑦颜面、眼睑或下肢水肿。具有前5项者即可诊断心力衰竭。

第八单元 哮喘

> ☆重点提示
>
> 本单元的重点是哮喘缓解期肺肾阴虚的辨证论治，尤其是治法方药，根据考点，哮喘缓解期的肺脾气虚证治法、方药都已经涉及，应该掌握。另外关于哮喘的其他证候也是重点。

一、概述

哮指声响言，喘指气息言，哮必兼喘，故通称哮喘。临床以反复发作，发作时喘促气急、喉间哮鸣、呼吸困难、张口抬肩、摇身撷肚为主要特征。

二、病因病机

1. 哮喘的病因

（1）内因：为伏痰，与素体肺、脾、肾三脏功能失调有关。

（2）外因：感受外邪，气候转变，寒温失调，接触异物，过食生冷咸酸甜腥辣。

2. 哮喘的病机　外因引动伏痰，痰气相合。

三、诊断要点与鉴别诊断

1. 诊断要点

（1）多有婴儿期湿疹史、过敏史、家族哮喘史。

（2）有反复发作的病史。发作多与某些诱发因素有关，如气候骤变，受凉受热，进食或接触某些过敏物质。发作之前多有喷嚏、鼻塞、咳嗽等先兆。

（3）常突然发作，发作时咳嗽阵作，喘促，气急，喉间痰鸣，甚至不能平卧，烦躁不安，口唇青紫。

（4）肺部听诊两肺可闻及哮鸣音，以呼气时明显，呼气延长。若支气管哮喘有继发感染，可闻及湿啰音。

（5）实验室检查：外周血嗜酸粒细胞增高。肺功能测定、支气管激发试验及支气管舒张试验阳性均有助于确诊哮喘。

2. 鉴别诊断

（1）咳嗽变异性哮喘：①持续咳嗽＞4周，常在夜间、清晨及运动后发作，以干咳为主。②临床上无感染征象，或经较长时间抗生素治疗无效。③抗哮喘药物诊断性治疗有效。④排除其他原因引起的慢性咳嗽。

（2）毛细支气管炎：常见于2岁以下婴幼儿，上呼吸道感染后2~3天出现咳嗽、发热、呼吸困难，喘憋来势凶猛，但中毒症状轻微。肺部听诊可闻及多量哮鸣音、呼气性喘鸣。

（3）支气管肺炎（肺炎喘嗽）：以发热、咳嗽、痰壅、气急、鼻扇为主症。

四、辨证论治

1. 辨证要点　发作期以邪实为主，重点辨寒热；缓解期以正虚为主，重点辨脏腑，再辨气血阴阳。

2. 治疗原则　发作期攻邪以治其标，治肺为主；缓解期扶正以治其本。

3. 分证论治 2007 2008 2018

证型		证候		治法	方药
发作期					
寒性哮喘	气喘，喉间哮鸣	痰稀色白有泡沫，形寒肢凉，小便清长	舌淡红苔薄白，脉浮紧	温肺散寒，涤痰定喘	小青龙汤合三子养亲汤
热性哮喘		痰黏色黄难咯，身热，面红唇干	舌红苔薄黄，脉滑数	清肺涤痰，止咳平喘	麻杏石甘汤合苏葶丸
外寒内热		鼻塞流清涕，恶寒无汗，发热，便干尿赤	舌红苔薄白，脉浮紧	解表清里，定喘止咳	大青龙汤
肺实肾虚		喘促胸满，动则喘甚，面色苍白，神疲倦怠，小便清长	舌淡苔薄白，脉细弱	泻肺平喘，补肾纳气	偏肺实，用苏子降气汤；偏肾虚，用都气丸合射干麻黄汤
缓解期					
肺脾气虚	咳嗽无力，形体消瘦	气短自汗，神疲懒言，纳差便溏	舌淡胖苔薄白，脉细软	补肺固表，健脾益气	玉屏风散合人参五味子汤
脾肾阳虚		形寒肢冷，腰膝酸软，腹胀便溏	舌淡苔薄白，脉细弱	温补脾肾，固摄纳气	金匮肾气丸
肺肾阴虚		干咳少痰，盗汗，形体消瘦，腰膝酸软	舌红少津苔花剥，脉细数	养阴清热，敛肺补肾	麦味地黄丸

五、其他疗法

1. 针灸疗法

（1）体针：取定喘、天突、内关。咳嗽痰多者，加膻中、丰隆。针刺，1日1次。用于发作期，取大椎、肺俞、足三里、肾俞、关元、脾俞。每次取3~4穴，针刺加灸，隔日1次。在好发季节前作预防性治疗。

（2）耳针：选喘点、内分泌、交感、肺、肾。用于哮喘发作期。

2. 中药敷贴疗法　白芥子、延胡索、甘遂、细辛，共研细末，加生姜汁调膏，分别贴在肺俞、心俞、膈俞、膻中穴。

第九单元　反复呼吸道感染

> **重点提示**
>
> 本单元为目前临床常见病，应熟悉诊断与辨证论治。

一、概述

反复呼吸道感染是指呼吸道感染（包括上呼吸道感染、下呼吸道感染）年发病在一定次数以上者。以感冒、乳蛾、咳嗽、肺炎喘嗽在一段时间内反复感染、经久不愈为主要临床特征。反复呼吸道感染患儿简称"复感儿"。

二、病因病机

小儿反复呼吸道感染的内因是禀赋虚弱，肺脾肾三脏功能不足，卫外不固。外因是喂养不当，精微摄取不足；调护失宜，外邪乘虚侵袭；用药不当，损伤正气；疾病所伤，正气未复。

三、诊断要点

1. 按不同年龄每年呼吸道感染的次数诊断　反复呼吸道感染诊断条件，见下表。

年龄（岁）	上呼吸道感染（次/年）	下呼吸道感染（次/年）	
		气管支气管炎	肺炎
0~2	7	3	2
2⁺~5	6	2	2
5⁺~14	5	2	2

2. 按半年内呼吸道感染的次数诊断　半年内呼吸道感染≥6次，其中下呼吸道感染≥3次（其中肺炎≥1次）。

四、辨证论治

1. 辨证要点　重在明察邪正消长变化。

2. 治疗原则　发作期按不同的疾病治疗；迁延期以扶正为主，兼以祛邪；恢复期固本为要。

3. 分证论治

证型		证候		治法	方药
肺脾气虚	反复外感	面黄少华,食少纳呆,少气懒言	舌淡苔薄白,脉无力,指纹淡	补肺固表,健脾益气	玉屏风散合六君子汤
营卫失调		恶风恶寒,面色少华,多汗易汗	舌淡红苔薄白,脉无力,指纹淡红	调和营卫,益气固表	黄芪桂枝五物汤
脾肾两虚		腰膝酸软,鸡胸龟背,食少纳呆	舌淡苔薄白,脉沉细无力	温补肾阳,健脾益气	金匮肾气丸合理中丸
肺脾阴虚		面白颧红,食少纳呆,手足心热	舌红少苔,脉细数,指纹淡红	养阴润肺,益气健脾	生脉散合沙参麦冬汤
肺胃实热		咽红口臭,口舌易生疮,夜寐欠安	舌红苔黄,脉滑数	清泻肺胃	凉膈散

脾系病证

第十单元 鹅口疮

重点提示

本单元的知识点集中在鹅口疮两种证型的治法,应注意区分,心脾积热证亦为考试重点。

一、概述

鹅口疮指小儿口腔、舌上满布白屑,形如雪片,状如鹅口。一年四季均可发生,见于初生儿以及久病体虚的婴幼儿。

二、病因病机

本病可由胎热内蕴,口腔不洁,感受秽毒之邪所致。病机为火热之邪循经上炎,熏灼口舌。

三、诊断要点

舌上、颊内、牙龈或上颚散布白屑,可融合成片。重者可向咽喉处蔓延,影响吸奶与呼吸等。取白屑少许涂片,加10%氢氧化钠溶液,于显微镜下可见白色念珠菌芽孢及菌丝。

四、辨证论治

1. 辨证要点　重在辨别实证、虚证。
2. 治疗原则　总属邪火上炎,治当清火。
3. 分证论治 2006 2017 2021

证型		证候		治法	方药
心脾积热	口腔及舌面分布白屑	面赤唇红,发热烦躁,便干尿赤	舌红苔薄白,脉滑	清心泻脾	清热泻脾散
虚火上浮		形体瘦弱,手足心热,口干不渴	舌红少苔,脉细	滋阴降火	知柏地黄丸

五、其他疗法

2%碳酸氢钠溶液于哺乳前后清洗患儿口腔,制霉菌素甘油涂患处,1日3~4次 2021。

第十一单元 口疮

> **重点提示**
>
> 本单元应记住口疮中心火上炎证用泻心导赤散，虚火上浮证用六味地黄丸加肉桂。考试基本也是围绕这两个证型出题，其余内容了解即可。

一、概述

小儿口疮，以齿龈、舌体、两颊、上颚等处出现黄白色溃疡，疼痛流涎，或伴发热为特征。若满口糜烂，色红作痛者，称口糜；溃疡只发生在口唇两侧，称燕口疮。2~4岁为多见。

二、病因病机

病变在心脾胃肾。病机关键为心、脾、胃、肾素蕴积热或阴虚火旺，复感邪毒熏蒸口舌。

三、诊断要点与鉴别诊断

1. 诊断要点
(1) 有喂养不当、过食炙煿或外感发热的病史。
(2) 齿龈、舌体、两颊、上颚等处出现黄白色溃疡点，大小不等，甚则满口糜腐，疼痛流涎，可伴发热或颌下淋巴结肿大、疼痛。
(3) 血常规检查：白细胞计数及中性粒细胞偏高或正常。

2. 鉴别诊断
(1) 鹅口疮：多发生于初生儿或体弱多病的婴幼儿。口腔及舌上满布白屑，周围有红晕，其疼痛、流涎一般较轻。
(2) 手足口病：多见于4岁以下小儿，春夏季流行。除口腔黏膜溃疡之外，伴手、足、臀部皮肤疱疹。

四、辨证论治

1. 辨证要点　辨实火与虚火。
2. 治疗原则　实证——清热解毒，泻心脾积热；虚证——滋阴降火，引火归原。
3. 分证论治 2006 2008 2016 2021

证型	证候			治法	方药
风热乘脾	口腔溃疡	周围黏膜焮红，口臭涎多，便结尿赤	舌红苔薄黄，脉浮数，指纹紫	疏风散火，清热解毒	银翘散
心火上炎		舌上、舌边溃疡，色赤疼痛，心烦不安	舌尖红苔薄黄，脉数，指纹紫	清心凉血，泻火解毒	泻心导赤散
虚火上浮		溃疡不红，疼痛不甚，神疲颧红，口干不渴	舌红少苔，脉细数，指纹淡紫	滋阴降火，引火归原	六味地黄丸加肉桂

五、药物外治

1. 冰硼散少许，涂敷患处，用于风热乘脾证、心火上炎证。
2. 锡类散少许，涂敷患处，用于心火上炎证、虚火上浮证。
3. 吴茱萸适量，捣碎，醋调敷涌泉穴，临睡前固定，翌晨去除。用于虚火上浮证。

第十二单元 泄泻

> ☆**重点提示**
>
> 本单元出题频率较高，复习的重点在于泄泻的病机、各种证型的症状上。另外，应该知道泄泻与慢惊风、疳证的关系：小儿久泻不止，脾气虚弱，肝旺而生风，进而发展为慢惊风；脾虚失运，生化乏源，气血不足以荣养脏腑肌肤，久而可致疳证。

一、概述

以大便次数增多，粪质稀薄或如水样为特征的小儿常见病。夏秋季节发病率为高。2岁以下小儿发病率高 2015。

二、病因病机

1. 泄泻的病因 感受外邪、伤于饮食、脾胃虚弱、脾胃阳虚等。
2. 泄泻的主要病机 基本病机为脾虚湿困 2007。

三、诊断要点与鉴别诊断

1. 诊断要点
（1）有乳食不节、饮食不洁，或冒风受寒、感受时邪病史。
（2）大便次数较平时明显增多，重症达10次以上。粪便呈淡黄色或清水样，或黄绿稀溏，或色褐而臭，夹少量黏液。
（3）重症泄泻，可见小便短少、高热烦渴、神疲萎软、皮肤干瘪、囟门凹陷、目眶下陷、啼哭无泪等脱水征，以及口唇樱红、呼吸深长、腹胀等酸碱平衡失调和电解质紊乱的表现。
2. 鉴别诊断 痢疾（细菌性痢疾）起病急，便次多，大便稀，有黏冻脓血，腹痛明显，里急后重。

四、辨证论治

1. 辨证要点 常证重在辨寒、热、虚、实，变证重在辨阴、阳。
2. 治疗原则 运脾化湿。
3. 分证论治 2006 2008 2011 2012 2015 2018

证型		证候		治法	方药
常证					
湿热泻	大便次数增多，粪质稀薄	大便水样，臭秽，泻下急迫，尿黄	舌红苔黄腻，脉滑数，指纹紫	清肠解热，化湿止泻	葛根黄芩黄连汤
风寒泻		大便夹有泡沫，臭气不甚，肠鸣腹痛	舌淡苔薄白，脉浮紧，指纹淡红	疏风散寒，化湿和中	藿香正气散
伤食泻		腹胀腹痛，泻后痛减，大便酸臭	苔厚腻，脉滑实，指纹滞	运脾和胃，消食化滞	保和丸
脾虚泻		色淡不臭，食后作泻，神疲倦怠	舌淡苔白，脉缓弱，指纹淡	健脾益气，助运止泻	参苓白术散
脾肾阳虚泻		久泻不止，完谷不化，形寒肢冷	舌淡苔白，脉细弱，指纹淡	温补脾肾，固涩止泻	附子理中丸合四神丸
变证					
气阴两伤	泻下不止，精神萎靡	心烦不安，皮肤干燥，口渴引饮	舌红少津少苔，脉细数	益气养阴	人参乌梅汤
阴竭阳脱		面色青灰，四肢厥冷，无尿	舌淡无津，脉沉细欲绝	回阳固脱	生脉散合参附龙牡救逆汤

第十三单元 厌食

> **重点提示**
>
> 本单元出题率一般,在熟悉病因病机的基础上,注意脾失健运证及脾胃阴虚证。

一、概述

厌食指小儿较长时间厌恶进食、食量减少的一种病证 2021 。

二、病因病机

1. 厌食的病因 常见病因有喂养不当、脾胃湿热、他病伤脾等。
2. 厌食的主要病机 病机关键为脾胃不和,纳化失职。

三、诊断要点

长期食欲不振,厌恶进食,食量明显少于同龄正常儿童。面色少华,形体偏瘦,但精神尚好,活动如常。除外其他外感、内伤慢性疾病。

四、辨证论治

1. 辨证要点 以脏腑辨证为纲,主要从脾胃辨证。
2. 治疗原则 运脾开胃。
3. 分证论治 2007 2008 2009 2012 2016 2018

证型	证候		治法	方药
脾失健运	食欲不振,不思进食	食而乏味,胸脘痞闷,精神正常	舌淡红苔薄白,脉尚有力	调和脾胃,运脾开胃	不换金正气散
脾胃气虚		食而不化,大便溏薄,肢倦乏力	舌淡苔薄白,脉缓无力	健脾益气,佐以助运	异功散
脾胃阴虚		食少饮多,皮肤失润,手足心热	舌红少津少苔,脉细数	滋脾养胃,佐以助运	养胃增液汤

第十四单元 积滞

> **重点提示**
>
> 本单元的重点为积滞的辨证论治。

一、概述

积滞指小儿内伤乳食,停聚不化,气滞不行而形成的一种儿科常见疾病,以不思乳食,食而不化,腹部胀满,嗳气酸腐,大便溏薄或秘结酸臭为主要表现 2021 。

二、病因病机

主要为乳食内积,脾胃受伤而致受纳运化失司,升降失调以致乳食宿久停滞不消而成积滞。病机关键为乳食停聚中脘,积而不化,气滞不行。

三、诊断要点与鉴别诊断

1. 诊断要点 有伤乳、伤食史。以不思乳食,食而不化,脘腹胀满,嗳气酸腐,大便溏泄或便秘，气味酸臭为特征。可伴有烦躁不安、夜间哭闹或呕吐等症。

2. 鉴别诊断　厌食为长期食欲不振，厌恶进食，一般无脘腹胀满、大便酸臭等症。

四、辨证论治

1. 辨证要点　辨虚、实、寒、热。
2. 治疗原则　消食化积，理气行滞。
3. 分证论治 2009 2012

证型	证候			治法	方药
乳食内积	不思乳食	嗳腐酸馊，脘腹胀满，大便酸臭	舌红苔白厚，脉弦滑，指纹紫滞	消乳化食，和中导滞	乳积者，消乳丸；食积者，保和丸
脾虚夹积		面色萎黄，形体消瘦，腹满喜按	舌淡苔白腻，脉细滑，指纹淡滞	健脾助运，消食化滞	健脾丸

第十五单元　疳证

重点提示

从本单元出现的频率来看，有逐年增多的趋势。复习时重点掌握疳证的定义、病机、症状、治疗及兼证，从历年所考过的知识点来看未显示出偏重点。注意与厌食、积滞的鉴别。

一、概述

疳证指由于喂养不当或多种疾病的影响，使脾胃受损，气液耗伤而导致以全身虚弱羸瘦，面黄发枯，精神萎靡或烦躁，饮食异常为特征的慢性病证，以5岁以内小儿多见。

二、病因病机

1. 疳证的病因　饮食失节；喂养不当，营养失调；疾病影响；药物过伤；先天禀赋不足。
2. 疳证常证、兼证的病机 2019

   (1) 常证：病位在脾胃，主要病机是脾胃虚损，津液消亡。

   (2) 兼证：①眼疳：脾病及肝，肝失所养，肝阴不足，不能上承于目，而见视物不清，夜盲目翳。②口疳：脾病及心，心开窍于舌，心火上炎，而见口舌生疮。③肺疳：脾病及肺，肺气受损，卫外不固，易于外感，而见咳喘、潮热。④骨疳：脾病及肾，肾精不足，骨失所养，久致骨骼畸形。⑤疳肿胀：脾虚不运，气不化水，水湿泛滥。

三、诊断要点与鉴别诊断

1. 诊断要点

   (1) 有喂养不当或病后饮食失调及长期消瘦史。

   (2) 形体消瘦，面色不华，毛发稀疏枯黄，严重者干枯羸瘦。

   (3) 饮食异常，大便干稀不调，或脘腹膨胀等明显脾胃功能失调症状。

   (4) 兼有精神不振，或好发脾气，烦躁易怒，或喜揉眉擦眼，或吮指磨牙等症。

   (5) 贫血者，血红蛋白及红细胞减少。出现肢体浮肿，属于疳肿胀（营养性水肿）者，血清总蛋白大多在45g/L以下，血清白蛋白常在20g/L以下。

2. 鉴别诊断

   (1) 厌食：多由喂养不当，脾胃运化功能失调所致，以长期食欲不振，食量减少，厌恶进食为主症，精神可，无明显消瘦，其病在脾胃，预后良好。

（2）积滞：以不思乳食，食而不化，脘腹胀满，大便酸臭为主症，与疳证以形体消瘦为特征相区别。但积久不消，影响水谷精微化生，可转化为疳证。

四、辨证论治

1. 辨证要点　常证以八纲辨证为纲，兼证以脏腑辨证为纲。
2. 治疗原则　健运脾胃。
3. 分证论治　2006　2010　2015　2016　2017　2021

证型		证候		治法	方药
常证					
疳气	形体消瘦，面色不华	毛发稀疏，不思饮食，性急易怒	舌淡苔薄微腻，脉细有力	调脾健运	资生健脾丸
疳积		肚腹膨胀，毛发稀疏结穗，夜卧不宁	舌淡苔腻，脉沉细而滑	消积理脾	肥儿丸
干疳		呈老人貌，皮肤干瘪起皱，大肉已脱，精神萎靡	舌淡嫩苔少，脉细弱	补益气血	八珍汤
兼证					
眼疳	形体消瘦，面色不华	两目干涩，畏光羞明，眼角赤烂	/	养血柔肝，滋阴明目	石斛夜光丸
口疳		口舌生疮，糜烂，秽臭难闻，面赤心烦	舌红苔薄黄，脉细数	清心泻火，滋阴生津	泻心导赤散
疳肿胀		足踝浮肿，全身浮肿，四肢欠温	舌淡嫩苔薄白，脉沉迟无力	健脾温阳，利水消肿	防己黄芪汤合五苓散

第十六单元　腹痛

重点提示

本单元考查的知识点集中在腹痛的治法、方药上。

一、概述

小儿腹痛是指小儿胃脘以下、脐周及耻骨以上部位发生的疼痛。中医小儿腹痛病常指除外小儿急腹症的各类腹痛。

二、病因病机

1. 小儿腹痛的病因　或因腹部中寒，或因乳食积滞，或因胃肠结热，或因素体脾胃虚寒，或因瘀血内阻所致。
2. 小儿腹痛病机　气机不畅，气血运行受阻。病位主要在脾胃、大肠，亦与肝有关。

三、诊断要点与鉴别诊断

1. 诊断要点
（1）胃脘部、脐周部、小腹两侧、下腹部正中。
（2）腹痛时作时止、时轻时重，常有反复发作、发作后自行缓解的特点。
（3）疼痛的性质可有隐痛、钝痛、胀痛、刺痛、掣痛等。
（4）除外腹部器官器质性病变、全身性疾病及腹部以外器官疾病引起的腹痛。
2. 鉴别诊断　①腹腔内脏器急性炎症为腹痛，继之发热，腹部出现局限范围的压痛、肌紧张、反跳痛。②腹膜炎为局限性或全腹压痛、肌紧张、反跳痛，腹胀，肠鸣音减弱或消失。

③肠梗阻为阵发性腹绞痛、呕吐、无大便等。

四、辨证论治

1. 辨证要点

（1）辨部位：感受寒邪或素体脾胃虚寒为脐周痛；肠痈为右侧少腹痛；因瘀血、虫积、食积而痛，痛有定处；因寒、热、虚而痛，痛无定处。

（2）辨性质：腹痛拒按，进食后痛甚者为实；腹痛喜按，进食痛减者为虚；积滞者腹胀痞满，按之痛甚；血瘀者痛如针刺，固定不移；气滞者痛时走窜，游走不定。

2. 治疗原则　调理气机，和中缓急。

3. 分证论治

证型		证候		治法	方药
腹部中寒	腹部疼痛	得温则舒，遇寒痛甚，痛处喜暖	舌淡苔白滑，脉沉弦紧，指纹红	温中散寒，理气止痛	养脏汤
乳食积滞		脘腹胀满，嗳腐吞酸，不思乳食，大便秽臭	舌红苔厚腻，脉沉滑，指纹紫滞	消食导滞，行气止痛	香砂平胃散
胃肠结热		腹胀拒按，大便秘结，烦躁口渴，手足心热	舌红苔黄燥，脉滑数，指纹紫滞	通腑泄热，行气止痛	大承气汤
脾胃虚寒		腹痛绵绵，时作时止，喜按喜温，便溏	舌淡苔白，脉沉缓，指纹淡红	温中理脾，缓急止痛	小建中汤合理中丸
气滞血瘀		痛有定处，痛如针刺，腹部癥块	舌紫暗，脉涩，指纹紫滞	活血化瘀，行气止痛	少腹逐瘀汤

第十七单元　便秘

> **重点提示**
>
> 本单元的重点为便秘的辨证论治。

一、概述

便秘指大便干燥坚硬，秘结不通，排便时间间隔延长，或虽有便意但排出困难的一种病证。

二、病因病机

1. 便秘的病因　饮食因素、情志因素、正虚因素及热病伤津。

2. 便秘的病机　病机关键是大肠传导功能失常。病位在大肠，与脾、肝、肾相关。

三、诊断要点

1. 不同程度的大便干燥，轻者仅大便前部干燥，重者大便坚硬，状如羊屎。

2. 排便次数减少，间隔时间延长，或虽排便间隔时间如常，但排便艰涩或时间延长，或便意频频，难以排出或排净。

3. 伴有腹胀、腹痛、食欲不振、排便哭闹等症。部分患儿左下腹部可触及粪块。

四、辨证论治

1. 辨证要点　首辨虚实，再辨寒热。

2. 治疗原则　润肠通便。

3. 分证论治 2021

证型	证候		治法	方药
食积便秘	大便干结，排出困难	脘腹胀满，不思饮食，口臭	舌红苔黄厚，脉沉有力，指纹紫滞	消积导滞通便	枳实导滞丸
燥热便秘		面赤身热，腹胀，小便短赤	舌红苔黄燥，脉滑实，指纹紫滞	清热润肠通便	麻子仁丸
气滞便秘		欲便不得，胸胁痞满，腹胀嗳气	舌红苔薄白，脉弦，指纹滞	理气导滞通便	六磨汤
血虚便秘		面白无华，唇甲色淡，心悸目眩	舌淡嫩，苔薄白，脉细弱，指纹淡	养血润肠通便	润肠丸
气虚便秘		大便不干燥，努挣难下，便时汗出，便后神疲乏力	舌淡苔薄，脉虚弱，指纹淡红	益气润肠通便	黄芪汤

第十八单元　营养性缺铁性贫血

重点提示

本单元内容历年考试涉及率一般，重点复习中医的辨证论治，了解其西医诊断及分度。

一、概述

营养性缺铁性贫血指由于体内铁缺乏，血红蛋白合成不足而引起的贫血。多发生在6个月至3岁的婴幼儿。属中医"血虚"范畴。

二、病因病机

小儿先天禀赋不足，后天喂养不当，或感染诸虫、疾病损伤等，皆可导致贫血。病位在脾、肾、心、肝。血虚不荣是其主要病理基础。

三、诊断要点

1. 病史　常有喂养不当或慢性失血病史。
2. 临床表现　发病缓慢，皮肤黏膜逐渐苍白或苍黄，以口唇、口腔黏膜及甲床最明显，神疲乏力，食欲减退，年长儿可自诉头晕、眼前发黑等。部分患儿可有肝脾肿大。
3. 理化检查　以外周血红蛋白减少为主。铁剂治疗有效。
4. 分度
(1) 轻度：血红蛋白90～110g/L（6个月～6岁）、90～120g/L（6岁以上），红细胞（3～4）×10^{12}/L。
(2) 中度：血红蛋白60～90g/L，红细胞（2～3）×10^{12}/L。
(3) 重度：血红蛋白30～60g/L，红细胞（1～2）×10^{12}/L。
(4) 极重度：血红蛋白<30g/L，红细胞<1×10^{12}/L。

四、辨证论治

1. 辨证要点　气血阴阳辨证与脏腑辨证相结合。
2. 治疗原则　补其不足、培其脾肾、化生气血。

3. 分证论治 2018

证型	证候			治法	方药
脾胃虚弱	面色萎黄或苍白，唇淡甲白	长期纳食不振，神疲乏力，大便不调	舌淡苔白，脉细无力，指纹淡红	健运脾胃，益气养血	六君子汤
心脾两虚		心悸心慌，夜寐欠安，食欲不振	舌淡红，脉细弱，指纹淡红	补脾养心，益气生血	归脾汤
肝肾阴虚		两颧潮红，潮热盗汗，发育迟缓，四肢抽动	舌红少苔，脉细数	滋养肝肾，益精生血	左归丸
脾肾阳虚		纳谷不馨，发育迟缓，大便溏泄，四肢不温	舌淡苔白，脉沉细无力，指纹淡	温补脾肾，益阴养血	右归丸

五、西医治疗

使用铁剂治疗。一般用硫酸亚铁口服，每次 5～10mg/kg，1 日 2～3 次，同时口服维生素 C 有助吸收，服用至血红蛋白达正常水平后 2 个月左右再停药。

心肝病证

第十九单元　汗证

重点提示

本单元考查的知识点集中在汗证的治法方药上。

一、概述

汗证指小儿在安静状态下，正常环境中，全身或局部出汗很多，甚则大汗淋漓的一种病证。5 岁以内多发。

二、病因病机

表虚不固，卫失外护；营卫失调，腠理不密；气阴虚弱，汗液外泄；湿热迫蒸，外泄肌表。

三、诊断要点与鉴别诊断

1. 诊断要点　寐则汗出，醒时汗止者为盗汗；不分寤寐而汗出过多者为自汗。

2. 鉴别诊断

（1）脱汗：大汗淋漓，或汗出如油，伴肢冷、脉微、呼吸微弱，甚至神志不清等。

（2）战汗：在恶寒发热时全身战栗，随之汗出淋漓，或但热不寒，或汗出身凉。

（3）黄汗：汗色发黄，染衣着色如黄柏色，多见于黄疸及湿热内盛者。

四、辨证论治

1. 辨证要点　自汗以气虚、阳虚为主；盗汗以阴虚、血虚为主。

2. 治疗原则　补虚。

3. 分证论治

证型	证候		治法	方药
肺卫不固	自汗为主	头颈胸背汗出明显，动则尤甚，神疲乏力，平素易感	益气固表	玉屏风散合牡蛎散
营卫失调		汗出遍身而抚之不温，畏寒恶风，精神疲倦，胃纳不振	调和营卫	黄芪桂枝五物汤
气阴亏虚		盗汗为主，低热口干，手足心灼热，哭声无力，神萎不振	益气养阴	生脉散、当归六黄汤
湿热迫蒸		汗出过多，汗出肤热，色黄，小便色黄	清热泻脾	泻黄散

（证候列中"舌淡苔薄白，脉细弱""舌淡红，苔薄白，脉缓""舌淡少苔，脉细数""舌红苔黄腻，脉滑数"分别对应各行）

第二十单元　病毒性心肌炎

重点提示

本单元重点掌握诊断要点。

一、概述

病毒性心肌炎是由病毒感染引起的以局限性或弥漫性心肌炎性病变为主的疾病。以神疲乏力、面色苍白、心悸、气短、肢冷、多汗为临床特征。本病发病以 3～10 岁小儿为多。

二、病因病机

小儿素体正气亏虚是发病之内因，温热邪毒侵袭是发病之外因。

三、诊断要点

1. 病史　发病前有感冒、泄泻、风疹等病史。
2. 临床表现
（1）有明显心悸、胸闷、乏力、气短、面色苍白、肢冷、多汗、脉结代等表现。
（2）心脏听诊可有心音低钝，心率加快，心律不齐，奔马律等。
3. 辅助检查
（1）X 线或超声心动图检查：心脏扩大。
（2）心电图：Ⅰ、Ⅱ、aVF、V_5 导联中 2 个或 2 个以上 ST-T 改变持续 4 天以上，以及其他严重心律失常。
（3）血清肌酸激酶同工酶（CK-MB）升高，心肌肌钙蛋白（cTnI 或 cTnT）阳性。
4. 分期
（1）急性期：新发病，症状及体征明显且多变，一般病程在半年以内。
（2）迁延期：临床症状反复出现，客观检查指标迁延不愈，病程多在半年以上。
（3）慢性期：进行性心脏增大，反复心力衰竭或心律失常，病情时轻时重，病程在 1 年以上。

四、辨证论治

1. 辨证要点　首辨虚实，次辨轻重。
2. 治疗原则　扶正祛邪，清热解毒，活血化瘀，温振心阳，养心固本。

3. 分证论治 2021

证型	证候			治法	方药
风热犯心	心悸，胸闷，乏力	发热，鼻塞流涕，咽红肿痛，气短，胸痛	舌红苔薄，脉结代	清热解毒，宁心复脉	银翘散
湿热侵心		寒热起伏，肌肉酸痛，恶心呕吐，肢体乏力	舌红苔黄腻，脉濡数	清热化湿，宁心复脉	葛根黄芩黄连汤
气阴亏虚		神疲倦怠，少气懒言，烦热口渴，夜寐不安	舌光红少苔，脉细数	益气养阴，宁心复脉	炙甘草汤合生脉散
心阳虚弱		畏寒肢冷，面色苍白，肢体浮肿	舌淡胖，脉缓无力	温振心阳，宁心复脉	桂枝甘草龙骨牡蛎汤
痰瘀阻络		心前区痛如针刺，脘闷呕恶，面色晦暗	舌紫暗苔腻，脉结代	豁痰化瘀，宁心通络	瓜蒌薤白半夏汤合失笑散

第二十一单元　注意力缺陷多动障碍

重点提示

本单元重点掌握辨证论治。

一、概述

该病以注意力不集中，自我控制差，动作过多，情绪不稳，冲动任性，伴有学习困难，但智力正常或基本正常为主要临床特征 2018。本病男孩多于女孩，多见于学龄期儿童。

二、病因病机

病因主要有先天禀赋不足，或后天护养不当，外伤，病后，情志失调等。病机关键为脏腑功能失常，阴阳平衡失调。

三、诊断要点与鉴别诊断

1. 诊断要点　注意力涣散，上课思想不集中，话多，坐立不安，在不该动的场合乱跑乱爬，喜欢做小动作，活动过度，做事粗心大意，不能按要求做事，经常忘事。情绪不稳，任性，动作笨拙，学习成绩差，但智力正常。翻手试验、指鼻试验、指指试验阳性。

2. 鉴别诊断　正常顽皮儿童，虽有时出现注意力不集中，但大部分时间仍能正常学习，作业完成迅速。能遵守纪律，上课一旦出现小动作，经指出即能自我制约而停止。

四、辨证论治

1. 辨证要点　以脏腑、阴阳辨证为纲。
2. 治疗原则　调和阴阳。
3. 分证论治 2020

证型	证候			治法	方药
肝肾阴虚	注意力不集中，多动	急躁易怒，腰酸乏力，遗尿，五心烦热，盗汗	舌红苔薄，脉细弦	滋养肝肾，平肝潜阳	杞菊地黄丸
心脾两虚		言语冒失，睡眠不实，神疲乏力，偏食纳少	舌淡苔薄白，脉虚弱	养心安神，健脾益气	归脾汤合甘麦大枣汤
痰火内扰		烦躁不宁，胸中烦热，纳少口苦，便秘尿赤	舌红苔黄腻，脉滑数	清热泻火，化痰宁心	黄连温胆汤

第二十二单元 惊风

重点提示

本单元应重点掌握惊风的辨证论治。

一、概述

1. 概念 惊风是一种小儿时期常见的以抽搐伴神昏为特征的疾病。
2. 发病年龄特点 一般以 1～5 岁的小儿多见，年龄越小发病率越高 2008。
3. 惊风八候 搐、搦、掣、颤、反、引、窜、视 2006。
4. 急惊风与慢惊风的区别 急惊风：起病急骤，以高热、抽搐、昏迷为主要特征，属阳属实者，统称急惊风。慢惊风：病久中虚，来势缓慢，以反复抽搐、昏迷或瘫痪为主要特征，属阴属虚者，统称为慢惊风。

二、病因病机

1. 急惊风的主要病因病机

（1）病因：外感时邪，内蕴湿热，暴受惊恐 2017。

（2）病机：邪陷厥阴，蒙蔽心窍，引动肝风。病位主要在心肝。

2. 慢惊风的主要病因病机

（1）病因：脾胃虚弱，脾肾阳衰，阴虚风动。

（2）病机：脾胃虚弱，土虚木亢；脾肾阳虚，失于温煦；热病伤阴，不能濡养筋脉。病位在脾、肾、肝，病性以虚为主。

三、诊断要点

1. 急惊风

（1）多见于 3 岁以下婴幼儿，5 岁以上逐渐减少。

（2）以四肢抽搐、颈项强直、角弓反张、神志昏迷为主要表现。

（3）有接触疫疠之邪或暴受惊恐史。

（4）有明显的原发疾病，如感冒、肺炎喘嗽、疫毒痢、流行性腮腺炎、流行性乙型脑炎等。

2. 慢惊风

（1）有反复呕吐、长期泄泻、急惊风、解颅、佝偻病、初生不啼等病史。

（2）起病缓慢，病程较长，面色苍白，嗜睡无神，抽搐无力，时作时止，或两手颤动，筋惕肉瞤，脉细无力。

四、辨证论治

1. 辨证要点

（1）急惊风：①辨表热、里热。②辨痰热、痰火、痰浊。③辨外风、内风。④辨外感惊风，区别时令、季节与原发疾病。⑤辨轻重。

（2）慢惊风：辨证多属虚证，继辨脾、肝、肾及阴、阳。

2. 治疗原则

（1）急惊风：清热、豁痰、镇惊、息风。

（2）慢惊风：补虚治本（温中健脾，温阳逐寒，育阴潜阳，柔肝息风）。

3. 分证论治

证型		证候		治法	方药
急惊风					
风热动风	高热、抽搐、神昏	发热头痛，鼻塞流涕，咳嗽咽痛	苔薄黄，脉浮数	疏风清热，息风定惊	银翘散
气营两燔		多汗，恶心呕吐，烦躁嗜睡，口渴便秘	舌红苔黄，脉弦数	清气凉营，息风开窍	清瘟败毒饮
邪陷心肝		烦躁口渴，谵语，两目上视	舌红苔黄腻，脉数	清心开窍，平肝息风	羚角钩藤汤
湿热疫毒		腹痛呕吐，大便腥臭或夹脓血	舌红苔黄腻，脉滑数	清热化湿，解毒息风	黄连解毒汤合白头翁汤
惊恐惊风		身体战栗，喜投母怀，夜间惊啼，大便色青	脉律不整，指纹紫滞	镇惊安神，平肝息风	琥珀抱龙丸
慢惊风					
脾虚肝亢	抽搐无力、精神疲惫	面色萎黄，不欲饮食，便溏色带青绿	舌淡苔白，脉沉弱	温中健脾，缓肝理脾	缓肝理脾汤
脾肾阳衰		四肢厥冷，溲清便溏，口鼻气冷	舌淡苔薄白，脉沉微	温补脾肾，回阳救逆	固真汤合逐寒荡惊汤
阴虚风动		虚烦低热，手足心热，易出汗	舌绛少津少苔，脉细数	育阴潜阳，滋肾养肝	大定风珠

五、急惊风的西医治疗

退热、抗惊厥（地西泮）、预防脑损伤。

肾系病证

第二十三单元　水肿

重点提示

本单元风水相搏证为常考知识点，应重点复习。其他证型熟悉即可。

一、概述

小儿水肿是由多种病证引起的体内水液潴留，泛滥肌肤，引起面目、四肢甚则全身浮肿及小便短少，严重的可伴有胸水、腹水为主要表现的常见病证，临床以肾脏疾病引发者多见。好发于2～7岁小儿。

二、病因病机

与肺、脾、肾、三焦、膀胱有关。其标在肺，制在脾，本在肾。基本病机为水液泛滥。病因为感受风邪、湿热内侵、肺脾气虚、脾肾阳虚、气阴两虚。

三、急性肾小球肾炎与肾病综合征的诊断要点与鉴别诊断

1. 急性肾小球肾炎的诊断要点 2021

（1）发病前1～4周多有呼吸道或皮肤感染、丹痧等链球菌感染或其他急性感染史。

（2）急性起病，急性期一般为2～4周。

（3）浮肿及尿量减少。
（4）起病即有血尿，呈肉眼血尿或镜下血尿。
（5）1/3~2/3 患儿病初有高血压，常为 120~150/80~110mmHg。
非典型病例可无水肿、高血压及肉眼血尿，仅发现镜下血尿。
（6）重症早期可出现多种并发症：①高血压脑病。②严重循环充血。③急性肾衰竭。
（7）尿检均有红细胞增多，尿蛋白增高。

2. 肾病综合征的诊断要点 2021
（1）单纯型肾病：①全身水肿。②大量蛋白尿（尿蛋白定性常在 +++ 以上，24 小时尿蛋白定量≥50mg/kg）2017。③低白蛋白血症（血浆白蛋白，儿童 <30g/L，婴儿 <25g/L）。④高脂血症（血浆胆固醇，儿童≥5.7 mmol/L，婴儿≥5.2 mmol/L）。其中以大量蛋白尿和低白蛋白血症为必备条件。

（2）肾炎型肾病：除单纯型肾病四大特征外，还具有以下四项中之一项或多项。①明显血尿，尿中红细胞≥10/HP（见于2周内3次离心尿标本）。②高血压持续或反复出现，学龄儿童血压≥130/90mmHg，学龄前儿童血压≥120/80mmHg，并排除激素所致者。③持续性氮质血症（血尿素氮≥10.7mmol/L），并排除血容量不足所致者。④血总补体量或血 C_3 反复降低。

3. 鉴别诊断　肾病综合征与急性肾炎均以浮肿及尿改变为主要特征，但肾病综合征以大量蛋白尿为主，且伴低白蛋白血症及高脂血症，浮肿多为指凹性。急性肾炎则以血尿为主，浮肿多为非指凹性。

四、辨证论治

1. 辨证要点　首辨阴阳虚实，再辨常证与变证。
2. 治疗原则　利水消肿。
3. 分证论治 2008 2010 2011 2015 2018

证型		证候	治法	方药
常证				
风水相搏	面目、四肢甚则全身浮肿	先眼睑浮肿，继而四肢，皮肤光亮，恶风发热	苔薄白，脉浮	疏风宣肺，利水消肿	麻黄连翘赤小豆汤合五苓散
湿热内侵		小便黄赤短少，发热口渴，大便干结	舌红苔黄腻，脉滑数	清热利湿，凉血止血	五味消毒饮合小蓟饮子
肺脾气虚		面色少华，倦怠乏力，纳少便溏，易感冒	舌淡苔薄白，脉缓弱	益气健脾，利水消肿	参苓白术散合玉屏风散
脾肾阳虚		腰腹、下肢为甚，按之深陷难起，畏寒肢冷，便溏	舌淡胖苔白滑，脉沉细	温肾健脾，利水消肿	真武汤
气阴两虚		面色无华，耳鸣目眩，咽干口燥	舌稍红苔少，脉细弱	益气养阴，利水消肿	六味地黄丸加黄芪

五、西医治疗

抗感染（青霉素 10~14 天），激素疗法（6~9 个月为中程疗法，9 个月以上为长程疗法，复发病例延长隔日服药时间，即"拖尾疗法"），利尿，降压，处理严重并发症。

第二十四单元 尿频

> **重点提示**
>
> 本单元内容较少，重点记忆分型的方药即可。

一、概述

尿频以小便频数为特征，多发于学龄前儿童。

二、病因病机

病因为湿热下注、脾肾气虚、阴虚内热等。主要病机是膀胱气化功能失常。

三、泌尿系感染及白天尿频综合征的诊断要点与鉴别诊断

1. 诊断要点

（1）泌尿系感染：起病急，小便频数，淋沥涩痛，或伴发热、腰痛等为特征。

（2）白天尿频综合征（神经性尿频）：醒时尿频，次数较多，反复发作，无明显其他不适。

2. 鉴别诊断　泌尿系结石和肿瘤也可导致尿频，可结合 B 超和 CT 或泌尿系造影等鉴别。

四、辨证论治

1. 辨证要点　关键在于辨虚实。
2. 治疗原则　实证宜清热利湿，虚证宜温补脾肾或滋阴清热。
3. 分证论治 2007 2015

证型	证候		治法	方药
湿热下注	小便频数	短赤，尿道灼热疼痛，尿液淋沥，浑浊	舌红苔薄黄腻，脉数有力	清热利湿，通利膀胱	八正散
脾肾气虚		滴沥不尽，神倦乏力，面色萎黄，食欲不振	舌有齿痕，苔薄腻，脉细弱	温补脾肾，升提固摄	缩泉丸
阴虚内热		低热盗汗，颧红，五心烦热，咽干口渴	舌红少苔，脉细数	滋阴补肾，清热降火	知柏地黄丸

第二十五单元 遗尿

> **重点提示**
>
> 本单元要重点掌握肾气不足证、肺脾气虚证、心肾失交证的治法、方药，考试出题的可能性还是比较大的。

一、概述

遗尿是 5 周岁以上的小儿睡中小便自遗，醒后方觉的一种病证。本病多见于 10 岁以下的儿童。

二、病因病机

遗尿多与膀胱和肾的功能失调有关，其中尤以肾气不足、膀胱虚寒为多见。膀胱失约是遗尿的主要病机。

三、诊断要点与鉴别诊断

1. 诊断要点　发病年龄在5周岁以上，寐中小便自出，醒后方觉。睡眠较深，不易唤醒，每夜或隔几天发生尿床，甚则每夜遗尿数次。尿常规及尿培养无异常发现。

2. 鉴别诊断　热淋（尿路感染）为尿频急、疼痛，白天小便也急迫难耐而尿出，裤裆常湿。尿常规检查见白细胞或脓细胞。

四、辨证论治

1. 辨证要点　辨虚实寒热。
2. 治疗原则　温补下元，固摄膀胱。
3. 分证论治 2008 2010 2017

证型		证候		治法	方药
肺脾气虚	小便自遗	经常感冒，面色少华，食欲不振，大便溏薄	舌淡红苔薄白，脉沉无力	补肺益脾，固涩膀胱	补中益气汤合缩泉丸
肾气不足		小便清长，面白少华，神疲乏力，肢冷畏寒	舌淡苔白滑，脉沉无力	温补肾阳，固涩膀胱	菟丝子散
心肾失交		寐不安宁，烦躁叫扰，五心烦热	舌红苔薄少津，脉沉细而数	清心滋肾，安神固脬	交泰丸合导赤散
肝经湿热		小便量少色黄，性情急躁，目睛红赤	舌红苔黄腻，脉滑数	清热利湿，泻肝止遗	龙胆泻肝汤

传染病

第二十六单元　麻疹

> ☆重点提示
>
> 本单元考查的知识点比较分散，但以各证型的方药居多，在熟悉病因病机的基础上，重点掌握麻疹顺、逆证的辨证施治。

一、概述

麻疹是由麻疹时邪引起的一种急性出疹性传染病，临床以发热恶寒、咳嗽咽痛、鼻塞流涕，泪水汪汪，羞明畏光，口腔两颊近白齿处可见麻疹黏膜斑，周身皮肤依序布发红色斑丘疹，皮疹消退时皮肤有糠麸状脱屑和棕色色素沉着斑为特征。冬春季多见，6个月至5岁发病率较高，容易并发肺炎。

二、病因病机

1. 麻疹的主要病因病机　感受麻疹时邪。病机为邪犯肺脾，肺脾热炽外发肌肤。
2. 顺证病机

（1）麻疹时邪从口鼻而入，侵及肺脾。早期邪犯肺卫，见发热、咳嗽、喷嚏、流涕等，类似伤风感冒，此为初热期。

（2）麻邪入于气分，侵犯脾脏。脾主肌肉，故疹点隐隐，现于肌肤之间。脾主四肢，故疹由里达表，透发于全身达于四末，疹点出齐，为正气驱邪外泄，为见形期。

（3）疹透之后，邪随疹泄，热去津伤，即为收没期。

3. 逆证病机　因正虚、毒重、失治、护理不当等原因致麻毒郁闭，出疹不顺，形成逆证。

三、诊断要点与鉴别诊断

1. 诊断要点　①易感儿，流行季节，近期有麻疹接触史。②初期发热，流涕，咳嗽，两目畏光多泪，口腔两颊黏膜近白齿处可见麻疹黏膜斑。③典型皮疹自耳后发际及颈部开始，自上而下，蔓延全身，最后达手足心。皮疹为玫瑰色斑丘疹，可散在分布，或不同程度融合。疹退后有糠麸样脱屑和棕褐色色素沉着。

2. 鉴别诊断

病名	麻疹	奶麻	风痧	丹痧	药疹
潜伏期	6~12天	7~17天	5~25天	1~7天	/
初期症状	发热，咳嗽，流涕，泪水汪汪	突然高热，一般情况好	发热，咳嗽流涕，枕部淋巴结肿大	发热，咽喉红肿，化脓疼痛	原发病症状
出诊与发热关系	发热3~4天出疹，出疹时发热更高	发热3~4天出疹，热退疹出	发热1~2天出疹	发热数小时至1天出疹，出疹时热高	无发热，有用药史
特殊体征	麻疹黏膜斑	无	耳后、枕部淋巴结肿大	环口苍白圈，草莓舌，帕氏线	/
皮疹特点	玫瑰色丘疹自耳后发际→额面、颈部→躯干→四肢，3天左右出齐。疹退后遗留棕色色素斑、糠麸样脱屑	玫瑰色斑疹或斑丘疹，较麻疹细小，发疹无一定顺序，疹出后1~2天消退。疹退后无色素沉着，无脱屑	玫瑰色细小斑丘疹自头面→躯干→四肢，24小时布满全身。疹退后无色素沉着，无脱屑	细小红色丘疹，皮肤猩红，自颈、腋下、腹股沟处开始，2~3天遍布全身。疹退后无色素沉着，有大片脱皮	皮疹与用药有关，常反复出现，痒感明显，摩擦及受压部位多。皮疹呈斑丘疹、疱疹、猩红热样皮疹、荨麻疹
周围血象	白细胞计数下降，淋巴细胞增多	白细胞计数下降，淋巴细胞增多	白细胞计数下降，淋巴细胞增多	白细胞计数升高，中性粒细胞增多	/

四、麻疹顺证的辨证论治

1. 辨证要点

（1）顺证：患儿身热不甚，常有微汗，神气清爽，咳嗽而不气促。3~4天后开始出疹，先见于耳后发际，渐次延及头面、颈部、耳后蔓延及胸背腹部、四肢，最后鼻准部及手心、足心均见疹点，疹点色泽红活，分布均匀，无其他合并证候。疹点约在3天内透发完毕，之后依次消退，热退咳减，胃纳渐增，渐趋康复。

（2）逆证：见形期疹出不畅，或疹出即没，或疹色紫暗；高热持续不降，或初热期至见形期体温当升不升，或身热骤降，肢厥身凉者；并见咳剧喘促，痰声辘辘，或声音嘶哑，咳如犬吠，或神昏谵语，惊厥抽风，或面色灰青，四肢厥冷，脉微欲绝等。

2. 治疗原则　以透为顺，以清为要；初热期透表为主、见形期清解为主、收没期养阴为主。

3. 分证论治 **2021**

证型		证候		治法	方药
顺证					
邪犯肺卫（初热期）	发热	咳嗽，鼻塞流涕，喷嚏，泪水汪汪	舌偏红苔微黄，脉浮数	辛凉透表，清宣肺卫	宣毒发表汤
邪入肺胃（出疹期）		壮热，疹点由细小稀少而逐渐稠密	舌红赤苔黄腻，脉数有力	清凉解毒，透疹达邪	清解透表汤
阴津耗伤（收没期）		疹点出齐，发热渐退，咳嗽减轻	舌红少津，苔薄净，脉细无力	养阴益气，清解余邪	沙参麦冬汤

第二十七单元　奶麻

重点提示

本单元为临床常见病，掌握辨证论治。

一、概述

西医学称为幼儿急疹，是由人疱疹病毒 6 型感染而引起的一种急性出疹性传染病，好发于年龄为 6～18 个月小儿，3 岁以后少见。患病后可获持久免疫力。

二、辨证论治

1. 辨证要点　以卫气营血辨证为纲。
2. 治疗原则　解表清热。
3. 分证论治

证型		证候		治法	方药
邪郁肌表	躯干等部位出现皮疹	骤发高热，持续 3～4 天，神情正常或稍有烦躁	舌偏红苔薄黄，指纹浮紫	疏风清热，宣透邪毒	银翘散
毒透肌肤		身热已退，皮疹延及全身，1～2 天消退	舌偏红苔薄少津，指纹淡紫	清热生津，以助康复	银翘散合养阴清肺汤

第二十八单元　风痧

重点提示

本单元出题率一般。但中医的辨证论治，尤其是邪犯肺卫证要掌握。

一、概述

风痧即风疹，是感受风热时邪，以轻度发热、咳嗽，全身皮肤出现细沙样玫瑰色斑丘疹，耳后、枕部淋巴结肿大为特征的急性出疹性传染病。四季均可发病，多于冬春季节流行。以 1～5 岁小儿多见。患病后可获得持久性免疫。

二、病因病机

病因以感受风疹时邪为主。病机为邪犯肺卫，外发肌肤。其主要病变在肺卫。时邪自口鼻而入，与气血相搏，正邪相争，外泄于肌肤。

三、诊断要点
1. 有风疹接触史。
2. 初期类似感冒，发热1天左右，皮肤出现淡红色斑丘疹，经过1天后皮疹布满全身，出疹1～2天后，发热渐退，皮疹逐渐隐没，皮疹消退后，可有皮肤脱屑，但无色素沉着。
3. 一般全身症状较轻，但常伴耳后及枕部臀核肿大、左胁下痞块。

四、辨证论治
1. 辨证要点　以温病卫气营血辨证为纲，辨证候轻重。
2. 治疗原则　疏风清热。
3. 分证论治 2007 2011

证型	证候			治法	方药
邪犯肺卫	发热，皮肤出现细沙样玫瑰色斑丘疹	发热恶风，喷嚏流涕，轻微咳嗽	舌红苔薄白，脉浮数	疏风清热透疹	银翘散
邪入气营		壮热口渴，疹色鲜红或紫暗	舌红赤苔黄糙，脉洪数	清气凉营解毒	透疹凉解汤

第二十九单元　丹痧

> **重点提示**
>
> 　　本病虽为典型的小儿疾病，但近年来发病率有所减少，出题率也逐渐降低，复习时在了解其病因病机的基础上，熟悉临床表现即可。

一、概述
丹痧是因感受痧毒疫疠之邪而引起的急性时行疾病，以发热，咽喉肿痛或伴腐烂，全身布发猩红色皮疹，疹后脱屑脱皮为主要表现。西医学称为"猩红热"。

二、病因病机
丹痧的发病原因，为痧毒疫疠之邪，乘时令不正之气，机体脆弱之机，从口鼻侵入人体，蕴于肺胃二经。主要病机为邪侵肺胃，热毒炽盛，内外充斥，外透肌肤。

三、诊断要点与鉴别诊断
1. 诊断要点
（1）有与猩红热病人接触史。
（2）起病急，突然高热，咽部红肿疼痛，并可化脓。
（3）在起病24小时内开始出现皮疹，先于颈、胸、背及腋下、肘弯等处，迅速蔓延全身，其色鲜红细小，并见环口苍白圈和草莓舌 2012 2015。
（4）皮疹出齐后1～2天，身热、皮疹渐退，伴脱屑或脱皮。
2. 鉴别诊断
（1）金黄色葡萄球菌感染：其皮疹比猩红热皮疹消退快，且疹退后无脱皮现象，全身症状不减轻。咽拭子、血培养可见金黄色葡萄球菌。
（2）皮肤黏膜淋巴结综合征（川崎病）：可有草莓舌、猩红热样皮疹或多形性红斑皮疹。川崎病婴儿多见持续高热1～3周，眼结膜充血，唇红皲裂，手足出现硬性水肿，掌、跖及指（趾）端潮红，持续10天左右始退，于甲床皮肤交界处出现特征性指（趾）端薄片状或膜状脱皮。青霉素等抗生素治疗无效。

四、辨证论治

1. 辨证要点　以卫气营血为主要辨证方法。
2. 治疗原则　清热解毒，清利咽喉。
3. 分证论治 2010 2012 2015

证型	证候			治法	方药
邪侵肺卫	发热，咽喉肿痛	头痛畏寒，肌肤无汗，皮肤潮红	舌红苔薄黄，脉浮数有力	辛凉宣透，清热利咽	解肌透痧汤
毒炽气营		壮热不解，烦躁口渴，皮疹色红如丹	舌面光红起刺，状如草莓，脉数有力	清气凉营，泻火解毒	凉营清气汤
疹后阴伤		身热渐退，咽部糜烂疼痛减轻，唇干口燥	舌红少津苔剥脱，脉细数	养阴生津，清热润喉	沙参麦冬汤

五、西医治疗

首选青霉素，如对青霉素过敏，可用红霉素或头孢菌素。

第三十单元　水痘

> ☆重点提示
> 水痘是小儿的常见病，主要掌握邪伤肺卫证及邪炽气营证的治法方药。

一、概述

水痘是由水痘时邪引起的一种传染性强的出疹性疾病。以发热，皮肤黏膜分批出现瘙痒性皮疹、丘疹、疱疹、结痂并同时存在为主要特征 2018。冬春二季发病率高，6~9岁儿童最为多见。

二、病因病机

本病为感受水痘时邪，主要病机为时邪蕴郁肺脾，湿热蕴蒸、透于肌表 2021。

三、诊断要点

1. 起病2~3周前有水痘接触史。
2. 初起有发热、流涕、不思饮食等症，发热大多不高。在发热1~2天内即于头、面、发际及全身其他部位出现红色斑丘疹，以躯干部较多，四肢部位较少，疹点出现后很快为疱疹，大小不等，内含水液，周围有红晕，继而结成痂盖脱落，不留瘢痕。
3. 皮疹分批出现，此起彼落，在同一时期，丘疹、疱疹、干痂往往同时并见。

四、辨证论治

1. 辨证要点　重在辨卫分、气分、营分。
2. 治疗原则　清热解毒利湿。
3. 分证论治 2006 2016 2019

证型	证候			治法	方药
邪伤肺卫	皮疹、丘疹、疱疹、结痂同时存在	发热轻微，鼻塞流涕，疹色红润，疱浆清亮	苔薄白，脉浮数	疏风清热，利湿解毒	银翘散
邪炽气营		壮热不退，烦躁不安，疹色紫暗，疱浆浑浊	舌红苔黄糙而干，脉数有力	清气凉营，解毒化湿	清胃解毒汤

第三十一单元 手足口病

> **重点提示**
> 本单元考查率呈上升趋势,复习时着重掌握每个证型的症状及方药。

一、概述

手足口病是感受手足口病时邪引起的发疹性传染病,临床以手足肌肤、口咽部发生疱疹为特征。夏、秋季节多见,常见于5岁以下小儿,本病传染性强,易引起流行。

二、病因病机

1. 病因 由手足口病时邪引发。
2. 病机 病变部位在肺、脾二经,病机是邪蕴肺脾,外透肌表。

三、诊断要点与鉴别诊断

1. 诊断要点

(1) 发病前1~2周有手足口病接触史。

(2) 多数突然起病,发病前1~2天或发病的同时出现发热,多在38℃左右,可伴头痛、咳嗽、口痛、恶心、呕吐、泄泻等症状。一般体温越高,病程越长,病情越重。

(3) 口腔及手足部发生疱疹。在口腔疱疹出现后1~2天可见皮肤斑丘疹,呈离心性分布,以手足部多见,很快变为疱疹,疱疹呈圆形或椭圆形扁平凸起,如米粒至豌豆大,质地较硬,多不破溃,内有浑浊液体,周围绕以红晕。疱疹长轴与指(趾)皮纹走向一致,7~10天消退,疹退后无瘢痕及色素沉着。

2. 鉴别诊断

(1) 水痘:疱疹较手足口病稍大,呈向心性分布,躯干、头面多,四肢少,疱壁薄,易破溃结痂。疱疹多呈椭圆形,其长轴与躯体的纵轴垂直,且在同一时期同一皮损区斑丘疹、疱疹、结痂并见。

(2) 疱疹性咽峡炎:5岁以下小儿多见,起病较急,常突发高热、流涕、口腔疼痛甚或拒食,体检可见口腔内出现灰白色小疱疹,1~2天内疱疹破溃形成溃疡,颌下淋巴结可肿大,很少累及颊黏膜、舌、龈及口腔以外部位皮肤。

四、辨证论治

1. 辨证要点 以脏腑辨证为纲。
2. 治疗原则 清热祛湿解毒。
3. 分证论治

证型	证候			治法	方药
邪犯肺脾	手足散在丘疱疹	发热轻微,流涕咳嗽,疱液清亮,分布稀疏,不欲进食	舌红苔薄黄腻,脉浮数	宣肺解表,清热化湿	甘露消毒丹
湿热蒸盛		身热持续,烦躁口渴,分布稠密,疱液浑浊	舌红绛苔黄燥,脉滑数	清热凉营,解毒祛湿	清瘟败毒饮

第三十二单元　痄腮

> **重点提示**
>
> 本单元出题率一般，需掌握痄腮的临床特征及毒窜睾腹的治法方药，其余内容了解即可。

一、概述

痄腮是由痄腮时邪所致的急性传染病。西医称为流行性腮腺炎。以发热、耳下腮部肿胀为特征。多发于3岁以上儿童。冬春易流行。感染后可获终生免疫。

二、病因病机

本病为感受痄腮时邪所致。主要病机为邪毒壅阻足少阳经脉，与气血相搏，凝滞于耳下腮部。

三、诊断要点与鉴别诊断

1. 诊断要点　发病前2~3周有流行性腮腺炎接触史。发热，以耳垂为中心的腮部肿痛，边缘不清，触之有弹性感，压痛明显。常一侧先肿大，2~3天后对侧亦可肿大。

2. 鉴别诊断　化脓性腮腺炎（发颐）腮腺肿大多为一侧，表皮泛红，疼痛剧烈，拒按，按压腮部可见口腔内腮腺管口有脓液溢出，无传染性，血白细胞计数及中性粒细胞增高。

四、辨证论治

1. 辨证要点　以经络辨证为主，同时辨常证、变证。
2. 治疗原则　清热解毒，软坚散结。
3. 分证论治 2007 2008 2009 2010 2011 2016

证型		证候		治法	方药
常证					
邪犯少阳	腮部肿痛	轻微发热恶寒，头痛咽红	舌红苔薄黄，脉浮数	疏风清热，散结消肿	柴胡葛根汤
热毒蕴结		高热，坚硬拒按，烦躁不安，口渴欲饮，便结	舌红苔黄，脉滑数	清热解毒，软坚散结	普济消毒饮
变证					
邪陷心肝	腮部肿痛	高热，神昏嗜睡，项强，抽搐	舌红苔黄，脉弦数	清热解毒，息风开窍	清瘟败毒饮
毒窜睾腹		一侧或双侧睾丸肿胀疼痛	舌红苔黄，脉数	清肝泻火，活血止痛	龙胆泻肝汤

五、药物外治

如意金黄散、紫金锭、青黛散等。

六、预防与调护

发病期间应隔离治疗，直至腮部肿胀完全消退后3天为止。

虫证

第三十三单元　虫证

> **重点提示**
>
> 蛔虫病现在已经少见，故考到的概率比较少，重点记忆乌梅丸，其他了解即可。

蛔虫病

1. 概述　感染蛔虫卵引起的小儿常见肠道寄生虫病，以脐周疼痛，时作时止，饮食异常，大便下虫，或粪便镜检有蛔虫卵为主要特征。

2. 诊断要点　可有吐蛔、便蛔史。反复脐周疼痛，腹部按之有条索状物或团块，轻揉可散，食欲异常，形体消瘦。合并蛔厥、虫瘕，可见阵发性剧烈腹痛，伴恶心呕吐，或吐出蛔虫。

3. 辨证论治

（1）辨证要点：以六腑辨证为纲。

（2）治疗原则：驱蛔杀虫为主，辅以调理脾胃。

（3）分证论治 **2006** **2015** **2017**

证型	证候		治法	方药
肠虫	脐周疼痛	食欲不振，日渐消瘦，疼痛轻重不一，时作时止	舌尖红赤苔花剥，脉弦滑	驱蛔杀虫，调理脾胃	使君子散
蛔厥		绞痛，恶心呕吐，常吐出胆汁或蛔虫，肢冷汗出	苔黄腻，脉弦数	安蛔定痛，继则驱虫	乌梅丸
虫瘕		腹部扪及质软、无痛可移动团块，频繁呕吐	苔白，脉滑数	行气通腑，散蛔驱虫	驱蛔承气汤

注：表中"证候"列实际包含两子列（症状、舌脉），"脐周疼痛"为合并单元格。

4. 其他疗法　单方验方、推拿疗法、针灸疗法、西医治疗（甲苯咪唑、丙硫咪唑、驱蛔灵等）。

5. 预防与调护　服驱虫药宜空腹。

其他疾病

第三十四单元　紫癜

> **重点提示**
>
> 本单元的考试重点是紫癜各证型的治法、方药，尤其是风热伤络证，应重点掌握。

一、概述

小儿常见的出血疾病，以血液溢于皮肤黏膜之下，出现瘀点瘀斑，压之不退色为临床特征。

1. 过敏性紫癜　好发于3~14岁，学龄儿童多见，男性多于女性，春秋两季发病较多。
2. 免疫性血小板减少症　好发于2~5岁，其死亡率约1%，主要致死原因为颅内出血。

二、病因病机

小儿素体正气亏虚是发病之内因，外感风热时邪及其他疫气是发病之外因。风热之邪与气血相搏，热伤脉络，迫血妄行，溢于脉外，渗于皮下，发为紫癜。

三、过敏性紫癜与免疫性血小板减少症的诊断要点与鉴别诊断

1. 过敏性紫癜　发病前可有上呼吸道感染或服食某些致敏食物、药物等诱因。多见于下肢伸侧及臀部、关节周围，为高出皮肤的鲜红色至深红色丘疹、红斑或荨麻疹，大小不一，多呈对称性，分批出现，压之不退色。血小板计数等正常。
2. 免疫性血小板减少症　皮肤、黏膜见瘀点、瘀斑，瘀点多为针尖样大小，一般不高出皮面，多不对称，可遍及全身，但以四肢及头面部多见。出血时间延长，血块收缩不良，束臂试验阳性。

四、辨证论治

1. 辨证要点　起病急，病程短，紫癜颜色鲜明者，多属实；起病缓，病情反复，病程缠绵，紫癜颜色较淡者，多属虚。
2. 治疗原则　实证以清热凉血为主；虚证以益气摄血、滋阴降火为主。
3. 分证论治 2008　2009　2010　2011　2015　2017　2018

证型	证候		治法	方药
风热伤络	皮肤出现瘀点瘀斑，压之不退色	下肢及臀部居多，呈对称分布，色泽鲜红	舌红苔薄黄，脉浮数	疏风清热，凉血安络	银翘散
血热妄行		斑色鲜红，鼻衄齿衄，便血，尿血	舌红苔黄燥，脉数有力	清热解毒，凉血止血	犀角地黄汤
气不摄血		鼻衄、齿衄、神疲乏力、食欲不振、头晕心慌	舌淡苔薄，脉细无力	健脾养心，益气摄血	归脾汤
阴虚火旺		时发时止，鼻衄齿衄，低热盗汗	舌红少苔，脉细数	滋阴降火，凉血止血	知柏地黄丸

五、西医治疗

1. 过敏性紫癜　去除致病因素，如控制感染、补充维生素。
2. 免疫性血小板减少症　急性型用大剂量丙种球蛋白、短疗程肾上腺皮质激素等。

第三十五单元　维生素D缺乏性佝偻病

> **重点提示**
>
> 本单元需掌握发病年龄及中医辨证论治。

一、概述

维生素D缺乏性佝偻病简称佝偻病，是由于儿童体内维生素D不足，致使钙磷代谢失常的一种慢性营养性疾病，以正在生长的骨骺端软骨板不能正常钙化，造成骨骼病变为其特征。多见于2岁内婴幼儿。

二、病因病机

病因为胎元失养、乳食失调、日照不足、体虚多病等。病机为脾肾虚亏，常累及心肺肝。

三、辨证论治

1. 辨证要点　首辨脾虚（面色欠华、纳呆便溏）或肾虚（骨骼改变），次辨轻重。
2. 治疗原则　调补脾肾。
3. 分证论治

证型	证候			治法	方药
肺脾气虚	囟门增大/迟闭	肌肉松软，食欲不振，反复易感	舌淡苔薄白，脉细无力	健脾补肺	人参五味子汤
脾虚肝旺		夜啼不宁，易惊多惕，纳呆食少	舌淡苔薄，脉细弦	健脾助运，平肝息风	益脾镇惊散
肾精亏损		出牙、坐立、行走迟缓，面白虚烦	舌淡苔少，脉细无力	补肾填精，佐以健脾	补肾地黄丸

四、西医治疗

口服维生素D＋钙剂，连服2～3个月。

第三十六单元　传染性单核细胞增多症

> **重点提示**
>
> 本单元考查率一般，了解发病特点和辨证论治即可。

一、概述

传染性单核细胞增多症是由传单时邪（EB病毒）引起的急性传染病。临床表现以发热，咽峡炎，淋巴结肿大，肝脾肿大、外周血中淋巴细胞增多且异型淋巴细胞增多为特征 2020。本病属中医"瘟疫"范畴。

二、病因病机

本病为疫邪致病，发病按卫气营血规律传变，病涉脏腑经络，主要病机为热痰瘀互结。

三、诊断要点

有传单接触史；不规则发热；咽峡炎；淋巴结肿大；肝脾肿大；皮疹；异型淋巴细胞10%以上；嗜异性凝集试验阳性；EB病毒特异性抗体阳性。

四、辨证论治

1. 辨证要点　按卫气营血辨证。
2. 治疗原则　清热解毒，化痰祛瘀。

3. 分证论治

证型	证候			治法	方药
邪犯肺胃	发热，咽红疼痛、淋巴结肿大	微恶风寒，头痛咳嗽，不思饮食	舌红苔薄黄，脉浮数	疏风清热，宣肺利咽	银翘散
气营两燔		壮热烦渴，口疮口臭，面红唇赤	舌红苔黄糙，脉洪数	清气凉营，解毒化痰	普济消毒饮
痰热流注		热型不定，肝脾肿大	舌红苔黄腻，脉滑数	清热化痰，通络散瘀	清肝化痰丸
湿热蕴滞		发热缠绵不退，身热不扬，胸腹痞闷	舌偏红苔黄腻，脉濡数	清热解毒，行气化湿	甘露消毒丹
正虚邪恋	病程日久，发热渐退或低热不退，神疲气弱，咽部稍红		舌淡红剥苔，脉细弱	益气生津，兼清余热	气虚邪恋用竹叶石膏汤；阴虚邪恋用青蒿鳖甲汤、沙参麦冬汤

五、西医治疗

1. 抗病毒治疗　阿昔洛韦、更昔洛韦、EBV特异性免疫球蛋白。
2. 对症治疗　高热者可予物理降温，注意口腔清洁和水、电解质平衡等。
3. 急症处理　最严重的并发症为脾破裂。若出现脾破裂，宜迅速补充血容量和行脾切除。

第九篇　针灸学

第一单元　经络系统

> ☆**重点提示**
>
> 本单元为针灸学的基础内容，也是出题的热点单元。重点掌握十二经脉的走向与交接规律，考点基本围绕着这几个知识点展开。其次把握奇经八脉的名称和任脉、督脉的作用。最后要熟记十五络脉的分布特点，其余了解即可。

一、经络系统的组成

经络是经脉和络脉的总称，是人体内运行气血的通道。

二、十二经脉

1. 名称

手足三阴	手足三阳
手太阴肺经	手阳明大肠经
手厥阴心包经	手少阳三焦经
手少阴心经	手太阳小肠经
足太阴脾经	足阳明胃经
足厥阴肝经	足少阳胆经
足少阴肾经	足太阳膀胱经

2. 分布规律

（1）十二经脉在体表左右对称地分布于头面、躯干和四肢，纵贯全身。

（2）六阴经分布于四肢内侧和胸腹，六阳经分布于四肢外侧和头面、躯干。

（3）十二经脉在四肢的分布规律 2002　2006　2008　2019　2021

三阴经	上肢	太阴肺经在前，厥阴心包经在中，少阴心经在后
	下肢	内踝上8寸以下：厥阴肝经在前，太阴脾经在中，少阴肾经在后
		内踝上8寸以上：太阴脾经在前，厥阴肝经在中，少阴肾经在后
三阳经	上肢	阳明大肠经在前，少阳三焦经在中，太阳小肠经在后
	下肢	阳明胃经在前，少阳胆经在中，太阳膀胱经在后

3. 十二经脉的属络表里关系　阴经属脏络腑主里，阳经属腑络脏主表。

手足阴经	手足阳经
手太阴肺经	手阳明大肠经
手厥阴心包经	手少阳三焦经
手少阴心经	手太阳小肠经
足太阴脾经	足阳明胃经
足厥阴肝经	足少阳胆经
足少阴肾经	足太阳膀胱经

4. 十二经脉的循行走向与交接规律

（1）循行走向 2003 2004 2005 2009：①手三阴经从胸走手，手三阳经从手走头。②足三阳经从头走足，足三阴经从足走腹胸。

（2）交接规律 2003 2004 2005 2019：①阴经与阳经（互为表里）在手足末端相交。②阳经与阳经（同名经）在头面部相交。③相互衔接的阴经与阴经在胸中相交。

三、奇经八脉

1. 名称　任脉、督脉、冲脉、带脉、阳跷脉、阴跷脉、阳维脉、阴维脉。
2. 奇经八脉的循行分布及临床意义 2005 2008 2009 2011 2020 2021

	循行分布	临床意义
任脉	胸腹正中，上抵颏部	妊养诸阴经，统调全身阴气和精血，为"阴脉之海"
督脉	腰背正中，上至头面	督领诸阳经，统摄全身阳气和真元，为"阳脉之海"
冲脉	与足少阴肾经并行，环绕口唇。督脉、任脉、冲脉皆起于胞中，同出会阴，称"一源三歧"	涵蓄十二经气血，为"十二经脉之海"或"血海"
带脉	起于胁下，绕行腰间一周	约束纵行躯干的诸条经脉
阴维脉	起于小腿内侧，沿腿股内侧上行，至咽喉与任脉会合	主一身之里，维系一身阴经
阳维脉	起于足跗外侧，沿腿膝外侧上行，至项后与督脉相会	主一身之表，维系一身阳经
阴跷脉	起于足跟内侧，随足少阴经上行，至目内眦与阳跷脉会合	调节下肢运动，司寤寐
阳跷脉	起于足跟外侧，伴足太阳经上行，至目内眦与阴跷脉会合	

四、十五络脉

分布

1. 十二经络脉在四肢肘膝关节以下本经络穴分出后，均走向与其相表里的经脉，阴经络脉走向阳经，阳经络脉走向阴经。
2. 任脉的别络从鸠尾分出后散布于腹部。
3. 督脉的别络从长强分出后散布于头，左右别走足太阳经。
4. 脾之大络从大包分出后散布于胸胁。
5. 浮络指浮行于浅表部位的络脉；孙络是络脉最细小的分支。

五、十二经筋

分布

1. 十二经筋均起于四肢末端，上行头面胸腹部。行于体表，不入内脏。具有结、聚、散、络的特点。
2. 足三阳经筋起于趾端，结于颇（面）。
3. 足三阴经筋起于趾端，结于阴器（腹部）。
4. 手三阳经筋起于指端，结于角部（头部）。
5. 手三阴经筋起于指端，结于贲（胸）。

第二单元　经络学说的临床应用

> **重点提示**
>
> 本单元内容较为简单，考点也很局限，考生复习时通读了解即可。

经络学说的临床应用
1. 诊断方面　分经辨证、经络诊法、现代检测。
2. 治疗方面　①指导针灸治疗。②指导药物归经。

第三单元　腧穴的分类

> **重点提示**
>
> 本单元内容较少，复习时只需把这几个概念记住即可。

1. 十四经穴　是指具有固定的位置和名称，且归属于十四经脉，这类腧穴具有与归属经脉密切相关的某些主治或作用规律，总数为362个。
2. 奇穴　是指既有一定的名称，又有固定的位置，但尚未归入或不便归入十四经脉系统的腧穴，又称为"经外奇穴" 2019 。
3. 阿是穴　既无固定名称，也无固定位置，只是以压痛点或病变局部或其他反应点等作为针灸施术的部位。

第四单元　腧穴的主治特点和规律

> **重点提示**
>
> 本单元内容以熟悉理解为主，单独考查的可能性不大。

一、主治特点
1. 近治作用　腧穴具有治疗其所在部位局部及邻近组织、器官病证的作用，是"腧穴所在，主治所在"规律的体现。
2. 远治作用　腧穴具有治疗其远隔部位的脏腑、组织器官病证的作用，是"经脉所过，主治所及"规律的反映 2020 2021 。
3. 特殊作用　某些腧穴具有双向的良性调整作用和相对特异的治疗作用。

二、主治规律

分经主治规律：某一经脉所属的腧穴均可治疗该经循行部位及其相应脏腑的病证。根据这一规律，后世医家有"宁失其穴，勿失其经"之说。

1. 手三阴经腧穴主治规律

经名	本经主治	二经相同主治	三经相同主治
手太阴经	肺、喉病	/	胸部病
手厥阴经	心、胃病	神志病	
手少阴经	心病		

2. 手三阳经腧穴主治规律

经名	本经主治	二经相同主治	三经相同主治
手阳明经	前头、鼻、口、齿病	/	目病、咽喉病、热病
手少阳经	侧头、胁肋病	目病、耳病	
手太阳经	后头、肩胛病，神志病		

3. 足三阳经腧穴主治规律

经名	本经主治	二经相同主治	三经相同主治
足阳明经	前头、口齿、咽喉病，胃肠病	/	神志病、热病
足少阳经	侧头、耳、项、胁肋病，胆病	眼病	
足太阳经	后头、项、背腰病，肛肠病		

4. 足三阴经腧穴主治规律

经名	本经主治	二经相同主治	三经相同主治
足太阴经	脾胃病	/	腹部病、妇科病
足厥阴经	肝病	前阴病	
足少阴经	肾病、肺病、咽喉病		

5. 任脉、督脉腧穴主治规律

经名	本经主治	二经相同主治
任脉	中风脱证、虚寒、下焦病	神志病、脏腑病、妇科病
督脉	中风、昏迷、热病、头面部病	

第五单元　特定穴

> **重点提示**
>
> 本单元内容以熟悉了解为主，考点内容基本都会在其他单元中用到。重点掌握原穴、络穴的临床应用以及八脉交会穴的内容，其余内容通读了解。

一、特定穴的分类及概念

特定穴是指十四经中具有特殊治疗作用，并有特定称号的腧穴。分为"五输穴""原穴""络穴""郄穴""下合穴""背俞穴""募穴""八会穴""八脉交会穴"和"交会穴"10类。

二、原穴、络穴、背俞穴、募穴、八脉交会穴、八会穴的内容及临床应用

1. 原穴、络穴　原穴是脏腑原气经过和留止的部位,又称为"十二原"。络穴是指络脉从本经别出的部位。

(1) 分布特点与组成:①原穴分布在腕、踝关节附近的十二经上,阴经五脏之原穴,与五输穴中的输穴为同一穴,所谓"阴经之输并于原"。②十二经的络穴均位于肘膝关节以下,任脉之络穴鸠尾位于上腹部,督脉之络穴长强位于尾骶部,脾之大络大包位于胸胁部,共十五穴,故称为"十五络穴"。

经脉	原穴	络穴	经脉	原穴	络穴
手太阴肺经	太渊	列缺	手阳明大肠经	合谷	偏历
手厥阴心包经	大陵	内关	手少阳三焦经	阳池	外关
手少阴心经	神门	通里	手太阳小肠经	腕骨	支正
足太阴脾经	太白	公孙	足阳明胃经	冲阳	丰隆
足厥阴肝经	太冲	蠡沟	足少阳胆经	丘墟	光明
足少阴肾经	太溪	大钟	足太阳膀胱经	京骨	飞扬

(2) 临床应用:原穴可用于诊断和治疗脏腑疾病;络穴除可治疗本经脉的病证、本络脉的虚实病证外,还能治疗其相表里之经的病证 2021。

2. 背俞穴、募穴　背俞穴分布于背腰部的膀胱经第1侧线上。募穴分布在胸腹部相关经脉上。腑病多选其募穴治疗,脏病多选其背俞穴治疗。

六脏	背俞穴	募穴	六腑	背俞穴	募穴
肺	肺俞	中府	大肠	大肠俞	天枢
心包	厥阴俞	膻中	三焦	三焦俞	石门
心	心俞	巨阙	小肠	小肠俞	关元
脾	脾俞	章门	胃	胃俞	中脘
肝	肝俞	期门	胆	胆俞	日月
肾	肾俞	京门	膀胱	膀胱俞	中极

3. 八脉交会穴　奇经八脉与十二正经脉气相通的八个腧穴,均分布于肘膝以下,可单独应用,治疗各自相通的奇经病证,也可相配治疗两条奇经相合部位的疾病 2021。

穴名	主治	相配合主治
公孙	冲脉病证	心、胸、胃疾病
内关	阴维脉病证	
后溪	督脉病证	目内眦、颈项、耳、肩部疾病
申脉	阳跷脉病证	
足临泣	带脉病证	目锐眦、耳后、颊、颈、肩部疾病
外关	阳维脉病证	
列缺	任脉病证	肺系、咽喉、胸膈疾病
照海	阴跷脉病证	

4. 八会穴　脏、腑、气、血、筋、脉、骨、髓等精气所会聚的腧穴。

(1) 分布特点和组成:脏、腑、气、血、骨之会穴位于躯干部,筋、脉、髓之会穴位于四肢部。脏会章门,腑会中脘,气会膻中,血会膈俞,筋会阳陵泉,脉会太渊,骨会大杼,髓会

绝骨 2020 。

（2）临床应用：凡与此八者有关的病证均可选用相应的八会穴来治疗，如六腑之病，可选腑会之中脘，血证可选血会之膈俞等。

第六单元　腧穴的定位方法

> ☆重点提示
>
> 本单元虽然内容较少，但却是历年必考点，需对骨度分寸定位法了如指掌。体表解剖标志定位法和手指同身取穴法了解即可。

1. 骨度分寸定位法 2006 2007 2008 2009 2019 2021

部位	起止点	折量寸	度量法	说　明
头面部	前发际正中至后发际正中	12	直寸	用于确定头部腧穴的纵向距离
	眉间（印堂）至前发际正中	3	直寸	用于确定头前部腧穴的纵向距离
	两额角发际（头维）之间	9	横寸	用于确定头前部腧穴的横向距离
	耳后两乳突（完骨）之间	9	横寸	用于确定头后部腧穴的横向距离
胸腹胁部	胸骨上窝（天突）至剑胸联合中点（歧骨）	9	直寸	用于确定胸部任脉穴的纵向距离
	胸剑联合中点（歧骨）至脐中	8	直寸	用于确定上腹部腧穴的纵向距离
	脐中至耻骨联合上缘（曲骨）	5	直寸	用于确定下腹部腧穴的纵向距离
	两乳头之间	8	横寸	用于确定胸腹部腧穴的横向距离
	腋窝顶点至第11肋游离端（章门）	12	直寸	用于确定胁肋部腧穴的纵向距离
	两肩胛骨喙突内侧缘之间	12	横寸	用于确定胸部腧穴的横向距离
背腰部	肩胛骨内缘至后正中线	3	横寸	用于确定背腰部腧穴的横向距离
上肢部	腋前、后纹头至肘横纹（平尺骨鹰嘴）	9	直寸	用于确定上臂部腧穴的纵向距离
	肘横纹（平尺骨鹰嘴）至腕掌（背）侧远端横纹	12	直寸	用于确定前臂部腧穴的纵向距离
下肢部	耻骨联合上缘至髌底	18	直寸	用于确定大腿内侧部腧穴的纵向距离
	髌底至髌尖	2	直寸	
	髌尖（膝中）至内踝尖	15	直寸	用于确定小腿内侧部腧穴的纵向距离
	胫骨内侧髁下方阴陵泉至内踝尖	13	直寸	用于确定小腿内侧部腧穴的纵向距离
	股骨大转子至腘横纹（平髌尖）	19	直寸	用于确定大腿前外侧部腧穴的纵向距离
	臀沟至腘横纹	14	直寸	用于确定大腿后部腧穴的纵向距离
	腘横纹（平髌尖）至外踝尖	16	直寸	用于确定小腿外侧部腧穴的纵向距离
	内踝尖至足底	3	直寸	用于确定足内侧部腧穴的纵向距离

2. 体表解剖标志定位法

（1）固定标志：是指各部位由骨节、肌肉所形成的突起、凹陷，以及五官轮廓、发际、指

（趾）甲、乳头、肚脐等，以在自然姿势下可见的标志作为取穴标志。

（2）活动标志：是指利用关节、肌肉、皮肤，随活动而出现的孔隙、凹陷、皱纹等作为取穴标志。

3. 手指同身寸取穴法

（1）中指同身寸：即以患者的中指屈曲时，中节桡侧两端纹头之间作为 1 寸。

（2）拇指同身寸：即指拇指的指间关节的宽度作为 1 寸。

（3）横指同身寸：即"一夫法"，也就是将食、中、环、小指相并，四横指为一夫，即四横指相并，以其中指第 2 节为准，量取四指的宽度作为 3 寸。

第七单元　手太阴肺经、腧穴

> ☆重点提示
>
> 本单元虽然穴位较少，但是都为临床常用穴，所以考试出题的可能性比较大，对于穴位的定位和主治要点，都应熟记。另外经脉循行，万万不能忽略，此部分考题很频繁，每个单元都应注意。

1. 经脉循行　起自中焦，向下联络大肠，返回胃的上口贯穿膈肌，入属肺脏，从肺系横行走向腋下，沿上臂内侧，行手少阴心经、手厥阴心包经之前，下至肘中，沿前臂内侧桡骨尺侧缘下行，进入寸口，沿鱼际边缘，出大拇指末端。其支脉从腕后桡骨茎突上方分出，经手背虎口部至食指桡侧端 2004　2017。

2. 主治概要　本经腧穴主治咳、喘、咽喉痛等肺系及其联系器官病证，以及经脉循行部位的其他病证。

3. 常用腧穴的定位、主治要点和操作

（1）尺泽　合穴

【定位】在肘区，肘横纹上，肱二头肌腱桡侧缘凹陷中 2002　2019。

【主治】①咳嗽、气喘、咯血、咽喉肿痛等肺系实热性病证；②肘臂挛痛；③急性腹痛、吐泻、中暑、小儿惊风等急症 2002　2005。

【操作】直刺 0.8～1.2 寸，或点刺出血。

（2）列缺　络穴；八脉交会穴（通任脉）2018　2021

【定位】在前臂，腕掌侧远端横纹上 1.5 寸，拇短伸肌腱和拇长展肌腱之间，拇长展肌腱沟的凹陷中。简便取穴法：两手虎口自然平直交叉，一手食指按在另一手桡骨茎突上，指尖下凹陷中是穴。

【主治】①咳嗽、气喘、咽喉肿痛等肺系病证；②头痛、齿痛、项强、口㖞等头面部疾患；③手腕痛。

【操作】向肘部斜刺 0.5～0.8 寸。

（3）太渊　输穴；原穴；八会穴之脉会 2018　2019　2021

【定位】在腕前区，桡骨茎突与手舟骨之间，拇长展肌腱尺侧凹陷中。

【主治】①咳嗽、气喘、咽痛、胸痛等肺系疾患；②无脉症；③腕臂痛。

【操作】避开桡动脉，直刺 0.3～0.5 寸。

（4）鱼际　荥穴

【定位】在手外侧，第 1 掌骨桡侧中点赤白肉际处。

【主治】①咳嗽、咯血、咽干、咽喉肿痛、失音等肺系病证；②外感发热，掌中热；③小儿疳积。

【操作】直刺0.5~0.8寸。

（5）少商　井穴

【定位】在手指，拇指末节桡侧，指甲根角侧上方0.1寸。

【主治】①咽喉肿痛、鼻衄等肺系实热证；②中暑，发热；③昏迷，癫狂 2001 2005；④指肿，麻木。

【操作】浅刺0.1寸，或点刺出血。

第八单元　手阳明大肠经、腧穴

> ☆重点提示
>
> 本单元重点穴位不多，合谷、曲池、手三里等常用穴应重点记忆。其他穴位也应熟悉。

1. 经脉循行　起自食指桡侧端，沿食指桡侧上行，出于第1、2掌骨之间，进入两筋之中，沿前臂桡侧进入肘外侧，再沿上臂前外侧上行，至肩部向后与督脉在大椎穴处相交，然后向下进入锁骨上窝，联络肺脏，通过膈肌，入属大肠。其支脉从锁骨上窝走向颈部，通过面颊，进入下齿槽，沿口唇两旁，在人中处左右交叉，上夹鼻孔两旁 2002 2005 2009 2010 2018。

2. 主治概要　本经腧穴主治头面五官疾患、热病、皮肤病、肠胃病、神志病等及经脉循行部位的其他病证 2002。

3. 常用腧穴的定位、主治要点和操作

（1）商阳　井穴

【定位】在手指，食指末节桡侧，指甲根角侧上方0.1寸 2016。

【主治】①齿痛、咽喉肿痛等五官疾患；②热病、昏迷等热证、急症；③手指麻木。

【操作】浅刺0.1寸，或点刺出血。

（2）合谷　原穴

【定位】在手背，第2掌骨桡侧的中点处。

【主治】①头痛、目赤肿痛、鼻衄、齿痛、口㖞、耳聋等头面五官诸疾；②发热恶寒等外感病证；③热病；④经闭、滞产等妇产科病证；⑤上肢疼痛、不遂；⑥无汗或多汗；⑦皮肤瘙痒、荨麻疹等皮肤科病证；⑧小儿惊风，痉证；⑨腹痛、痢疾、便秘等肠腑病证；⑩牙拔除术、甲状腺手术等口面五官及颈部手术针麻常用穴 2020。

【操作】直刺0.5~1.0寸。孕妇不宜针灸。

（3）手三里

【定位】在前臂，肘横纹下2寸处，阳溪穴与曲池穴连线上。

【主治】①肩臂痛麻、上肢不遂等上肢病证；②腹痛，腹泻；③齿痛，颊肿。

【操作】直刺0.8~1.2寸。

（4）曲池　合穴

【定位】在肘区，在尺泽与肱骨外上髁连线中点处 2001 2006。

【主治】①手臂痹痛、上肢不遂等上肢病证；②热病；③眩晕；④腹痛、吐泻等肠胃病证；⑤咽喉肿痛、齿痛、目赤肿痛等五官热性病证；⑥瘾疹、湿疹、瘰疬等皮外科疾患；⑦癫狂 2002 2003 。

【操作】直刺 1.0~1.5 寸。

（5）肩髃 2015

【定位】在三角肌区，肩峰外侧缘前端与肱骨大结节两骨间凹陷中。

【主治】①肩臂挛痛、上肢不遂；②瘾疹；③瘰疬。

【操作】直刺或向下斜刺 0.8~1.5 寸。

（6）迎香

【定位】在面部，鼻翼外缘中点旁，鼻唇沟中。

【主治】①鼻塞、鼽衄等鼻病；②口喎、面痒等面部病证；③胆道蛔虫症。

【操作】略向内上方斜刺或平刺 0.3~0.5 寸。

第九单元　足阳明胃经、腧穴

> ☆**重点提示**
>
> 本单元穴位较多，应熟记几个常用穴的定位及主治，例如地仓、颊车、足三里、丰隆、内庭等。另要注意，虽然本经主治肠胃疾病，但是地仓、颊车等穴位对于中风引起的口部疾病也有很好的疗效。

1. 经脉循行　起于鼻翼两侧，上行到鼻根部，与旁侧足太阳经交会，向下沿着鼻的外侧，进入上齿龈内，回出环绕口唇，向下交会于颏唇沟承浆处，再向后沿着口腮后下方，出于下颌大迎处，沿着下颌角颊车，上行耳前，经过上关，沿着发际，到达前额。分支：自大迎穴前方下行至人迎穴，沿喉咙向下，入缺盆，下行穿过膈肌，属胃，络脾。直行者：从缺盆沿乳房内侧下行，经脐旁到下腹部的气冲部。分支：从胃口分出，沿腹内下行，至气冲部与直行经脉相汇合。由此经髀关、伏兔穴下行，至膝关节中。再沿胫骨外侧前缘下行，经足背到第 2 足趾外侧端（厉兑穴）。分支：自膝下三寸处（足三里穴），下行到中趾外侧端。分支：从足背上冲阳穴分出，前行入足大趾内侧端（隐白穴），交于足太阴脾经 2001 2007 2020 2011 。

2. 主治概要　主治胃肠病、头面五官病、神志病、热病及经脉循行部位的其他病证。

3. 常用腧穴的定位、主治要点和操作

（1）地仓

【定位】在面部，口角旁约 0.4 寸（指寸） 2011 。

【主治】口喎、流涎、面痛等头面五官局部病证。

【操作】斜刺或平刺 0.3~0.8 寸，可向颊车穴透刺。

（2）颊车

【定位】在面部，下颌角前上方一横指（中指）。

【主治】口喎、口噤、齿痛、面痛等面口病证。

【操作】直刺 0.3~0.5 寸，或向地仓穴透刺 1.5~2 寸。

（3）下关 2016

【定位】在面部，颧弓下缘中央与下颌切迹之间凹陷中。

【主治】①牙关不利、面痛、齿痛、口喎等面口病证；②耳聋、耳鸣、聤耳等耳疾。

【操作】直刺 0.5~1 寸。

（4）天枢　大肠之募穴 2018

【定位】在腹部，横平脐中，前正中线旁开2寸。

【主治】①绕脐腹痛、腹胀、便秘、泄泻、痢疾等脾胃肠病证；②癥瘕、月经不调、痛经等妇科病证。

【操作】直刺1～1.5寸。

（5）归来

【定位】在下腹部，脐中下4寸，前正中线旁开2寸 2015 2017。

【主治】①小腹痛，疝气；②月经不调、带下、阴挺、闭经等妇科病证。

【操作】直刺1～1.5寸。

（6）足三里　合穴；胃之下合穴

【定位】在小腿外侧，犊鼻下3寸，犊鼻与解溪连线上。

【主治】①胃痛、呕吐、腹胀、泄泻、痢疾、便秘、肠痈等脾胃肠病证；②膝痛、下肢痿痹、中风瘫痪等下肢病证；③癫狂、不寐等神志病证；④气喘、痰多；⑤乳痈；⑥虚劳诸证，为强壮保健要穴 2003 2015。

【操作】直刺1～2寸。

（7）上巨虚　大肠之下合穴 2003

【定位】在小腿外侧，犊鼻下6寸，犊鼻与解溪连线上。

【主治】①肠鸣、腹痛、腹泻、便秘、肠痈等胃肠病证；②下肢痿痹、中风瘫痪等下肢病证 2001。

【操作】直刺1～2寸。

（8）条口

【定位】在小腿外侧，犊鼻下8寸，犊鼻与解溪连线上。

【主治】①下肢痿痹、转筋等下肢病证；②肩臂痛；③脘腹疼痛。

【操作】直刺1～1.5寸。

（9）丰隆　络穴

【定位】在小腿外侧，外踝尖上8寸，胫骨前肌外缘。

【主治】①头痛、眩晕等头部病证；②癫狂；③咳嗽、痰多等肺系病证；④下肢痿痹 2005 2018。

【操作】直刺1～1.5寸。

（10）内庭　荥穴 2003

【定位】在足背，第2、3趾间，趾蹼缘后方赤白肉际处。

【主治】①胃痛、吐酸、泄泻、痢疾、便秘等胃肠病证；②足背肿痛；③齿痛、咽喉肿痛、鼻衄等五官病证；④热病 2002 2003。

【操作】直刺或斜刺0.5～0.8寸，可灸。

第十单元　足太阴脾经、腧穴

☆重点提示

本单元要掌握脾经的循行及主治病证。三阴交、阴陵泉必须熟记，另外血海、隐白是临床常用穴也应熟悉。

1. 经脉循行　起于足大趾内侧端，沿大趾内侧赤白肉际上行，经大趾本节后的第1跖趾关节后面，上行至内踝前，上小腿内侧，沿胫骨后缘上行，至内踝上8寸处走出足厥阴肝经之前，经膝股内侧前缘至冲门穴，进入腹部，属脾络胃，向上通过横膈，夹食管旁，连于舌根，散于舌下。分支：从胃部分出，向上通过横膈，流注心中，与手少阴心经相接 2010 。

2. 主治概要　本经腧穴主治脾胃病、妇科病、前阴病及经脉循行部位的其他病证。

3. 常用腧穴的定位和主治要点

(1) 隐白　井穴

【定位】在足趾，大趾末节内侧，趾甲根角侧后方0.1寸（指寸）。

【主治】①月经过多、崩漏等妇科病证 2021 ；②鼻衄、便血、尿血等出血证；③腹满、呕吐、泄泻等脾胃病证 2016 2018 ；④癫狂、多梦等神志病证；⑤惊风。

【操作】浅刺0.1寸。

(2) 公孙　络穴；八脉交会穴（通冲脉） 2021

【定位】在跖区，第1跖骨基底部的前下方赤白肉际处。

【主治】①胃痛、呕吐、腹痛、肠鸣腹泻、痢疾等脾胃肠腑病证；②心烦不寐、狂证等神志病证；③逆气里急、气上冲心（奔豚气）等冲脉病证 2020 。

【操作】直刺0.6~1.2寸。

(3) 三阴交

【定位】在小腿内侧，内踝尖上3寸，胫骨内侧缘后际 2017 。

【主治】①肠鸣腹胀、腹泻等脾胃病证；②月经不调、带下、阴挺、不孕、滞产等妇产科病证；③遗精、阳痿、遗尿等生殖泌尿系统疾患；④心悸、不寐、癫狂等神志病证；⑤下肢痿痹；⑥阴虚诸证；⑦湿疹、荨麻疹等皮肤病证 2001 2020 。

【操作】直刺1~1.5寸；孕妇禁针 2021 。

(4) 阴陵泉　合穴

【定位】在小腿内侧，胫骨内侧髁下缘与胫骨内侧缘之间的凹陷中。

【主治】①腹胀、泄泻、水肿、黄疸等脾湿证；②小便不利、遗尿、癃闭等泌尿系统疾患；③膝痛、下肢痿痹；④带下、妇人阴痛等妇科病证；⑤遗精、阴茎痛等男科病证。

【操作】直刺1~2寸。

(5) 血海

【定位】在股前区，髌底内侧端上2寸，股内侧肌隆起处。

【主治】①月经不调、痛经、经闭等妇科病；②瘾疹、湿疹、丹毒、皮肤瘙痒等皮外科病；③膝股内侧痛。

【操作】直刺1~1.5寸。

第十一单元　手少阴心经、腧穴

> ☆重点提示
>
> 本单元穴位考试中涉及较少，熟悉手少阴心经的主治要点，通里、神门这两个穴位了解即可。

1. 经脉循行　该经起自心中，出属心系，向下通过膈肌，联络小肠。其分支从心系向上夹食管连于目系；其直行主干又从心系上肺，向下斜出于腋下，沿上肢内侧后缘，走手太阴、手厥阴经之后至肘中，沿前臂内侧后缘，到手掌后豌豆骨突起处进入掌内后边，沿小指桡侧到达其末端。

2. 主治概要　本经腧穴主治心系病证、神志病证及经脉循行部位的其他病证。

3. 常用腧穴的定位、主治要点和操作

（1）少海　合穴

【定位】在肘前区，横平肘横纹，肱骨内上髁前缘 2002 2003 2004。

【主治】①心痛、癔症、癫狂、痫病等心病、神志病；②肘臂挛痛、麻木，手颤；③头项痛，腋胁痛；④瘰疬。

【操作】直刺 0.5~1 寸。

（2）通里　络穴

【定位】在前臂前区，腕掌侧远端横纹上 1 寸，尺侧腕屈肌腱的桡侧缘 2018。

【主治】①心悸、怔忡等心病；②舌强不语，暴喑 2021；③肘臂挛痛、麻木，手颤等上肢病证。

【操作】直刺 0.5~1 寸。

（3）阴郄　郄穴

【定位】在前臂前区，腕掌侧远端横纹上 0.5 寸，尺侧腕屈肌腱的桡侧缘。

【主治】①心痛、心悸、惊恐等心病；②骨蒸盗汗；③吐血、衄血等血证。

【操作】直刺 0.3~0.5 寸。

（4）神门　输穴；原穴 2009

【定位】在腕前区，腕掌侧远端横纹尺侧端，尺侧腕屈肌腱的桡侧凹陷处。

【主治】①心痛、心烦、惊悸、怔忡、健忘、失眠、痴呆、癫狂痫等心与神志病证 2021；②胸胁痛 2001。

【操作】直刺 0.3~0.5 寸。

（5）少冲　井穴

【定位】在手指，小指末节桡侧，指甲根角侧上方 0.1 寸（指寸）。

【主治】①心悸、心痛、癫狂、昏迷等心与神志病证；②热病；③目赤；④胸胁痛。

【操作】浅刺 0.1 寸，或点刺出血。

第十二单元　手太阳小肠经、腧穴

☆**重点提示**

本单元穴位考试较少涉及，主要应记住手太阳小肠经的主治要点，少泽、后溪、听宫这三个穴位应多加留意。听宫为治疗耳鸣、耳聋的常用穴。

1. 经脉循行　起于小指外侧端，沿手背外侧至腕部，出于尺骨茎突，直上沿前臂外侧后缘，到肩关节后面，绕肩胛部，交会于大椎，入缺盆，络心，沿食管，穿过膈肌，到达胃部，下行，属小肠。一分支从缺盆出，沿颈部上行到面颊，至目外眦后，退行进入耳中。另一分支是从面颊部分出，向上行于眼下，至目内眦，而又斜行络于颧骨部 2010 2021。

2. 主治概要　本经腧穴主治头面五官病证、热病、神志病及经脉循行部位的其他疾病。

3. 常用腧穴的定位、主治要点和操作

（1）少泽　井穴

【定位】在手指，小指末节尺侧，指甲根角侧上方0.1寸（指寸）。

【主治】①肩臂后侧痛、小指麻木疼痛等上肢病证；②乳痈、乳少、产后缺乳等乳房病证；③昏迷、癫狂等神志病证；④头痛、咽喉肿痛、目翳、胬肉攀睛、耳聋、耳鸣等头面五官病证。

【操作】斜刺0.1寸或点刺出血。孕妇慎用。

（2）后溪　输穴；八脉交会穴（通督脉）2009 2018

【定位】在手内侧，第5掌指关节尺侧近端赤白肉际凹陷中。

【主治】①头项强痛、腰背痛、手指及肘臂挛痛等痛证 2010；②耳聋、目赤等五官病证；③癫狂痫等神志病证；④疟疾。

【操作】直刺0.5~1寸。治手指挛痛可透刺合谷穴。

（3）养老　郄穴 2015

【定位】在前臂后区，腕背横纹上1寸，尺骨头桡侧凹陷中。

【主治】①肩、背、肘、臂酸痛，项强等经脉循行所过部位病证；②急性腰痛；③目视不明。

【操作】直刺或斜刺0.5~0.8寸。

（4）天宗

【定位】在肩胛区，肩胛冈中点与肩胛骨下角连线上1/3与下2/3交点凹陷中。

【主治】①肩胛疼痛；②乳痈、乳癖等乳房疾病；③气喘。

【操作】直刺或斜刺0.5~1寸。遇到阻力不可强行进针。

（5）听宫

【定位】在面部，耳屏正中与下颌骨髁突之间的凹陷中 2015。

【主治】①耳鸣、耳聋、聤耳等耳部病证；②面痛、齿痛等口面疾病；③癫狂痫等神志病。

【操作】张口，直刺0.5~1寸。

第十三单元　足太阳膀胱经、腧穴

☆重点提示

　　足太阳膀胱经共有67个穴位，本经腧穴的主治概要要掌握。记忆穴位主治的时候可结合穴位的近治作用联合记忆。主要穴位的定位及主治要点应多花时间加以复习。委中、昆仑这两个穴位应多加留意。

1. 经脉循行　起于目内眦 2009 2021，上达额部，与督脉交会于头顶。分支从头顶部分出，到耳上角部。直行经脉从头顶部入颅腔，络脑，再分左右沿肩胛内侧、脊柱两旁，到达腰部，进入脊柱两旁的肌肉，深入体腔，络肾，属膀胱。一分支从腰部分出，沿脊柱两旁下行，穿过臀部，从大腿后侧外缘下行至腘窝中。另一分支从项分出下行，经肩胛内侧，夹脊下行至髀枢，经大腿后侧至腘窝中与前一支脉会合，然后下行穿过腓肠肌，出走于足外踝后，沿第5跖骨粗隆至小趾外侧端，与足少阴肾经相接。

2. 主治概要　本经腧穴主治脏腑病证、神志病证、头面五官病证 2016，以及本经脉所经过部位的病证。

3. 常用腧穴的定位和主治要点

（1）睛明

【定位】在面部，目内眦内上方眶内侧壁凹陷中。

【主治】①目赤肿痛、流泪、视物不明、目眩、近视、夜盲、色盲、目翳等目疾；②急性腰痛，坐骨神经痛；③心悸、怔忡等心疾。

【操作】嘱患者闭目，医者左手轻推眼球向外侧固定，右手缓慢进针，紧靠眶缘直刺0.5~1寸。遇到阻力时，不宜强行进针，应改变进针方向或退针。不捻转，不提插（或只轻微地捻转和提插）。出针后按压针孔片刻，以防出血。针具宜细，消毒宜严。禁灸。

（2）攒竹

【定位】在面部，眉头凹陷中，额切迹处。

【主治】①头痛，面痛，眉棱骨痛，面瘫等头面病证；②眼睑瞤动、眼睑下垂、目视不明、流泪、目赤肿痛等眼疾；③呃逆；④急性腰扭伤。

【操作】可向眉中或向眼眶内缘平刺或斜刺0.5~0.8寸，或直刺0.2~0.3寸。禁灸。

（3）肺俞　肺之背俞穴

【定位】在脊柱区，第3胸椎棘突下，后正中线旁开1.5寸 2005。

【主治】①鼻塞、咳嗽、气喘、咯血等肺疾；②骨蒸潮热、盗汗等阴虚病证；③皮肤瘙痒、瘾疹等皮肤病 2000 2003 2020；④背痛。

【操作】斜刺0.5~0.8寸。热证宜点刺放血。

（4）心俞　心之背俞穴

【定位】在脊柱区，第5胸椎棘突下，后正中线旁开1.5寸 2005。

【主治】①心痛、惊悸、失眠、健忘、癫痫等心神病证 2017；②胸闷、胸痛、咳嗽、吐血等胸肺病证；③遗精、白浊等男科病证；④盗汗。

【操作】斜刺0.5~0.8寸。

（5）膈俞　八会穴之血会

【定位】在脊柱区，第7胸椎棘突下，后正中线旁开1.5寸 2009。

【主治】①胃痛；②呕吐、呃逆、咳嗽、气喘等上逆之证 2017；③贫血、吐血、便血等血证；④瘾疹、皮肤瘙痒等皮肤病证；⑤潮热，盗汗等阴虚证。

【操作】斜刺0.5~0.8寸。

（6）肝俞　肝之背俞穴

【定位】在脊柱区，第9胸椎棘突下，后正中线旁开1.5寸 2000 2021。

【主治】①黄疸、胁痛等肝胆病证；②目赤、目视不明、夜盲、迎风流泪等目疾；③眩晕，癫狂痫；④脊背痛，角弓反张，转筋。

【操作】斜刺0.5~0.8寸。

（7）脾俞　脾之背俞穴

【定位】在脊柱区，第11胸椎棘突下，后正中线旁开1.5寸 2004 2018。

【主治】①腹胀、纳呆、呕吐、腹泻、痢疾、便血、多食善饥、身体消瘦等脾胃病证；②黄疸，水肿；③背痛。

【操作】斜刺0.5~0.8寸。

（8）肾俞　肾之背俞穴

【定位】在脊柱区，第2腰椎棘突下，后正中线旁开1.5寸 2004 2007 2018。

【主治】①头晕、耳鸣、耳聋、慢性腹泻、气喘、腰酸痛、遗精、阳痿、不育等肾虚病证 2003；②遗尿、癃闭等前阴病证；③月经不调、带下、不孕等妇科病证；④消渴。

【操作】直刺0.5~1寸。

（9）大肠俞　大肠之背俞穴

【定位】在脊柱区，第4腰椎棘突下，后正中线旁开1.5寸。

【主治】①腰痛；②腹胀、腹泻、便秘等胃肠病证。

【操作】直刺0.8~1.2寸。

（10）次髎

【定位】在骶区，正对第2骶后孔中。

【主治】①月经不调、痛经、阴挺、带下等妇科病证；②小便不利、癃闭、遗尿、疝气等前阴病证；③遗精、阳痿等男科病证；④腰骶痛，下肢痿痹 2000。

【操作】直刺1~1.5寸。

（11）委中　合穴；膀胱之下合穴

【定位】在膝后区，腘横纹中点 2010。

【主治】①腰背痛、下肢痿痹等；②腹痛、急性吐泻等急症；③癃闭、遗尿等泌尿系病证；④丹毒、皮肤瘙痒、疔疮等血热病证。

【操作】直刺1~1.5寸，或用三棱针点刺腘静脉出血。针刺不宜过快，过强、过深，以免损伤血管和神经。

（12）承山 2009

【定位】在小腿后区，腓肠肌两肌腹与肌腱交角处。

【主治】①腰腿拘急、疼痛；②痔疾，便秘；③腹痛，疝气。

【操作】直刺1~2寸。不宜过强刺激，以免引起腓肠肌痉挛。

（13）昆仑　经穴

【定位】在踝区，外踝尖与跟腱之间的凹陷中。

【主治】①后头痛，项强，腰骶疼痛，足踝肿痛；②癫痫；③滞产。

【操作】直刺0.5~0.8寸。孕妇禁用，经期慎用 2021。

（14）申脉　八脉交会穴（通阳跷脉）2009

【定位】在踝区，外踝尖直下，外踝下缘与跟骨之间凹陷中 2015。

【主治】①头痛，眩晕；②癫狂痫等神志病证；③腰腿酸痛，下肢运动不利；④嗜睡、不寐及眼睑开合不利病证。

【操作】直刺0.3~0.5寸。

（15）至阴　井穴

【定位】在足趾，小趾末节外侧，趾甲根角侧后方0.1寸（指寸）。

【主治】①胎位不正、滞产等胎产病证；②头痛、目痛、鼻塞、鼻衄等头面五官病证 2005 2009 2017 2020。

【操作】浅刺0.1寸。胎位不正用灸法。

第十四单元　足少阴肾经、腧穴

> ☆重点提示
>
> 本单元穴位较少，在复习时应掌握诀窍。肾经的主治肯定为肾部的疾病，即妇科病、前阴病、肾脏病等。涌泉、照海、太溪这三个穴位应重点记忆。

1. 经脉循行　起于足小趾下，斜走足心，出于舟骨粗隆下，沿内踝后，分支进入足跟；再向上行于小腿肚内侧，出于腘窝内侧，上经大腿内侧后缘，通向脊柱，属于肾脏，联络膀胱。肾脏直行之脉向上通过肝和横膈，进入肺中，沿着喉咙，夹于舌根两侧。肺部支脉联络心脏，流注胸中，与手厥阴心包经相接。
2. 主治概要　本经主要治疗妇科、前阴、头和五官，以及经脉循行部位的其他病证。
3. 常用腧穴的定位和主治要点

（1）涌泉　井穴

【定位】在足底，屈足卷趾时足心最凹陷中。

【主治】①昏厥、中暑、小儿惊风、癫狂痫、头痛、头晕、目眩、失眠等急症及神志病证；②咽喉肿痛、喉痹、失音等头面五官病证；③大便难、小便不利等前后二阴病证；④奔豚气；⑤足心热 2016。

【操作】直刺0.5~1.0寸。针刺时要防止刺伤足底动脉弓。临床常用灸法或药物贴敷。

（2）太溪　原穴；输穴 2002

【定位】在踝区，内踝尖与跟腱之间的凹陷中 2005 2017。

【主治】①头痛、目眩、失眠、健忘、遗精、阳痿等肾虚证；②咽喉肿痛、齿痛、耳鸣、耳聋等阴虚性五官病证；③咳嗽、气喘、胸痛等肺系疾患；④消渴，小便频数，便秘；⑤腰脊痛，下肢厥冷，足跟痛。

【操作】直刺0.5~0.8寸。

（3）照海　八脉交会穴（通阴跷脉）

【定位】在踝区，内踝尖下1寸，内踝下缘边际凹陷中 2015。

【主治】①癫痫、失眠等精神、神志病证；②咽喉干痛、目赤肿痛；③月经不调、痛经、带下、阴挺、阴痒等妇科病证；④小便频数，癃闭；⑤便秘。

【操作】直刺0.5~0.8寸。

（4）复溜　经穴

【定位】在小腿内侧，内踝尖上2寸，当跟腱的前缘 2019。

【主治】①水肿、腹胀、腹泻、癃闭；②汗证（盗汗、无汗或多汗）等津液输布失调病证；③腰脊强痛，下肢痿痹 2003 2004 2005。

【操作】直刺0.5~1寸。

第十五单元　手厥阴心包经、腧穴

> ☆**重点提示**
>
> 本单元重点掌握曲泽、内关，主要是穴位定位和主治要点的内容。其他几个穴位也应稍加留意。

1. 经脉循行　起于胸中，属于心包，贯穿横膈，联络上、中、下三焦。其分支从胸中分出，到达两胁部，在腋下3寸的部位向上至腋窝下，沿上臂内侧，于手太阴、手少阴之间进入肘中，下行前臂两筋之间，进入掌中，沿中指到达其末端；另一支脉从掌中分出，止于无名指尺侧末端。

2. 主治概要　本经腧穴主治心胸、胃腑、神志病，以及经脉循行部位的其他病证 2002。

3. 常用腧穴的定位和主治要点

（1）曲泽　合穴

【定位】在肘前区，肘横纹上，肱二头肌腱的尺侧缘凹陷中 2019。

【主治】①心痛、心悸、善惊等心系病证；②胃痛、呕血、呕吐等胃腑热性病证；③热病，中暑；④肘臂挛痛，上肢颤动。

【操作】直刺1~1.5寸，或三棱针点刺出血。

（2）郄门　郄穴

【定位】在前臂前区，腕掌侧远端横纹上5寸，掌长肌腱与桡侧腕屈肌腱之间。

【主治】①心痛、心悸、心烦、胸痛等心胸病证；②咯血、呕血、衄血等血证；③疔疮；④癫痫。

【操作】直刺0.5~1寸。

（3）内关　络穴；八脉交会穴（通阴维脉）2021

【定位】在前臂前区，腕掌侧远端横纹上2寸，掌长肌腱与桡侧腕屈肌腱之间。

【主治】①心痛、胸闷、心悸等心胸病证；②胃痛、呕吐、呃逆等胃腑病证；③中风，眩晕，偏头痛；④失眠、郁证、癫狂痫等神志病证；⑤胁痛，胁下痞块，肘臂挛痛 2005 2008。

【操作】直刺0.5~1寸。注意穴位深层有正中神经。

（4）劳宫　荥穴

【定位】在掌区，横平第3掌指关节近端，第2、3掌骨之间偏于第3掌骨。简便取穴法：半握拳，中指尖下是穴。

【主治】①中风昏迷、中暑等急症；②心痛、烦闷、癫狂痫等心与神志疾患；③口疮，口臭；④鹅掌风。

【操作】直刺0.3~0.5寸。为急救要穴之一。

第十六单元　手少阳三焦经、腧穴

> ☆**重点提示**
>
> 本单元可通过三焦经的主治概要来推断各个穴位的主治要点。肩髎、翳风、丝竹空可多加留意。

1. 经脉循行　起自无名指尺侧端，上出于四、五两指之间，沿手背至腕部，向上经尺、桡两骨之间通过肘尖部，沿上臂后到肩部，交出足少阳胆经后，前行进入缺盆，分布于胸中，散布络于心包，向下贯穿膈肌，其分支从两乳之间处分出，向上浅出于锁骨上窝，经颈至耳后，上行出耳上角，然后屈曲向下至面颊及眼眶下部。另一支脉从耳后进入耳中，出行至耳前，在面颊部与前条支脉相交，到达外眼角 2002　2003　2016。

2. 主治概要　本经腧穴主治头、目、耳、颊、咽喉和热病，以及经脉循行经过部位的其他病证。

3. 常用腧穴的定位和主治要点

(1) 中渚　输穴

【定位】在手背，第4、5掌骨间，第4掌指关节近端凹陷中。

【主治】①头痛、耳鸣、耳聋、目赤、喉痹等头面五官病证；②热病，疟疾；③肩背肘臂酸痛，手指不能屈伸。

【操作】直刺0.3~0.5寸。

(2) 外关　络穴；八脉交会穴（通阳维脉）2017　2021

【定位】在前臂后区，腕背侧远端横纹上2寸，尺骨与桡骨间隙中点。

【主治】①热病，疟疾，伤风感冒；②咽喉肿痛、口㖞、齿痛、目赤肿痛、耳鸣、耳聋等头面五官病证；③瘰疬；④头颈项及肩部疼痛，胁痛，上肢痿痹不遂。

【操作】直刺0.5~1.0寸。

(3) 支沟　经穴

【定位】在前臂后区，腕背侧远端横纹上3寸，尺骨与桡骨间隙中点。

【主治】①便秘；②耳鸣，耳聋，暴喑等头面五官病证；③瘰疬；④胁肋疼痛，肘臂痛，落枕；⑤热病。

【操作】直刺0.5~1.0寸。

(4) 肩髎

【定位】在三角肌区，肩峰角与肱骨大结节两骨间凹陷中。

【主治】①肩臂挛痛不遂；②风疹。

【操作】直刺0.8~1.5寸。

(5) 翳风

【定位】在颈部，耳垂后方，乳突下端前方凹陷中。

【主治】①耳鸣、耳聋等耳疾；②口㖞、牙关紧闭、颊肿等面、口病证 2010；③瘰疬。

【操作】直刺0.5~1.0寸。

(6) 丝竹空

【定位】在面部，眉梢凹陷处。

【主治】①癫痫；②头痛、眩晕、目赤肿痛、眼睑瞤动等头目病证；③齿痛，口㖞。

【操作】平刺 0.3~0.5 寸；不灸。

第十七单元　足少阳胆经、腧穴

> ☆**重点提示**
>
> 本单元要掌握胆经的循行分布以及几个主要穴位的定位主治，环跳的定位以及阳陵泉、风池、悬钟的主治应重点记忆。在记忆穴位的主治时，只需把几个主要的特点记住即可。

1. 经脉循行　起于目外眦 2009，向上到额角，返回下行至耳后，沿颈项部至肩上，下缺盆。耳部支脉：从耳后入耳中，出走耳前，到目外眦后。外眦部支脉，从目外眦分出，下行至大迎穴附近，与手少阳三焦经相合，至眼眶下；下边过颊车，下颈，与前入缺盆的支脉相合，入胸过膈，络肝属胆，再沿胁肋内下行至腹股沟动脉部，经过外阴部毛际横行入髋关节部 2001 2003；直行经脉，从缺盆下向腋下，沿胸侧过季胁，与前支脉会于髋关节部，向下沿大腿外面，出膝外侧，下向腓骨头前，下抵绝骨穴，出外踝前，沿足背，止于第 4 趾外侧端。足背部支脉：从足临泣处分出，沿第 1、2 跖骨之间，至大趾端与足厥阴经相接。

2. 主治概要　主治头面五官病、肝胆病、神志病、热病及经脉循行部位的其他病证。

3. 常用腧穴的定位和主治要点

（1）阳白

【定位】在头部，眉上 1 寸，瞳孔直上。

【主治】①头痛，眩晕；②眼睑瞤动，眼睑下垂；③目赤肿痛、视物模糊等目疾。

【操作】平刺 0.3~0.5 寸。

（2）风池

【定位】在颈后区，枕骨之下，胸锁乳突肌上端与斜方肌上端之间的凹陷中。

【主治】①头痛、眩晕、中风、癫痫等内风所致的病证；②感冒、热病、口㖞等外风所致的病证；③目赤肿痛、视物不明、鼻塞、衄衊、咽痛等五官病证；④颈项强痛。

【操作】向鼻尖方向斜刺 0.8~1.2 寸。

（3）肩井

【定位】在肩胛区，第 7 颈椎棘突与肩峰最外侧点连线的中点。

【主治】①颈项强痛，肩背疼痛，上肢不遂；②难产、乳痈、乳汁不下等妇产科及乳房疾患；③瘰疬。

【操作】直刺 0.3~0.5 寸，切忌深刺、捣刺。孕妇禁用 2021。

（4）环跳

【定位】在臀区，股骨大转子最凸点与骶管裂孔连线的外 1/3 与内 2/3 交点处。

【主治】①腰腿痛、下肢痿痹、半身不遂等腰腿疾患；②风疹。

【操作】直刺 2~3 寸。

（5）风市

【定位】在股部，髌底上 7 寸。直立垂手，掌心贴于大腿时，中指尖所指凹陷中，髂胫束后缘。

【主治】①下肢痿痹；②遍身瘙痒。

【操作】直刺 1~2 寸。

（6）阳陵泉　合穴；胆之下合穴；八会穴之筋会 2004 2016

【定位】在小腿外侧，腓骨头前下方凹陷中。

【主治】①黄疸、胁痛、口苦、呕吐、吞酸等胆腑病证；②膝肿痛、下肢痿痹、麻木等筋病；③小儿惊风；④脚气 2002 2008 2015。

【操作】直刺1～1.5寸。

（7）悬钟　八会穴之髓会 2020

【定位】在小腿外侧，外踝尖上3寸，腓骨前缘 2011 2017。

【主治】①中风、颈椎病、腰椎病等骨、髓病 2021；②颈项强痛，偏头痛，咽喉肿痛；③胸胁胀痛；④下肢痿痹，脚气。

【操作】直刺0.5～0.8寸。

（8）丘墟　原穴

【定位】在踝区，外踝的前下方，趾长伸肌腱的外侧凹陷中 2011。

【主治】①偏头痛，胸胁胀痛；②下肢痿痹，外踝肿痛，足下垂，脚气；③疟疾。

【操作】直刺0.5～0.8寸。

（9）足临泣　输穴；八脉交会穴（通带脉）

【定位】在足背，第4、5跖骨底结合部的前方，第5趾长伸肌腱外侧凹陷中。

【主治】①偏头痛、目赤肿痛、胁肋疼痛、足跗疼痛等痛证；②月经不调、乳痈等妇科病证；③瘰疬；④疟疾。

【操作】直刺0.3～0.5寸。

第十八单元　足厥阴肝经、腧穴

☆重点提示

本单元主要掌握肝经的主治概要，太冲的主治病证。另外经脉的循行分布也应注意。

1. 经脉循行　从大趾背毫毛部开始，向上沿着足背内侧，上行，离内踝8寸处交出足太阴脾经之后，上膝腘内侧，沿着大腿内侧，进入阴毛中，环绕阴部，至小腹，夹胃旁边，属于肝，络于胆，向上通过膈肌，分布胁肋部，沿气管之后，向上进入喉头部，连接目系，上行出于额部，与督脉交会于头顶。一条支脉从目系下向颊里，环绕唇内。另一支脉从肝分出，通过膈肌，向上流注于肺 2002 2004。

2. 主治概要　本经腧穴主治肝、胆，妇科病，前阴病 2019，以及经脉循行部位的其他病证。

3. 常用腧穴的定位和主治要点

（1）大敦　井穴

【定位】在足趾，大趾末节外侧，趾甲根角侧后方0.1寸（指寸）。

【主治】①疝气，少腹痛 2009 2021；②遗尿、癃闭、五淋等泌尿系病证；③月经不调、崩漏、阴挺等妇科病证；④癫痫。

【操作】浅刺0.1～0.2寸，或点刺出血。

（2）行间　荥穴

【定位】在足背，第1、2趾间，趾蹼缘后方赤白肉际处。

【主治】①头痛、目眩、目赤肿痛、口㖞等头面五官热性病证；②痛经、闭经、崩漏、带下等妇科病证；③阴中痛，疝气；④小便不利、癃闭、尿痛；⑤胁痛、黄疸。

【操作】直刺 0.5~0.8 寸。

（3）太冲　输穴；原穴 2018

【定位】在足背，第 1、2 跖骨间，跖骨底结合部前方凹陷中，或触及动脉搏动。

【主治】①中风、癫狂痫、小儿惊风等内风所致病证；②月经不调、痛经、经闭、崩漏、带下、难产等妇科病证；③黄疸、胁痛、腹胀、呕逆等肝胃病证；④目赤肿痛、耳鸣耳聋等头面五官热性病证；⑤下肢痿痹，足跗肿痛。

【操作】直刺 0.5~1 寸。

（4）期门　肝之募穴

【定位】在胸部，第 6 肋间隙，前正中线旁开 4 寸 2021。

【主治】①胸胁胀痛；②呕吐、吞酸、呃逆、腹胀、腹泻等肝胃病证；③郁病，奔豚气；④乳痈。

【操作】斜刺 0.5~0.8 寸。

第十九单元　督脉、腧穴

重点提示

本单元重点熟悉腰阳关、大椎、水沟、印堂和百会的主治。督脉的循行分布了解即可。

1. 经脉循行　督脉起于小腹内，下出会阴，后行于腰背正中，循脊柱上行，经项部至风府穴，进入脑内，上行至颠顶，沿前额下行鼻柱，止于上唇系带处。

2. 主治概要　本经腧穴主治脏腑病、神志病、热病、头面五官病及经脉循行部位的其他病证。

3. 常用腧穴的定位和主治要点

（1）腰阳关

【定位】在脊柱区，第 4 腰椎棘突下凹陷中，后正中线上 2009。

【主治】①腰骶疼痛，下肢痿痹；②月经不调、赤白带下等妇科病证；③遗精、阳痿等男科病证。

【操作】向上斜刺 0.5~1 寸。

（2）大椎

【定位】在脊柱区，第 7 颈椎棘突下凹陷中，后正中线上。

【主治】①疟疾、恶寒发热等外感病证 2021；②热病，骨蒸潮热；③癫狂痫病、小儿惊风等神志病证；④项强、脊痛等脊柱病证；⑤风疹、痤疮等皮肤疾病 2002；⑥咳嗽、气喘等肺气失于宣降病证。

【操作】直刺或向上斜刺 0.5~1 寸。

（3）哑门

【定位】在颈后区，第 2 颈椎棘突上际凹陷中，后正中线上。

【主治】①暴喑，舌强不语 2010；②癫狂病、癔症等神志病证；③头痛，颈项强痛。

【操作】伏案正坐位，头微前倾，项肌放松，向下颌方向缓慢刺入 0.5~1 寸。不可向上斜刺或深刺，以免刺入枕骨大孔，伤及延髓。

（4）百会

【定位】在头部，前发际正中直上5寸。

【主治】①痴呆、中风、失语、瘛疭、失眠、健忘、癫狂痫病、癔症等；②头风、头痛、眩晕、耳鸣等头面病证；③脱肛、阴挺、胃下垂、肾下垂等气失固摄而致的下陷性病证 2021。

【操作】平刺0.5~0.8寸，升阳固脱多用灸法。

（5）水沟

【定位】在面部，人中沟的上1/3与中1/3交点处。

【主治】①昏迷、晕厥、中风、中暑、休克、呼吸衰竭等急危重症，为急救要穴之一；②癔症、癫狂痫、急慢惊风等神志病证；③鼻塞、鼻衄、面肿、口歪、齿痛、牙关紧闭等面鼻口部病证；④闪挫腰痛 2001。

【操作】向上斜刺0.3~0.5寸，强刺激；或指甲按掐。

（6）印堂

【定位】在头部，两眉毛内侧端中间的凹陷中。

【主治】①痴呆、痫病、失眠、健忘等神志病证；②头痛，眩晕；③鼻衄，鼻渊；④小儿惊风，产后血晕，子痫。

【操作】平刺0.3~0.5寸，或三棱针点刺出血。

第二十单元　任脉、腧穴

> **重点提示**
>
> 本单元穴位均为临床常用穴，所以在考试中也较容易出现。在复习时应对每个穴位的定位及典型的主治病证熟悉掌握。另外需要注意神阙、廉泉、承浆在中风治疗上的运用。

1. 经脉循行　起于小腹内，下出会阴部，向上行于阴毛部，沿着腹内，向上经过关元等穴，到达咽喉部，再上行环绕口唇，经过面部，进入目眶下。

2. 主治概要　本经腧穴主治脏腑病、妇科病、男科病及前阴病、神志病、虚证及经脉循行部位的其他病证。

3. 常用腧穴的定位和主治要点

（1）中极　膀胱之募穴

【定位】在下腹部，脐中下4寸，前正中线上。

【主治】①遗尿、小便不利、癃闭等泌尿系病证 2010；②遗精、阳痿、不育等男科病证；③月经不调、崩漏、阴挺、阴痒、不孕、产后恶露不止、带下等妇科病证。

【操作】直刺1~1.5寸，应在排尿后针刺，以免伤及深部膀胱。孕妇慎用。

（2）关元　小肠之募穴 2021

【定位】在下腹部，脐中下3寸，前正中线上 2001。

【主治】①中风脱证、虚劳冷惫、羸瘦无力等元气虚损病证；②腹泻、痢疾、脱肛、便血等肠腑病证；③五淋、尿血、尿闭、尿频等泌尿系病证；④遗精、阳痿、早泄、白浊等男科病；⑤月经不调、痛经、经闭、崩漏、带下、阴挺、恶露不尽、胞衣不下等妇科病证；⑥保健灸常用穴。

【操作】直刺1~1.5寸，应在排尿后针刺，以免伤及深部膀胱。孕妇慎用。

(3) 气海　肓之原

【定位】在下腹部，脐中下1.5寸，前正中线上 2006。

【主治】①虚脱、形体羸瘦、脏气衰惫、乏力等气虚病证；②水谷不化、绕脐疼痛、腹泻、痢疾、便秘等肠腑病证；③小便不利、遗尿等泌尿系病证；④遗精、阳痿、疝气；⑤月经不调、痛经、经闭、崩漏、带下、阴挺、产后恶露不止、胞衣不下等妇科病证；⑥保健灸常用穴。

【操作】直刺1~1.5寸，孕妇慎用。

(4) 神阙

【定位】在脐区，脐中央。

【主治】①虚脱、中风脱证等元气虚损证；②腹痛、腹胀、腹泻、痢疾、便秘、脱肛、水肿等脾肾虚损所致病证；③保健灸常用穴。

【操作】此穴禁针，多用艾条灸或隔盐灸。

(5) 中脘　胃之募穴；八会穴之腑会 2020 2021

【定位】在上腹部，脐中上4寸，前正中线上。

【主治】①胃痛、腹胀、纳呆、呕吐、吞酸、呃逆、小儿疳疾等脾胃病证；②黄疸；③癫狂痫、脏躁、失眠等神志病。

【操作】直刺1~1.5寸。

(6) 膻中　心包之募穴；八会穴之气会 2021

【定位】在胸部，横平第4肋间隙，前正中线上。

【主治】①咳嗽、气喘、胸闷等胸肺气机不畅的病证；②产后乳少、乳痈、乳癖等胸乳病证。③心痛、心悸等心疾；④呕吐、呃逆等胃气上逆证。

【操作】直刺0.3~0.5寸，或平刺。

(7) 廉泉

【定位】在颈前区，喉结上方，舌骨上缘凹陷中，前正中线上。

【主治】中风失语、暴喑、吞咽困难、舌缓流涎、口舌生疮、喉痹等咽喉口舌病证。

【操作】向舌根斜刺0.5~0.8寸。

(8) 承浆

【定位】在面部，颏唇沟的正中凹陷处。

【主治】①口喎、齿龈肿痛、流涎、面肿等口面部病证；②暴喑；③癫痫。

【操作】斜刺0.3~0.5寸。

第二十一单元　奇　穴

重点提示

经外奇穴是针灸学常考的内容，对于几个重点穴位，如四神聪、十宣、内膝眼的定位、主治及特点都应掌握。其余穴位通读了解即可。

常用奇穴的定位和主治要点：

(1) 四神聪

【定位】在头部，百会前后左右各旁开1寸，共4穴。

【主治】①头痛，眩晕；②失眠、健忘、癫痫等神志病证。

【操作】平刺0.5~0.8寸。

(2）太阳

【定位】在头部，当眉梢与目外眦之间，向后约一横指的凹陷处。

【主治】①头痛；②目疾；③面瘫 2009。

【操作】直刺0.3~0.5寸，或点刺出血。

(3）夹脊

【定位】在脊柱区，第1胸椎至第5腰椎棘突下两侧，后正中线旁开0.5寸，一侧17穴。

【主治】上胸部的穴位治疗心肺、上肢疾病；下胸部的穴位治疗胃肠疾病；腰部的穴位治疗腰腹及下肢疾病。

【操作】直刺0.5~1寸，或梅花针叩刺。

(4）十宣

【定位】在手指，十指尖端，距指甲游离缘0.1寸（指寸），左右共10穴 2009。

【主治】①中风、昏迷、晕厥等神志病；②中暑、高热等急症；③咽喉肿痛；④手指麻木 2002 2005。

【操作】直刺0.1~0.2寸，点刺出血或挤出少许黄白色透明黏液。

(5）外劳宫

【定位】在手背，第2、3掌骨间，掌指关节后0.5寸（指寸）凹陷中。

【主治】①落枕，手臂肿痛 2021；②脐风。

【操作】直刺0.5~0.8寸。

(6）内膝眼

【定位】在膝部，髌韧带内侧凹陷处的中央。

【主治】①膝痛，腿痛；②脚气等下肢病证。

【操作】向膝中斜刺0.5~1寸，或透刺对侧膝眼。

(7）胆囊

【定位】在小腿外侧，腓骨小头直下2寸。

【主治】①胆石症，胆道蛔虫症等胆腑病证；②下肢痿痹。

【操作】直刺1~1.5寸。

(8）阑尾

【定位】在小腿外侧，髌韧带外侧凹陷下5寸，胫骨前嵴外一横指（中指）。

【主治】①腹痛，胃痛，消化不良；②下肢痿痹。

【操作】直刺1~1.5寸。

第二十二单元　毫针刺法

> **重点提示**
>
> 本单元考点较少，主要熟悉针刺补泻的方法及其内容，了解几种进针方法和针刺角度以及针刺的异常处理。

一、针刺准备

1. 消毒

（1）针具消毒

①高压蒸汽灭菌法：将毫针等针具用布包好，放在密闭的高压蒸汽锅内灭菌。在98~

147kPa的压强、115~123℃的高温下保持30分钟以上。②药液浸泡消毒法：将针具放在75%乙醇内浸泡30~60分钟，取出擦干后使用。也可置于器械消毒液内浸泡。直接和毫针接触的针盘、针管、针盒、镊子等，可用戊二醛溶液浸泡10~20分钟。③煮沸消毒法：将毫针等器具用纱布包扎后，放在盛有清水的容器内，加温煮沸。一般在水沸后再煮15~20分钟，可达到消毒目的。如在水中加入碳酸氢钠使成2%溶液，可提高沸点至120℃，从而降低沸水对器械的腐蚀作用。

（2）医生手指消毒：医生的手，在施术前要用肥皂水洗刷干净，或用酒精棉球涂擦后，才能持针操作。

（3）施针部位消毒：在病人需要针刺的穴位皮肤上用75%酒精棉球擦拭，应从中心点向外绕圈擦拭。或先用2%碘酊涂擦，稍干后再用75%乙醇涂擦脱碘。

（4）治疗室内消毒：包括治疗台上的床垫、枕巾、毛毯、垫席等，要按时换洗、晾晒。治疗室也应定期消毒净化，保持空气流通，环境卫生洁净。

2. 体位

（1）仰卧位：适宜于取头、面、胸、腹部腧穴和上、下肢部分腧穴。

（2）侧卧位：适宜于取身体侧面少阳经腧穴和上、下肢的部分腧穴。

（3）俯卧位：适宜于取头、项、背、腰骶部腧穴和下肢背侧及上肢部分腧穴。

（4）仰靠坐位：适宜于取前头、颜面和颈前等部位的腧穴。

（5）俯伏坐位：适宜于取后头和项、背部的腧穴。

（6）侧伏坐位：适宜于取头部的一侧、面颊及耳前后部位的腧穴。

二、进针方法

1. 指切进针法 又称爪切进针法，用押手拇指或食指端切按在腧穴位置的旁边，刺手持针，紧靠手指甲面将针刺入腧穴。此法适宜于短针的进针。

2. 夹持进针法 又称骈指进针法 2021 ，即用押手拇、食二指持捏无菌干棉球，夹住针身下端，将针尖固定在所刺腧穴的皮肤表面位置，刺手捻动针柄，将针刺入腧穴。此法适用于长针的进针 2002 2018 。

3. 舒张进针法 用押手拇、食二指将所刺腧穴部位的皮肤向两侧撑开，使皮肤绷紧，刺手持针，使针从押手拇、食二指的中间刺入。此法主要用于皮肤松弛部位的腧穴。

4. 提捏进针法 用押手拇、食二指将针刺腧穴部位的皮肤捏起，刺手持针，从捏起的上端将针刺入。此法主要用于皮肉浅薄部位的腧穴进针，如印堂穴等 2011 。

三、针刺的方向、角度和深度

1. 方向

（1）依经脉循行定方向：根据治疗需要使用的针刺补泻手法，采用顺经脉而刺的补法，或逆经脉而刺的泻法。如"迎随补泻"手法，补法针尖须与经脉循行的方向一致；泻法针尖则与经脉循行的方向相反。

（2）依腧穴位置定方向：根据腧穴的局部解剖，针刺某些穴位时，必须朝向某一特定方向进针。如哑门穴，针尖应朝下颌方向缓慢刺入；廉泉穴，针尖应朝向舌根方向缓慢刺入；背部膀胱经第1侧线腧穴，针尖一般朝向脊柱方向等。

（3）依病性定方向：根据病位的深浅、病性的虚实，选择针尖朝向阳经刺或朝向阴经刺。

（4）依病位定方向：为使针感达到病变所在的部位，即达到"气至病所"的目的，针尖应朝向病所。

2. 角度 2011

针刺	角度	适用部位
直刺	针身与皮肤表面成90°左右垂直刺入	人体大部分腧穴
斜刺	针身与皮肤表面成45°左右倾斜刺入	肌肉较浅薄处或内有重要脏器或不宜直刺、深刺的腧穴
平刺	针身与皮肤表面成15°左右沿皮刺入	皮薄肉少部位的腧穴，如头部腧穴

3. 深度 一般而言，身体瘦弱者，宜浅刺；身强体肥者，宜深刺。年老体弱及小儿娇嫩之体，宜浅刺；中青年身强体壮者，宜深刺。阳证、新病宜浅刺；阴证、久病宜深刺。头面和胸背及皮薄肉少处的腧穴，宜浅刺；四肢、臀、腹及肌肉丰满处的腧穴，宜深刺。病在表、在肌肤宜浅刺；病在里、在筋骨、在脏腑宜深刺。春夏宜浅，秋冬宜深。

四、行针手法

基本手法

1. 提插法 将针刺入腧穴的一定深度后，施以上提下插的操作方法。使针从浅层向下刺入深层为插；由深层向上退到浅层为提。

2. 捻转法 将针刺入腧穴的一定深度后，施向前向后捻转动作，使针在腧穴内反复前后来回旋转的行针手法。

五、得气

得气，古称"气至"，近称"针感"，是指毫针刺入腧穴一定深度后，施以提插或捻转等行针手法，使针刺部位获得"经气"感应，谓之得气。

六、针刺补泻

1. 捻转补泻 针下得气后，捻转角度小，用力轻，频率慢，操作时间短者，结合拇指向前、食指向后者为补法 2002；捻转角度大，用力重，频率快，操作时间长，结合拇指向后、食指向前者为泻法。

2. 提插补泻 针下得气后，先浅后深，重插轻提，提插幅度小，频率慢，操作时间短者为补法；先深后浅，轻插重提，提插幅度大，频率快，操作时间长者为泻法 2017 2021。

3. 平补平泻 进针得气后均匀地提插、捻转后即可出针。

七、针刺异常情况

1. 晕针

（1）表现：患者突然精神疲倦、头晕目眩，面色苍白，恶心欲吐，多汗、心慌、四肢发冷，血压下降，脉象沉细，或神志昏迷，仆倒在地，唇甲青紫，二便失禁，脉微细欲绝 2011。

（2）处理：立即停止针刺，将针全部取出。使患者平卧，注意保暖，轻者仰卧，给饮温开水或糖水。重者在上述处理基础上，可刺人中、素髎、内关、足三里，灸百会、关元、气海等穴，即可恢复。若仍不省人事，呼吸细微，脉细弱者，可考虑配合其他治疗或采用急救措施 2009 2021。

（3）预防：如初次接受针刺治疗或精神过度紧张，身体虚弱者，应先做好解释，消除对针刺的顾虑，同时选择舒适持久的体位，最好采用卧位，选穴宜少，手法要轻。若饥饿、疲劳、大渴时，应令进食、休息、饮水后再予针刺，医者在针刺治疗过程中，要精神专一，随时注意观察病人的神色，询问病人的感觉，一旦有不适等晕针先兆，可及早采取处理措施，防患于未然。

2. 滞针

（1）表现：针刺过程中或针在体内，捻转不动，提插、出针均感困难，若勉强捻转、提插时，则病人痛不可忍。

（2）处理：若病人精神紧张，局部肌肉过度收缩时，可稍延长留针时间，或于滞针腧穴附近，进行循按或用叩弹针柄，或在附近再刺一针，以宣散气血，而缓解肌肉的紧张。若行针不当，或单向捻针而致者，可向相反方向将针捻回，并用刮柄、弹柄法，使缠绕的肌纤维回释，即可消除滞针。

（3）预防：对精神紧张者，应先做好解释工作，消除患者不必要的顾虑。注意行针的操作手法和避免单向捻转，若用搓法时，应注意与提插法的配合，则可避免肌纤维缠绕针身而防止滞针的发生。

3. 血肿

（1）表现：针刺过程中或出针后，针刺部位肿胀疼痛，继则皮肤呈现青紫色。

（2）处理：若微量的皮下出血而局部小块青紫时，一般不必处理，可以自行消退。若局部肿胀疼痛较剧，青紫面积大而且影响到活动功能时，可先做冷敷止血后，再做热敷或在局部轻轻揉按，以促使局部瘀血消散吸收。

（3）预防：仔细检查针具，熟悉人体解剖部位，避开血管针刺，出针时立即用消毒干棉球揉按压迫针孔。

4. 断针

（1）表现：行针时或出针后发现针身折断，其断端部分针身尚露于皮肤外，或断端全部没入皮肤之下。

（2）处理：医者态度必须从容镇静，嘱患者切勿更动原有体位，以防断针向肌肉深部陷入。若残端部分针身显露于体外时，可用手指或镊子将针起出。若断端与皮肤相平或稍凹陷于体内者，可用左手拇、食二指垂直向下挤压针孔两旁，使断针暴露体外，右手持镊子将针取出。若断针完全深入皮下或肌肉深层时，应在X线下定位，手术取出。

5. 弯针

（1）表现：针柄改变了进针或刺入留针时的方向和角度，提插、捻转及出针均感困难，而患者感到疼痛。

（2）处理：出现弯针后，即不得再行提插、捻转等手法。如针柄轻微弯曲，应慢慢将针起出。若弯曲角度过大时，应顺着弯曲方向将针起出。若由患者移动体位所致，应使患者慢慢恢复原来体位，局部肌肉放松后，再将针缓缓起出，切忌强行拔针以免将针体折断在体内。

6. 刺伤内脏

（1）气胸

①表现：患者突感胸闷、胸痛、气短、心悸，严重者呼吸困难、发绀、冷汗、烦躁、恐惧，到一定程度会发生血压下降、休克等危急现象。

②处理：立即出针，采取半卧位休息，要求患者心情平静，切勿因恐惧而翻转体位。一般漏气量少者，可自然吸收。同时密切观察，随时对症处理，如给予镇咳消炎药物等。对严重病例，如发现呼吸困难、发绀、休克等现象需组织抢救，如胸腔排气、少量慢速输氧、抗休克等。

（2）刺伤其他内脏

①表现：刺伤内脏主要症状是疼痛和出血。刺伤肝、脾时，可引起内出血，患者可感到肝区或脾区疼痛，有的可向背部放射。如出血不止，腹腔内积血过多，会出现腹痛、腹肌紧张，并有压痛及反跳痛等急腹症症状。刺伤心脏时，轻者可出现剧烈的刺痛；重者有剧烈的撕裂痛，引起心外射血，立即导致休克、死亡。刺伤肾脏时，可出现腰痛，肾区叩击痛，呈血尿，严重时血压下降、休克。刺伤胆囊、膀胱、胃、肠等空腔脏器时，可引起局部疼痛、腹膜刺激征或急腹症症状。

②处理：伤轻者，卧床休息后一般即可自愈。如果损伤严重或出血明显者，应密切观察，注意病情变化，特别是要定时检测血压。若损伤严重，出血较多，对于休克、腹膜刺激征，应

立即采取相应措施，必须迅速进行输血等急救或外科手术治疗。

7. 刺伤脑与脊髓

（1）表现：如误伤延髓时，可出现头痛、恶心、呕吐、抽搐、呼吸困难、休克和神志昏迷等。如刺伤脊髓，可出现触电样感觉向肢端放射，引起暂时性瘫痪，有时可危及生命。

（2）处理：应立即出针。轻者，安静休息，经过一段时间可自行恢复；重则应配合有关科室如神经外科，进行及时的抢救。

8. 外周神经损伤

（1）表现：刺中神经干或神经根时，会出现触电样针感。当神经受损后，多出现麻木、灼痛等症状，甚至出现神经分布区域及所支配脏器的功能障碍或末梢神经炎等症状。

（2）处理：一旦出现神经损伤症状，勿继续提插捻转，应缓慢出针。可应用维生素 B 族类药物治疗。严重者可在相应经络腧穴上用维生素 B 族类药物穴位注射，或根据病情需要应用激素冲击疗法以对症治疗。

八、针刺注意事项

1. 施术部位的宜忌

（1）颈项部位腧穴的针刺注意事项：针刺颈部的天突穴时，应注意针刺角度、方向和深度，避免刺伤气管、主动脉弓；针刺人迎穴时要用押手拨开颈总动脉，缓慢进针。针刺项部的风府、哑门等腧穴时，要注意掌握针刺角度、方向和深度，不宜大幅度提插、捻转，以免刺伤延髓。

（2）眼区腧穴的针刺注意事项：针刺眼区的睛明、承泣、上明、球后等腧穴时，应注意针刺的方向、角度和深度，缓慢进针，仔细体察针下感觉，避免使用大幅度提插、捻转的手法。出针时动作轻柔，出针后按压针孔以防止或减少出血。

（3）胸胁、腰背部腧穴的针刺注意事项：对胸、胁、腰、背脏腑所居之处的腧穴不宜直刺、深刺，肝脾肿大、肺气肿患者更应注意。

（4）腹部腧穴的针刺注意事项：上腹部近胸部的腧穴不宜深刺或向上斜刺，以免刺伤胃、肝或心脏。针刺下腹部腧穴时，应了解患者膀胱充盈状况，如有尿潴留时要掌握适当的针刺方向、角度、深度等，避免误伤膀胱。对于妇女，应注意询问其怀孕情况。

2. 患者状态的宜忌

（1）过于饥饿、疲劳，精神过于紧张者不宜立即进行针刺。

（2）年老体弱、针刺耐受程度差、初次针刺者，应使用卧位针刺，且不宜强刺激。

（3）妇女行经时，若非为了调经，三阴交、合谷、昆仑、至阴等一些通经活血的腧穴应慎刺。妇女怀孕 3 个月者，不宜针刺小腹部的腧穴。怀孕 3 个月以上者，腹部、腰骶部腧穴也不宜针刺。三阴交、合谷、昆仑、至阴等腧穴，在怀孕期亦应予禁刺。怀孕期间需要针刺治疗者，应注意精简针刺穴位，不宜使用强刺激手法。习惯性流产的孕妇则应慎用针刺。

（4）小儿囟门未合时，头项部的腧穴一般不宜针刺。

3. 病情的宜忌

（1）常有自发性出血或损伤后出血不止的患者，不宜针刺。

（2）皮肤有感染、溃疡、瘢痕或肿瘤的部位，不宜针刺。

第二十三单元　灸法

> **重点提示**
> 本单元主要掌握灸法的作用和灸法的种类、适应范围。

一、灸法的作用
1. 温经散寒。
2. 扶阳固脱。
3. 消瘀散结。
4. 防病保健。
5. 引热外行。

二、灸法的种类

1. 艾炷灸　将艾绒制成艾炷后，置于施灸部位点燃而治病的方法。艾炷灸分为直接灸和间接灸两类 2015。

（1）直接灸：将艾炷直接放在皮肤上施灸的方法。分为瘢痕灸和无瘢痕灸。瘢痕灸常用于治疗哮喘、肺痨、瘰疬等慢性顽疾 2017 2021。一般虚寒性疾患，均可采用无瘢痕灸。

（2）间接灸：艾炷不直接放皮肤上，而用药物隔开放在皮肤上施灸。分为隔姜灸、隔蒜灸、隔盐灸、隔附子饼灸。①隔姜灸：有温胃止呕、散寒止痛的作用，用于因寒而致的呕吐、腹痛以及风寒痹痛等病证。②隔蒜灸：有清热解毒、杀虫等作用，用于治疗瘰疬、肺痨及肿疡初起等病证。③隔盐灸：有回阳、救逆、固脱的作用，用于治疗伤寒阴证或吐泻并作、中风脱证等病证 2019。④隔附子饼灸：有温补肾阳的作用，用于治疗命门火衰而致的阳痿、早泄或疮疡灸溃不敛等病证 2018。

2. 艾条灸

（1）悬起灸：温和灸多用于慢性病 2017；雀啄灸、回旋灸多用于急性病 2010。

（2）实按灸：太乙针灸；雷火针灸 2016。

3. 温针灸　针刺与艾灸结合应用。

三、灸法的注意事项

1. 施灸的禁忌　①对颜面、五官和有大血管的部位及关节活动部位，不宜选用瘢痕灸。②孕妇的腹部和腰骶部也不宜施灸。③一般空腹、过饱、极度疲劳和对灸法恐惧者，应慎施灸。④体弱患者，灸治时艾炷不宜过大，刺激量不可过强。

2. 灸后处理　①施灸过量，时间过长，局部出现小水疱，只要注意不擦破，可任其自然吸收。②水疱较大，可用无菌毫针刺破水疱，放出水液，或用注射针抽出水液，再涂以烫伤油等，并以纱布包敷。③化脓灸者，在灸疮化脓期间，要注意适当休息，加强营养，保持局部清洁，并可用敷料保护灸疮，以防污染。

第二十四单元　拔罐法

> **重点提示**
>
> 本单元考点较少，主要熟悉拔罐的方法和适应证，通读了解即可，内容相对简单。

一、拔罐的方法 2006

拔罐方法	操作	适应证
留罐法	罐吸附后留置，一般5～15分钟	一般疾病均可，单罐、多罐皆可应用
走罐法	先涂润滑油，拔住罐，然后向上下左右推动罐体	面积较大、肌肉丰厚部位，如脊背、腰臀、大腿等部位
闪罐法	拔住罐后，立即起下，反复多次，直至皮肤潮红充血	局部皮肤麻木、疼痛或功能减退等疾患，尤其适用于不宜留罐的部位
刺血拔罐法	先点刺出血，再将火罐吸附在出血处，一般留置5～15分钟	多用于热证、实证、瘀血证或皮肤病，如神经性皮炎、痤疮、丹毒等
留针拔罐法	针刺留针后将罐拔在针上5～10分钟	此法能起到针罐配合的作用

二、拔罐的作用和适用范围

拔罐法有温经通络、祛湿逐寒、行气活血及消肿止痛作用。临床多用于以下几个方面：风寒湿痹、腰背肩臂腿痛、关节痛、软组织闪挫扭伤、伤风感冒、头痛、咳嗽、哮喘、胃脘痛、呕吐、腹痛、痛经、中风偏枯、瘀血痹阻等。

三、拔罐的注意事项

1. 操作时要做到动作稳、准、轻、快。
2. 选择适当体位和肌肉丰满的部位。
3. 根据所拔部位的面积大小而选择大小适宜的罐。
4. 用火罐时应注意勿灼伤或烫伤皮肤。
5. 皮肤过敏、溃疡、水肿处及心脏大血管分布部位，不宜拔罐；高热抽搐者不宜拔罐；孕妇的腹部、腰骶部位，不宜拔罐；有自发性出血倾向疾患、高热、抽搐等禁止拔罐。

第二十五单元　其他针法

> **重点提示**
>
> 本单元主要掌握三棱针法的相关内容，其余内容了解即可。

一、电针法

电针法是将针刺入腧穴得气后，在针具上通以适量脉冲电流，利用针和电两种刺激相结合，以防治疾病的一种方法。临床常用于各种痛证和心、胃、肠、胆、膀胱、子宫等器官的功能失调，癫狂，肌肉、韧带、关节的损伤性疾病等，并可用于针刺麻醉。

二、三棱针法

针法	操作	适应证
点刺法	刺入后随即将针迅速退出，挤压针孔周围，使出血少许	多用于十宣、十二井穴，以及耳尖及头面部的攒竹、上星、太阳等穴
散刺法	对病变局部周围进行点刺	多用于局部瘀血、血肿或水肿、顽癣等
刺络法	刺入静脉，立即将针退出，使其流出少量血液，再用无菌干棉球按压针孔	多用于曲泽、委中等穴，治疗急性吐泻、疼痛、中暑、发热等
挑刺法	持针迅速刺入皮肤，随即将针身倾斜挑破皮肤，使之出少量血液或少量黏液	用于肩周炎、胃痛、颈椎综合征、失眠、支气管哮喘、血管神经性头痛等

第二十六单元　针灸治疗总论

> ☆重点提示
>
> 本单元为重要单元，要熟悉每个知识点，如特定穴的临床运用和几种配穴方法、取穴原则（如本经取穴和异经取穴）。本单元考查内容较基础，要理解记忆。

一、针灸治疗原则

1. 补虚泻实　虚则补之，陷下则灸之；实则泻之，菀陈则除之；不盛不虚以经取之。
2. 清热温寒　热则疾之，寒则留之。
3. 治病求本　急则治标，缓则治本，标本同治。
4. 三因制宜　因时、因地、因人制宜。

二、针灸治疗作用 2021

1. 疏通经络　针灸可使瘀阻的经络通畅而发挥其正常的生理功能。主要是选择相应的腧穴和针刺方法，使经络通畅，促进气血运行正常，从而达到治疗疾病的目的。
2. 调和阴阳　针灸可使机体从阴阳的失衡状态向平衡状态转化。主要是通过针刺补泻手法和经穴配伍来完成。
3. 扶正祛邪　针灸可以辅助机体正气及祛除病邪，是通过补虚泻实来实现的。

三、针灸处方

1. 选穴原则

（1）近部选穴：就是在病变局部或距离比较接近的范围选取穴位的方法，体现了"腧穴所在，主治所在"。

（2）远部选穴：就是在病变部位所属和相关的经络上，距病位较远的部位选穴的方法，是"经络所过，主治所及"治疗规律的体现 2016 2018。

（3）辨证选穴：就是根据疾病的证候特点，分析病因病机而辨证选取穴位的方法 2019。

（4）对症选穴：是针对疾病的个别突出的症状而选取穴位。

2. 配穴方法 2015

（1）按经脉配穴法：①本经配穴法。②表里经配穴法。③同名经配穴法 2017。

（2）按部位配穴法：①远近配穴法。②上下配穴法。③前后配穴法 2002。④左右配穴法。

第二十七单元 内科病证的针灸治疗

> ☆重点提示
>
> 本单元为针灸学考试的重点内容,所占分值比例较高。其中中风、眩晕、不寐等应作为复习重点。本单元是建立在其他各个经脉基础之上的,考查题型基本以 A2 型题出现,所以要求考生着重掌握各个病证的主症及治则,在此基础上,灵活运用各个经脉的主穴配穴来解答本单元的考题,基础要扎实。

1. 头痛

【主症】外感头痛:头痛较急,痛无休止,外感表证明显。内伤头痛:头痛反复发作,时轻时重,常伴头晕,遇劳或情志刺激而发作、加重。

【治法】调和气血,通络止痛。

【主穴】百会、风池、阿是穴、合谷。

【配穴】太阳头痛配天柱、后溪、昆仑;阳明头痛配阳白、内庭;少阳头痛配率谷、外关、足临泣;厥阴头痛配四神聪、太冲、内关 2011 2015。风寒头痛配风门、列缺;风热头痛配曲池、大椎;风湿头痛配头维、阴陵泉;肝阳上亢头痛配太溪、太冲;痰浊头痛配中脘、丰隆;瘀血头痛配血海、膈俞;血虚头痛配脾俞、足三里。

2. 面痛

【主症】面部突然发作疼痛,呈闪电样、刀割样、针刺样、电灼样剧烈疼痛,痛时可引起面部肌肉抽搐,多伴有面部潮红、流泪、流涎、流涕等。疼痛以面颊、上下颌和舌部最明显,轻触鼻翼、颊部和舌可以诱发,称为扳机点。根据疼痛部位进行经络辨证:眼部痛属足太阳经病证;上颌、下颌部痛属手、足阳明和手太阳经病证。

【治法】疏通经络,祛风止痛。取面部腧穴手足阳明和足太阳经穴为主。

【主穴】攒竹、四白、下关、地仓、合谷、太冲、内庭。

【配穴】眼部疼痛配丝竹空、阳白、外关;上颌支痛配颧髎、迎香;下颌支痛配承浆、颊车、翳风。外感风寒配风池、列缺;外感风热配曲池、外关;气血瘀滞配内关、三阴交;肝胃郁热配行间、内庭;阴虚阳亢配风池、太溪。

3. 腰痛

【主症】根据疼痛部位进行经络辨证:疼痛在腰脊中部者为督脉病证,疼痛在腰脊两侧者为足太阳经证。

【治法】通经止痛。取局部阿是穴及足太阳经穴为主。

【主穴】大肠俞、阿是穴、委中 2021。

【配穴】督脉病证配后溪;足太阳经证配申脉;腰椎病变配腰夹脊。寒湿腰痛配命门、腰阳关 2011;瘀血腰痛配膈俞、次髎;肾虚腰痛配肾俞、太溪 2015。

4. 痹证

【主症】关节肌肉疼痛,屈伸不利。

【治法】通络止痛。以局部穴位为主,配合循经取穴及辨证选穴。

【主穴】阿是穴、局部经穴。

【配穴】行痹配膈俞、血海;痛痹配肾俞、关元;着痹配阴陵泉、足三里;热痹配大椎、曲池。另可根据疼痛的部位循经配穴。

5. 坐骨神经痛

【主症】腰或臀、大腿后侧、小腿后外侧及足外侧的放射样、电击样、烧灼样疼痛。腰部病变使神经根受压迫或刺激引起者为根性坐骨神经痛；坐骨神经干受压迫或刺激引起者为干性坐骨神经痛。

【治法】通经止痛。循经取足太阳、足少阳经穴为主。

【主穴】足太阳经证：腰夹脊、秩边、委中、承山、昆仑、阿是穴。足少阳经证：腰夹脊、环跳、阳陵泉、悬钟、丘墟、阿是穴。

【配穴】寒湿证配命门、腰阳关；瘀血阻络证配血海、阿是穴；气血不足证配足三里、三阴交。

6. 中风

（1）中经络

【主症】意识清楚，半身不遂，口角㖞斜，语言不利。

【治法】疏通经络，醒脑调神。取督脉、手厥阴及足太阴经穴为主。

【主穴】水沟、内关、三阴交、极泉、尺泽、委中 2009 2010 2011。

【配穴】肝阳暴亢配太冲、太溪；风痰阻络配丰隆、合谷；痰热腑实配曲池、内庭、丰隆；气虚血瘀配气海、血海、足三里；阴虚风动配太溪、风池 2017。上肢不遂配肩髃、曲池、手三里、合谷；下肢不遂配环跳、足三里、风市、阳陵泉、悬钟、太冲。病侧肢体屈曲拘挛者，肘部配曲泽、腕部配大陵、膝部配曲泉、踝部配太溪；足内翻配丘墟透照海；足外翻配太溪、中封；足下垂配解溪。口角㖞斜配地仓、颊车、合谷、太冲；语言謇涩配廉泉、通里、哑门；吞咽困难配廉泉、金津、玉液。

（2）中脏腑

【主症】突然昏仆，不省人事，或神志恍惚、嗜睡，兼见半身不遂，口角㖞斜。若见神昏，牙关紧闭，口噤不开，两手握固，肢体强痉，大小便闭者为闭证；昏愦无知，目合口开，四肢瘫软，手撒肢冷，汗多，二便自遗，脉微细欲绝者为脱证。

【治法】闭证：平肝息风，醒脑开窍。取督脉、手厥阴经穴和十二井穴为主。脱证：回阳固脱。以任脉经穴为主。

【主穴】①闭证：水沟、十二井穴、太冲、丰隆、劳宫 2015。②脱证：关元、神阙 2011。

7. 眩晕

【主症】头晕目眩、视物旋转。轻者如坐车船，飘摇不定，闭目少顷即可复常；重者两眼昏花缭乱，视物不明，旋摇不止，难以站立，昏昏欲倒，甚则跌仆。

（1）实证

【治法】平肝潜阳，化痰定眩。取足少阳、足厥阴经穴及督脉穴 2015 为主。

【主穴】百会、风池、太冲、内关 2016 2017。

【配穴】肝阳上亢配行间、侠溪、太溪 2011；痰湿中阻配头维、中脘、丰隆；高血压配曲池、足三里；颈性眩晕配风府、天柱、颈夹脊。

（2）虚证

【治法】益气养血，填精定眩。以督脉穴和相应背俞穴为主。

【主穴】百会、风池、肝俞、肾俞、足三里。

【配穴】气血两虚配气海、脾俞、胃俞；肾精不足配太溪、悬钟、三阴交。

8. 面瘫 2021

【主症】以口眼㖞斜为特点。通常急性发作，常在睡眠醒来时发现一侧面部肌肉板滞、麻木、瘫痪，额纹消失，眼裂变大，露睛流泪，鼻唇沟变浅，口角下垂㖞向健侧，病侧不能皱眉、蹙额、闭目、露齿、鼓颊；部分患者初起时有耳后疼痛，还可出现患侧舌前2/3味觉减退或消失，听觉过敏等症状。部分患者病程迁延日久，可因瘫痪肌肉出现挛缩，口角反牵向患侧，甚则出现面肌痉挛，形成"倒错"现象。

【治法】祛风通络，疏调经筋。取局部穴、手足阳明经穴为主。

【主穴】攒竹、阳白、四白、颧髎、颊车、地仓、合谷、太冲 2021。

【配穴】风寒外袭配风池、风府；风热侵袭配外关、关冲；气血不足配足三里、气海。眼睑闭合不全配鱼腰、申脉；鼻唇沟变浅配迎香；人中沟歪斜配水沟；颏唇沟歪斜配承浆；乳突部疼痛配翳风；舌麻、味觉减退配廉泉、足三里；听觉过敏配听宫、中渚 2016。

9. 不寐

【主症】经常不能获得正常睡眠。轻者入寐困难或寐而易醒，醒后不寐；重者彻夜难眠。

【治法】舒脑宁心，安神利眠。取督脉、手少阴、足太阴经穴及八脉交会穴为主。

【主穴】百会、安眠、神门、三阴交、照海、申脉 2011。

【配穴】心脾两虚配心俞、脾俞；心肾不交配太溪、肾俞；心胆气虚配心俞、胆俞；肝火扰神配行间、侠溪；脾胃不和配足三里、内关。噩梦多配厉兑、隐白；头晕配风池、悬钟；重症不寐配夹脊、四神聪。

10. 感冒

【主症】恶寒发热，鼻塞流涕，咳嗽，头痛，周身酸楚不适。

【治法】祛风解表。取手太阴、手阳明经穴及督脉穴为主。

【主穴】列缺、合谷、风池、大椎、太阳 2016。

【配穴】风寒感冒配风门、肺俞 2015；风热感冒配曲池、尺泽 2010；夹湿配阴陵泉；夹暑配委中。体虚感冒配足三里；咽喉疼痛配少商、商阳。

11. 哮喘

（1）实证

【主症】病程短，或当发作期，哮喘声高气粗，呼吸深长有余，呼出为快，体质较强，脉象有力。

【治法】祛邪肃肺，化痰平喘。取手太阴经穴及相应背俞穴为主。

【主穴】列缺、尺泽、肺俞、中府、定喘 2009 2015。

【配穴】风寒外袭配风门、合谷；痰热阻肺配丰隆、曲池。喘甚者配天突。

（2）虚证

【主症】病程长，反复发作或当缓解期，哮喘声低气怯，气息短促，深吸为快，体质虚弱，脉弱无力。

【治法】补益肺肾，止哮平喘。取相应背俞穴及手太阴、足少阴经穴为主。

【主穴】肺俞、膏肓、肾俞、太渊、太溪、足三里、定喘。

【配穴】肺气虚配气海；肾气虚配关元。

12. 呕吐

【主症】实证一般发病急，呕吐量多，吐出物多酸臭味；虚证病程较长，发病较缓，时作时止，吐出物不多，腐臭味不甚。

【治法】和胃理气，降逆止呕。取胃的募穴及足阳明经穴为主 2016。

【主穴】中脘、足三里、内关 2021。

【配穴】寒邪客胃配上脘、胃俞；热邪内蕴配合谷、金津、玉液；饮食停滞配梁门、天枢；肝气犯胃配期门、太冲；痰饮内停配丰隆、公孙；脾胃虚寒配脾俞、胃俞。

【治疗操作】主穴毫针平补平泻法。寒气客胃或脾胃虚寒者宜配合灸法，热邪内蕴者金津、玉液点刺出血 2015。

13. 胃痛

【主症】实证病势较急，痛势较剧，痛处拒按，食后痛增；虚证病势较缓，痛势较轻，痛处喜按，空腹痛甚。

【治法】和胃止痛。取胃的募穴、足阳明经穴为主。

【主穴】中脘、足三里、内关 2009 2010 2021。

【配穴】寒邪客胃配胃俞；饮食伤胃配梁门、下脘；肝气犯胃配期门、太冲；瘀血停胃配膈俞、三阴交。脾胃虚寒配关元、脾俞、胃俞；胃阴不足配胃俞、三阴交、内庭。

14. 便秘

【主症】大便秘结不通，排便艰涩难解。

【治法】理肠通便。取大肠的背俞穴、募穴及下合穴为主。

【主穴】天枢、大肠俞、上巨虚、支沟 2009 2015 2021。

【配穴】热秘配曲池、内庭；气秘配太冲、中脘 2016；冷秘配神阙、关元；虚秘配足三里、脾俞、气海，兼阴伤津亏者加照海、太溪。

第二十八单元 妇儿科病证的针灸治疗

> **重点提示**
>
> 本单元出题率一般，其中月经不调、痛经等应作为重点复习。考查题型基本以 A2 型题出现。

1. 月经不调

（1）月经先期

【治法】调理冲任，清热调经。取任脉、足太阴经穴为主。

【主穴】关元、三阴交、血海。

【配穴】实热配行间；虚热配太溪；气虚配足三里、脾俞 2015；月经过多配隐白。

（2）月经后期

【治法】温经散寒，行血调经。以任脉、足太阴经穴为主。

【主穴】气海、三阴交、归来 2021。

【配穴】寒凝配关元、命门；血虚配足三里、血海。

（3）月经先后无定期

【治法】调补肝肾，理血调经。以任脉、足太阴经穴为主。

【主穴】关元、三阴交、肝俞。

【配穴】肝郁配期门、太冲；肾虚配肾俞、太溪。

2. 痛经

（1）实证

【治法】行气活血，调经止痛。取任脉、足太阴经穴为主。

【主穴】中极、次髎、地机、三阴交 2017 2019。

【配穴】气滞血瘀配太冲、血海；寒凝血瘀配关元、归来。

（2）虚证

【治法】调补气血，温养冲任。取任脉、足太阴、足阳明经穴为主。

【主穴】关元、足三里、三阴交、十七椎。
【配穴】气血虚弱配气海、脾俞；肾气亏损配太溪、肾俞。

3. 崩漏

（1）实证

【治法】清热利湿，固经止血。取任脉、足太阴经穴为主。
【主穴】关元、三阴交、隐白。
【配穴】血热配中极、血海；血瘀配血海、膈俞；湿热配中极、阴陵泉；气郁配膻中、太冲。

（2）虚证

【治法】健脾补肾，固冲止血。取任脉及足太阴、足阳明经穴为主。
【主穴】气海、三阴交、肾俞、足三里。
【配穴】脾虚配百会、脾俞；肾虚配肾俞、太溪。

4. 绝经前后诸症

【主症】月经紊乱，潮热出汗，心悸，情绪不稳定。
【治法】滋补肝肾，调理冲任。取任脉、足太阴经穴及相应背俞穴为主。
【主穴】肾俞、肝俞、太溪、气海、三阴交。
【配穴】肾阴虚配照海、阴谷；肾阳虚配关元、命门；肝阳上亢配风池、太冲；痰气郁结配中脘、丰隆。烦躁失眠配心俞、神门；纳少便溏配中脘、阴陵泉 2015。

5. 遗尿

【主症】睡中经常遗尿，多则一夜数次，醒后方觉。
【治法】调理膀胱，温肾健脾。取任脉、足太阴经穴及膀胱的背俞穴、募穴为主。
【主穴】关元、中极、膀胱俞、三阴交。
【配穴】肾气不足配肾俞、命门、太溪 2017；脾肺气虚配肺俞、气海、足三里 2010；肝经郁热配行间、阳陵泉 2017；夜梦多配百会、神门。

第二十九单元　皮外伤科病证的针灸治疗

> **重点提示**
>
> 本单元主要掌握瘾疹、落枕的主穴及扭伤的局部取穴，其余内容熟悉即可。

1. 瘾疹

【主症】瘾疹起病急骤，皮肤突发瘙痒不止，可见大小不等、形状各异的风团，融合成片或孤立散在，淡红或白色，边界清楚，此伏彼起，一日之内可发作数次者，病情较急；反复发作，缠绵不愈，风团时多时少时无者，病情较缓。

【治法】疏风和营。取手阳明、足太阴经穴为主。
【主穴】曲池、合谷、血海、膈俞、委中、三阴交 2011。
【配穴】风热犯表配大椎、风门；风寒束表配风门、肺俞；胃肠积热配天枢、足三里；血虚风燥配脾俞、足三里 2018；呼吸困难配天突；恶心呕吐配内关。

2. 蛇串疮

【主症】初起时患部皮肤灼热刺痛、发红，继则出现簇集性粟粒大小丘状疱疹，多呈带状排列，多发生于身体一侧，以腰、胁部最为常见。疱疹消失后部分患者可遗留疼痛，可持续数月或更久。

【治法】泻火解毒，清热利湿。取局部阿是穴及相应夹脊穴为主。

【主穴】局部阿是穴、相应夹脊穴。

【配穴】肝胆火盛配行间、侠溪2019；脾胃湿热配阴陵泉、内庭；瘀血阻络配血海、三阴交；便秘配天枢；心烦配神门。

3. 颈椎病

【主症】头枕、颈项、肩背、上肢等部位疼痛以及进行性肢体感觉和运动功能障碍。

【治法】通经止痛。取局部腧穴和手足三阳经穴、督脉穴为主。

【主穴】颈夹脊、天柱、风池、曲池、悬钟、阿是穴。

【配穴】手太阳经证配申脉；手阳明经证配合谷；督脉、足太阳经证配后溪；外邪内侵配合谷、列缺；气滞血瘀配膈俞、合谷；肝肾不足配肝俞、肾俞；上肢麻、痛配合谷、手三里；头晕头痛配百会或四神聪；恶心、呕吐配中脘、内关；耳鸣、耳聋配听宫、外关。

4. 落枕

【治法】疏经活络，调和气血。取局部阿是穴和手太阳、足少阳经穴为主2021。

【主穴】外劳宫、天柱、阿是穴、后溪、悬钟2020。

【配穴】督脉、太阳经证配大椎、束骨2015 2019；少阳经证配肩井、外关。风寒袭络配风池、合谷；气滞血瘀配内关、合谷；肩痛配肩髃；背痛配天宗。

5. 漏肩风

【治法】通经活络，舒筋止痛。取局部穴位为主，配合循经远端取穴。

【主穴】肩髃、肩髎、肩贞、阿是穴、阳陵泉、条口透承山。

【配穴】手阳明经证配合谷；手少阳经证配外关；手太阳经证配后溪；手太阴经证配列缺；外邪内侵配合谷、风池；气滞血瘀配内关、膈俞；气血虚弱配足三里、气海。

6. 扭伤

【治法】祛瘀消肿，舒筋通络。取扭伤局部腧穴为主。

【主穴】阿是穴、扭伤局部经穴。

腰部：阿是穴、大肠俞、腰痛点、委中。

颈部：阿是穴、风池、绝骨、后溪。

肩部：阿是穴、肩髃、肩髎、肩贞。

肘部：阿是穴、曲池、小海、天井。

腕部：阿是穴、阳溪、阳池、阳谷。

髋部：阿是穴、环跳、秩边、居髎。

膝部：阿是穴、膝眼、膝阳关、梁丘。

踝部：阿是穴、申脉、解溪、丘墟。

【配穴】①根据病位配合循经远端取穴。急性腰扭伤：督脉病证配水沟或后溪；足太阳经证配昆仑或后溪；手阳明经证配手三里或三间。②根据病位在其上下循经邻近取穴，如膝内侧扭伤，病在足太阴脾经，可在扭伤部位其上取血海，其下取阴陵泉。③根据手足同名经配穴法进行配穴。方法：踝关节与腕关节对应，膝关节与肘关节对应，髋关节与肩关节对应。例如，踝关节外侧昆仑穴、申脉穴处扭伤，病在足太阳经，可在对侧腕关节手太阳经养老穴、阳谷穴处寻找最明显的压痛的穴位针刺；再如，膝关节内上方扭伤，病在足太阴经，可在对侧手太阴经尺泽穴处寻找最明显的压痛点针刺；以此类推。

第三十单元　五官科病证的针灸治疗

> **重点提示**
>
> 本单元掌握目赤肿痛、耳鸣耳聋、牙痛、咽喉肿痛的主穴及配穴。

1. 目赤肿痛

【主症】目赤肿痛，羞明，流泪，眵多。

【治法】疏风散热，消肿止痛。以近部取穴及手阳明、足厥阴经穴为主。

【主穴】睛明、太阳、风池、合谷、太冲 2015。

【配穴】外感风热配少商、外关；肝胆火盛配行间、侠溪 2018。

2. 耳鸣耳聋

（1）实证

【主症】暴病耳聋，或耳中觉胀，耳鸣如潮，鸣声隆隆不断，按之不减。

【治法】疏风泻火，通络开窍。取局部穴及手足少阳经穴为主。

【主穴】听会、翳风、中渚、侠溪 2015 2021。

【配穴】外感风邪配外关、合谷；肝胆火盛配行间、丘墟；痰火郁结配丰隆、阴陵泉。

（2）虚证

【主症】久病耳聋，耳鸣如蝉，时作时止，劳累则加剧，按之鸣声减弱。

【治法】补肾养窍。取局部穴及足少阴经穴为主。

【主穴】听宫、翳风、太溪、肾俞 2017。

【配穴】脾胃虚弱配气海、足三里。

3. 牙痛

【主症】牙齿疼痛。

【治法】祛风泻火，通络止痛。取手、足阳明经穴为主。

【主穴】合谷、颊车、下关。

【配穴】风火牙痛配外关、风池；胃火牙痛配内庭、二间 2021；虚火牙痛配太溪、行间 2021。

4. 咽喉肿痛

（1）实证

【治法】清热利咽，消肿止痛。取手太阴、手阳明经穴为主。

【主穴】少商、合谷、尺泽、关冲 2015。

【配穴】外感风热配风池、外关；肺胃热盛配内庭、鱼际。

（2）虚证

【治法】滋阴降火，利咽止痛。取手太阴、足少阴经穴为主。

【主穴】太溪、照海、列缺、鱼际。

第三十一单元　急症及其他病证的针灸治疗

> **重点提示**
>
> 本单元内容考试较少涉及，晕厥为临床常见病，应熟悉。

1. 晕厥

【治法】苏厥醒神。以督脉穴为主 2019 。

【主穴】水沟、百会、内关、足三里。

【配穴】虚证配气海、关元；实证配合谷、太冲。

2. 内脏绞痛

（1）心绞痛

【治法】通阳行气，活血止痛。以手厥阴、手少阴经穴为主。

【主穴】内关、郄门、阴郄、膻中。

【配穴】气滞血瘀配太冲、血海；寒邪凝滞配神阙、至阳；痰浊阻络配中脘、丰隆；阳气虚衰配心俞、至阳。

（2）胆绞痛

【治法】疏肝利胆，行气止痛。以足少阳经穴、胆的俞募穴为主。

【主穴】胆囊穴、阳陵泉、胆俞、日月。

【配穴】肝胆湿热配内庭、阴陵泉；肝胆气滞配太冲、丘墟；蛔虫妄动配迎香透四白。

（3）肾绞痛

【治法】清利湿热，通淋止痛。以足太阴经穴与背俞穴为主。

【主穴】肾俞、膀胱俞、中极、三阴交、阴陵泉。

【配穴】下焦湿热配委阳、合谷；肾气不足配气海、关元。

第三部分

西医综合

第十篇 诊断学基础

第一单元 症状学

> ☆**重点提示**
>
> 本单元出题频率呈增加趋势,重点在于腹痛、咯血、呕血、咳嗽的临床表现和伴随症状,掌握每种疾病的特征性表现。如脓血便、里急后重考虑痢疾,呕吐隔宿食物考虑幽门梗阻。对各个考点都要有所了解。

一、发热

1. **发热的概念** 机体在致热原的作用下,或各种原因引起体温调节中枢功能障碍,导致体温升高超出正常范围。

2. **发热的病因**

(1) 感染性发热:各种病原体如病毒、细菌、支原体、立克次体、螺旋体、真菌、寄生虫等引起的感染均可出现发热。

(2) 非感染性发热:包括无菌性坏死物质的吸收,抗原-抗体反应,内分泌与代谢疾病,皮肤散热减少,体温调节中枢功能失常,自主神经功能紊乱等。

3. **发热的临床表现**

(1) 发热的临床分度:以口腔温度为标准,37.3~38℃为低热。38.1~39℃为中等热度。39.1~41℃为高热。41℃以上为超高热。

(2) 发热的临床过程

①体温上升期:常有疲乏无力、肌肉酸痛、皮肤苍白、畏寒或寒战等现象。

②高热持续期:表现为皮肤潮红而灼热,呼吸加快加深,心率增快,常出汗。

③体温下降期:此期表现为出汗多,皮肤潮湿。

(3) 热型 2004 2005 2006 2015 2016 2021

热型	临床表现	常见疾病
稽留热	体温持续39~40℃以上,24小时波动不超过1℃	肺炎链球菌肺炎、伤寒和斑疹伤寒高热期
弛张热	体温39℃以上,24小时内波动在2℃以上	败血症、风湿热、重症肺结核、化脓性炎症等
间歇热	体温骤升骤降,无热期可持续1天至数天,高热期与无热期反复交替出现	疟疾、急性肾盂肾炎
回归热	体温骤升骤降,高热期与无热期各持续若干日后规律性交替1次	回归热、霍奇金病等
波状热	体温逐渐上升达39℃或以上,数天后又逐渐下降至正常水平	布氏杆菌病
不规则热	发热的体温曲线无一定规律	结核病、风湿热、支气管肺炎、渗出性胸膜炎、感染性心内膜炎

4. 问诊要点及临床意义
（1）病史：有无传染病接触史、外伤史、药物或毒物接触史、手术史等。
（2）临床特点：起病缓急、发热程度、持续时间等。
（3）伴随症状：①伴寒战：见于肺炎链球菌肺炎、败血症等。②伴头痛、呕吐或昏迷：见于乙型脑炎、流行性脑脊髓膜炎、脑出血等。③伴关节痛：常见于结核病、结缔组织病等。④伴淋巴结及肝脾肿大：可见于血液病、恶性肿瘤、布氏杆菌病等。⑤伴尿频、尿急、尿痛：提示尿路感染。⑥伴咳嗽、咳痰、胸痛：常见于支气管炎、肺炎、胸膜炎、肺结核等。⑦伴恶心、呕吐、腹痛、腹泻：见于急性胃肠炎、细菌性痢疾等。⑧伴皮肤黏膜出血：见于流行性出血热、钩端螺旋体病、急性白血病、急性再生障碍性贫血等。⑨伴结膜充血：见于流行性出血热、斑疹伤寒、钩端螺旋体病等。⑩伴口唇单纯疱疹：见于肺炎链球菌肺炎、流行性脑脊髓膜炎、间日疟等。

二、胸痛

1. 胸痛的病因 2003
（1）胸壁疾病：①皮肤及皮下组织病变：蜂窝组织炎、乳腺炎等。②肌肉病变：外伤、劳损、肌炎等。③肋骨病变：肋软骨炎、肋骨骨折等。④肋间神经病变：肋间神经炎、带状疱疹等。
（2）心血管疾病：心绞痛、心肌梗死、急性心包炎、胸主动脉瘤、肺梗死、心脏神经症等。
（3）呼吸系统疾病：①支气管及肺部病变：支气管肺癌、肺炎、肺结核等累及胸膜。②胸膜病变：急性胸膜炎、自发性气胸、胸膜肿瘤等。
（4）其他：①纵隔疾病：纵隔气肿、纵隔肿瘤。②食管疾病：食管炎、食管癌等。③腹部疾病：肝脓肿、胆囊炎、胆石症、膈下脓肿等。

2. 胸痛的问诊要点 2015 及临床意义
（1）发病年龄与病史：青壮年胸痛应注意胸膜炎、自发性气胸、心肌病等。40岁以上者胸痛应多考虑心绞痛、心肌梗死与肺癌等。
（2）胸痛的部位及性质

	临床表现	临床意义
部位	水疱沿一侧肋间神经分布伴剧痛	带状疱疹
	第1、2肋软骨疼痛	非化脓性肋软骨炎
	胸骨后或心前区疼痛，常牵涉左肩背、左臂内侧	心绞痛与急性心肌梗死
	胸骨后疼痛，常伴进食或吞咽时加重	食管、膈和纵隔肿瘤
	患侧的腋前线及腋中线附近疼痛	自发性气胸、急性胸膜炎
性质	压榨样痛，伴有窒息感	心绞痛
	压榨样痛，伴恐惧、濒死感	心肌梗死
	尖锐刺痛或撕裂痛，呼吸时加重、屏气时消失	干性胸膜炎
	突然剧烈刺痛或绞痛，伴有呼吸困难与发绀	肺梗死

（3）胸痛持续时间：①平滑肌痉挛或血管狭窄缺血所致的疼痛为阵发性；炎症、肿瘤、栓塞或梗死所致的疼痛呈持续性。②心绞痛的发作时间常不超过15分钟；心肌梗死疼痛持续时间长且不易缓解。
（4）胸痛的诱因与缓解因素：①心绞痛常因劳力后诱发，含服硝酸甘油可迅速缓解；心肌梗死的胸痛含服硝酸甘油不能缓解。②食管疾病常于吞咽时出现或加剧；反流性食管炎引起

者服用抗酸剂后减轻或消失。

(5) 伴随症状 2016：①伴咳嗽、咳痰：见于急慢性支气管炎、肺炎、支气管扩张等。②伴咯血：见于肺结核、肺炎、肺脓肿、肺梗死或支气管肺癌。③伴呼吸困难：见于肺炎链球菌肺炎、自发性气胸、渗出性胸膜炎、心绞痛等。④伴吞咽困难：见于食管癌等。⑤伴面色苍白、大汗、血压下降或休克：见于急性心肌梗死、主动脉夹层或大块肺栓塞等。

三、腹痛

1. 腹痛的病因 2003 2008

(1) 腹部疾病：急性腹膜炎、腹腔脏器炎症、空腔脏器痉挛或梗阻、脏器扭转或破裂、腹膜粘连或脏器包膜牵张、化学性刺激、肿瘤压迫与浸润、腹腔内血管疾病。

(2) 胸腔疾病的牵涉痛：肺炎、心绞痛、急性心肌梗死、急性心包炎、肺梗死、胸膜炎等。

(3) 全身性疾病：尿毒症、糖尿病酮症酸中毒、铅中毒。

(4) 其他原因：荨麻疹时胃肠黏膜水肿、腹型过敏性紫癜时的肠管浆膜下出血等。

2. 腹痛的问诊要点及临床意义

(1) 病史及年龄：儿童腹痛多见于肠道蛔虫症、肠套叠。青壮年腹痛多见于消化性溃疡、急性阑尾炎等。中老年人腹痛应警惕恶性肿瘤。

(2) 腹痛的部位：①中上腹部痛见于胃、十二指肠疾病及急性胰腺炎等。②右上腹部痛见于肝、胆疾患。③转移性右下腹痛见于急性阑尾炎。④脐周痛见于小肠绞痛。⑤全腹痛见于空腔脏器穿孔后引起的弥漫性腹膜炎。⑥腹痛呈弥漫性与不定位性见于结核性腹膜炎、腹膜转移癌、腹膜粘连等。

(3) 腹痛的性质与程度：①消化性溃疡 为慢性、周期性、节律性中上腹隐痛或灼痛 2021；并发急性穿孔为突然剧烈的刀割样、烧灼样持续性疼痛；并发幽门梗阻者为胀痛，于呕吐后减轻或缓解。②胆石症、泌尿道结石及肠梗阻为剧烈绞痛；胆道蛔虫梗阻为剑突下钻顶样痛。③肝癌为进行性锐痛；慢性肝炎与淤血性肝肿大多为持续性胀痛。④肝或脾破裂、异位妊娠破裂为腹部剧烈绞痛或持续性疼痛。⑤急性弥漫性腹膜炎为持续性、广泛性剧烈腹痛伴腹肌紧张或板状腹。

(4) 诱发、加重或缓解腹痛的因素

	诱发因素	缓解因素
胆囊炎或胆石症	进食油腻食物	/
急性胰腺炎	暴饮暴食、酗酒	/
十二指肠溃疡	空腹时	进食或服碱性药后
胃溃疡	进食后半小时	至下次进餐前缓解
反流性食管炎	/	直立时
肠炎	/	排便后
肠梗阻	/	呕吐或排气后

(5) 伴随症状 2016：①伴寒战、高热：见于急性化脓性胆管炎、腹腔脏器脓肿等。②伴黄疸：肝、胆、胰腺疾病及急性溶血等。③伴血尿：见于尿路结石。④伴休克：见于腹腔内脏大出血、急性胃肠穿孔等。⑤伴腹胀、呕吐隔餐或隔日食物：见于幽门梗阻；伴腹胀、呕吐、停止排便排气：提示肠梗阻。⑥伴腹泻：见于急性肠炎、急性细菌性痢疾等。⑦伴血便：柏油样便提示上消化道出血，鲜血便提示下消化道出血。⑧直肠病变：疼痛常伴里急后重。

四、咳嗽与咳痰

1. 咳嗽的病因

（1）呼吸道疾病：如急慢性咽炎、扁桃体炎、喉炎、急慢性支气管炎、肺炎、肺结核、肺癌，支气管扩张症、气道异物以及其他化学性气味刺激等。

（2）胸膜疾病：胸膜炎、自发性气胸等。

（3）心血管疾病：肺淤血或肺水肿。

（4）中枢神经因素：脑炎、脑膜炎、脑出血、脑肿瘤等。

2. 咳嗽与咳痰的问诊要点及临床意义

（1）咳嗽的性质：①干性咳嗽：见于急性咽喉炎、急性支气管炎初期、气管受压、支气管异物、支气管肿瘤、胸膜炎、肺癌等。②湿性咳嗽：见于慢性支气管炎、支气管扩张症等。

（2）咳嗽的时间与节律：突然发生的咳嗽，常见于吸入刺激性气体所致的急性咽喉炎、气管与支气管异物；阵发性咳嗽见于支气管异物、支气管哮喘、支气管肺癌、百日咳等；长期慢性咳嗽见于慢性支气管炎、支气管扩张、慢性肺脓肿、空洞型肺结核等；晨咳或夜间平卧时加剧并伴咳痰，常见于慢性支气管炎、支气管扩张症和肺脓肿等病；左心衰竭、肺结核则夜间咳嗽明显。

（3）咳嗽的音色：声音嘶哑的咳嗽多见于声带炎、喉炎、喉癌，以及喉返神经受压迫；犬吠样咳嗽多见于喉头炎症水肿或气管受压；无声咳嗽可见于极度衰弱或声带麻痹的患者；带有鸡鸣样吼声常见于百日咳；金属调的咳嗽可由于纵隔肿瘤或支气管癌等直接压迫气管所致。

（4）痰的性质与量：痰的性质可分为黏液性、浆液性、脓性、黏液脓性、浆液血性、血性等。支气管扩张症与肺脓肿患者痰液可出现分层现象。痰有恶臭气味者，提示有厌氧菌感染。黄绿色痰提示铜绿假单胞菌感染。粉红色泡沫痰是肺水肿的特征。

（5）伴随症状：①伴发热：见于呼吸道感染、胸膜炎、肺结核等。②伴胸痛：见于肺炎、胸膜炎、支气管肺癌、自发性气胸等。③伴喘息：见于支气管哮喘、喘息型慢性支气管炎、心源性哮喘等。④伴呼吸困难：见于喉头水肿、慢性阻塞性肺病、重症肺炎及重症肺结核、大量胸腔积液、气胸、肺淤血、肺水肿等。⑤伴咯血：见于肺结核、支气管扩张症、肺脓肿、支气管肺癌及风湿性二尖瓣狭窄等。

五、咯血

1. 咯血的病因

（1）支气管疾病：常见的有支气管扩张症、支气管肺癌、支气管内膜结核和慢性支气管炎等。

（2）肺部疾病 2015：常见有肺结核（最常见）、肺炎、肺脓肿等。

（3）心血管疾病：如风湿性心脏病二尖瓣狭窄。

（4）其他：白血病、血友病、流行性出血热等。

2. 咯血的问诊要点及临床意义

（1）病史及年龄：有无心、肺、血液系统疾病，有无结核病接触史、吸烟史等；中年以上，咯血痰或小量咯血，特别是有多年吸烟史者，除考虑慢性支气管炎外，应高度注意支气管肺癌的可能。

（2）咯血的量及其性状的临床意义

咯血的量及其性状	临床意义
大量咯血（每日超过500mL）	空洞型肺结核、支气管扩张症、肺脓肿
中等量咯血（每日100～500mL）	二尖瓣狭窄
多次少量反复咯血	支气管肺癌

续表

咯血的量及其性状	临床意义
咯粉红色泡沫痰	急性左心衰竭
咯铁锈色血痰	典型的肺炎链球菌肺炎
咯血量大而骤然停止	支气管扩张症
痰中带血	浸润型肺结核

（3）伴随症状：①伴发热：见于肺结核、肺炎链球菌肺炎、肺脓肿、肺出血型钩端螺旋体病、流行性出血热等。②伴胸痛：见于肺炎链球菌肺炎、肺梗死、肺结核、支气管肺癌等。③伴脓痰：见于支气管扩张、肺脓肿、空洞型肺结核并发感染、化脓性肺炎等。④伴皮肤黏膜出血：考虑钩端螺旋体病、流行性出血热、血液病等。

3. 咯血与呕血的鉴别 2002 2003

	咯血	呕血
病史	肺结核、支气管扩张症、肺癌、心脏病等	消化性溃疡、肝硬化等
出血前症状	喉部痒感、胸闷、咳嗽等	上腹不适、恶心、呕吐等
出血方式	咯出	呕出，可为喷射状
出血颜色	鲜红	棕黑或暗红色，有时鲜红色
血内混有物	泡沫和（或）痰	食物残渣、胃液
黑便	无（如咽下血液时可有）	有
酸碱反应	碱性	酸性

六、呼吸困难

1. 呼吸困难的概念　患者主观上感到空气不足，呼吸费力；客观上表现为呼吸频率、节律与深度的异常，严重时出现鼻翼扇动、发绀、端坐呼吸及辅助呼吸肌参与呼吸运动。

2. 呼吸困难的病因

（1）呼吸系统疾病：呼吸道疾病（喉部肿瘤、气道异物等）、肺部疾病（支气管哮喘、肺炎等）、胸膜、胸壁疾病（气胸、胸腔积液等）2002。

（2）循环系统疾病：各种原因所致的急慢性左心衰竭、心包填塞、原发性动脉高压等。

（3）全身中毒：如一氧化碳中毒、糖尿病酮症酸中毒及尿毒症等。

（4）血液系统疾病：如重度贫血、高铁血红蛋白血症等。

（5）神经、精神及肌肉病变：如脑炎、脑出血、脑肿瘤、急性感染性多发性神经炎、癔症、重症肌无力、药物导致的呼吸肌麻痹等。

（6）腹部病变：如急性弥漫性腹膜炎、腹腔巨大肿瘤、大量腹水、麻痹性肠梗阻等。

3. 呼吸困难的临床表现

（1）肺源性呼吸困难

①吸气性呼吸困难：胸骨上窝、锁骨上窝、肋间隙在吸气时明显凹陷，称为"三凹征"，常伴有频繁干咳及高调的吸气性喘鸣音 2003。见于急性喉炎、气管异物、支气管肿瘤等。

②呼气性呼吸困难：呼气费力，呼气时间明显延长而缓慢，伴有广泛哮鸣音。见于支气管哮喘、喘息性慢性支气管炎、慢性阻塞性肺气肿等 2021。

③混合性呼吸困难：吸气与呼气均感费力，呼吸频率浅而快。见于重症肺炎、重症肺结核、大面积肺不张、大块肺梗死、大量胸腔积液和气胸等 2021。

（2）心源性呼吸困难：主要由左心衰竭引起。

①劳力性呼吸困难：在体力活动时出现或加重，休息时减轻或缓解。

②端坐呼吸：平卧时加重，端坐位时减轻，故被迫采取端坐位以减轻呼吸困难的程度。
③夜间阵发性呼吸困难：左心衰竭时，因急性肺淤血常出现阵发性呼吸困难，多在夜间入睡后发生。

（3）中毒性呼吸困难
①代谢性酸中毒：呼吸深大而规则，可伴有鼾声。见于尿毒症、糖尿病酮症酸中毒。
②药物及中毒：如吗啡、巴比妥类等药物及有机磷农药中毒时，可抑制呼吸中枢，致呼吸减慢，也可呈潮式呼吸。

（4）中枢性呼吸困难：脑出血、颅内压增高、颅脑外伤等，呼吸变慢而深，并常伴有呼吸节律的异常。

（5）精神或心理性呼吸困难：呼吸非常频速和表浅，并常因换气过度而发生呼吸性碱中毒等。见于癔症、抑郁症。

4. 呼吸困难的问诊要点及临床意义
（1）发病情况：注意询问是突发性还是渐进性，是吸气困难、呼气困难、吸气和呼气均困难，还应询问有无药物、毒物摄入及外伤史。
（2）发病诱因：劳累后出现呼吸困难，常见于心力衰竭早期、慢性阻塞性肺疾病、尘肺和先天性心脏病；呼吸困难于体位改变成卧位时加重见于心力衰竭，直立时加重仰卧位时缓解见于左房黏液瘤，健侧卧位时加重见于胸腔积液。
（3）伴随症状：①伴发热，见于肺炎、肺脓肿、胸膜炎、肺结核、急性心包炎等。②伴咳嗽、咳痰，见于慢性支气管炎、阻塞性肺气肿合并感染、肺脓肿等。③伴咯粉红色泡沫样痰，见于急性左心衰竭。④伴大量咯血，常见于肺结核、支气管扩张症、肺癌等。⑤伴胸痛，见于肺炎链球菌性肺炎、渗出性胸膜炎、自发性气胸、支气管肺癌、肺梗死、急性心肌梗死、纵隔肿瘤等。⑥伴意识障碍，见于脑出血、脑膜炎、尿毒症、肝性脑病、肺性脑病、各种中毒等。

七、水肿

1. 水肿的病因
（1）全身性水肿：①心源性水肿：见于右心衰竭、慢性缩窄性心包炎等 2016。②肾源性水肿：见于各种肾炎、肾病综合征等。③肝源性水肿：见于肝硬化、重症肝炎等。④营养不良性水肿：见于低蛋白血症和维生素 B_1 缺乏。⑤内分泌源性水肿：见于甲状腺功能减退症、垂体前叶功能减退症等 2015。

（2）局部性水肿：见于各种组织炎症、静脉回流受阻（静脉血栓形成、静脉炎等）、淋巴回流受阻（丝虫病、淋巴管炎、肿瘤压迫等）及血管神经性水肿。

2. 水肿的临床表现
（1）全身性水肿：①心源性水肿：为下垂性水肿，严重者可出现胸水、腹水等，常伴有呼吸困难、心脏扩大、心率加快，颈静脉怒张、肝－颈静脉回流征阳性等表现 2021。②肾源性水肿：为早晨起床后眼睑或颜面水肿，以后发展为全身水肿，伴有血尿、少尿、高血压、贫血等表现。③肝源性水肿：主要表现为腹水，常伴有肝功能受损及门静脉高压等表现，可见肝掌、蜘蛛痣等 2021。④营养不良性水肿：患者往往有贫血、乏力、消瘦等营养不良的表现。⑤内分泌源性水肿：见于甲状腺功能减退症等黏液性水肿，特点是非凹陷性，颜面及下肢较明显，常伴精神萎靡、食欲不振。

（2）局部性水肿：出现在病变局部或病变侧肢体水肿，可见局部肿胀明显，或伴有静脉曲张。

3. 水肿的问诊要点及临床意义
（1）水肿开始的部位及发展顺序。
（2）既往病史，使用药物史。

(3) 伴随症状。伴颈静脉怒张、肝脏肿大和压痛、肝-颈静脉回流征阳性,见于心源性水肿;伴高血压、蛋白尿、血尿、管型,见于肾源性水肿;伴肝掌、蜘蛛痣、黄疸、腹壁静脉曲张、脾肿大,见于肝源性水肿。

(4) 女性患者应注意水肿与月经、妊娠、体位的关系。

八、呕血与黑便

1. **呕血与黑便的概念** 呕血和黑便是上消化道出血的主要症状,呕血均伴有黑便,但黑便不一定伴有呕血。

2. **呕血与黑便的病因** ①食管疾病:食管与胃底静脉曲张破裂、食管炎、食管癌、食管贲门黏膜撕裂、食管异物、食管裂孔疝。②胃及十二指肠疾病:消化性溃疡、胃黏膜病变出血、胃癌、急性及慢性胃炎、胃黏膜脱垂症、十二指肠炎等。③肝、胆、胰的疾病:肝硬化、门静脉高压、胆道感染、胆石症、胆道肿瘤、胰腺癌、急性重症胰腺炎。④全身性疾病:血液疾病、急性传染病、其他。⑤上消化道大出血前四位的病因是消化性溃疡、食管与胃底静脉曲张破裂、急性胃黏膜病变及胃癌。

3. **呕血与黑便的临床表现**

(1) 幽门以上的出血常表现为呕血和黑便,出血量大,呕吐物呈鲜红色或暗红色,常混有血块;出血量少,呕吐物呈咖啡色或棕褐色,或只有黑便。

(2) 幽门以下的出血常无呕血,只表现为黑便。上消化道大出血时,可出现头昏、心悸、乏力、口渴、出冷汗,心率加快、血压下降等循环衰竭的表现。

4. **呕血与黑便的问诊要点及临床意义**

(1) 既往史:有无消化性溃疡、肝炎、肝硬化以及长期服药史等。

(2) 估计出血量:出血量 5mL 以上可出现大便隐血阳性,60mL 以上可出现黑便,胃内蓄积血量 300mL 以上可出现呕血 2017。出血量一次达 500mL 以上可出现头昏眼花、口干乏力、皮肤苍白、心悸不安、出冷汗,甚至昏倒;出血量达 800~1000mL 以上可出现周围循环衰竭。

(3) 是否为上消化道出血。

(4) 诱因:如饮食不节、饮酒及服用某些药物、严重创伤等。

(5) 伴随症状:①伴慢性、周期性、节律性上腹痛,见于消化性溃疡。②伴蜘蛛痣、肝掌、黄疸、腹壁静脉曲张、腹水、脾肿大,见于肝硬化门静脉高压。③伴皮肤黏膜出血,见于血液病及急性传染病。④伴右上腹痛、黄疸、寒战高热,见于急性梗阻性化脓性胆管炎。

九、黄疸

1. **黄疸的概念** 总胆红素在 17.1~34.2μmol/L,但无黄疸出现为隐性黄疸;总胆红素浓度超过 34.2μmo/L,出现皮肤、黏膜、巩膜黄染为显性黄疸。

2. **各型黄疸的病因、临床表现及实验室检查特点**

(1) 溶血性黄疸

①病因:先天性溶血性贫血、后天获得性免疫性溶血性贫血。

②临床表现:急性溶血者症状严重,表现为寒战、高热、头痛、呕吐、腰痛,尿呈酱油色或茶色等;慢性溶血者,常反复发作,有贫血、黄疸、脾大三大特征。

③实验室检查特点:血清总胆红素增多,以非结合胆红素为主,尿胆原增多,尿胆红素阴性,大便颜色变深;网织红细胞增多、骨髓红细胞增生旺盛等。

(2) 肝细胞性黄疸

①病因:病毒性肝炎、中毒性肝炎、肝硬化、肝癌、钩端螺旋体病等 2003。

②临床表现:黄疸呈浅黄至深黄,伴乏力、倦怠、食欲缺乏等。严重者有出血倾向,肝脾大。

③实验室检查特点:血清结合胆红素与非结合胆红素均增加;尿中尿胆原增多,尿胆红素

阳性；大便颜色通常改变不明显；肝功能有转氨酶增高 2016 。

（3）胆汁淤积性黄疸（阻塞性黄疸）
①病因：肝内胆汁淤积、肝外梗阻。
②临床表现：黄疸深而色暗，皮肤瘙痒，心率减慢。粪便颜色变浅或呈白陶土色。
③实验检查特点：血清结合胆红素增多；尿胆原减少或阴性；尿胆红素阳性；尿色深；大便颜色变浅。血清碱性磷酸酶及总胆固醇增高。

十、抽搐

1. 抽搐的病因
（1）颅脑疾病：如脑炎及脑膜炎、脑脓肿、脑寄生虫病、外伤、肿瘤、血管性疾病、癫痫等。
（2）全身性疾病：中毒性肺炎、中毒性菌痢、败血症、狂犬病、破伤风、小儿高热惊厥、缺氧、中毒、代谢性疾病、心血管疾病、物理损伤、癔症性抽搐等。

十一、意识障碍

意识障碍的临床表现

1. 嗜睡　为持续性的睡眠，轻度刺激如推动、呼唤可被唤醒，醒后能回答简单问题或做简单动作，但反应迟钝，刺激停止后迅速入睡。
2. 昏睡　处于熟睡状态，不易唤醒，强刺激下如压迫眶上神经可唤醒，但不能回答问题或答非所问，而且很快入睡。
3. 昏迷　意识丧失，任何刺激都不能唤醒，是最严重的意识障碍。
①浅昏迷：意识大部分丧失，强刺激也不能唤醒，但对疼痛刺激有痛苦表情及躲避反应。
②中度昏迷：意识全部丧失，对强刺激的反应减弱。
③深昏迷：对疼痛等各种刺激均无反应，全身肌肉松弛，可出现病理反射。
4. 意识模糊　具有简单的精神活动，但定向力障碍，表现为对时间、空间、人物失去判断力。
5. 谵妄　为意识模糊，定向力障碍，伴错觉、幻觉、躁动不安、谵语。常见于急性感染的高热期等。

第二单元　问诊

重点提示

本单元出题的可能性比较小，了解主诉与现病史的概念即可。

问诊的内容

1. 一般项目　包括姓名、性别、年龄、籍贯、民族、婚姻、住址、工作单位、职业、就诊或入院日期、记录日期、病史陈述者及可靠性等。问诊应态度和蔼，言语亲切；要将病人陈述的内容去粗取精，去伪存真；交谈时避免使用特定意义的医学术语；对危重病人只扼要询问，待病情缓和后再补充；医生应避免提出诱导性的问题。
2. 主诉　患者就诊的最主要、最明显的症状或体征及持续时间。
3. 现病史 2009 　包括起病情况，如起病时间、发病急缓、原因或诱因等；主要症状的特点；病情的发展与演变；伴随症状；诊疗经过；病程中的一般情况。
4. 既往史　过去健康情况、预防接种情况、传染病史、过敏史 2015 。

5. 个人史、婚姻史、月经与生育史、家族史等。

第三单元　检体诊断

☆**重点提示**

本单元是整个诊断学的主体和核心，历来都是考试的热点，且常以临床应用型题出现，考查的重点是胸部和腹部的检查。对于各种常见心脏病的主要症状和典型的体征，必须牢记，这些是诊断疾病的主要依据。腹部检查只需记住特征性的表现，能够辨认即可。

一、基本检查法

1. 视诊的内容和方法

（1）视诊：既能观察全身的一般状态，如年龄、发育、营养、意识状态、面容与表情、体位、姿态、步态等，又能观察局部体征，如皮肤、黏膜、五官、头颈、胸廓、腹部、脊柱、肌肉、骨骼、关节等外形特点。

（2）视诊时应注意：①应在间接日光下或灯光下进行。②在温暖的环境下进行，被检者采取适宜的体位，裸露全身或检查部位，如需要可配合做某些动作。③应按一定顺序，系统、全面而细致地对比观察。④应结合触诊、叩诊、听诊、嗅诊等检查方法，综合分析、判断，使检查结果更具有临床意义。

2. 常用触诊方法及其适用范围和注意事项

（1）浅部触诊：主要用于检查体表浅在病变，如关节，软组织，浅部的动脉、静脉、神经，阴囊和精索等。

（2）深部触诊：主要用于腹腔内病变和脏器的检查。

①深部滑行触诊：主要用于腹腔深部包块和胃肠病变的检查。

②双手触诊：用于肝、脾、肾、子宫和腹腔肿物的检查。

③深压触诊：探测腹部深在病变部位或确定腹腔压痛点，如阑尾压痛点、胆囊压痛点等。

④冲击触诊：用于大量腹水而肝、脾难以触及时。

3. 叩诊的方法及常见叩诊音

（1）叩诊方法：分为直接叩诊法和间接叩诊法。

（2）常见叩诊音 2003 2006 2009 2010

叩诊音	生理情况	病理状态
清音	正常肺部叩诊音	/
浊音	肺的边缘所覆盖的心或肝部分	肺组织含气减少（肺炎）
鼓音	左下胸的胃泡区及腹部	肺空洞、气胸、气腹
过清音	/	肺气肿
实音	心、肝叩诊音	大量胸腔积液、肺实变

4. 嗅诊常见异常气味及临床意义

（1）呕吐物：粪臭味见于肠梗阻 2018；酒味见于饮酒和醉酒等；浓烈的酸味见于胃幽门梗阻或狭窄 2018。

（2）呼气味：浓烈的酒味见于酒后或醉酒；刺激性蒜味见于有机磷农药中毒 2016；氨味见于尿毒症；烂苹果味见于糖尿病酮症酸中毒；腥臭味见于肝性脑病。

(3) 痰液：血腥味，见于大咯血的患者；痰液恶臭，提示支气管扩张症或肺脓肿。
(4) 脓液：恶臭味应考虑气性坏疽的可能。

二、全身状态检查及临床意义

1. 生命体征检查内容及临床意义
(1) 体温测量
①口腔温度：正常值为 36.3～37.2℃。
②肛门温度：正常值为 36.5～37.7℃。
③腋下温度：正常值为 36.0～37.0℃ 2005。

(2) 脉搏检查
①脉搏检查法：以示指、中指、环指的指端来触诊桡动脉的搏动，桡动脉不能触及者可触诊颞动脉、颈动脉和肱动脉等。
②脉率：正常成人在安静状态下其脉率为 60～100 次/分。儿童较快，婴幼儿可达 130 次/分。发热、贫血、甲状腺功能亢进症、心力衰竭等，脉率增快；颅内高压、病态窦房结综合征、房室传导阻滞，或服用强心苷等药时，脉率减慢。心房颤动时，脉率少于同时计数的心率，这种现象称为脉搏短绌。

(3) 血压测量
①血压的测量方法 2009：间接测量法：上肢血压一般以坐位右臂血压为准。受检者安静休息至少 5 分钟，裸露手臂，放在与右心房同一水平，外展 45°角。将袖带平展地缚于上臂，其下缘距肘窝 2～3cm，不可过松或过紧。将听诊器放在肱动脉上（不要接触袖带，不放在袖带下），然后用橡皮球将空气打入袖带，待动脉音消失，再升高 20～30mmHg，然后缓慢放气。当听到第一声时所示压力值是收缩压；放气至声音消失时血压计上所示的压力是舒张压。相隔 2 分钟重复测量，取 2 次读数的平均值记录。

②血压正常值及变异的临床意义：血压低于 90/60mmHg 时，称为低血压。常见于休克、急性心肌梗死、心力衰竭、心包填塞、肾上腺皮质功能减退等，也可见于极度衰竭的病人。脉压 >40mmHg 称为脉压增大，见于主动脉瓣关闭不全、动脉导管未闭、动静脉瘘、高热、甲状腺功能亢进症、严重贫血、动脉硬化等。脉压 <30mmHg 称为脉压减小，见于主动脉瓣狭窄、心力衰竭、休克、心包积液、缩窄性心包炎等。

类别	收缩压（mmHg）		舒张压（mmHg）
正常血压	<120	和	<80
正常高值	120～139	和（或）	80～89
高血压	≥140	和（或）	≥90
1 级高血压（轻度）	140～159	和（或）	90～99
2 级高血压（中度）	160～179	和（或）	100～109
3 级高血压（重度）	≥180	和（或）	≥110
单纯收缩期高血压	≥140	和	<90

2. 发育与体型
(1) 正常人的体型分为均称型、矮胖型、瘦长型三种。①瘦长型（无力型）：体高肌瘦，颈细长，肩窄下垂，胸廓扁平，腹上角小于 90°；②矮胖型（超力型）：体格粗壮，颈粗短，肩宽平，胸围大，腹上角常大于 90°；③匀称型（正力型）：身体的各部分结构匀称适中，一

般正常人多为此型。

（2）病态发育：发育成熟前脑垂体前叶功能亢进时，体格异常高大称为巨人症；反之体格矮小称为脑垂体性侏儒症。

3. 营养状态

（1）营养状态分级：分为良好、不良、中等。

（2）常见的营养异常状态：①营养不良：体重减轻到低于标准体重的90%时。②肥胖：超过标准体重20%以上者为肥胖。

4. 意识状态　通过问诊了解患者思维、反应、情感活动、记忆力、注意力、定向力等，对严重患者还需进行痛觉试验、瞳孔对光反应、腱反射等以判断意识障碍的程度。

5. 面容与表情

（1）急性（热）病容：面色潮红，兴奋不安，口唇干燥，常见于急性感染性疾病（肺炎链球菌球炎、急性化脓性阑尾炎等）。

（2）慢性病容：容颜憔悴，面色灰暗或苍白，目光无神，表情抑郁，常见于慢性消耗性疾病。

（3）甲亢面容：眼裂增大，眼球凸出，兴奋不安，烦躁易怒，呈惊恐貌，见于甲状腺功能亢进症。

（4）黏液性水肿面容：面色苍白，颜面浮肿，睑厚面宽，目光呆滞，反应迟钝，毛发稀疏，见于甲状腺功能减退症。

（5）二尖瓣面容：双颊暗红，口唇轻度发绀，见于风湿性心脏瓣膜病二尖瓣狭窄。

（6）伤寒面容：表情淡漠，反应迟钝，呈无欲状态，见于伤寒、脑炎等。

（7）苦笑面容：牙关紧闭，面肌痉挛，呈苦笑状，见于破伤风 2011。

（8）满月面容：面圆如满月，皮肤发红，常伴痤疮、胡须，见于库欣综合征及长期应用肾上腺皮质激素的患者。

（9）肢端肥大症面容：头颅增大，面部变长，下颌增大，向前突出，眉弓及两颧隆起，唇舌肥厚，耳鼻增大，见于肢端肥大症。

（10）肝病面容：面颊瘦削，面色灰褐，额部、鼻背、双颊有褐色色素沉着，见于慢性肝炎、肝硬化等。

（11）肾病面容：面色苍白，眼睑、颜面浮肿，舌质淡，边缘有齿痕，见于慢性肾炎、慢性肾盂肾炎、慢性肾衰竭等。

（12）面具面容：面部呆板，无表情，似面具样，见于帕金森病 2021、肺炎等。

（13）贫血面容：面色苍白，口唇色淡，表情疲惫，见于各种原因所致贫血。

6. 体位及步态

（1）体位检查

①自动体位：身体活动自如，不受限制，多见于正常人、轻病或疾病早期。

②被动体位：无法自己调整或变换体位，见于极度衰弱或意识丧失的患者。

③强迫体位：为减轻疾病痛苦，被迫采取的某种体位，可分为如下几类：强迫仰卧位：急性腹膜炎。强迫侧卧位：一侧胸膜炎或大量胸腔积液。强迫坐位：心、肺功能不全的患者。辗转体位：胆绞痛、肾绞痛、肠绞痛等。角弓反张位：破伤风、小儿脑膜炎。强迫俯卧位：脊柱疾病。强迫蹲位：发绀型先天性心脏病。

（2）步态检查

①蹒跚步态：走路时身体左右摇摆如鸭步，见于佝偻病、大骨节病 2010 等。

②醉酒步态：行走时躯干重心不稳，步态紊乱不准确如醉状，见于小脑疾病、酒精中

毒等。

③共济失调步态：起步时一脚高抬，骤然重落，且双目向下注视，两脚间距很宽以防身体倾斜，闭目时不能保持平衡，见于小脑或脊髓后索疾病。

④慌张步态：起步动作慢，步距较小，起步后小步急速前行，越走越快，有难以止步之势，见于震颤性麻痹（帕金森病）。

⑤剪刀步态：两下肢肌张力增高，以伸肌及内收肌张力增高明显，移步时下肢内收过度，两腿交叉呈剪刀状，见于脑性瘫痪与截瘫患者。

⑥痉挛性偏瘫步态：瘫痪侧上肢内收、旋前，各关节屈曲，无正常摆动；下肢伸直、外旋，以髋关节为中心，脚尖拖地，向外划半个圆圈跨前一步，多见于急性脑血管疾病的后遗症。

⑦间歇性跛行：休息时无症状，行走稍久致下肢麻木、无力、酸痛，难以继续行走，经休息症状好转可重新行走，走走歇歇，如此反复，见于闭塞性动脉硬化、高血压动脉硬化等。

⑧跨阈步态：患足下垂，行走时先将患肢抬很高才能起步，如跨越门槛。见于腓总神经麻痹出现的足下垂患者。

三、皮肤检查及临床意义

皮疹、皮下出血、蜘蛛痣、水肿的检查

1. 皮疹 ①斑疹：局部皮肤发红，一般不隆起皮面，见于斑疹伤寒、丹毒、风湿性多形性红斑。②玫瑰疹：鲜红色圆形斑疹，压之退色，松开后又复现，多出现于胸腹部，见于伤寒或副伤寒 2021。③丘疹：局部颜色改变，隆起于皮面，见于药疹、麻疹、猩红热、湿疹等 2021。④斑丘疹：丘疹周围有皮肤发红的底盘，见于风疹、猩红热、药疹。⑤荨麻疹：隆起于皮肤的鲜红色或苍白色风团，伴有瘙痒或烧灼感，消退后不留痕迹，见于各种异性蛋白性食物或药物等过敏。

2. 皮下出血 出血面的直径不超过2mm，称为瘀点。皮下出血直径3~5mm，称为紫癜。皮下出血直径＞5mm者，称为瘀斑。

3. 蜘蛛痣 检查时用铅笔压迫痣的中心，其辐射状小血管网即退色，去除压力后又出现。其发生与雌激素增多有关，一般出现于手背、面部、颈部、前胸，见于慢性肝炎、肝硬化 2003 2008。

4. 水肿 ①黏液性水肿见于甲状腺功能减退症，象皮肿见于丝虫病 2020。②全身性水肿见于肾炎、肾病综合征、心力衰竭、失代偿肝硬化和营养不良等。③局限性水肿可见于局部炎症、外伤、过敏、血栓形成所致的毛细血管通透性增加，静脉或淋巴回流受阻。

四、淋巴结检查

1. 浅表淋巴结分布及检查方法 耳前、耳后、乳突区、枕骨下区，颌下区，颏下区，颈后三角、颈前三角、锁骨上窝、腋窝、滑车上、腹股沟、腘窝等。检查时，应按以上顺序进行。

2. 浅表淋巴结肿大的临床意义 2002

（1）局部淋巴结肿大：一般炎症、淋巴结结核、恶性肿瘤淋巴结转移可见。左锁骨上窝淋巴结肿大，多为腹腔脏器癌肿（胃癌、肝癌、结肠癌等）转移 2021；右锁骨上窝淋巴结肿大，多为胸腔脏器癌肿（肺癌等）转移。

（2）全身淋巴结肿大：见于淋巴细胞性白血病、传染性单核细胞增多症、系统性红斑狼疮和淋巴瘤 2002。

五、头部检查

1. 头颅形状、大小检查

（1）小颅：囟门过早闭合，常伴智力发育障碍（痴呆症）。

(2) 方颅：小儿佝偻病和先天性梅毒。
(3) 巨颅：脑积水（落日现象）。

2. 眼部检查
(1) 眼睑：直接手电光下观察或在裂隙灯下观察，检查时注意双眼对比，视诊包括眼睑位置、睑裂宽度、眼睑皮肤、眼睑结膜。常见的眼睑异常有：倒睫与乱睫、睑内翻、睑外翻、眼睑闭合不全、上睑下垂。
(2) 结膜：检查上睑结膜时须翻转眼睑，用食指和拇指捏住上睑中外1/3交界处的边缘，嘱被检查者向下看，此时轻轻向前下方牵拉，然后示指向下压迫睑板上缘，并与拇指配合将睑缘向上捻转即可将眼睑翻开。常见的结膜异常有结膜炎、结膜充血等。
(3) 巩膜：常见的巩膜异常有巩膜炎、巩膜出血、巩膜黄染等。
(4) 角膜：检查时要注意角膜的大小和角膜弯曲度。常见异常有角膜炎、角膜溃疡、角膜软化等。
(5) 眼球：①双眼球突出：见于甲状腺功能亢进症。②单眼球突出：局部炎症、眶内占位性病变。③眼球震颤：分为水平震颤与垂直震颤。④眼球凹陷：双侧凹陷见于重度脱水，单侧凹陷见于Horner综合征和眶尖骨折。⑤眼球运动：受动眼神经（Ⅲ）、滑车神经（Ⅳ）和展神经（Ⅵ）支配，这些神经麻痹时，眼球运动出现障碍并伴复视。
(6) 瞳孔：①瞳孔大小：正常直径2~5mm，检查时注意大小、形态，双侧是否等大、等圆，对光反射和调节是否正常。双侧瞳孔缩小，见于虹膜炎、有机磷农药中毒，吗啡、氯丙嗪、毛果芸香碱等药物影响；双侧瞳孔扩大，见于濒死状态、阿托品、可卡因等药物影响 2016。②瞳孔反射：直接对光反射和间接对光反射，对光反应迟钝或消失见于昏迷患者；调节反射即正常人视近物时瞳孔缩小，同时出现辐辏反射（双侧眼球向内聚合），调节反射和辐辏反射均消失见于动眼神经受损。

3. 鼻部检查
鼻窦：鼻窦共有4对：额窦、蝶窦、上颌窦、筛窦。鼻窦有压痛多见于鼻窦炎。蝶窦因解剖位置较深，不能在体表检查到压痛。

4. 口腔、腮腺检查
(1) 口唇：口唇苍白见于贫血、主动脉瓣关闭不全或虚脱。唇色深红见于急性发热性疾病。口唇单纯疱疹常伴发于肺炎链球菌肺炎、感冒、流行性脑脊髓膜炎等。口唇干燥并有皲裂，见于重度脱水患者。口角糜烂见于核黄素缺乏。
(2) 口腔黏膜：正常口腔黏膜光洁呈粉红色。黏膜下出血点或瘀斑，多为各种出血性疾病或维生素C缺乏；第二磨牙颊黏膜处出现针头大小白色斑点见于麻疹；无痛性黏膜溃疡见于系统性红斑狼疮；黏膜溃疡可见于慢性复发性口疮；鹅口疮为白色念珠菌感染。
(3) 牙齿：检查应注意有无龋齿、残根、缺齿和义齿等，以及牙齿的色泽和形状。牙齿呈黄褐色称斑釉牙，为长期饮用含氟量过高的水或服用四环素所引起；切牙切缘呈月牙形凹陷且牙间隙分离过宽，为先天性梅毒的重要体征之一；单纯齿间隙过宽见于肢端肥大症。
(4) 牙龈：正常牙龈呈粉红色，且与牙颈部紧密贴合。牙龈水肿及流脓见于慢性牙周炎；牙龈的游离缘出现蓝灰色点线称为铅线，是铅中毒的特征。
(5) 舌：①草莓舌见于猩红热或长期发热的患者。②镜面舌见于恶性贫血、缺铁性贫血或慢性萎缩性胃炎。③牛肉舌见于糙皮病。④舌体不自主偏斜见于舌下神经麻痹。⑤舌体震颤见于甲状腺功能亢进症。
(6) 咽部：咽部黏膜充血、红肿、黏膜腺分泌增多，多见于急性咽炎；咽部黏膜充血、表面粗糙，并可见淋巴滤泡呈簇状增殖，见于慢性咽炎。
(7) 扁桃体：扁桃体增大一般分为三度：Ⅰ度不超过咽腭弓；Ⅲ度达到或超过咽后壁中

线；Ⅱ度介于两者之间。

（8）腮腺：腮腺体薄而软，触诊时摸不出腺体轮廓。腮腺肿大时可见到以耳垂为中心的隆起，并可触及边缘不明显的包块。腮腺导管开口于上颌第二磨牙对面的颊黏膜上，检查时注意导管口有无分泌物。一侧或双侧腮腺肿大，触诊边缘不清，有轻压痛，腮腺导管口红肿，见于流行性腮腺炎。

六、颈部检查

1. 颈部血管检查　颈静脉怒张见于右心功能不全、缩窄性心包炎、心包积液等；颈静脉搏动可见于三尖瓣关闭不全；颈动脉搏动明显见于主动脉瓣关闭不全、甲状腺功能亢进症、高血压或严重贫血等。

2. 甲状腺检查

（1）检查方法：①视诊：观察甲状腺的大小和对称性。②触诊：包括甲状腺峡部和甲状腺侧叶的检查。

（2）甲状腺肿大的临床意义：甲状腺肿大可分三度：不能看出肿大但能触及者为Ⅰ度；能看到肿大又能触及，但在胸锁乳突肌以内者为Ⅱ度；超过胸锁乳突肌外缘者为Ⅲ度。引起甲状腺肿大的常见疾病有单纯性甲状腺肿、甲状腺功能亢进症、甲状腺肿瘤等。

3. 气管检查　大量胸腔积液、气胸、纵隔肿瘤及单侧甲状腺肿大等可使气管向健侧推移2016；肺不张、肺硬化、胸膜粘连可将气管拉向患侧。

七、胸壁及胸廓检查

1. 胸部体表标志

（1）骨骼标志：胸骨角平第2肋软骨、第7颈椎棘突、肩胛下角平第7肋骨或肋间隙。

（2）胸部体表标志线：前正中线、锁骨中线、腋前线、腋中线、腋后线、肩胛线、后正中线。

2. 常见异常胸廓的类型及临床意义

（1）桶状胸：见于慢性阻塞性肺气肿及支气管哮喘发作时。

（2）扁平胸：见于瘦长体型及慢性消耗性疾病（肺结核等）。

（3）鸡胸（佝偻病胸）：多见于儿童。

（4）漏斗胸：见于佝偻病、胸骨下部长期受压者，也有原因不明者。

3. 胸壁及胸骨检查　肋间神经炎、肋软骨炎、胸壁软组织炎及肋骨骨折的患者，受累的局部可有胸壁压痛。骨髓异常增生者，常有胸骨压痛和叩击痛，见于白血病患者。

4. 乳房检查

（1）乳房检查法：乳房触诊先由健侧开始，后检查患侧。触诊按外上（包括角状突出）、外下、内下、内上、中央（乳头、乳晕）的顺序进行。注意有无肿块或分泌物。最后检查有压痛或肿块处，先轻触诊，然后深触诊检查。此外还应触诊腋下及锁骨上有无肿大淋巴结。

（2）乳房常见病变：①急性乳腺炎：乳房红、肿、热、痛，常局限于一侧乳房的某一象限。触诊有硬结包块，伴寒战、发热及出汗等全身中毒症状。②乳腺癌：多为单发，并与皮下组织粘连，质地硬，局部皮肤呈橘皮样，乳头常回缩。多见于中年以上的妇女，晚期每伴有腋窝淋巴结转移。③乳腺良性肿瘤：质地较软，边缘光滑，形态规整并有一定的活动度，常见于乳腺囊性增生、乳腺纤维瘤等。

八、肺和胸膜检查

1. 肺和胸膜视诊

（1）呼吸类型：正常呼吸类型分为胸式呼吸和腹式呼吸。胸式呼吸减弱而腹式呼吸增强，可见于肺炎、重症肺结核、胸膜炎、肋间神经痛和肋骨骨折等；腹式呼吸减弱而胸式呼吸增强，可见于腹膜炎、大量腹水、肝脾极度肿大、腹腔内巨大肿瘤、胃肠胀气及妊娠晚期。

(2) 呼吸频率、深度、节律

①呼吸频率：成人呼吸频率为 12～20 次/分。超过 20 次/分为呼吸过速。见于发热、疼痛、贫血、甲状腺功能亢进及心力衰竭等。低于 12 次/分称为呼吸过缓，见于深睡、黏液性水肿、颅内压增高等。

②呼吸深度：严重代谢性酸中毒时，可出现呼吸深而大，称为 Kussmaul 呼吸，见于尿毒症、糖尿病酮症酸中毒等。呼吸变浅可见于肺气肿、胸膜炎、胸腔积液、气胸、大量腹水、肥胖等。

③呼吸节律：潮式呼吸见于脑炎、脑膜炎、颅内压增高、脑干损伤等。间停呼吸常为临终前的危急征象。

(3) 呼吸运动

①呼吸运动减弱或消失：一侧或局部见于大叶性肺炎、中等量以上胸腔积液或气胸、胸膜增厚或粘连、一侧肺不张等。双侧见于慢性阻塞性肺气肿、两侧肺纤维化、双侧大量胸腔积液、呼吸肌麻痹等。

②呼吸运动增强：局部或一侧见于健侧的代偿。双侧见于酸中毒大呼吸、剧烈运动。

2. 肺和胸膜触诊

(1) 胸廓扩张度：一侧胸廓扩张度受限，见于大量胸腔积液、气胸、胸膜增厚和肺不张等。

(2) 语音震颤 2002 2005 2009 2021：①增强：肺实变，如肺炎链球菌肺炎、肺梗死等；压迫性肺不张；较浅而大的肺空洞，如肺结核、肺脓肿所致的空洞。②减弱或消失：肺泡内含气量过多，如肺气肿等；支气管阻塞，如阻塞性肺不张；胸壁距肺组织距离加大，如胸腔积液、气胸、胸壁皮下气肿；体质衰弱。

(3) 胸膜摩擦感：检查者用手掌轻贴病人胸壁，令病人反复进行深呼吸，此时若有皮革相互摩擦的感觉，即为胸膜摩擦感。以腋中线第 5～7 肋间隙最易感觉到，见于急性胸膜炎。

3. 肺部叩诊

(1) 正常叩诊音：正常叩诊音为清音。

(2) 肺部定界叩诊

①肺下界：平静呼吸时，右侧在右侧锁骨中线、腋中线、肩胛线，分别为第 6、第 8、第 10 肋间水平。左侧除在左锁骨中线上变动较大（因有胃泡鼓音区）外，其余与右侧大致相同。病理情况下肺下界降低见于肺气肿、腹腔内脏下垂；肺下界上升见于肺不张、气胸、胸腔积液等，也可见于腹内压升高使横结肠上升，如腹水、肝脾肿大、腹腔肿瘤等。

②肺下界移动度：正常人的两侧肺下界移动度为 6～8cm。肺下界移动度减弱见于肺气肿、肺不张、肺纤维化、肺水肿、气胸、胸腔积液、胸膜肥厚等。当胸腔大量积液、积气或广泛胸膜增厚粘连时，肺下界移动度难以叩出。

(3) 肺部病理性叩诊音：①浊音或实音：主要见于肺组织含气量减少或消失（肺炎、肺结核等）、肺内不含气的病变（肺肿瘤、肺脓肿等）、胸膜腔病变（胸腔积液、胸膜增厚粘连等）、胸壁疾病（胸壁水肿、肿瘤等）。②鼓音：主要见于肺内或胸腔内含气过多，如大量胸腔积气、肺大疱、肺空洞等。③过清音：见于肺内含气量增加且肺泡壁弹性减退，如肺气肿、支气管哮喘发作者。

4. 呼吸音听诊

(1) 正常呼吸音

①支气管呼吸音：正常人在喉部、胸骨上窝，背部第 6 颈椎至第 2 胸椎附近可闻及 2002。

②肺泡呼吸音：正常人胸部除支气管呼吸音部位和支气管肺泡呼吸音部位外，其余部位均可闻及肺泡呼吸音。

③支气管肺泡呼吸音：正常人在胸骨角附近，肩胛间区的第 3、4 胸椎水平及右肺尖可听

到支气管肺泡呼吸音。

（2）病理性呼吸音

①病理性肺泡呼吸音：肺泡呼吸音减弱或消失见于呼吸运动障碍（胸膜炎、肋骨骨折等）、呼吸道阻塞（支气管炎、支气管哮喘等）、肺顺应性降低（肺气肿、肺淤血等）、胸腔内肿物（肺癌、肺囊肿等）、胸膜疾患（胸腔积液、气胸等）2014。

肺泡呼吸音增强：双侧见于发热、甲状腺功能亢进症；单侧多由肺脏或胸腔病变，或健侧代偿性增强所致。

②病理性支气管呼吸音：可由肺组织实变、肺内大空腔、压迫性肺不张等引起。

③病理性支气管肺泡呼吸音：为肺部实变区域较小且与正常含气肺组织混合存在，或肺实变部位较深并被正常肺组织所覆盖之故。

5. 啰音听诊

（1）湿啰音

产生机制：由于吸气时气体通过呼吸道内的分泌物如渗出液、痰液、血液、黏液和脓液等，形成的水泡破裂所产生的声音，故又称水泡音。可分为大、中、小湿啰音和捻发音。

听诊特点：吸气及呼气时均可闻及，以吸气终末较为明显，部位较恒定，性质不易变，大、中、小水泡音可同时存在，咳嗽后可减轻或消失。

临床意义 2004 2016：两肺散在性分布，常见于支气管炎、支气管肺炎、肺水肿等；两肺底分布，多见于肺淤血、肺水肿早期等；一侧或局限性分布，常见于肺脓肿、肺癌及肺出血等；捻发音常见于肺炎或肺结核早期、肺淤血 2004、正常老年人或长期卧床者等。

（2）干啰音

产生机制：由气流通过狭窄的支气管时发生漩涡，或气流通过有黏稠分泌物的管腔时冲击黏稠分泌物引起的振动所致。

听诊特点：音调较高，持续时间较长，吸气及呼气时均可闻及，但以呼气时为明显，强度和性质易改变，部位易变换，在瞬间内数量可明显增减。

临床意义：根据音调的高低分为哨笛音和鼾音。发生于双侧肺部的干啰音，常见于支气管哮喘，急慢性支气管炎和心源性哮喘等；局限性干啰音，常见于支气管局部结核或肿瘤等。局部而持久的干啰音见于肺癌早期或支气管内膜结核。

6. 胸膜摩擦音听诊

（1）产生机制：由于胸膜炎症时，表面粗糙，呼吸时脏、壁两层胸膜相互摩擦产生振动所致。

（2）听诊特点：吸气末或呼气始明显，屏住呼吸时消失，胸廓下侧沿腋中线处最明显。

（3）临床意义：是干性胸膜炎的重要体征，见于胸膜炎症、胸膜肿瘤、肺炎等累及胸膜，胸膜高度干燥等。

7. 听觉语音检查　听觉语音增强见于肺实变、肺空洞及压迫性肺不张；减弱见于过度衰弱、支气管阻塞、肺气肿、胸腔积液、气胸、胸膜增厚或水肿；耳语音增强见于肺实变、肺空洞及压迫性肺不张；耳语音增强且字音清晰者，为胸耳语音，是肺实变较广泛的征象。

8. 呼吸系统常见疾病的体征

鉴别	视诊		触诊		叩诊	听诊	
	胸廓	呼吸动度	气管位置	语颤	患侧	呼吸音	听觉语音
肺实变	对称	减弱/消失	居中	增强	实音	消失	增强
肺气肿	桶状	减弱	居中	减弱	过清音	减弱	减弱

续表

鉴别	视诊		触诊		叩诊	听诊	
	胸廓	呼吸动度	气管位置	语颤	患侧	呼吸音	听觉语音
胸腔积液	饱满	减弱/消失	移向健侧	减弱/消失	浊音/实音	减弱/消失	/
气胸	饱满	减弱/消失	移向健侧	减弱/消失	鼓音	减弱/消失	/

九、心脏、血管检查

1. 心脏视诊

（1）心前区隆起：①某些先天性心脏病，如法洛四联征、肺动脉瓣狭窄等。②儿童时期患慢性风湿性心脏瓣膜病伴右心室增大者。

（2）心尖搏动 2009 2015：心尖搏动一般位于第5肋间左锁骨中线内0.5~1.0cm处。直径为2.0~2.5cm。

	表现	临床意义
位置改变	左下移位	左心室增大
	向左移位	右心室增大
	移向患侧	肺不张、粘连性胸膜炎
	移向健侧	胸腔积液、气胸
	向上外移位	大量腹水、肠胀气、腹腔巨大肿瘤或妊娠等
强度及范围变化	搏动增强	左心室肥大、甲状腺功能亢进症、重度贫血、发热等
	减弱甚或消失	心包积液、左侧气胸或胸腔积液、肺气肿等
	负性心尖搏动	粘连性心包炎、显著右心室肥大

2. 心脏触诊

（1）心尖搏动异常：左心室肥大时，心尖搏动呈抬举性。

（2）心脏震颤（猫喘）：为器质性心血管疾病的体征。

时期	部位	临床意义
收缩期	胸骨右缘第2肋间	主动脉瓣狭窄
	胸骨左缘第2肋间	肺动脉瓣狭窄
	胸骨左缘第3、4肋间	室间隔缺损
舒张期	心尖部	二尖瓣狭窄
连续性	胸骨左缘第2肋间及其附近	动脉导管未闭

（3）心包摩擦感：为干性心包炎的体征，见于结核性、化脓性心包炎，风湿热、系统性红斑狼疮等引起的心包炎。通常在心前区胸骨左缘第3、4肋间最易触及，心脏收缩期和舒张期均可触及，以收缩期明显。坐位稍前倾或深呼气末更易触及。

3. 心脏叩诊

（1）叩诊方法：采用间接叩诊法，沿肋间隙从外向内、自下而上叩诊。叩诊心脏左界时，从心尖搏动外2~3cm处由外向内叩诊，然后按肋间隙逐一上移，至第2肋间隙为止。叩诊右界时，自肝浊音界的上一肋间隙开始，逐一叩诊至第2肋间隙。

(2) 心脏浊音界改变及其临床意义
①心脏与血管本身病变 2009 2021

	特征	临床意义
左心室增大	靴形心	心脏浊音界向左下扩大，见于主动脉瓣关闭不全、高血压性心脏病等
右心室增大	/	心界向左（显著）、右两侧扩大，见于二尖瓣狭窄、肺心病
左心房增大或合并肺动脉段扩大	梨形心	心腰部饱满或膨出，见于二尖瓣狭窄
左、右心室增大	普大心	心界向两侧扩大，见于扩张型心肌病等
心包积液	烧瓶心	坐位时心脏浊音界呈烧瓶形，卧位时心底部浊音界增宽

②心脏以外因素：大量胸腔积液、积气时，心浊音界向健侧移位；胸膜增厚粘连、肺不张则使心界移向患侧；肺气肿时，心浊音界变小。

4. 心脏瓣膜听诊区
(1) 二尖瓣区：位于心尖搏动最强处 2011，又称心尖区。
(2) 肺动脉瓣区：胸骨左缘第2肋间。
(3) 主动脉瓣区：①主动脉瓣区：胸骨右缘第2肋间。②主动脉瓣第二听诊区：胸骨左缘第3、4肋间。
(4) 三尖瓣区：胸骨体下端左缘，即胸骨左缘第4、5肋间处。

5. 心率听诊、心律
(1) 心率：正常成人心率为60～100次/分，超过100次/分为心动过速，临床意义同脉率增快；低于60次/分，称为心动过缓，临床意义同脉率减慢。
(2) 心律：①呼吸性窦性心律不齐常见于健康青少年及儿童，表现为吸气时心率增快，呼气时心率减慢，屏住呼吸时节律变规整。②期前收缩见于情绪激动、酗酒及各种心脏病、心脏手术、低血钾等。③心房颤动多见于二尖瓣狭窄、冠心病、甲状腺功能亢进症等 2014，表现为心律绝对不规则、第一心音强弱不等、脉搏短绌。

6. 正常心音及其产生机制
(1) 第一心音（S_1）：二尖瓣和三尖瓣关闭振动产生，标志心室收缩的开始。
(2) 第二心音（S_2）：主动脉瓣和肺动脉瓣的关闭振动产生，标志心室舒张期的开始。分为主动脉瓣部分（A_2）和肺动脉瓣部分（P_2）。一般情况下，青少年 $P_2 > A_2$，成年人 $P_2 = A_2$，老年人 $P_2 < A_2$。

7. 心音听诊
(1) 正常心音：第一、第二心音的区别见下表。

	第一心音	第二心音
声音特点	音强，调低，时限较长	音弱，调高，时限较短
最强部位	心尖部	心底部
与心尖搏动及颈动脉搏动的关系	与心尖搏动和颈动脉搏动同时出现	心尖搏动之后出现
与心动周期的关系	S_1 和 S_2 之间的间隔（收缩期）较短	S_2 到下一心动周期 S_1 的间隔（舒张期）较长

(2) 心音改变及其临床意义
①S_1 和 S_2 同时增强见于胸壁较薄、情绪激动、甲亢、发热、贫血等；同时减弱见于肥胖、胸壁水肿、左侧胸腔积液、肺气肿等。
②S_1 增强见于发热、甲亢、二尖瓣狭窄等；完全性房室传导阻滞可产生极响亮的 S_1，称为

"大炮音"。S_1减弱见于心肌梗死、二尖瓣关闭不全等。S_1强弱不等见于早搏、心房颤动等。

③A_2增强见于高血压病、主动脉粥样硬化 2018；A_2减弱见于低血压、主动脉瓣狭窄和关闭不全。

④P_2增强见于肺动脉高压、二尖瓣狭窄、左心衰竭、肺心病等 2018；P_2减弱见于肺动脉瓣狭窄或关闭不全。

⑤心音性质改变：钟摆律、胎心律可见于大面积急性心肌梗死和重症心肌炎等。

⑥心音分裂：S_1分裂多见于二尖瓣狭窄等。S_2分裂在肺动脉瓣区听诊较明显，见于肺动脉瓣关闭明显延迟（如完全性右束支传导阻滞、肺动脉瓣狭窄、二尖瓣狭窄等），或主动脉关闭提前（如二尖瓣关闭不全、室间隔缺损等）时。

(3) 喀喇音：心脏收缩期出现的额外心音。

①收缩早期喀喇音（收缩早期喷射音）：心底部听诊最清楚。肺动脉瓣区的收缩早期喀喇音见于肺动脉高压、轻中度肺动脉瓣狭窄、房（室）间隔缺损等；主动脉瓣收缩早期喀喇音见于高血压、主动脉瓣狭窄、主动脉瓣关闭不全、主动脉瘤等。

②收缩中、晚期喀喇音：在心尖部及其稍内侧最清楚，多见于二尖瓣脱垂。

(4) 奔马律及开瓣音

①舒张早期奔马律：最常见，是病理性第三心音，在心尖部容易听到。提示心脏有严重的器质性病变，见于各种原因的心力衰竭、急性心肌梗死、重症心肌炎 2016 2021 等。

②开瓣音：见于二尖瓣狭窄而瓣膜弹性尚好时，是二尖瓣分离术适应证的重要参考条件 2018。

8. 心脏杂音产生机制　①血流加速。②瓣膜口、大血管通道狭窄。③瓣膜关闭不全。④异常通道。⑤心腔内漂浮物。⑥大血管腔瘤样扩张。

9. 心脏杂音的特征

(1) 最响部位：杂音在某瓣膜区最响，提示病变在该区相对应的瓣膜。

(2) 时期：收缩期杂音、舒张期杂音、连续性杂音、双期杂音。

(3) 性质：吹风样、隆隆样、叹气样、机器声样及音乐样。

(4) 强度：与狭窄程度、血流速度、狭窄口两侧压力差及胸壁厚薄有关，收缩期杂音强度一般分为6级。1级：杂音很弱，所占时间很短，须仔细听诊才能听到。2级：较易听到，杂音柔和。3级：中等响亮的杂音。4级：响亮的杂音，常伴有震颤。5级：很响亮的杂音，震耳，但听诊器如离开胸壁则听不到，伴有震颤。6级：极响亮，听诊器稍离胸壁时亦可听到，有强烈的震颤。

10. 各瓣膜区常见杂音听诊

(1) 二尖瓣区收缩期杂音：见于二尖瓣关闭不全、二尖瓣脱垂等，杂音为吹风样，较粗糙、响亮，多在3/6级以上；左心室扩张引起的二尖瓣相对关闭不全（如高血压心脏病、扩张型心肌病等），杂音为3/6级以下柔和的吹风样，传导不明显；发热、贫血、甲亢等产生的杂音一般为2/6级以下，性质柔和，较局限，病因去除后杂音消失。

(2) 二尖瓣区舒张期杂音：二尖瓣狭窄时，心尖部可闻及舒张中晚期隆隆样杂音 2016 2021，呈递增型，音调较低而局限。主动脉瓣关闭不全所致的相对性二尖瓣狭窄的杂音，称为奥-弗杂音，性质柔和，不伴有S_1亢进、开瓣音，无震颤。

(3) 主动脉瓣区收缩期杂音：见于各种病因的主动脉瓣狭窄，杂音为喷射性，响亮而粗糙，呈递增-递减型，常伴有收缩期震颤及A_2减弱；主动脉粥样硬化、高血压性心脏病等引起的相对性主动脉瓣狭窄，杂音柔和，常有A_2增强。

(4) 主动脉瓣区舒张期杂音：在主动脉瓣第二听诊区深呼气末最易听到，为叹气样，递减型，可传至胸骨下端左侧或心尖部，常伴有 A_2 减弱及周围血管征，见于先天性或风湿性主动脉瓣关闭不全、梅毒性升主动脉炎等。

（5）肺动脉瓣区收缩期杂音：多见于先天性肺动脉瓣狭窄，杂音粗糙，呈喷射性，强度在 3/6 级以上，常伴收缩期震颤及 P_2 减弱；二尖瓣狭窄、房间隔缺损等引起的相对性肺动脉瓣狭窄时，杂音时限较短，较柔和，伴 P_2 增强亢进。

（6）肺动脉瓣区舒张期杂音：常见于二尖瓣狭窄、肺心病等，伴明显肺动脉高压，杂音为叹气样，柔和，递减型，卧位吸气末增强，常伴 P_2 亢进，称为格-斯杂音。

（7）三尖瓣区收缩期杂音：多为右心室扩大导致的相对性三尖瓣关闭不全，见于二尖瓣狭窄、肺心病等，杂音柔和，在 3/6 级以下。

（8）其他部位的收缩期杂音：胸骨左缘第 3、4 肋间响亮而粗糙的收缩期杂音，该杂音或伴收缩期震颤，不向左腋下传导，见于室间隔缺损或肥厚型梗阻性心肌病。

（9）连续性杂音：一种连续、粗糙、类似机器转动的声音，在胸骨左缘第 2 肋间隙及其附近听到，见于动脉导管未闭。

11. 心包摩擦音听诊　通常在胸骨左缘第 3、4 肋间隙较易听到。见于急性心包炎。

12. 血管检查及周围血管征

（1）毛细血管搏动征：甲床被压后出现红白交替的、与患者心搏一致的节律性血管搏动。

（2）水冲脉：脉搏骤起骤降，急促而有力。

（3）枪击音与杜氏双重杂音 2009 2015：将听诊器体件放在肱动脉等外周较大动脉的表面，可听到与心跳一致的"嗒——嗒——"音，称为枪击音。如再稍加压力，则可听到收缩期与舒张期双重杂音，即杜氏双重杂音。

13. 循环系统常见疾病的体征

病变	视诊	触诊	叩诊	听诊
二尖瓣狭窄	二尖瓣面容，心尖搏动略向左移	心尖部舒张期震颤	梨形心	心尖部 S_1 舒张中晚期隆隆样杂音，伴开瓣音
二尖瓣关闭不全	心尖搏动左下移位	呈抬举性	浊音界左下扩大	心尖部吹风样全收缩期杂音
主动脉瓣狭窄	心尖搏动左下移位	呈抬举性，主动脉瓣区收缩期震颤	浊音界左下扩大	主动脉瓣区高调、粗糙的递增-递减型收缩期杂音，向颈部传导
主动脉瓣关闭不全	颈动脉搏动明显，心尖搏动向左下移位，点头运动	周围血管征阳性	心脏呈靴形	主动脉瓣第二听诊区叹气样递减型舒张期杂音，可向心尖部传导
左心衰竭	呼吸困难，发绀，端坐呼吸	心尖搏动向左下移位，严重有交替脉	心界向左下扩大	心率快，S_1 减弱，可闻及舒张早期奔马律，P_2 亢进伴分裂
右心衰竭	口唇发绀，颈静脉怒张，浮肿	肝脏肿大、压痛，肝-颈静脉回流征阳性	心界扩大，可有胸水/腹水体征	心率增快，剑突下可闻及右室舒张早期奔马律
大量心包积液	颈静脉怒张，心尖搏动减弱或消失	肝大，肝-颈静脉回流征阳性；可有奇脉	心界向两侧扩大，"烧瓶状"	心音遥远，心率加快

十、腹部检查

1. 腹部视诊

（1）腹部外形：①腹部膨隆：全腹膨隆可见于腹腔积液、腹内积气、腹内巨大包块（以巨大卵巢囊肿最常见）；局部膨隆常因为脏器肿大，腹内肿瘤或炎症性包块、胃或肠曲胀气，以及腹壁上的肿物等。视诊时应注意膨隆的部位、外形，是否随呼吸而移位或随体位而改变，有无搏动等。②腹部凹陷：全腹凹陷多见于显著消瘦、严重脱水以及恶病质等；严重者呈舟状腹，见于恶性肿瘤、结核、糖尿病、甲亢等消耗性疾病。

（2）腹壁静脉：①门脉高压时，以脐为中心，脐以上腹壁静脉血流向上，脐以下腹壁静脉血流向下。②上腔静脉梗阻时，胸腹壁静脉血流方向自上向下，流入下腔静脉。③下腔静脉梗阻时，腹壁浅静脉血流方向向上，进入上腔静脉。

（3）胃肠型和蠕动波：正常人一般看不到，只有极度消瘦的患者和腹壁松弛菲薄的老年人及经产妇有时可以观察到轻微的胃肠蠕动波，病理情况常见于幽门梗阻和肠梗阻。

（4）呼吸运动：正常成年男性和儿童以腹式呼吸为主，成年女性则以胸式呼吸为主。腹式呼吸减弱见于各种原因的急腹症、大量腹水、腹腔巨大肿瘤等；腹式呼吸消失见于急性弥漫性腹膜炎等。

2. 腹部触诊

（1）腹壁紧张度：①腹壁紧张度增加：弥漫性腹肌紧张多见于胃肠道穿孔或实质脏器破裂所致的急性弥漫性腹膜炎，称为板状腹。局限性腹肌紧张多系局限性腹膜炎所致，如右下腹腹壁紧张多见于急性阑尾炎，右上腹腹壁紧张多见于急性胆囊炎；腹膜慢性炎症时，触诊如揉面团一样，称为揉面感，常见于结核性腹膜炎、癌性腹膜炎。②腹壁紧张度减低：全腹紧张度减低，见于慢性消耗性疾病或大量放腹水后，亦见于经产妇或老年体弱者。脊髓损伤所致腹肌瘫痪和重症肌无力可使腹壁紧张消失。

（2）压痛和反跳痛：①广泛性压痛见于弥漫性腹膜炎。②局限性压痛：麦氏点（右髂前上棘与脐连线中外 1/3 交界处）压痛多考虑急性阑尾炎；胆囊点（右腹直肌外缘与肋弓交界处）压痛考虑胆囊病变。③反跳痛表示炎症已波及腹膜壁层，腹肌紧张伴压痛、反跳痛称为腹膜刺激征，是急性腹膜炎的可靠体征 2016 。

3. 腹内脏器触诊

（1）肝脏

①检查方法：采用单手或双手触诊法，分别在右侧锁骨中线延长线和前正中线上触诊肝脏下缘。检查时患者取仰卧位，双腿稍屈曲，使腹壁松弛，医师位于患者右侧。

②正常肝脏：正常成人的肝脏一般触不到，但腹壁松弛的瘦者于深吸气时可触及肝下缘，多在肋弓下 1cm 以内，剑突下如能触及，多在 3cm 以内。2 岁以下小儿的肝脏相对易触及。正常肝脏质地柔软，边缘较薄，表面光滑，无压痛和叩击痛。

③肝脏常见疾病的临床表现：急性肝炎时，病人的肝可轻度肿大，表面光滑，边缘钝，质稍韧，但有压痛。肝淤血时，肝可明显肿大，表面光滑，边缘圆钝，质韧，也有压痛。肝颈静脉回流征阳性为其特征。脂肪肝所致肝大，表面光滑，质软或稍韧，但无压痛。肝硬化的早期肝常肿大，晚期则缩小，质较硬，边缘锐利，表面可能触到小结节，无压痛。肝癌时肝脏逐渐肿大，质地坚硬如石，表面高低不平，有大小不等的结节或巨块，边缘不整，压痛明显。

（2）胆囊

①墨菲征的检查方法：医师以左手掌平放于患者右肋，以拇指腹压于右肋下胆囊点处，然后嘱患者缓慢深吸气，在吸气过程中因剧烈疼痛而屏气称 Murphy 征阳性。

②临床意义：胆囊肿大呈囊性感，并有明显压痛，常见于急性胆囊炎 2016 。胰头癌压迫胆总管导致胆囊显著肿大时无压痛，但有逐渐加深的黄疸，称库瓦西耶征阳性。胆囊肿大，有实性感者，可见于胆囊结石或胆囊癌。

（3）脾脏

①触诊法：仰卧位或右侧卧位，右下肢伸直，左下肢屈髋、屈膝进行检查。

②注意事项：正常脾脏不能触及。内脏下垂、左侧大量胸腔积液或积气时，脾向下移而可

触及。除此之外能触及脾脏，则提示脾肿大。

分度	表现	临床意义
轻度肿大	在肋下不超过2cm	慢性肝炎、粟粒型肺结核、伤寒等
中度肿大	超过2cm但在脐水平线以上	肝硬化、慢性淋巴细胞性白血病、系统性红斑狼疮、淋巴瘤等
高度肿大（巨脾）	超过脐水平线或前正中线	慢性粒细胞性白血病、慢性疟疾和骨髓纤维化症等

4. 正常腹部可触及的结构　除瘦弱者和多产妇可触到右肾下极、儿童可触及肝脏下缘外，正常腹部可触及腹主动脉、腰椎椎体与骶骨岬、横结肠、乙状结肠、盲肠等结构。

5. 腹部肿块触诊

（1）鉴别肿块来源：上腹中部多来源于胃或胰腺的肿瘤，右肋下常与肝胆有关，两侧腹部常为结肠肿瘤。

（2）鉴别炎症与非炎症：炎性肿块压痛明显，如肝炎、肝脓肿、阑尾周围脓肿等；非炎性肿块压痛轻微或不明显。

（3）鉴别实质性与囊性：实质性肿块质地可柔软、中等硬或坚硬，见于炎症、结核和肿瘤；囊性肿块触之柔软，见于脓肿或囊肿等。

（4）鉴别良性与恶性：良性肿块多为圆形且表面光滑；恶性肿块多为形态不规整、表面凹凸不平、坚硬。

6. 腹部叩诊

（1）肝脏

①叩诊法：匀称体型者的正常肝上界在右锁骨中线上第5肋间 2012，下界位于右季肋下缘。在右腋中线上，肝上界在第7肋间，下界相当于第10肋骨水平；在右肩胛线上，肝上界为第10肋间，下界不易叩出。

②临床意义：肝浊音界上移见于右肺不张、气腹和鼓肠等。肝浊音界下移见于肺气肿、右侧张力性气胸等。肝浊音界扩大见于肝癌、肝脓肿、肝炎、肝淤血、多囊肝等。肝浊音界缩小见于急性肝坏死、晚期肝硬化和胃肠胀气。肝浊音界消失，代之以鼓音，是急性胃肠穿孔的重要征象，亦可见于人工气腹。

（2）脾脏

①叩诊法：沿左腋中线由上向下进行轻叩诊。

②临床意义：脾肿大时，脾浊音区扩大；左侧气胸、胃扩张、鼓肠等，脾浊音区缩小或消失。

（3）移动性浊音：当腹腔内有1000mL以上游离液体时，患者仰卧位叩诊，腹中部呈鼓音，腹部两侧呈浊音；侧卧位时，叩诊上侧腹部转为鼓音，下侧腹部呈浊音。见于肝硬化门静脉高压症、右心衰竭、肾病综合征、严重营养不良以及渗出性腹膜炎（如结核性或自发性）等引起的腹水。

7. 腹部听诊

（1）肠鸣音（肠蠕动音）

①肠蠕动增强时，肠鸣音达每分钟10次以上，但音调不是特别高亢，称肠鸣音活跃，见于急性胃肠炎、服泻药后或胃肠道大出血时。

②如肠鸣音次数多，且呈响亮、高亢的金属音，称肠鸣音亢进，见于机械性肠梗阻 2021。

③肠鸣音明显少于正常，或3～5分钟才听到一次，称肠鸣音减弱，见于老年性便秘、电解质紊乱（低血钾）及胃肠动力低下等。

④如持续听诊3～5分钟未听到肠鸣音，称为肠鸣音消失，见于急性腹膜炎或麻痹性肠梗

阻 (2009)。

(2) 振水音：在胃内有大量液体及气体存留时可出现振水音。检查时患者仰卧，医生以一耳凑近上腹部，同时以冲击触诊法振动上腹部，即可听到气、液撞击的声音。若在空腹或餐后 6~8 小时以上仍有此音，提示胃液分泌过多、幽门梗阻或胃扩张 (2003)(2016)。

(3) 血管杂音：上腹部两侧出现收缩期血管杂音提示肾动脉狭窄；左叶肝癌压迫肝动脉或腹主动脉时，可在包块部位闻及吹风样血管杂音；脐部收缩期血管杂音提示腹主动脉瘤或腹主动脉狭窄；肝硬化门脉高压侧支循环形成时，在脐周可闻及连续性的嗡鸣音。

8. 腹部常见疾病的体征　见下表。

病变	视诊	触诊	叩诊	听诊
肝硬化门静脉高压	肝病面容、蜘蛛痣及肝掌，晚期患者黄疸，腹部膨隆，呈蛙腹状，腹壁静脉曲张	早期肝肿大，质地偏硬；晚期肝脏缩小，脾大	早期肝浊音区轻度扩大；晚期肝浊音区缩小，移动性浊音阳性	肠鸣音正常
急性腹膜炎	急性病容，强迫仰卧位，腹式呼吸消失，肠麻痹时，腹部膨隆	出现典型的腹膜刺激征——腹壁紧张、压痛及反跳痛	鼓肠或有气腹时，肝浊音区缩小或消失，移动性浊音阳性	肠鸣音减弱或消失
肠梗阻	急性病容，腹部呼吸运动减弱，可见肠型及蠕动波	腹壁紧张，压痛，绞窄性肠梗阻有压痛性包块及反跳痛	腹部鼓音明显	机械性肠梗阻早期肠鸣音亢进呈金属调；麻痹性肠梗阻时肠鸣音减弱或消失

十一、肛门、直肠检查及临床意义

1. 视诊　检查时应注意是否有肛门闭锁与狭窄、肛裂、肛门瘘、直肠脱垂、有无痔疮。
2. 指诊　剧烈触痛显著，见于肛裂和感染；触痛伴有波动感，见于肛门、直肠周围脓肿；触及柔软、光滑而有弹性的包块，多为直肠息肉；触及坚硬的包块，表面凹凸不平，应考虑直肠癌。指诊后指套表面带有黏液、脓液或血液，说明有炎症或伴有组织破坏。

十二、脊柱与四肢检查及临床意义

1. 脊柱检查

(1) 脊柱弯曲度：脊柱有 4 个生理弯曲，即颈段稍向前凸，胸段稍向后凸，腰椎明显向前凸，骶椎则明显向后凸。检查者用手指沿脊椎的棘突尖以适当的压力往下划压，划压后皮肤出现一条红色充血痕，以此痕为标准，观察脊柱有无侧弯。脊柱后凸多发生于胸段，见于佝偻病、脊柱结核、强直性脊柱炎等；脊柱前凸多发生于腰段，见于大量腹水、腹腔巨大肿瘤等；姿势性脊柱侧凸见于儿童发育期坐立姿势不良、脊髓灰质炎后遗症；器质性脊柱侧凸见于胸膜肥厚、脊椎损伤、佝偻病等。

(2) 脊柱活动度：检查脊柱的活动度时，应让病人做前屈、后伸、侧弯、旋转等动作，以观察脊柱的活动情况及有无变形。脊柱活动度受限见于软组织损伤、骨质增生、骨质破坏、脊椎骨折或脱位、腰椎间盘突出等。

(3) 脊柱压痛和叩击痛

①检查方法

A. 压痛：嘱病人取坐位，身体稍向前倾，检查者以右手拇指自上而下逐个按压脊椎棘突

及椎旁肌肉。

B. 叩击痛：直接叩击法：即用中指或叩诊锤直接叩击各椎体的棘突，多用于检查胸椎与腰椎；间接叩击法：嘱病人取坐位，医师将左手掌置于病人头顶部，右手半握拳以小鱼际肌部位叩击左手背，了解病人脊柱部位有无疼痛。

②临床意义：正常人脊柱无压痛与叩击痛，若某一部位有压痛与叩击痛，提示该处有病变，如脊椎结核、脊椎骨折、脊椎肿瘤、椎间盘突出等。

2. 四肢、关节检查

（1）四肢、关节形态改变及其临床意义：①匙状甲（反甲）：常见于缺铁性贫血。②杵状指（趾）：常见于支气管扩张、支气管肺癌 2012、慢性肺脓肿、脓胸以及发绀型先天性心脏病、亚急性感染性心内膜炎等。③指关节变形：多见于类风湿关节炎。④膝内翻、膝外翻：见于佝偻病及大骨节病。⑤膝关节变形：常见于风湿性关节炎活动期、结核性关节炎、关节积液等。⑥足内翻、足外翻：多见于先天畸形、脊髓灰质炎后遗症等。⑦肢端肥大：见于腺垂体功能亢进、生长激素分泌过多引起的肢端肥大症。⑧下肢静脉曲张：多见于小腿，表现为下肢静脉如蚯蚓状怒张、弯曲。

（2）运动功能检查：关节活动障碍见于相应部位骨折、脱位、炎症、肿瘤、退行性变等。

十三、神经系统检查及临床意义

1. 脑神经检查

面神经

	中枢性面神经麻痹	周围性面神经麻痹
病因	核上组织受损	面神经核或面神经受损
临床表现	病灶对侧颜面下部肌肉麻痹，可见鼻唇沟变浅，露齿时口角下垂（或称口角歪向病灶侧），不能吹口哨和鼓腮等	病灶同侧全部面肌瘫痪，从上到下表现为不能皱额、皱眉、闭目，角膜反射消失，鼻唇沟变浅，不能露齿、鼓腮、吹口哨，口角下垂（或称口角歪向病灶对侧），舌前2/3味觉障碍等
临床意义	多见于脑血管病变、脑肿瘤和脑炎等	多见于受寒、耳部或脑膜感染、神经纤维瘤引起的周围性面神经麻痹

2. 感觉功能检查

（1）感觉功能检查：①浅感觉：包括痛觉、触觉、温度觉。②深感觉：包括运动觉、位置觉、振动觉。③复合感觉（皮质感觉）：包括定位觉、两点辨别觉、立体觉和图形觉。

（2）感觉障碍的形式有：有疼痛、感觉减退、感觉异常、感觉过敏、感觉过度和感觉分离。

（3）临床常见感觉障碍的类型

类型	临床表现	临床意义
末梢型	肢体远端对称性完全性感觉缺失，手套和袜子状分布	多发性神经炎
神经根型	感觉障碍范围与该神经根的节段分布一致，节段型或带状，躯干呈横轴走向，四肢呈纵轴走向	椎间盘突出症、颈椎病等
脊髓型	横贯型：脊髓完全被横断，病变平面下感觉均缺失	急性脊髓炎、脊髓外伤
	半横贯型：病变同侧损伤平面以下深感觉丧失及痉挛性瘫痪，对侧痛、温觉丧失	脊髓外肿瘤、脊髓外伤等
内囊型	病灶对侧半身感觉障碍、偏瘫、同向偏盲（三偏征）	脑血管疾病
脑干型	同侧面部感觉缺失和对侧躯干及肢体感觉缺失	炎症、肿瘤和血管病变
皮质型	上肢或下肢感觉障碍，并有复合感觉障碍	大脑皮层感觉区损害

3. 运动功能检查

（1）随意运动

①肌力分级 2021：0级完全瘫痪；1级肌肉可收缩，但无肢体活动；2级肢体在床面上能水平移动，但不能抬起；3级肢体能抬离床面，但不能抵抗阻力；4级能做抵抗阻力动作，但较正常差；5级正常肌力。

②瘫痪的表现形式：单瘫：单一肢体瘫痪，多见于脊髓灰质炎。偏瘫：为一侧肢体（上、下肢）瘫痪，常伴有同侧脑神经损害，多见于颅内病变或脑卒中；交叉性偏瘫：为一侧偏瘫及对侧脑神经损害，见于脑干病变。截瘫：为双下肢瘫痪，是脊髓横贯性损伤的结果，见于脊髓外伤、炎症等。

（2）被动运动：肌张力是指肌肉在松弛状态下的紧张度和被运动时的阻力。张力过低或缺失见于周围神经、脊髓灰质前角和小脑病变等。折刀样张力过高见于锥体束损害，铅管样肌张力增高及齿轮样肌张力增高为锥体外系损害现象，如帕金森病。

4. 生理及病理反射检查

（1）浅反射

①角膜反射：直接反射存在、间接反射消失为受刺激侧对侧的面神经瘫痪；直接反射消失、间接反射存在为受刺激侧的面神经瘫痪；直接、间接反射均消失为受刺激侧三叉神经病变；深昏迷患者角膜反射也消失。

②腹壁反射：上、中、下腹壁反射消失分别说明病变在胸髓7~8节、9~10节、11~12节。一侧腹壁反射消失，多见于同侧锥体束受损；上、中、下腹壁反射均消失见于昏迷或急腹症患者。

③提睾反射：双侧反射消失为腰椎1~2节病损；一侧反射减弱或消失见于锥体束损害，或腹股沟病、阴囊水肿、睾丸炎。

（2）深反射

①检查内容：肱二头肌反射、肱三头肌反射、桡骨骨膜反射、膝反射、踝反射、阵挛（髌阵挛、踝阵挛）。

②临床意义：深反射减弱或消失多为器质性病变，常见于末梢神经炎、神经根炎、脊髓灰质炎、脑或脊髓休克状态等。深反射亢进见于锥体束的病变，如急性脑血管病、急性脊髓炎休克期过后等。

（3）病理反射 2016：指锥体束病损时，大脑失去了对脑干和脊髓的抑制作用而出现的异常反射，1岁半以内的婴幼儿由于神经系统发育未完善而致。临床常用的检查有巴宾斯基征、奥本海姆征、戈登征、查多克征、霍夫曼征。

5. 脑膜刺激征及拉塞格征

（1）脑膜刺激征：临床常用的检查有颈强直、凯尔尼格征、布鲁津斯基征。脑膜刺激征阳性见于各种脑膜炎、蛛网膜下腔出血等。颈强直也可见于颈椎病、颈部肌肉病变。凯尔尼格征也可见于坐骨神经痛、腰骶神经根炎等。

（2）拉塞格征：坐骨神经根受刺激的表现，又称坐骨神经受刺激征。阳性见于腰椎间盘突出症、坐骨神经痛、腰骶神经根炎等 2020 2021。

第四单元 实验室诊断

> ☆重点提示
>
> 本单元单独成题的可能性不大,往往与症状学部分联合出题,以病例分析题为主。本单元是整个学科的基础,内容虽然比较多,但却有规律可循,考生复习时可以按照每个系统的检查分类记忆,找出每种检查的特征性,往往也就是解题的题眼,如:果酱样大便考虑到肠套叠的诊断,CK-MB检查考虑到心肌梗死的诊断,只有这样才能做到短时高效。近几年本章与其他学科联合出题的频率明显增加,类似这样的章节考生千万不要忽视。

一、血液的一般检查及临床意义

1. 血红蛋白测定和红细胞计数、红细胞形态变化

(1) 参考值。血红蛋白:男性 130~175g/L,女性 115~150g/L。红细胞计数:男性 $(4.3~5.8)\times10^{12}/L$,女性 $(3.8~5.1)\times10^{12}/L$。

(2) 临床意义

①临床上根据血红蛋白减低程度将贫血分为4级。轻度:Hb<参考值低限,但>90g/L。中度:Hb 90~60g/L。重度:Hb 60~30g/L。极重度:Hb<30g/L。

		临床意义
红细胞及血红蛋白减少	生理性减少	见于妊娠中、后期,6个月至2岁的婴幼儿,老年人
	红细胞生成减少	叶酸及维生素 B_{12} 缺乏所致的巨幼细胞贫血;骨髓造血功能障碍,如再生障碍性贫血;慢性系统性疾病,如慢性肾病等
	红细胞破坏过多	各种原因引起的溶血性贫血,如阵发性睡眠性血红蛋白尿、免疫性溶血性贫血、脾功能亢进等
	红细胞丢失过多	如各种失血性贫血等
红细胞及血红蛋白增多	相对性增多	严重腹泻、频繁呕吐、大量出汗、大面积烧伤、糖尿病酮症酸中毒、尿崩症等
	绝对性增多	①继发性:新生儿及高原生活者;严重的慢性心、肺疾病。②原发性:见于真性红细胞增多症

②红细胞形态异常

A. 大小改变

细胞大小	临床意义
小红细胞(<6μm)	小细胞低色素性贫血,主要为缺铁性贫血
大红细胞(>10μm)	溶血性贫血、急性失血性贫血、巨幼细胞贫血
巨红细胞(>15μm)	巨幼细胞贫血
红细胞大小不均	见于增生性贫血(如溶血性贫血、巨幼细胞贫血等),尤以巨幼细胞贫血更为显著

B. 形态改变:主要有球形红细胞、椭圆形红细胞、靶形红细胞、口形红细胞、镰形红细胞、泪滴形红细胞。

2. 白细胞计数和白细胞分类计数、中性粒细胞核象变化

(1) 参考值:成人 $(3.5~9.5)\times10^{9}/L$。分类计数:中性分叶核占 0.50~0.70,淋巴细胞占 0.20~0.40,嗜酸性粒细胞占 0.005~0.05。

（2）临床意义

①中性粒细胞增多：a. 生理性增多见于新生儿、妊娠后期、剧烈运动后。b. 反应性增多：见于急性感染（化脓性感染最常见）、严重组织损伤、急性大出血及急性溶血、急性中毒、恶性肿瘤、器官移植术后、类风湿关节炎、自身免疫性溶血性贫血 等。c. 异常增生性增多：急慢性粒细胞白血病、骨髓增生性疾病等 2009 2010。

②中性粒细胞减少：中性粒细胞绝对值 $<1.5\times10^9/L$ 称为粒细胞减少症，$<0.5\times10^9/L$ 称为粒细胞缺乏症。常见于感染性疾病、血液病、自身免疫性疾病、单核-巨噬细胞系统功能亢进、药物及理化因素的作用 2001 2007 2011 2012 2016。

③嗜酸性粒细胞增多：a. 变态反应性疾病：支气管哮喘、荨麻疹等。b. 皮肤病：湿疹、银屑病等。c. 寄生虫病：血吸虫病等。d. 血液病：慢性粒细胞白血病等。

④嗜酸性粒细胞降低：见于伤寒的极期、应激状态（如严重烧伤、大手术）、休克、库欣综合征及长期应用肾上腺皮质激素后等。

⑤淋巴细胞增多：感染性疾病（病毒感染）、某些血液病、急性传染病的恢复期。

⑥淋巴细胞降低：见于应用肾上腺皮质激素、接触放射线、免疫缺陷性疾病等 2011。

3. 网织红细胞

（1）参考值：占比 0.5%～1.5%，绝对值（24～84）$\times10^9/L$。

（2）临床意义：①反映骨髓造血功能状态增多表示骨髓红细胞增生旺盛，减少表示骨髓造血功能减低，见于再生障碍性贫血、急性白血病等。②贫血治疗的疗效判断指标。③观察病情变化。

4. 血小板计数

（1）参考值：（125～350）$\times10^9/L$。

（2）临床意义：①增多：反应性增多见于急性大出血及溶血之后、脾切除术后等；原发性增多见于原发性血小板增多症、慢性粒细胞白血病等。②减少：生成障碍见于再生障碍性贫血、急性白血病等；破坏或消耗增多见于原发性血小板减少性紫癜、系统性红斑狼疮等；分布异常见于脾肿大，如肝硬化。

5. 红细胞沉降率

（1）参考值：成年男性 0～15mm/h；成年女性 0～20mm/h。

（2）临床意义

①生理性增快：见于妇女月经期、妊娠 3 个月以上者、60 岁以上高龄者。

②病理性增快：a. 各种炎症：细菌性急性炎症、结核病等。b. 组织损伤及坏死：急性心肌梗死血沉增快，心绞痛时血沉则正常。c. 恶性肿瘤。d. 高球蛋白血症：慢性肾炎、多发性骨髓瘤、肝硬化、感染性心内膜炎、系统性红斑狼疮等。e. 贫血和高胆固醇血症。

6. C 反应蛋白（CRP）

（1）参考值：免疫扩散法：血清 <10mg/L。

（2）临床意义：①CRP 增高：见于各种急性化脓性炎症、菌血症、组织坏死、恶性肿瘤等的早期。②可作为细菌感染与非细菌感染、器质性与功能性疾病的鉴别指标，一般细菌性感染、器质性疾病 CRP 增高。

二、血栓与止血检查

1. 出血时间

（1）参考值：（6.9±2.1）分钟，超过 9 分钟为异常。

（2）临床意义：出血时间延长见于血小板减少性紫癜、血小板无力症、巨大血小板综合征、维生素 C 缺乏症、血管性血友病、DIC 2015。

2. 凝血因子检测

（1）活化部分凝血活酶原时间（APTT）测定：①延长见于血浆Ⅷ、Ⅸ、Ⅺ因子缺乏；凝血酶原严重减少；纤维蛋白原严重减少；纤溶亢进；APTT是监测肝素治疗的首选指标。②缩短见于血栓性疾病和血栓前状态，如DIC早期、脑血栓形成、心肌梗死等。

（2）血浆凝血酶原时间（PT）测定：①PT延长见于先天性凝血因子异常（因子Ⅱ、Ⅴ、Ⅶ、Ⅹ减少及纤维蛋白原减少）、后天性凝血因子异常（如严重肝病、维生素K缺乏等）。②PT缩短主要见于血液高凝状态，如DIC早期、脑血栓形成、心肌梗死等。

（3）血浆纤维蛋白原（Fg）测定：①Fg增高见于糖尿病、急性心肌梗死、急性肾炎、休克、大手术后、急性感染等。②Fg减低见于DIC、原发性纤溶症、重症肝炎和肝硬化等。

三、肝病常用的实验室检查

1. 蛋白质代谢

血清蛋白测定

（1）参考值：血清总蛋白（STP）60~80g/L，白蛋白（A）40~55g/L，球蛋白（G）20~30g/L，A∶G(1.5~2.5)∶1。

（2）临床意义：STP和A减低见于慢性肝病，如慢性肝炎、肝硬化、肝癌等。A/G比值倒置表示肝功能严重损害，如重度慢性肝炎、肝硬化。STP和A增高见于各种原因引起的严重脱水，如腹泻、呕吐、肠瘘等。STP和G增高见于慢性肝病、M球蛋白血症、自身免疫性疾病、慢性炎症与慢性感染等。

2. 胆红素代谢

（1）血清总胆红素、结合胆红素、非结合胆红素测定

①参考值：血清总胆红素（STB）3.4~17.1μmol/L；结合胆红素（CB）0~6.8μmol/L；非结合胆红素（UCB）1.7~10.2μmol/L。

②临床意义：STB>17.1μmol/L可诊断为黄疸；STB 17.1~34.2μmol/L为隐性黄疸；STB>34.2μmol/L为显性黄疸。

（2）尿胆红素定性试验：阳性提示血液中CB增高。肝细胞性黄疸为阳性；阻塞性黄疸为强阳性；溶血性黄疸为阴性。

（3）尿胆原检查：溶血性黄疸时明显增高；肝细胞黄疸时可增高；阻塞性黄疸时尿胆原减低和缺如。

（4）3种类型黄疸的鉴别如下。

类型	STB	CB	UCB	CB/STB	尿胆原	尿胆红素
溶血性黄疸	↑↑	轻度↑/正常	↑↑↑	<20%	+++	-
阻塞性黄疸	↑↑↑	↑↑↑	轻度↑/正常	>50%	-	+++
肝细胞性黄疸	↑↑	↑↑	↑↑	20%~50%	+	++

3. 血清酶及同工酶

（1）丙氨酸氨基转移酶（ALT）、天门冬氨酸氨基转移酶（AST）

①参考值：连续监测法ALT 5~40U/L，AST 8~40U/L，ALT/AST≤1。

②临床意义：a. 急性病毒性肝炎时ALT/AST>1；慢性肝炎进入活动期时ALT/AST<1。b. 终末期肝硬化血清氨基转移酶活性正常或降低。c. 肝内、外胆汁淤积，血清氨基转移酶轻度增高或正常。d. 急性心肌梗死6~8小时AST增高。

（2）乳酸脱氢酶（LDH）

①参考值：速率法95~200U/L。

②临床意义：a. 急性心肌梗死：8~18小时开始增高。b. 肝胆疾病：急性和慢性活动性肝

炎、肝癌（尤其是转移性肝癌），LDH 明显增高。c. 恶性肿瘤、恶性贫血等 LDH 均增高。

（3）碱性磷酸酶及其同工酶测定

①参考值：磷酸对硝基苯酚连续监测法（37℃）成人 40~150U/L，儿童 <500U/L。

②临床意义：增高见于各种肝内、外胆道阻塞性疾病（如胰头癌、胆道结石等）；肝脏疾病（急性肝炎、肝硬化等）、骨骼疾病（如纤维性骨炎、骨肉瘤、骨转移癌及骨折愈合期等）。

（4）γ-谷氨酰转移酶

①参考值：硝基苯酚连续监测法（37℃）：男性 11~50U/L，女性 7~32U/L。

②临床意义：胆道阻塞性疾病：见于原发性胆汁性肝硬化、硬化性胆管炎等。肝脏疾病：肝癌：γ-GT 明显增高。急性病毒性肝炎：γ-GT 中度增高。慢性肝炎、肝硬化：非活动期 γ-GT 活性一般正常；若 γ-GT 活性持续增高，提示病变活动或病情恶化。急性和慢性酒精性肝炎、药物性肝炎：γ-GT 明显或中度以上增高。其他疾病：脂肪肝、胰腺炎、胰腺肿瘤、前列腺肿瘤等，γ-GT 可轻度增高。

4. 甲、乙、丙型肝炎病毒标志物

（1）甲型肝炎病毒（HAV）标志物检测

①参考值：抗 HAV-IgM、抗 HAV-IgA、抗 HAV-IgG 均为阴性。

②临床意义：抗 HAV-IgM 于 HAV 感染 1 周后产生，是早期诊断甲肝的特异性指标。抗 HAV-IgG 是保护性抗体，病愈后可长期存在，是获得免疫的标志，提示既往感染。抗 HAV-IgA 见于急性期甲肝。

（2）乙型肝炎病毒（HBV）标志物检测

①参考值：HBsAg、抗-HBs、HBcAg、抗-HBc、HBeAg、抗-HBe 均为阴性。

②临床意义

HBsAg、抗-HBs 测定：HBsAg 是感染 HBV 的标志；抗-HBs 阳性见于注射过乙肝疫苗或曾感染过 HBV 和乙肝恢复期 2015。

HBcAg、抗-HBc 测定：HBcAg 阳性提示病人血清中有感染的 HBV 存在，越高表示 HBV 复制越活跃，传染性强；抗-HBc 是反映肝细胞受到 HBV 侵害的可靠指标，特别是滴度较高时，常支持乙肝的诊断，是 HBV 在体内持续复制的指标。

HBeAg、抗-HBe 测定：HBeAg 阳性表示 HBV 复制，传染性强 2010；抗-HBe 阳性多见于 HBeAg 转阴的患者，意味着 HBV 大部分已被清除或抑制 2015。

HBsAg、HBeAg、抗-HBc 阳性为大三阳，表示 HBV 正在大量复制，有较强传染性 2010。HBsAg、抗-HBe、抗-HBc 阳性为小三阳，表示 HBV 复制减少，传染性降低。

四、肾功能检查

1. 肾小球功能

（1）内生肌酐清除率（Ccr）

①参考值：80~120mL/min。

②临床意义：判断肾小球损害的敏感指标；指导治疗。评估肾功能损害的程度：肾衰竭代偿期 Ccr 51~80mL/min；肾衰竭失代偿期 Ccr 50~20mL/min；肾衰竭期 Ccr 19~10mL/min；肾衰竭终末期（尿毒症期）Ccr <10mL/min。

（2）血清肌酐（Cr）

①参考值：全血肌酐为 88~177μmol/L；血清或血浆肌酐，男性 53~106μmol/L，女性 44~97μmol/L。

②临床意义：a. 肾衰竭代偿期血 Cr <178μmol/L，肾衰竭失代偿期血 Cr 178~445μmol/L，肾衰竭期血 Cr >445μmol/L。b. 鉴别肾前性和肾实质性少尿：肾前性少尿血 Cr ≤200μmol/L；

肾实质性少尿血 Cr＞200μmol/L。

（3）血清尿素氮（BUN）

①参考值：成人 3.2～7.1mmol/L。

②临床意义：肾前性因素，如肾血流量不足、体内蛋白质分解过多；肾性因素，如急性及慢性肾衰竭、慢性肾炎、肾结核等；肾后性因素，如尿路结石、前列腺肥大等。

（4）血 β_2 - 微球蛋白（β_2 - MG）测定

①参考值：正常人血中 β_2 - MG 为 1～2mg/L。

②临床意义：血 β_2 - MG 测定是反应肾小球滤过功能减低的敏感指标。

（5）肾小球滤过率（GFR）测定

①参考值：男性：125±15mL/min；女性：约低 10%。

②临床意义：GFR 是反应肾功能最灵敏、最准确的指标。GFR 减低——各种原发性、继发性肾脏疾病 2021。GFR 增高——肢端肥大症、巨人症、糖尿病肾病早期 2021。

2. 肾小管功能

（1）尿 β_2 - 微球蛋白（β_2 - MG）测定

①参考值：正常成人尿 β_2 - MG＜0.3mg/L。

②临床意义：β_2 - MG 增高——肾小管 - 间质性疾病、药物或毒物所致的早期肾小管损伤、肾移植后急性排斥反应早期。

（2）昼夜尿比密试验（莫氏试验）

①参考值：成人尿量 1000～2000mL/mL 2012；昼尿量/夜尿量比值为（3～4）:1；夜尿量＜750mL；至少一次尿比密＞1.018；昼尿中最高与最低尿比密差值＞0.009。

②临床意义：尿少、比密高——肾前性少尿、肾性少尿。夜尿多、比密低——慢性肾炎、间质性肾炎、高血压肾病等。尿比密低而固定——肾脏病变晚期。尿量明显增多而尿比密均＜1.006——尿崩症。

3. 血尿酸（UA）测定

（1）参考值：男性 150～416μmol/L，女性 89～357μmol/L。

（2）临床意义：血 UA 增高——肾小球滤过功能损伤、痛风、恶性肿瘤、糖尿病、长期禁食。血 UA 减低——肾小管吸收 UA 功能损害；肝功能严重损害。

五、常用生化检查

1. 电解质检查

（1）血清钾

①参考值：3.5～5.3mmol/L。

②临床意义：高钾血症见于急性、慢性肾衰竭少尿期及肾上腺皮质功能减退症，高钾饮食、输入大量库存血，严重溶血、大面积烧伤、挤压综合征，组织缺氧，代谢性酸中毒；低钾血症见于钾盐摄入不足，呕吐、腹泻等致钾丢失过多，钾在体内分布异常如大量应用胰岛素等。

（2）血清钠

①参考值：137～147mmol/L。

②临床意义：低钠血症见于胃肠道失钠，如幽门梗阻；尿钠排出过多；皮肤失钠；消耗性低钠等；高钠血症可见于输入钠盐过多；水分丢失过多，如大量出汗、长期腹泻；尿排出减少，如原发性醛固酮增多症等。

（3）血清氯

①参考值：96～108mmol/L。

②临床意义：高氯血症见于排出减少、血液浓缩、吸收增加、摄入过多。低氯血症见于丢

失过多、排出过多、呼吸性酸中毒等。

（4）血清钙

①参考值：血清总钙：2.2~2.7mmol/L。离子钙：1.10~1.34mmol/L。

②临床意义：血钙增高见于摄入钙过多；溶骨作用增强，如甲亢、多发性骨髓瘤；吸收增加，如大量应用维生素D等。血钙降低常见于钙摄入不足；成骨作用增加，如甲状旁腺功能减退；钙吸收减少，如维生素D缺乏症、佝偻病等。

（5）血清磷测定

①参考值：0.97~1.61mmol/L。

②临床意义：增高见于磷排出减少、吸收增加、磷从细胞内释出、多发性骨髓瘤及骨折愈合期等。减低见于摄入不足、吸收减少和排出增加、磷丢失过多。

2. 糖代谢检查

（1）空腹血糖（PFG）

①参考值：酶法测定空腹血糖为3.9~6.1mmol/L。

②临床意义 2015：FPG>7.0mmol/L为高糖血症；FPG>9.0mmol/L时尿糖阳性；FPG<3.9mmol/L时为血糖减低；FPG<2.8mmol/L为低糖血症。

	生理性	病理性
FPG增高	餐后1~2小时、高糖饮食、剧烈运动、情绪激动等	各型糖尿病；内分泌疾病（甲亢、肢端肥大症等）；应激性因素（颅脑外伤、心肌梗死等）；肝脏和胰腺疾病；呕吐、脱水、缺氧、麻醉等
FPG减低	饥饿、长时间剧烈运动等	胰岛素分泌过多；对抗胰岛素的激素缺乏（生长激素、肾上腺皮质激素等缺乏）；肝糖原储存缺乏；急性酒精中毒；消耗性疾病（严重营养不良、恶病质等）

（2）葡萄糖耐量试验（OGTT）

①参考值：FPG 3.9~6.1mmol/L；2hPG<7.8mmol/L。服糖后3小时血糖恢复至空腹水平。每次尿糖均为阴性。

②临床意义：FPG≥7.0mmol/L；OGTT 2hPG≥11.1mmol/L；随机血糖≥11.1mmol/L可诊断为糖尿病。FPG<7.0mmol/L，2hPG 7.8~11.1mmol/L为糖耐量异常，常见于2型糖尿病、肢端肥大症、甲状腺功能亢进症等。FPG 6.1~6.9mmol/L；2hPG<7.8mmol/L为确定空腹血糖受损。

（3）血清糖化血红蛋白（GHb）

①参考值：HbA_1 5%~8%，HbA_{1c} 4%~6%。

②临床意义：GHb水平反映的是近2~3个月的平均血糖水平，取决于血糖水平、高血糖持续时间，其生成量与血糖浓度成正比，用以评价糖尿病的控制程度；糖尿病性高血糖GHb增高，应激性高血糖GHb则正常。

3. 血脂四项

（1）正常值：血清总胆固醇合适水平：<5.18mmol/L；边缘水平：5.18~6.19mmol/L；增高：≥6.22mmol/L。血清甘油三酯合适范围：<1.70mmol/L；边缘升高：1.70~2.25mmol/L；升高：≥2.26mmol/L。高密度脂蛋白（HDL）合适范围：≥1.04mmol/L；升高：≥1.55mmol/L；降低：<1.04mmol/L；低密度脂蛋白（LDL）合适范围：<3.37mmol/L；边缘升高：3.37~4.12mmol/L；升高：≥4.14mmol/L。

（2）临床意义：血清总胆固醇增高见于动脉粥样硬化所致心脑血管疾病、高脂蛋白血症、肾病综合征、严重糖尿病等；降低见于甲状腺功能亢进、重症肝病、严重贫血等。血清甘油三酯增高见于冠心病、原发性高脂血症、糖尿病、肥胖症、甲状腺功能减退等；降低见于甲状腺功能亢进、重症肝病、肾上腺皮质功能减退等。HDL-C 增高可防止动脉粥样硬化的发生；HDL-C 减低：常见于动脉粥样硬化症、心脑血管疾病、糖尿病、肾病综合征等。LDL-C 水平增高与冠心病发病呈正相关，还可见于肥胖症、肾病综合征、甲状腺功能减退症、阻塞性黄疸等；LDL-C 减低：见于无 β-脂蛋白血症、甲状腺功能亢进症、肝硬化和低脂饮食等。

六、酶学检查

1. 血、尿淀粉酶

（1）参考值：碘-淀粉比色法：血清为 800~1800U/L，尿液为 1000~12000U/L。

（2）临床意义：急性胰腺炎时，血清淀粉酶于起病后 2~3 小时开始升高，12~24 小时达高峰，2~5 日后恢复正常，超过 5000U/L 即有诊断价值 **2016** **2021**；尿淀粉酶于起病后 12~24 小时开始升高，3~10 日后恢复正常。

2. 心肌损伤常用酶检测

（1）血清肌酸激酶（CK）测定

①参考值：连续监测法 CK 男性为 38~174U/L，女性为 26~140U/L。

②临床意义：急性心肌梗死（AMI）时 CK 活性升高较早，梗死后 3~8 小时开始显著升高，10~36 小时达高峰，3~4 日恢复正常。病毒性心肌炎、多发性肌炎、骨骼肌损伤、重症肌无力时 CK 明显增高。

（2）血清肌酸激酶同工酶测定：CK-MB 对 AMI 早期诊断的灵敏度明显高于 CK，且具有高度的特异性。

3. 心肌蛋白检测

（1）心肌肌钙蛋白 T（cTnT）测定

①参考值：0.02~0.13μg/L；0.2μg/L 为诊断临界值；>0.5μg/L 可诊断 AMI。

②临床意义：cTnT 是诊断 AMI 的确定性标志物；判断微小心肌损伤；对判断 AMI 后溶栓治疗是否出现再灌注，以及预测血液透析病人心血管事件的发生都有重要价值。

（2）心肌肌钙蛋白 I（cTnI）测定

①参考值：<0.2μg/L；1.5μg/L 为诊断临界值。

②临床意义：诊断 AMI；用于判断是否有微小心肌损伤，如不稳定型心绞痛、急性心肌炎。

4. 脑钠肽测定

（1）参考值：BNP1.5~9.0pmol/L，判断值 >22pmol/L（100ng/L）；NT-pro-BNP <125pg/mL。

（2）临床意义：①心衰的诊断、监测和预后评估。②鉴别呼吸困难。③指导心力衰竭的治疗。

七、免疫学检查

1. 血清免疫球蛋白及补体测定

（1）血清免疫球蛋白

①免疫球蛋白增高：仅 IgM 增高见于原发性巨球蛋白血症；仅 IgE 增高见于各种过敏性疾病；IgG、IgA、IgM 均增高见于各种慢性炎症、慢性肝炎、肝癌、系统性红斑狼疮、类风湿关节炎等。

②免疫球蛋白降低：5 种球蛋白均减少见于各类先天性和获得性体液免疫缺陷病及长期应用免疫抑制药者。

（2）补体

①总补体活性增高见于各种急性炎症、组织损伤和某些恶性肿瘤。减低见于各种免疫复合物性疾病，如肾小球肾炎、自身免疫性疾病、血清病等；补体大量丢失，如外伤、大失血；补体合成不足，如慢性肝炎、肝硬化等。

②补体 C_3 活性增高见于急性炎症、传染病早期、某些恶性肿瘤及排斥反应等。减低见于大部

分急性肾炎、狼疮性肾炎、系统性红斑狼疮、类风湿关节炎等。

2. 感染免疫检测

（1）抗链球菌溶血素"O"：证明有无感染溶血性链球菌，协助风湿热的诊断；急性肾小球肾炎时抗链球菌溶血素"O"常增高。

（2）肥达反应：血清抗体效价"O" >1:80，"H" >1:160，考虑伤寒；"O"不高、"H"增高，可能曾接种过伤寒疫苗或既往感染过；"O"增高、"H"不高，可能为感染早期或其他沙门菌感染。

3. 肿瘤标志物检测

肿瘤标志物	临床意义
甲胎蛋白（AFP）	目前诊断原发性肝癌最特异的标志物，>300μg/L 可作为诊断阈值
癌胚抗原（CEA）	鉴别原发性和转移性肝癌：转移性肝癌可达90% 诊断消化器官癌症：结肠癌、胃癌、胰腺癌等，无特异性

4. 自身抗体检查

（1）类风湿因子（RF）测定。阳性见于类风湿关节炎、其他自身免疫性疾病（干燥综合征、系统性红斑狼疮等）、某些感染性疾病（感染性心内膜炎等）。

（2）抗核抗体（ANA）测定。阳性多见于未经治疗的系统性红斑狼疮，阳性率可达95%以上。药物性狼疮、混合性结缔组织病、类风湿关节炎、桥本甲状腺炎等也可呈现阳性。

八、尿液检查

1. 一般性状检查

（1）尿量：正常人24小时尿量1000~2000mL。多尿：超过2500mL/24h，见于尿崩症、糖尿病等；少尿或无尿：24小时尿量少于400mL（或每小时少于17mL）为少尿，少于100mL为无尿 2012，可由肾前性、肾性及肾后性因素引起。

（2）颜色 2015

	临床意义
血尿	泌尿系统炎症、结石、肿瘤、结核、血液系统疾病等
血红蛋白尿	蚕豆病、阵发性睡眠性血红蛋白尿、血型不合的输血反应等
胆红素尿	肝细胞性黄疸和阻塞性黄疸
乳糜尿	丝虫病
脓尿和菌尿	泌尿系统感染，如肾盂肾炎、膀胱炎等

（3）气味：氨味——慢性膀胱炎及尿潴留；烂苹果味——糖尿病酮症酸中毒；蒜臭味——有机磷中毒。

（4）比重：尿比重增高见于急性肾小球肾炎、糖尿病、肾病综合征等；减低见于尿崩症、慢性肾炎、慢性肾衰竭等。

2. 化学检查

（1）蛋白质：尿蛋白超过150mg/24h称蛋白尿，又分为以下几种。

肾小球性蛋白尿：见于肾小球肾炎、肾病综合征。

肾小管性蛋白尿：常见于肾盂肾炎、间质性肾炎等。

混合性蛋白尿：见于肾小球肾炎、糖尿病、系统性红斑狼疮等。

组织性蛋白尿：肾脏炎症、中毒时排出量增多。

溢出性蛋白尿：见于多发性骨髓瘤、巨球蛋白血症、严重骨骼肌创伤等。

（2）糖：当血糖升高超过肾糖阈即8.89mmol/L时，则定性检测尿糖呈阳性，称为糖尿。

暂时性糖尿：见于强烈的精神刺激、颅脑外伤等。

血糖增高性糖尿：最常见于糖尿病，也可见于甲亢、库欣综合征、嗜铬细胞瘤等。

肾性糖尿：见于慢性肾炎、肾病综合征等。

（3）尿酮体：阳性见于糖尿病酮症酸中毒、妊娠剧烈呕吐、重症不能进食等。

3. 显微镜检查

（1）细胞

红细胞：玻片法平均 0～3/HP（高倍视野）；超过 3 个以上，尿外观无血色者称镜下血尿；血尿常见于急性肾炎、慢性肾炎、急进性肾炎、急性膀胱炎、肾结石、肾结核等。

白细胞及脓细胞：离心后每高倍镜视野超过 5 个白细胞或脓细胞，称镜下脓尿，见于肾盂肾炎、膀胱炎、尿道炎或肾结核等。

上皮细胞：小圆上皮细胞提示肾小管病变，常见于急性肾炎、肾移植术后排斥反应等。

（2）管型

透明管型：明显增多见于肾实质病 2010，正常人中偶可出现。

细胞管型：红细胞管型见于急性肾炎、慢性肾炎急性发作，白细胞管型见于肾盂肾炎、间质性肾炎，肾小管上皮细胞管型见于急性肾小管坏死、肾病综合征、慢性肾炎晚期等。

颗粒管型：粗颗粒管型见于慢性肾炎、肾盂肾炎及肾小管损害 2020；细颗粒管型见于慢性肾炎、急性肾炎后期。

脂肪管型：见于肾病综合征、慢性肾炎急性发作、中毒性肾病。

蜡样管型：见于慢性肾炎晚期及肾淀粉样变 2020。

肾衰竭管型：出现于慢性肾衰竭少尿期，提示预后不良；急性肾衰竭多尿早期也可出现。

九、粪便检查

1. 一般性状检查　健康成人每天排便 1 次，黄褐色圆柱状软便，婴儿粪便呈金黄色。

（1）颜色及性状

①水样或粥样稀便：见于各种感染或非感染性腹泻，如急性胃肠炎、甲亢等。

②米泔水样便：见于霍乱 2006 2016 2021。

③冻状便：见于肠易激综合征、慢性菌痢。

④鲜血便：见于肠道下段出血。

⑤柏油样便：见于上消化道出血 2016。

⑥灰白色便：见于阻塞性黄疸。

⑦细条状便：见于直肠癌。

⑧绿色粪便：提示消化不良。

⑨黏液脓样便或黏液脓血便：见于痢疾、溃疡性结肠炎、直肠癌等。阿米巴痢疾以血为主，呈稀果酱样 2021。

⑩羊粪样便：见于老年人及经产妇排便无力者。

（2）气味：恶臭味——慢性肠炎、胰腺疾病、结肠或直肠癌溃烂；腥臭味——阿米巴痢疾；酸臭味——脂肪和碳水化合物消化或吸收不良。

2. 显微镜检查

（1）细胞

白细胞：正常粪便中偶见，大量出现见于细菌性痢疾、溃疡性结肠炎。

红细胞：见于下消化道出血、溃疡性结肠炎、结肠或直肠癌、痔疮、直肠息肉等。

巨噬细胞：见于细菌性痢疾、溃疡性结肠炎等。

（2）寄生虫：肠道寄生虫的诊断主要靠镜检找虫卵、原虫滋养体及其包囊。

3. 化学检查

隐血试验：上消化道出血量达 5mL 以上可出现大便隐血试验阳性，阳性见于消化性溃疡活动期、胃癌、钩虫病、消化道炎症、出血性疾病等。消化道癌症呈持续阳性，消化性溃疡呈间断阳性 2003 2004 2015 。

十、浆膜腔穿刺液检查

1. 浆膜腔积液分类及常见原因

（1）漏出液：①血浆胶体渗透压降低。②毛细血管内压力增高。

（2）渗出液：①感染性。②化学因素。③恶性肿瘤。④风湿性疾病及外伤等。

2. 渗出液与漏出液的鉴别 2020 2021

	漏出液	渗出液
原因	非炎症所致	炎症、肿瘤、物理或化学性刺激
外观	淡黄，浆液性	不定，可为黄色、脓性、血性、乳糜性等
透明度	透明或微浑	多浑浊
比重	<1.015	>1.018
凝固	不自凝	能自凝
黏蛋白定性	阴性	阳性
蛋白质定量	<25g/L	>30g/L
葡萄糖定量	与血糖相近	常低于血糖水平
细胞计数	常 $<100 \times 10^6/L$	常 $>500 \times 10^6/L$
细胞分类	以淋巴细胞为主	根据不同病因，分别以中性粒细胞或淋巴细胞为主；恶性肿瘤患者可找到癌细胞
细菌学检查	阴性	可找到病原菌
乳酸脱氢酶	<200U/L	>200U/L

十一、脑脊液检查

1. 脑脊液检查的适应证与禁忌证

（1）适应证：脑膜刺激征，怀疑颅内出血，有剧烈头痛、昏迷、抽搐及瘫痪等表现而原因未明，疑有中枢神经系统恶性肿瘤，中枢神经系统手术前的常规检查等 2002 。

（2）禁忌证：颅压明显增高或伴有显著视盘水肿者，有脑疝先兆者，处于休克、衰竭或濒危状态者，局部皮肤有炎症者，颅后窝有占位性病变者。

2. 常见中枢神经系统疾病的脑脊液特点

（1）化脓性脑膜炎：脑脊液压力显著增高；外观浑浊、脓性、可有脓块；细胞数显著增加，以中性粒细胞为主；蛋白质显著增加；葡萄糖明显减少或消失；可有致病菌。

（2）结核性脑膜炎：脑脊液压力增高；外观微浑，呈毛玻璃样，静置有薄膜形成；细胞以淋巴细胞为主；蛋白质增加；葡萄糖减少；氯化物明显减少；可找到结核杆菌。

（3）病毒性脑膜炎：脑脊液压力稍增高；外观清晰或微浑；细胞以淋巴细胞为主；蛋白质轻度增加，葡萄糖正常或稍高，无细菌。

（4）脑脓肿（未破裂）：脑脊液压力增高；外观无色或黄色微浊；细胞数稍增加，以淋巴细胞为主；蛋白质轻度增加，葡萄糖、氯化物正常。

（5）脑肿瘤：脑脊液压力增高；外观无色或黄色；细胞可微增，淋巴细胞为主；蛋白质轻度增加，葡萄糖及氯化物均正常，无细菌。

（6）蛛网膜下腔出血：脑脊液压力稍增高；外观呈血性；细胞以红细胞为主；蛋白质轻度增

加；葡萄糖多正常；氯化物正常，无细菌。

第五单元 心电图诊断

> ☆重点提示
>
> 本单元是考试的难点，近几年考题分散出现，复习的重点是各型心律失常的特点，且从出题趋势来看，临床应用型的题目比例会有所上升，而机械记忆的题目会减少，必须培养能够从心电图改变考虑到其所代表的心律失常的能力。

一、心电图基本知识

1. 肢体导联　包括标准导联Ⅰ、Ⅱ、Ⅲ及加压单极肢体导联 aVR、aVL、aVF。标准导联为双极肢体导联，反映其中两个肢体之间电位差变化。加压单极肢体导联属单极导联，基本上代表检测部位电位变化。

2. 胸导联　属单极导联，包括从 $V_1 \sim V_6$ 导联。具体安放的位置为：V_1 位于胸骨右缘第4肋间；V_2 位于胸骨左缘第4肋间 2021；V_3 位于 V_2 与 V_4 两点连线的中点；V_4 位于左锁骨中线与第5肋间相交处；V_5 位于左腋前线 V_4 水平处；V_6 位于左腋中线 V_4 水平处 2021。

二、心电图各波段及心电轴的正常范围，异常变化的临床意义

1. P波

（1）形态：代表心房除极的电位变化，在大部分导联上一般呈钝圆形，有时可能有轻度切迹。P波方向在Ⅰ、Ⅱ、aVF、$V_3 \sim V_6$ 导联直立，aVR 导联倒置，其余导联呈直立、双向、倒置或低平均可 2015。

（2）时间：正常人P波时间≤0.11秒。

（3）振幅：P波振幅在肢体导联<0.25mV，胸导联<0.2mV。

2. PR间期　代表心房开始除极至心室开始除极的时间。心率在正常范围时，成年人的PR间期为 0.12~0.20 秒。在幼儿及心动过速的情况下，PR间期相应缩短。在老年人及心动过缓的情况下，PR间期可略延长，但不超过 0.22 秒。

3. QRS波群　代表心室肌除极的电位变化。时间：正常成年人多为 0.06~0.10 秒。6个肢体导联的QRS波群振幅（正向波与负向波振幅的绝对值相加）一般不应<0.5mV，6个胸导联的QRS波群振幅（正向波与负向波振幅的绝对值相加）一般不应<0.8mV，否则称为低电压。

4. ST段　指自QRS波群的终点至T波起点间的线段，代表心室缓慢复极过程。正常的ST段多为一等电位线，有时亦可有轻微的偏移，但在任一导联，ST段下移一般不应超过 0.05mV；ST段抬高在 V_2、V_3 导联男性不超过 0.2mV，女性不超过 0.15mV，其他导联均不超过 0.1mV。相邻ST段上抬超过正常范围且弓背向上，见于急性心肌梗死、变异型心绞痛；弓背向下的抬高见于急性心包炎。

5. T波　代表心室快速复极时的电位变化 2012。

（1）方向：在正常情况下，T波的方向大多和QRS主波的方向一致。

（2）振幅：在正常情况下，在以R波为主的导联中，T波的振幅一般不应低于同导联R波的 1/10。T波低平、双向或倒置见于心肌缺血、低血钾、低血钙、洋地黄效应、心室肥厚及心室内传导阻滞等。T波高耸见于急性心肌梗死早期和高血钾。

6. QT间期　从QRS波群的起点至T波终点，代表心室肌除极和复极全过程所需的时间 2016。心率越快，QT间期越短，反之则越长。QT间期的正常范围应为 0.32~0.44 秒。

7. 心电轴　正常心电轴的范围为 0°~+90°；0°~+30°为电轴轻度左偏，0°~-30°为中度左

偏，-30°～-90°为电轴显著左偏；+90°～+120°为电轴轻度或中度右偏，+120°～+180°为电轴显著右偏，-90°～-180°为不确定性电轴。心电轴轻度左偏，可见于妊娠、肥胖、大量腹水、横位心脏等；左心室肥大、左前分支阻滞等可使心电轴显著左偏。心电轴轻度右偏，可见于正常婴幼儿、垂位心脏等；右心室肥大、左后分支阻滞、广泛心肌梗死等可使心电轴显著右偏。

三、常见异常心电图及临床意义

1. 心房、心室肥大

（1）右房肥大：P波高尖，幅度≥0.25mV，在Ⅱ、Ⅲ、aVF导联最明显。多见于慢性肺源性心脏病，又称"肺型P波"。

（2）左房肥大：P波增宽>0.11秒，常呈双峰型，双峰间距≥0.04s。在Ⅰ、Ⅱ、aVL导联最明显。V_1导联上，Ptf≥0.04mm·s。多见于二尖瓣狭窄，又称"二尖瓣型P波"。

（3）左室肥大：QRS波群高电压为诊断左心室肥大的基本条件，主要表现为R_{V_5}或R_{V_6}>2.5mV，R_{V_5}或R_{V_6}+S_{V_1}>4.0mV（男）或3.5mV（女）；肢体导联$R_Ⅰ$>1.5mV，R_{aVL}>1.2mV，$R_Ⅰ$+$S_Ⅲ$>2.5mV；心电轴轻、中度左偏，QRS波群时间延长到0.10～0.11s，V_5或V_6导联VAT>0.05s。以R波为主的导联中，ST段下移≥0.05mV，T波低平、双向或倒置。左室肥大常见于高血压心脏病、二尖瓣关闭不全、主动脉瓣病变、心肌病等。

（4）右室肥大：QRS波群电压增高和形态改变以及电轴右偏是诊断右心室肥大的可靠条件。QRS波群电压增高，QRS波群形态改变。心电轴右偏，尤其是>+110°者。

2. 心肌梗死

（1）基本图形

①缺血型T波改变：缺血发生于心内膜面，T波高而直立；若发生于心外膜面，出现对称性T波倒置，称"冠状T波"。

②损伤型ST段改变：面向损伤心肌的导联出现ST段明显抬高 2021，可形成单相曲线。

③坏死型Q波出现：面向坏死区的导联上出现异常Q波（宽度≥0.04s，深度≥1/4R）或呈QS波 2015。

（2）心肌梗死的定位诊断：V_1～V_3为前间壁梗死 2021；V_3～V_5为前壁梗死；V_1～V_6为广泛前壁梗死；Ⅱ、Ⅲ、aVF为下壁梗死 2021；V_3R～V_6R为右室梗死。

3. 心肌缺血

（1）稳定型心绞痛：面对缺血区的导联出现ST段水平型或下垂型下移≥0.1mV，T波低平、双向或倒置。

（2）变异型心绞痛：心电图可见ST段抬高，常伴有T波高耸，对应导联ST的下移。

（3）慢性冠状动脉供血不足：ST段改变在R波占优势的导联上呈水平型或下垂型压低，≥0.05mV。T波低平、双向或倒置而呈现"冠状T波"。

4. 期前收缩

（1）室性期前收缩 2016：提前出现宽大畸形的QRS波群，其前无相关P波或P'波；QRS波群时间≥0.12秒；T波方向与QRS波群主波方向相反；有完全性代偿间期 2009。

（2）房性期前收缩：提早出现的异位P'波，形态与窦性P波不同；P'R间期≥0.12秒；异位P'波后有正常形态的QRS波群，代偿间期不完全。

（3）交界性期前收缩：提前出现的QRS波群，形态基本正常；出现逆行P'波，可在QRS波群之前（P'R<0.12s），或QRS波群之后（RP'<0.20s），或与QRS波群相重叠；常有完全性代偿间歇。

5. 阵发性室上性心动过速　相当于一系列连续快速的房性或交界性期前收缩，QRS波频率大多数为150～250次/分，节律规则；QRS波群形态基本正常，时间≤0.10秒；ST-T无变化，或呈继发性 ST 段下移和 T 波倒置。

6. 心房颤动　P 波消失，代之以一系列大小、形态及间距均不等的心房颤动波（f 波），频率为 350~600 次/分，以 V₁ 导联最为明显；PR 间距绝对不匀齐，即心室律绝对不规则；QRS 波群形态通常正常，当心室率过快时，发生室内差异性传导，QRS 波群增宽畸形。

7. 房室传导阻滞

（1）一度房室传导阻滞：①窦性 P 波之后随有 QRS 波群。②PR 间期≥0.21 秒。

（2）二度房室传导阻滞

二度Ⅰ型房室传导阻滞：①窦性 P 波规律出现，PR 间期进行性延长，直至发生心室漏搏（P 波后无 QRS 波群）。②漏搏后 PR 间期又趋缩短，之后又逐渐延长，直至漏搏，周而复始。③QRS 波群时间、形态大多正常 2013 。

二度Ⅱ型房室传导阻滞：①窦性 P 波规律出现，PR 间期恒定（正常或延长）。②部分 P 波后无 QRS 波群（发生心室漏搏）。③房室传导比例一般为 3∶2、4∶3 等。

（3）三度房室传导阻滞：①P 波和 QRS 波群无固定关系，PP 与 RR 间距各有其固定的规律性。②心房率＞心室率。③QRS 波群形态正常或宽大畸形 2013 。

四、血钾异常

1. 高钾血症　①早期出现 QT 时间缩短，T 波高尖，双支对称，基底部变窄，即"帐篷状"T 波。②随着高钾血症的加重，可出现 QRS 波增宽，幅度下降，P 波形态逐渐消失。③ST 段下降≥0.05mV。④严重高血钾时，可出现房室传导阻滞、室内传导阻滞、窦性停搏等。

2. 低钾血症　①ST 段压低，T 波低平或倒置。②U 波增高，以 V₂、V₃ 导联上最明显，可＞0.1mV。U 波振幅可与 T 波等高，呈驼峰状，或 U＞T，或 T、U 波融合。③T 波与 U 波融合时，QU 间期明显延长。④严重低血钾时，可出现各种心律失常，如房室传导阻滞，频发、多源室性期前收缩等。

五、心电图的临床应用价值

心电图检查是临床诊断疾病，尤其是心血管疾病的重要方法之一，主要价值：①分析和鉴别各种心律失常。②确诊心肌梗死及急性冠状动脉供血不足 2004 ，可明确心肌梗死的、病变部位、范围、演变及分期，有无心肌缺血、部位及持续时间。③协助诊断慢性冠状动脉供血不足、心肌炎等。④判定有无心房、心室肥大。⑤协助诊断心包疾病。⑥观察某些药物对心肌的影响。⑦对某些电解质紊乱不仅有助于诊断，还对治疗有重要参考价值。⑧广泛应用于心脏外科手术、心导管检查、人工心脏起搏器、电击复律、心脏复苏及其他危重病证的抢救。

第六单元　影像诊断

> **重点提示**
>
> 本单元内容比较少，也不是考试的重点，今后出题的可能性不大。熟悉各系统疾病基本的 X 线表现，能够根据这些特性找出合适的匹配。本单元内容和外科学部分有一定重复，建议考生可以将二者结合起来一起复习，做到短时高效。

一、超声诊断

1. 超声诊断的临床应用　①检测实质性脏器的大小、形态、边界及脏器内部回声等。②检测囊性器官的形态、走向及其功能状态。③检测心脏、大血管和外周血管的结构、功能及其血流动力学状态 2015 。④鉴别脏器内各种局灶性病变的物理特性。⑤检测积液。⑥对各种病变，如急性胰腺炎、甲状腺肿块、子宫肌瘤等经治疗后进行动态随访。⑦介入性诊断与治疗等。

2. 常见疾病的异常声像图

（1）二尖瓣狭窄：二尖瓣增厚，回声增强；二尖瓣活动僵硬，运动幅度减小；二尖瓣口面积缩小；腱索增粗缩短，乳头肌肥大；左心房明显增大。正常二尖瓣口面积约 $4cm^2$，$1.5\sim 2.0cm^2$ 为轻度狭窄；$1.0\sim 1.5cm^2$ 为中度狭窄；$<1.0cm^2$ 为重度狭窄。

（2）主动脉瓣关闭不全：二维超声心动图表现在左室长轴及主动脉根部短轴切面上，可见主动脉瓣反射增强、舒张期主动脉瓣闭合不良、左室容量负荷过重。

（3）胆囊、泌尿系结石：结石部位见强光团、光斑，其后伴声影或彗星尾征。强光团可随体位改变而依重力方向移动。

（4）弥漫性脂肪肝：整个肝均匀性增大，表面圆钝，边缘角增大；肝内回声增多增强。

（5）肝硬化：肝体积缩小；肝包膜回声增强，呈锯齿样改变；脾肿大；胆囊壁增厚毛糙，有腹水时可呈双边；门静脉内径增宽 >1.3cm，门静脉血流信号减弱等。

二、放射诊断

1. X 线的特性及成像原理

（1）X 线的特性：穿透性、荧光效应、感光效应、电离效应。

（2）X 线的成像原理：①X 线具有一定的穿透力，能穿透人体的组织结构。②被穿透的组织结构，存在着密度和厚度的差异，X 线在穿透过程中被吸收的量不同，以致剩余下来的 X 线量有差别。③有差别的剩余 X 线，经过显像过程，就能获得具有黑白对比、层次差异的 X 线图像。

2. X 线检查方法

（1）普通检查：包括透视和摄影。

（2）特殊检查：包括软 X 线摄影、放大摄影、荧光摄影。

（3）造影检查：将造影剂引入器官内或其周围，使其产生明显对比，以显示其形态与功能的方法。造影剂分为高密度造影剂和低密度造影剂。

3. X 线计算机体层成像（CT）的临床应用　CT 对中枢神经系统疾病诊断价值较高、应用普遍。对颅内肿瘤、脓肿、肉芽肿、寄生虫病、外伤性血肿、脑损伤、脑梗死、脑出血、椎间盘脱出等诊断结果较准确、可靠。在胸部，CT 可以发现较小的肺癌和肺门及纵隔淋巴结转移，对纵隔肿瘤的诊断也有帮助。

4. 磁共振成像（MRI）的临床应用 2021　①优点：MRI 检查具有无 X 线辐射、无痛苦、无骨性伪影的特点。MRI 是颅脑、体内脏器、脊髓、骨与关节软骨、肌肉、滑膜、韧带等部位病变的首选检查方法。②缺点：对钙化与颅骨病变的诊断能力较差，难以发现新鲜出血，不能显示外伤性蛛网膜下腔出血，检查时间长等。

5. 呼吸系统常见疾病的影像学表现

（1）大叶性肺炎

①充血期：X 线检查无明显变化或仅可见到局部性肺纹理增粗。CT 可见病变区磨玻璃样阴影，边缘模糊。

②实变期：肺野出现均匀性密度增高的片状阴影，有时在实变区中可见到透明的含气支气管影，即支气管充气征。CT 可见呈肺段性或大叶性分布的密实阴影。

③消散期：实变区的密度逐渐减退，表现为散在、大小不等的斑片状致密影，继而见增粗的肺纹理，最后完全恢复正常。

（2）支气管肺炎 2021：常见于两中下肺野的中、内带，X 线表现为沿肺纹理分布的、散在密度不均的小斑片状阴影，边界模糊。

（3）间质性肺炎：X线表现为两肺门及两中下肺纹理增粗、模糊，可呈网状，并伴有小点状影，肺门影轻度增大，轮廓模糊，密度增高。

（4）肺脓肿

①急性肺脓肿：表现为肺内出现大片致密影，边缘模糊，密度较均匀，可侵及一个肺段或肺叶的大部。在致密实变区中可见含有液面的空洞，内壁不规则。

②慢性肺脓肿：表现为密度不均、排列紊乱的索条状及斑片状影，伴有圆形、椭圆形或不规则的空洞。洞壁厚、内外壁边缘清楚，有或无液平面。

（5）肺结核

①原发型肺结核：可表现为原发复合征及胸内淋巴结结核。原发复合征是由肺内原发灶、淋巴管炎及淋巴结炎三者组成。

②血型播散型肺结核：急性粟粒型肺结核X线表现为大小一致、分布均匀、密度相同的粟粒状病灶，正常肺纹理常不能显示；亚急性及慢性血型播散型肺结核X线表现为大小不一、密度不同、分布不均的粟粒样至小斑片状阴影。

③浸润型肺结核：结核球为纤维组织包绕干酪样结核病变而形成，X线可见单发的圆形或椭圆形，轮廓锐利而清楚，密度较高，中间可有空洞和钙化。干酪样肺炎，X线表现为呈大叶性或段性的大片状致密阴影，密度不均匀，其中可见少数小的边缘不规则的透亮区。

④慢性纤维空洞型肺结核：X线表现为两肺上部分多发壁厚的慢性纤维病变及空洞，周围有广泛的纤维索条影及散在的新老病灶。

⑤结核性胸膜炎：少量积液时X线可见患侧肋膈角变钝，大量积液时X线可见患侧均匀的密度增高影，阴影上方呈外高内低状，积液随体位变化而改变。后期可引起胸膜肥厚、粘连、钙化。

（6）肺肿瘤

①中心型：早期局限于黏膜内，X线可无异常发现，病变发展使管腔狭窄，引起阻塞性肺气肿、阻塞性炎症、阻塞性肺不张。

②外围型：X线表现为密度增高、轮廓模糊的结节状或球形病灶，逐渐发展可形成分叶状肿块。

③细支气管肺泡癌：两肺广泛细小结节，分布不对称，进一步发展可融合成大片肿块，形成癌性实变。融合后的大片实变影中靠近肺门处可见支气管充气征，实变区密度较低呈毛玻璃样，可见到高密度的隐约血管影是其重要特征。

6. 循环系统常见疾病的影像学表现

（1）风湿性心脏病

①单纯二尖瓣狭窄：X线表现为左心房及右心室增大，左心耳部突出，肺动脉段突出，主动脉结及左心室变小，心脏呈梨形。

②二尖瓣关闭不全：X线表现为左心房和左心室明显增大。

③主动脉瓣狭窄：X线可见左心室增大，或伴左心房增大，升主动脉中段局限性扩张，主动脉瓣区可见钙化。

④主动脉瓣关闭不全：左心室明显增大，升主动脉、主动脉弓普遍扩张，心脏呈靴形。

（2）高血压性心脏病：X线表现为左心室扩大，主动脉增宽、延长、迂曲，心脏呈靴形。

（3）慢性肺源性心脏病：X线表现为右下肺动脉增宽≥15mm，右心室增大等。

（4）心包积液：300mL以下者，X线难以发现；中等量积液，后前位可见心脏形态呈烧瓶状；上腔静脉扩张增宽，心缘搏动减弱或消失。

7. 消化系统疾病影像学检查方法

（1）普通检查：普通透视或腹部平片，主要用于诊断急腹症。

（2）造影检查：食道吞钡；上消化道钡餐（气钡双重造影）；小肠系钡剂造影；结肠钡剂灌肠造影等。

（3）肝、胆、胰的影像检查方法：①肝脏：CT 平扫及增强扫描、MRI。②胆道系统：X 线、造影、CT、MRI。③胰腺：X 线、CT、MRI。

8. 消化系统常见疾病的影像学表现

（1）食管静脉曲张：X 线表现为食管中下段的黏膜皱襞明显增宽迂曲，呈蚯蚓状或串珠状充盈缺损，管壁边缘呈锯齿状。

（2）食管癌：黏膜皱襞改变，使正常皱襞消失、中断形成表面杂乱不规则影像。管腔狭窄，腔内充盈缺损，呈不规则的长形龛影。受累食管呈局限性僵硬。

（3）胃、十二指肠溃疡

①胃溃疡：龛影是胃溃疡的直接 X 线征象，多见于胃小弯；龛影周围有一圈黏膜水肿造成的透明带。

②十二指肠球部溃疡：直接征象为球部龛影 2016，溃疡易造成球部变形。间接征象有激惹征；幽门痉挛，开放延迟；胃分泌增多和胃张力及蠕动方面的改变；球部固定压痛。

（4）胃癌：上消化道钡剂造影检查可见①胃腔内出现形状不规则的充盈缺损，多见于蕈伞型癌。②胃腔狭窄，胃壁僵硬，多见于浸润型癌。③形状不规则、位于胃轮廓之内的龛影，多见于溃疡型癌。④黏膜皱襞破坏、消失或中断。⑤肿瘤区蠕动消失。

（5）溃疡型结肠炎：钡剂灌肠可见病变结肠袋变浅、消失。晚期可见肠管从下向上呈连续性向心性狭窄。

（6）结肠癌：结肠气钡双重对比造影可见①肠腔内肿块，形态不规则，黏膜皱襞僵硬，结肠袋消失。②较大的龛影，形状不规则，边缘不整齐，周围有不同程度的充盈缺损和狭窄，肠壁僵硬，结肠袋消失。③肠管狭窄，肠壁僵硬。

（7）胃肠道穿孔：立位 X 线透视可见两侧膈下有弧形或半月形透亮气体影 2015。若并发急性腹膜炎则可见肠管充气积液膨胀，肠壁间隔增宽，在腹平片上可见腹部肌肉与脂肪层分界不清。

（8）肠梗阻：梗阻上段肠管扩张、积气、积液，立位或侧位水平摄片可见肠管扩张，呈阶梯状气液平面，梗阻以下的肠管闭合，无气或有少量气体。

9. 泌尿系统常见疾病的影像学表现

（1）泌尿系结石

①肾结石：阳性结石在 X 线平面上多为圆形、卵圆形或桑葚状致密影，密度高而均匀，或浓淡不等，或呈分层状。

②输尿管结石：阳性结石平片或 CT 可见输尿管走行区域内米粒大小的高密度影，CT 可见结石上方输尿管、肾盂积水扩张。造影检查时，见造影剂中止在结石处，其上方尿路扩张。

③膀胱结石：阳性结石在平片上常呈圆形或卵圆形，边缘可光滑或毛糙带刺，密度可均匀或不均匀，可呈层状。

（2）肾癌：尿路造影可见肾盏伸长、狭窄、受压或变形，或肾盏封闭、扩张。CT 可见肾实质内肿块，密度不定；增强扫描早期肿块有明显、不均匀一肾外强化，之后表现为相对低密度。

10. 骨与关节常见病的影像学表现

（1）长骨骨折：X 线可见骨皮质连续性中断、骨小梁断裂和歪曲，有边缘光滑锐利的线状透亮阴影，即骨折线。完全性骨折时，骨折线贯穿骨全径；不完全骨折时，骨折线不贯穿全径。

（2）脊柱骨折：X 线可见骨折椎体压缩呈楔形，前缘骨皮质嵌压。

（3）椎间盘突出：X线可见椎间隙变窄或前窄后宽；椎体后缘唇样肥大增生、骨桥形成或游离骨块；脊柱生理曲度变直或侧弯。CT直接征象是椎间盘后缘变形，有局限性突出，其内可有钙化。MRI是诊断本病的最好方法，矢状面可见突出的椎间盘向后方或侧后方伸出 2016；横断面上突出的椎间盘局限突出于椎体后缘；可见硬膜外脂肪层受压、变形甚至消失和神经根鞘受压图像。

（4）急性化脓性骨髓炎：X线可见肌间隙模糊或消失，皮下组织与肌间分界模糊等，发病2周后可见骨改变。CT能够较清楚地显示软组织感染、骨膜下脓肿以及骨破坏和死骨。

（5）慢性化脓性骨髓炎：X线可见明显的修复；骨膜的新生骨增厚，并同骨皮质融合，呈分层状，外缘呈花边状；骨干增粗，轮廓不整，骨密度增高，甚至骨髓腔发生闭塞；可见骨质破坏和死骨。

（6）骨关节结核：长骨结核好发于骺和干骺端。X线早期可见骨质疏松；在骨松质中可见局限性类圆形、边缘较清楚的骨质破坏区，邻近无明显骨质增生现象；骨质破坏区有时可见碎屑状死骨，密度不高，边缘模糊；骨膜反应轻微；病变发展易破坏骺而侵入关节，形成关节结核。CT示低密度的骨质破坏区，内部可见高密度的小斑片状死骨影，病变周围软组织发生结核性脓肿，密度低于肌肉。

（7）骨肿瘤：恶性肿瘤常有骨膜增生，并且骨膜新生骨可被肿瘤破坏，形成恶性骨肿瘤的特征性X线表现——Codman三角。

（8）颈椎病：X线可见颈椎生理曲度变直或向后反向成角，椎体前缘唇样骨质增生或后缘骨质增生、后翘，相对关节面致密，椎间隙变窄，椎间孔变小，钩突关节增生、肥大、变尖，前、后纵韧带及项韧带钙化。

（9）类风湿关节炎：X线可见早期手、足小关节多发对称性梭形软组织肿胀，关节间隙可因积液而增宽，出现软骨破坏后关节间隙变窄；发生在关节边缘的关节面骨质侵蚀是重要早期征象；进一步发展可见骨性关节面模糊、中断，骨质疏松早期发生在受累关节周围，以后可累及全身骨骼；晚期可见四肢肌肉萎缩、关节脱位或半脱位等。

（10）退行性骨关节病：四肢关节退行性骨关节病的X线可见关节间隙变窄，关节面变平，边缘锐利或有骨赘突出。软骨下骨质致密，关节面下方骨内出现圆形或不规整形透明区。晚期可见关节半脱位和关节内游离骨体，但多不造成关节强直。

11. 常见中枢神经系统疾病的影像学表现

（1）脑肿瘤：CT、MRI是主要诊断手段。

（2）颅脑外伤：分为脑挫裂伤和颅内出血。脑挫裂伤的CT表现为低密度脑水肿区，散在斑点状高密度出血灶，伴有占位效应。颅内出血的CT可见相应部位高密度影。

（3）脑血管疾病

①脑出血：CT示急性期血肿呈圆形、椭圆形或不规则均匀密度增高影，边界清楚；周围有环形密度减低影；局部脑室受压移位；可见脑室或蛛网膜下腔内有积血影。吸收期可见血肿缩小，密度降低。囊变期可见大小不等的囊腔，伴不同程度的脑萎缩。

②蛛网膜下腔出血：CT可见脑沟、脑池、脑裂增大，其内见密度增高影。

③脑梗死：出血性脑梗死可见不规则斑点状或片状高密度出血灶影。腔隙性脑梗死典型者可见小片状密度减低影，边缘模糊，无占位效应。缺血性脑梗死1~2个月后可见边界清楚的低密度囊腔。

第七单元　病历与诊断方法

本单元一般无考核内容。

第十一篇 内科学

第一单元 呼吸系统疾病

> ☆重点提示
>
> 该单元出题的题点还是非常多的，重点掌握该单元疾病的临床表现和治疗，尤其是COPD、支气管哮喘和肺心病，其他知识点也要有所了解。内科学部分众多疾病都有其特征性的表现，如咳铁锈色痰是大叶性肺炎的典型表现，桶状胸是COPD的典型表现，记住这些特征，许多题便会迎刃而解。

一、慢性阻塞性肺疾病

1. 病因 吸烟是最主要的病因 2014 2018。职业粉尘和化学物质、环境污染、感染因素、蛋白酶－抗蛋白酶失衡、氧化应激、自主神经功能失调、营养不良、气温变化等。

2. 临床表现

（1）症状：①慢性咳嗽：晨间咳嗽明显，夜间有阵咳或排痰。②咳痰：白色黏液或浆液泡沫状痰，清晨排痰较多。急性发作时痰量增多。③气短及呼吸困难：COPD的典型症状。④喘息和胸闷。⑤其他：晚期可出现体重下降等。

（2）体征：桶状胸，呼吸变浅、频率增快，双肺语颤减弱，叩诊呈过清音，心浊音界缩小，肺下界和肝浊音界下移，呼吸音减弱，呼气延长，部分患者可闻及干啰音和（或）湿性啰音。

3. 并发症 ①慢性呼吸衰竭。②自发性气胸。③慢性肺心病。

4. 实验室检查及其他检查

（1）肺功能：判断气流受限的主要客观指标。

（2）胸部X线：早期可无变化，病情进展可出现肺纹理增粗、紊乱等非特异性改变及肺气肿改变。

（3）动脉血气分析：可确定是否发生呼吸衰竭及其类型。

5. 诊断 长期吸烟等患病高危因素＋慢性咳、痰、喘＋桶状胸、过清音＋肺功能检查；吸入支气管扩张剂后$FEV_1/FVC<70\%$表明气流受限，可诊断为COPD。

6. 病情评估

（1）稳定期病情严重程度评估：①肺功能评估：轻度$FEV_1\%\geqslant 80\%$；中度$50\%\leqslant FEV_1\%\leqslant 79\%$；重度$30\%\leqslant FEV_1\%\leqslant 49\%$；极重度$FEV_1\%<30\%$。②症状评估。③急性加重风险评估。

（2）疾病分期评估：①急性加重期：短期内咳嗽、咳痰、气短和（或）喘息加重，痰量增多，呈脓性或黏液脓性，可伴发热等症状。②稳定期：患者咳嗽、咳痰、气短等症状稳定或症状较轻。

7. 治疗

（1）稳定期治疗：①戒烟，脱离污染环境。②支气管扩张药：β_2肾上腺素受体激动剂、抗胆碱能药、茶碱类药。③祛痰药：应用盐酸氨溴索、N-乙酰半胱氨酸或稀化黏素等。④糖皮质激素。⑤长期家庭氧疗。⑥康复治疗。

（2）急性加重期治疗：①控制感染（最重要）。②扩张支气管：短效β₂受体激动剂适用于COPD急性加重期的治疗。③控制性氧疗。④应用糖皮质激素。⑤其他：祛痰；维持水、电解质平衡，病情需要时给予机械通气治疗。

二、慢性肺源性心脏病

1. 病因和发病机制

（1）病因：①慢性支气管-肺疾病（COPD最常见）。②严重的胸廓畸形。③肺血管疾病。④其他：原发性肺泡通气不足、睡眠呼吸暂停低通气综合征等。

（2）发病机制：①肺动脉高压的形成（长期缺氧、高碳酸血症）。②右心功能的改变。

2. 临床表现及并发症

（1）肺、心功能代偿期（缓解期）

①原发病表现：长期慢性咳嗽、咳痰或喘息，逐渐出现乏力、呼吸困难，活动后心悸、气促加重。肺气肿体征，如桶状胸，双肺语颤减弱，叩诊呈过清音，心浊音界缩小，肺下界和肝浊音界下降，呼吸音减弱，呼气延长。肺部听诊常有干、湿啰音。

②肺动脉高压和右心室肥大体征：肺动脉瓣区S_2亢进。三尖瓣区出现收缩期杂音，剑突下触及心脏收缩期搏动。可出现颈静脉充盈、肝淤血肿大等。

（2）肺、心功能失代偿期（急性加重期）

①呼吸衰竭：低氧血症、二氧化碳潴留。

②右心衰竭：颈静脉怒张、肝肿大、肝-颈静脉回流征阳性等。

（3）并发症：①肺性脑病（首要死因）。②酸碱平衡失调及电解质紊乱（最常见并发症，以呼吸性酸中毒常见）。③心律失常。④休克。⑤消化道出血。⑥功能性肾衰竭、弥散性血管内凝血等。

3. 实验室及其他检查

（1）X线检查：除肺、胸基础疾病及急性肺部感染的特征外，尚有肺动脉高压征、右心室肥大。

（2）心电图检查：主要表现有右心室肥大改变，如电轴右偏、额面平均电轴≥90°、重度顺钟向转位、$R_{V_1}+S_{V_5}≥1.05mV$，$R_{V_1}≥1.0mV$及肺型P波。

（3）超声心动图：可显示右心室流出道内径（≥30mm）、右心室内径（≥20mm）、肺动脉内径增大、右室前壁厚度增加。多普勒超声心动图显示三尖瓣反流和右室收缩压增高。

（4）动脉血气分析：合并呼吸衰竭时，$PaO_2<60mmHg$，$PaCO_2>50mmHg$。pH值因机体对酸、碱代偿情况不同而异，可正常、降低或升高。

（5）血液检查：继发性红细胞增多、血红蛋白可升高。合并感染时白细胞计数增高，中性粒细胞增加。

（6）血液生化检查：可出现血电解质紊乱如低钾血症、低钠低氯血症等；缺氧严重者可出现一过性肝酶升高及氮质血症等。

4. 诊断与鉴别诊断

（1）诊断：有慢性肺、胸疾患+肺动脉高压+右心室肥大或右心功能不全征象+排除其他引起右心病变的心脏病。

（2）鉴别诊断：慢性肺心病与冠心病均多见于中老年患者。冠心病患多有心绞痛或心肌梗死病史，心脏扩大以左心室肥大为主。

5. 病情评估 对于急性加重期患者，应根据动脉血气分析结果、临床表现及并发症发生情况，综合判断病情。并发肺性脑病、严重酸碱失衡等并发症的患者，病情危重，死亡率高。

慢性肺心病患者的死亡率在10%～15%。缓解期患者可根据临床表现、肺功能检查结果等客观评价病情，指导治疗。

6. 治疗

（1）急性加重期治疗：①控制感染（关键措施）。②改善呼吸功能，纠正呼吸衰竭。③控制心力衰竭（利尿剂、强心剂、血管扩张剂）。④控制心律失常（小剂量毛花苷C或地高辛）。⑤应用糖皮质激素。⑥抗凝治疗（低分子肝素）。⑦并发症的处理。

（2）缓解期治疗：呼吸锻炼、增强机体免疫力和长期家庭氧疗。

三、支气管哮喘

1. 病因

病因：遗传因素和环境因素（吸入性激发因素，如尘螨、花粉等；食入性激发因素，如鱼、虾等动物蛋白；阿司匹林、抗生素等药物；运动、寒冷空气等）。

2. 临床表现与并发症

（1）症状：发作性伴哮鸣音的呼气性呼吸困难，大多有季节性，春秋易发且日轻夜重；咳嗽变异性哮喘（以发作性胸闷或顽固性咳嗽为唯一的临床表现，无喘息症状）；运动性哮喘和药物诱发性哮喘；危重哮喘（呼吸困难、发绀、大汗淋漓、四肢湿冷等）。

（2）体征：发作时胸部呈过度充气状态，两肺可闻及弥漫性哮鸣音，以呼气相为主。

（3）并发症：自发性气胸、纵隔气肿、肺不张、急性呼吸衰竭，晚期可并发慢性肺心病等。

3. 实验室检查及其他检查　嗜酸性粒细胞增多；血清中存在特异性IgE等。

4. 诊断与鉴别诊断

（1）诊断 2003 2004 2015

①反复发作喘息、气急、胸闷或咳嗽，多与接触变应原，冷空气，物理、化学性刺激，病毒性上呼吸道感染，运动等有关。

②发作时在双肺可闻及散在或弥漫性，以呼气相为主的哮鸣音，呼气相延长 2010。

③上述症状可经治疗缓解或自行缓解。

④除外其他疾病所引起的喘息、气急、胸闷和咳嗽。

⑤临床表现不典型者应有下列3项中至少1项阳性：a. 支气管激发性试验阳性。b. 支气管舒张试验阳性。c. 昼夜PEF变异率≥20%。

（2）鉴别诊断

①心源性哮喘：患者多有高血压、冠状动脉粥样硬化性心脏病、风湿性心脏病和二尖瓣狭窄等病史和体征。两肺不仅可闻及哮鸣音，尚可闻及广泛的水泡音，查体左心界扩大，心率增快，心尖部可闻及奔马律 2001 2009。影像学改变为以肺门为中心的蝶状或片状模糊阴影。

②慢性阻塞性肺疾病：多有长期吸烟史和（或）有害气体、颗粒接触史，气流受限基本为不可逆性。

③支气管肺癌：肺癌的呼吸困难及喘鸣症状呈进行性加重，常无明显诱因，咳嗽咳痰，痰中带血。痰找癌细胞、胸部X线、CT、MRI或支气管镜检查可明确诊断。

5. 病情评估（急性发作期严重程度分级）

（1）轻度发作：一般体力活动时有气喘，双肺散在哮鸣音，肺功能和动脉血气检查正常。

（2）中度发作：稍微活动即有气喘，偶有三凹征，双肺可闻及响亮而弥漫的哮鸣音。

（3）重度发作：安静即有气喘，呼吸>30次/分，三凹征阳性，心率>120次/分。

（4）危重发作：嗜睡、意识模糊、严重发绀等。

6. 治疗

（1）脱离变应原：立即使患者脱离变应原的接触是防治哮喘最有效的方法 2012。

(2) 药物治疗：β₂受体激动剂（缓解哮喘症状的首选药 2018）、茶碱类药物（治疗夜间发作哮喘）、抗胆碱药物（治疗夜间哮喘及多痰患者）、糖皮质激素（控制哮喘最有效的药物）、白三烯调节剂（控制轻度哮喘）、钙拮抗剂（治疗运动性哮喘）、酮替芬（对过敏性哮喘有效）、曲尼司特及色甘酸钠（预防哮喘）等。

7. 危重哮喘的处理

(1) 氧疗与辅助通气，维持 $PaO_2 > 60mmHg$。

(2) 有效解痉平喘，联合应用解痉平喘药。

(3) 纠正水、电解质及酸碱失衡：①补液。②纠正酸中毒。③纠正电解质紊乱。

(4) 控制感染，静脉应用广谱抗生素。

(5) 应用糖皮质激素。

四、肺炎

(一) 概述

1. 概念　肺炎是指包括终末气道、肺泡腔及肺间质等在内的肺实质的急性炎症。

2. 分类

(1) 按解剖分类：①大叶性（肺泡性）肺炎。②小叶性（支气管性）肺炎。③间质性肺炎。

(2) 按病因分类：①细菌性肺炎。②非典型病原体肺炎。③病毒性肺炎。④肺真菌病。⑤其他病原体所致的肺炎。⑥理化因素所致的肺炎。

(3) 按患病环境分类：①社区获得性肺炎：主要致病菌为肺炎链球菌。②医院内获得性肺炎：多发生于各种原发疾病的危重患者，革兰氏阴性杆菌感染率高。

(二) 肺炎链球菌肺炎

1. 病因

病因：肺炎链球菌为革兰氏阳性球菌 2012。

2. 临床表现与并发症

(1) 症状：典型表现为突然起病，寒战、高热（稽留热）、咳嗽、胸痛、咳铁锈色痰、呼吸困难等症状 2002 2005。

(2) 体征：急性热病容，口唇单纯疱疹。典型患者有肺实变体征，患侧呼吸活动减弱，触诊语颤增强、叩诊浊音，听诊呼吸音减低或消失，可闻及支气管呼吸音。消散期可闻及湿啰音。

(3) 并发症：严重感染患者易发生感染性休克，尤其是老年人。其他并发症有胸膜炎、脓胸、心肌炎、脑膜炎、关节炎等。

3. 实验室检查及其他检查

(1) 血液检查：白细胞升高，中性粒细胞百分比 >80%，或痰中发现肺炎球菌。

(2) 胸部X线：早期仅见肺纹理增粗、紊乱；肺实变期呈肺叶、肺段分布的密度均匀阴影，并在实变影中见支气管气道征；消散期显示实变阴影密度逐渐减低，呈散在的、大小不等的片状阴影。

4. 诊断与鉴别诊断

(1) 诊断：根据典型症状与体征，结合胸部X线检查，可做出初步诊断，确诊有赖于病原菌检测。

(2) 鉴别诊断

①急性结核性肺炎：肺结核常有低热、乏力、消瘦，痰中可以找到结核菌。抗结核治疗有效。

②肺癌：起病缓慢，常有刺激性咳嗽和少量咯血，无明显全身中毒症状，血白细胞计数升高不显著，若痰中发现癌细胞可确诊。

③急性肺脓肿：早期临床表现与肺炎链球菌肺炎相似，但随着病程发展，咳出大量脓臭痰为特征性表现。X线检查可见脓腔及液平面。

5. 病情评估 五项指标：①意识障碍。②血尿素氮>7mmol/L。③呼吸频率≥30次/分。④收缩压<90mmHg或舒张压≤60mmHg。⑤年龄≥65岁，每项1分。评分0～1分，病情较轻；评分2分，病情较重，建议住院治疗或严格随访下院外治疗；评分3～5分，病情重，应住院治疗。

6. 治疗

（1）一般治疗：卧床休息，高热、食欲不振应静脉补液，注意补充足够蛋白质、热量及维生素，并注意观察脉搏、呼吸、血压等变化，预防休克发生。

（2）抗菌治疗：首选青霉素G，青霉素过敏者可选用红霉素或阿奇霉素、林可霉素等。重症患者可选用氟喹诺酮类、头孢菌素类。

（3）对症治疗：高热者采用物理降温，如有气急发绀者应吸氧。咳痰困难者可给予溴己新口服。剧烈胸痛者，可局部热敷，或酌用少量镇痛药，可待因等。如有麻痹性肠梗阻，应暂禁食、禁饮，肠胃减压。烦躁不安、谵妄者酌用地西泮，禁用抑制呼吸中枢的镇静药。

（4）感染性休克的处理：①一般处理：取平卧位，吸氧，监测生命体征等。②补充血容量：是抢救感染性休克的重要措施。③纠正水、电解质和酸碱平衡紊乱：主要是纠正代谢性酸中毒。④应用糖皮质激素。⑤应用血管活性药物：一般不作为首选，根据病情应用多巴胺、间羟胺等。⑥控制感染：加大抗菌药物用量，必要时选用二、三代头孢菌素。⑦防治心力衰竭、肾功能不全、上消化道出血及其他并发症。

五、原发性支气管肺癌

1. 病因、病理和分类

（1）病因：①吸烟（最重要）。②职业致癌因子。③空气污染。④其他：某些癌基因的活化及抗癌基因的丢失、电离辐射、病毒感染、β胡萝卜素和维生素A缺乏、机体免疫力低下、内分泌失调以及家族遗传等。

（2）病理和分类：①按解剖学部位分类：中央型肺癌（以鳞状上皮细胞癌、小细胞癌常见）、周围型肺癌（以腺癌常见）。②按组织病理学分类：非小细胞肺癌（鳞状上皮细胞癌、腺癌、大细胞癌等）、小细胞肺癌（燕麦细胞型、中间细胞型、复合燕麦细胞型）。

2. 临床表现 2011

（1）原发肿瘤引起的表现：咳嗽（最常见），为刺激性干咳或呈持续高音调金属音咳嗽，痰中带血，局限性喘鸣，胸闷气急等。

（2）肺外胸内扩散引起的表现：①侵犯胸膜导致胸痛，咳嗽时胸痛加重。②压迫大气道导致吸气性呼吸困难。③侵犯食管导致咽下困难，支气管-食管瘘。④压迫喉返神经（左侧多见），导致声音嘶哑。⑤肿瘤侵犯纵隔，导致上腔静脉压迫综合征，表现头、颈、前胸部及上肢水肿淤血等。⑥压迫颈部交感神经引起Horner综合征，出现同侧眼睑下垂、眼球内陷、瞳孔缩小、额部少汗等。

（3）远处转移引起的表现：锁骨上淋巴结是肺癌常见的转移部位。

（4）肺外表现：杵状指（趾）和肥大性骨关节病；高钙血症；男性乳房发育；Cushing综合征；稀释性低钠血症；神经肌肉综合征。此外可有类癌综合征。

3. 实验室检查及其他检查 ①X线发现肿块影。②痰脱落细胞：简单而有效的早期诊断方法。③支气管镜检查：确诊肺癌的重要检查方法。④肿瘤标志物。⑤活检、放射性核素扫描检查。

4. 诊断与鉴别诊断

（1）诊断：中老年人＋吸烟史＋刺激性咳嗽（或痰中带血）＋反复发作同一部位的肺炎＋病理学检查。

（2）鉴别诊断

①肺结核：常有持续性发热及全身中毒症状，可有反复的咯血，痰液可检出结核菌，X线检查有结核灶的特征，抗结核药物治疗有效。

②肺炎：多见于青壮年，急性起病，寒战高热，咳铁锈色痰，白细胞增高。

③肺脓肿：起病急，中毒症状明显，伴咳大量脓臭痰，白细胞和中性粒细胞增高，胸部X线呈薄壁空洞，内壁光整，内有液平，周围有炎症改变。

④结核性胸膜炎：胸腔积液多透明，草黄色，有时为血性，而癌性胸水增长迅速，以血性多见，并结合胸水CEA、腺苷酸脱氨酶、能否找到癌细胞以及抗结核治疗疗效等进行鉴别。

5. 治疗原则

（1）手术治疗：为非小细胞肺癌的主要治疗方法，主要适用于Ⅰ、Ⅱ期患者。

（2）化疗：小细胞肺癌对化疗最敏感，鳞癌次之，腺癌最差。

（3）放射治疗：对小细胞肺癌效果较好，其次为鳞癌和腺癌。

（4）靶向治疗：适合表皮生长因子受体（EGFR）敏感突变的晚期非小细胞肺癌。

（5）生物反应调节剂。

（6）介入治疗：适用于无手术指征，化放疗无效的晚期患者。

六、慢性呼吸衰竭

1. 概述 慢性呼吸衰竭是各种原因引起的肺通气和（或）换气功能严重障碍，导致低氧血症伴（或不伴）高碳酸血症的综合征。$PaO_2 < 60mmHg$，$PaCO_2$正常或降低为Ⅰ型呼吸衰竭；$PaO_2 < 60mmHg$，$PaCO_2 > 50mmHg$为Ⅱ型呼吸衰竭。

2. 病因

病因：①支气管-肺疾病：慢性阻塞性肺疾病、重症肺结核、肺间质纤维化、肺尘埃沉着症等。②胸廓和神经肌肉病变：胸部手术、外伤、广泛胸膜增厚、胸廓畸形、脊髓侧索硬化症等。

3. 临床表现

（1）原发病表现。

（2）缺氧表现：①呼吸困难（最早出现）。②发绀（最严重）。③注意力不集中，智能及定向力障碍，缺氧加重时可出现烦躁、恍惚，甚至昏迷。④早期血压升高、心动过速，严重者出现心动过缓、心律失常甚至血压下降。⑤上消化道出血、黄疸等。⑥蛋白尿、氮质血症等。

（3）CO_2潴留表现：①早期出现睡眠习惯改变，昼睡夜醒，严重时出现抽搐、昏迷等CO_2麻痹的表现。②早期血压升高，呼吸、心率增快，严重者血压下降甚至发生休克。

4. 实验室检查及其他检查 ①动脉血气分析。②X线检查：用于进一步明确原发病，了解肺部感染情况，随访治疗效果等。

5. 诊断与鉴别诊断

（1）诊断要点：①有慢性支气管-肺疾患。②有缺氧和二氧化碳潴留的临床表现，如呼吸困难、发绀、精神神经症状等。③动脉血气分析PaO_2低于60mmHg，或伴有$PaCO_2$超过50mmHg，即可确立诊断。

（2）鉴别诊断：急性呼吸衰竭原有呼吸功能正常，常由急性病因所致；除呼吸困难表现外，常伴多脏器功能障碍；以Ⅰ型呼吸衰竭多见。

6. 病情评估 ①明确呼吸衰竭的病变部位。②明确呼吸衰竭类型。③判断严重程度及预后。

7. 治疗

（1）治疗原则：积极处理原发病，去除诱因；保持呼吸道通畅，纠正缺氧、二氧化碳潴留和代谢紊乱；维持心、脑、肾等重要脏器功能，防治并发症。

（2）治疗措施：保持气道通畅（祛痰、支气管扩张药）、氧疗（低浓度持续给氧）、增加通气量（呼吸兴奋剂、机械通气）、纠正酸碱失衡和电解质紊乱、防治感染、治疗并发症（肺性脑病、上消化道出血等）。

第二单元　循环系统疾病

> ☆**重点提示**
>
> 本单元是出题的热点，近几年的出题量一直在增加，但是出题的重心始终集中在心力衰竭和冠心病的临床表现和治疗，以临床应用型的题目为主。其他方面只需熟读即可。

一、急性心力衰竭

1. 病因与发病机制

（1）病因：急性心肌缺血事件、感染性心内膜炎、高血压心脏病。

（2）发病机制：主要病理生理基础为心脏收缩功能突然发生严重障碍，或左室瓣膜急性反流，心排血量急剧减少，左室舒张末压迅速升高，导致肺静脉回流障碍。

2. 临床表现

（1）突发严重呼吸困难，呼吸频率常达每分钟 30～40 次。

（2）强迫坐位，面色灰白，发绀，大汗，烦躁不安。

（3）频繁咳嗽，咳粉红色泡沫状痰。

（4）听诊两肺满布湿啰音和哮鸣音。

（5）危重患者可因脑缺氧而致神志模糊甚至昏迷。

3. 诊断与鉴别诊断

（1）诊断：①急性左心衰：呼吸困难，严重者可出现急性肺水肿和心源性休克。②急性右心衰：大面积肺梗死，突发的呼吸困难、颈静脉怒张等。

（2）鉴别诊断：急性心力衰竭主要应与支气管哮喘急性发作相鉴别；肺水肿并存的心源性休克应与其他原因所致的休克鉴别。

4. 病情评估　AHF 的临床严重程度常用 Killip 分级：

Ⅰ级：无 AHF。

Ⅱ级：有 AHF，肺部中下肺野可闻及湿啰音，有舒张期奔马律，胸片见肺淤血征象。

Ⅲ级：严重 AHF，严重肺水肿，双肺满布湿啰音。

Ⅳ级：心源性休克。

5. 治疗

（1）一般治疗：患者取坐位，双腿下垂。立即高流量鼻导管给氧，病情严重者采用面罩呼吸机持续加压给氧。

（2）有效镇静：吗啡 3～5mg 静脉注射镇静。

（3）快速利尿：呋塞米 20～40mg 静注，4 小时后可重复 1 次。

（4）血管扩张剂：硝酸甘油、硝普钠、重组人脑钠肽。

（5）正性肌力药：多巴酚丁胺、洋地黄类药（毛花苷 C）。

（6）机械辅助治疗：主动脉内球囊反搏（IABP）或临时心肺辅助系统。
（7）原发病治疗。

二、慢性心力衰竭

1. 病因与发病机制

（1）基本病因：①原发性心肌损害：缺血性心肌损害、心肌炎和心肌病、心肌代谢障碍性疾病等。②心脏负荷过重：压力负荷过重（高血压、主动脉瓣狭窄等）、容量负荷过重（心脏瓣膜关闭不全、室间隔缺损、动脉导管未闭等）。

（2）诱因：感染（最主要、最常见）、心律失常、血容量增加、过度体力活动或情绪波动、治疗不当、原有心脏病变加重或并发其他疾病。

2. 临床表现

（1）左心衰竭：以肺淤血及心排血量降低表现为主。

症状：①劳力性呼吸困难 2018、夜间阵发性呼吸困难、端坐呼吸、急性肺水肿（最严重）。②咳嗽、咳痰、咳血。③乏力疲倦、记忆力减退、焦虑、失眠。④尿量减少。

体征：①肺部湿性啰音。②心脏体征：心脏扩大，肺动脉瓣区第二心音亢进，心尖区可闻及舒张期奔马律和（或）收缩期杂音，可触及交替脉等。

（2）右心衰竭：以体静脉淤血的表现为主。

症状：胃肠道及肝脏淤血引起腹胀、食欲减退、恶心、呕吐等是右心衰最常见的症状。

体征：①水肿。②颈静脉征：颈静脉搏动增强、充盈、怒张，肝颈静脉回流征阳性。③肝大：肝脏因淤血肿大常伴压痛。④心脏体征：出现三尖瓣关闭不全的反流性杂音。⑤发绀。

（3）全心衰竭：左、右心衰竭均存在，有肺淤血、心排血量降低和体循环淤血的相关症状和体征。

3. 实验室检查及其他检查

（1）血浆脑钠肽（BNP）：>400pg/mL，支持心衰的诊断。

（2）X线检查：心影增大、肺纹理增粗。

（3）超声心动图：是诊断心力衰竭最有价值的方法。左心室收缩分数≤40%为收缩期心力衰竭的诊断标准。

4. 诊断与鉴别诊断

（1）诊断：左心衰竭的肺淤血引起不同程度的呼吸困难，右心衰竭的体循环淤血引起的颈静脉怒张、肝大、水肿等是诊断心衰的重要依据。

（2）鉴别诊断

①支气管哮喘：多见于青少年，有过敏史；发作时双肺可闻及典型哮鸣音，咳出白色黏痰后呼吸困难常可缓解。

②心包积液、缩窄性心包炎：由于腔静脉回流受阻同样可以引起颈静脉怒张、肝大、下肢水肿等表现，应根据病史、心脏及周围血管体征进行鉴别，超声心动图检查可确诊。

5. 病情评估（NYHA分级法）　Ⅰ级：活动不受限，一般活动不引起疲乏、心悸、呼吸困难或心绞痛。Ⅱ级：活动轻度受限，一般活动可出现疲乏、心悸、呼吸困难或心绞痛发作等。Ⅲ级：活动明显受限，小于平时一般活动量即可引起上述症状。Ⅳ级：不能从事任何体力活动，休息状态下即有心力衰竭症状，体力活动后显著加重。

6. 治疗

（1）治疗原则：Ⅰ级：控制危险因素，ACEI。Ⅱ级：ACEI、利尿剂、β受体阻断剂。Ⅲ级：ACEI、利尿剂、β受体阻断剂、地高辛。Ⅳ级：ACEI、利尿剂、地高辛、醛固酮受体拮抗剂；病情稳定后，谨慎应用β受体阻断剂。

（2）治疗措施

①病因治疗。

②一般治疗：a. 休息。b. 监测体重。c. 控制钠盐摄入。

③药物治疗

A. 利尿药：噻嗪类（氢氯噻嗪）、袢利尿药（呋塞米）、保钾利尿药（螺内酯、阿米洛利）。

B. 血管扩张药：通过减轻前和（或）后负荷来改善心脏功能。可分为小静脉扩张药（硝酸酯类）、小动脉扩张药（酚妥拉明）、小动脉和静脉扩张药（硝普钠）。

C. β受体阻断剂：美托洛尔、比索洛尔等。慎用于Ⅳ级心功能的患者。

D. 正性肌力药：洋地黄类（毛花苷C、地高辛）、肾上腺素能受体兴奋剂（小剂量多巴胺）、磷酸二酯酶抑制剂（仅用于重症心衰）。

E. RAAS抑制剂：ACEI（卡托普利、依那普利）、血管紧张素受体阻断剂（氯沙坦、厄贝沙坦）、醛固酮受体拮抗剂（螺内酯）等。

④舒张性心力衰竭的治疗：维持窦性心律；在无收缩功能障碍的情况下，禁用正性肌力药物等。

⑤难治性心力衰竭的治疗：对不可逆的心力衰竭患者可考虑心脏移植等。

三、心律失常

分类

1. 按照发生机制分类　①冲动起搏异常包括窦性心动过速、期前收缩、异位心动过速、扑动与颤动等。②冲动传导异常包括窦房、房室、束支传导阻滞等。

2. 按照心率快慢分类　①快速性心律失常。②缓慢性心律失常。③快速性伴缓慢性心律失常如慢快综合征、快慢综合征等。

3. 按照心律失常对预后的影响分类　分为良性、潜在恶性、恶性心律失常。

四、快速性心律失常

（一）过早搏动

1. 临床表现

（1）症状：轻者可无症状，亦可有心悸或心跳暂停感。重者可诱发或加重心绞痛、低血压等。

（2）体征：听诊时，早搏的第一心音增强，第二心音减弱或消失，之后有较长的停歇。桡动脉搏动减弱或消失。

2. 心电图诊断

（1）房性过早搏动：①提前出现的P'波与窦性P波形态各异；PR间期≥0.12s。②提前出现的QRS波群形态通常正常。③代偿间歇常不完全。

（2）房室交界性过早搏动：①提前出现的室上性QRS波群，其前面无相关的P波。②有逆行P波，可在QRS波群之前、之中或之后。③QRS波群形态正常。④代偿间歇多完全。

（3）室性过早搏动：①提前出现的QRS波群前无相关P波。②提前出现的QRS波群宽大畸形，时限超过0.12s，T波的方向与QRS波群的主波方向相反。③代偿间歇完全。

3. 治疗

（1）无器质性心脏病的过早搏动，无症状者无须药物治疗；症状明显者可给予可予镇静剂和β受体阻断剂等。

（2）频繁发作，症状明显或伴有器质性心脏病的过早搏动，应积极治疗。

①积极治疗病因及诱因，对症治疗。

②抗心律失常药物治疗。洋地黄毒性所致者应立即停用洋地黄，给予苯妥英钠或氯化钾等

治疗。

③心动过缓时出现的室性早搏，宜给予阿托品、山莨菪碱等。

(二) 阵发性心动过速

1. 房性心动过速

(1) 自律性房性心动过速

①病因：常见于器质性心脏病、慢性肺部疾病、酗酒以及各种代谢障碍、洋地黄中毒等。

②临床表现：常见胸闷、心悸、气促等症状，多不严重。洋地黄中毒者可致心力衰竭加重、低血压或休克等。查体：房室传导比例固定时，心律规则；传导比例变动时，心律不恒定，第一心音强度变化。

③心电图诊断：房率多低于200次/分；P波形态与窦性者不同，在Ⅱ、Ⅲ、aVF导联通常直立；常合并二度Ⅰ型或Ⅱ型房室传导阻滞，P波之间的等电位线仍存在；发作开始时心率逐渐加速；QRS形态、时限多与窦性相同。

④治疗：洋地黄中毒引起者，立即停用洋地黄并补钾；非洋地黄引起者，可口服或静脉注射洋地黄、钙拮抗剂、β受体阻断剂以减慢心室率。如未能转复为窦性心律，可用Ⅰa、Ⅰc或Ⅲ类抗心律失常药试行转律，药物治疗无效可考虑做射频消融术根治。

(2) 折返性房性心动过速：多见于器质性心脏病伴心房肥大、心肌梗死、心肌病、低钾血症、洋地黄中毒等。

①心电图诊断：房率多为150～200次/分，较为规则；P波形态与窦性不同，PR间期常延长，发生房室传导阻滞时不能终止发作；心电生理检查可确诊。

②治疗：参照自律性房性心动过速的治疗。

(3) 紊乱性房性心动过速

①病因：可见于慢性阻塞性肺疾病、缺血性心脏病、充血性心力衰竭、洋地黄中毒与低钾血症患者。

②心电图诊断：通常有3种或3种以上形态各异的P波，PR间期各不相同，心房率100～130次/分。部分P波因过早发生而不能下传，此时心室率不规则，常进一步发展为房颤。

③治疗与预防：肺部疾病患者应予给氧、控制感染，停用氨茶碱、去甲肾上腺素、异丙肾上腺素、麻黄碱等药物。可予维拉帕米、胺碘酮。补充钾盐与镁盐。

2. 与房室交界区相关的折返性心动过速

(1) 病因：通常发生于无器质性心脏病表现的患者，少数患者可由心脏疾病或药物诱发。

(2) 临床表现：①发作常突发突止，时间长短不一，多由一个室上性早搏诱发。②可有心悸、焦虑、紧张、乏力、晕眩、晕厥、心绞痛发作，甚至心衰与休克症状。③查体心尖部第一心音强度恒定，心律绝对规则。

(3) 治疗：①首选机械刺激迷走神经（压迫眼球、按压颈动脉、刺激会厌引起恶心等）。②腺苷与钙拮抗剂：腺苷6～12mg快速静脉注射，无效者可改维拉帕米或地尔硫䓬静脉注射。③洋地黄类药：常用毛花苷C 0.4～0.8mg静脉注射。④Ⅰa、Ⅰc与Ⅲ类抗心律失常药：可选用普罗帕酮、索他洛尔、胺碘酮等。⑤其他：无冠心病、高血压病而血压偏低患者，可通过升高血压反射性兴奋迷走神经终止心动过速。⑥直流电复律：如出现严重心绞痛、低血压、充血性心力衰竭时，应立刻行同步直流电复律。⑦经静脉心房或心室起搏或经食管心房起搏。⑧射频消融术：对于反复发作或药物难以奏效的患者可应用。

3. 室性心动过速

(1) 病因：①各种器质性心脏（冠心病最常见）。②代谢障碍、血钾紊乱、药物中毒、QT间期延长综合征等。③偶可发生于无器质性心脏病者。

(2）临床表现

①症状：非持续性室速通常无症状；持续性室速常有心悸、胸闷、低血压、少尿、晕厥、气促、心绞痛等症状，严重者可引起休克、Adams – Stokes 综合征（阿-斯综合征）、急性心力衰竭甚至猝死。

②体征：听诊心律轻度不规则，可有第一、第二心音分裂，收缩压可随心搏变化。脉搏短绌，交替脉，血压下降或测不出。

（3）心电图诊断：①3个或3个以上的连续室性早搏。②心室率100～250次/分，节律可略不规则。③QRS波群宽大畸形，时限超过0.12s，ST – T波方向与QRS波群主波方向相反。④P波、QRS波群间无固定关系，形成房室分离。⑤可出现心室夺获与室性融合波，为室性心动过速的特征性表现。

（4）治疗与预防：①终止发作：无显著血流动力学障碍者宜选用胺碘酮、利多卡因、β受体阻断剂；伴有血流动力学异常宜选用同步直流电复律；超速起搏。②预防复发：去除病因及诱因；抗心律失常药（胺碘酮等）；安置心脏起搏器；冠状动脉旁路移植手术等。

（三）心房颤动

1. 病因　①阵发性房颤：可在情绪激动、手术后、运动或大量饮酒时发生。心脏与肺部疾病，如冠心病、肺心病等。②持续性房颤：常见于风湿性心脏病、冠心病、高血压性心脏病、甲状腺功能亢进症、缩窄性心包炎、心肌病、感染性心内膜炎以及慢性肺源性心脏病。③孤立性房颤：无心脏病基础者。

2. 临床表现　通常有心悸、头晕、胸闷等。房颤时，心排血量减少≥25%，当心室率≥150次/分，可发生心绞痛与心力衰竭。心脏听诊第一心音强度变化不定，心律绝对不规则，当心室率快时可发生脉搏短绌。

3. 心电图检查　①P波消失，代之以一系列大小不等、形状不同、节律完全不规则的房颤波（f 波），频率350～600次/分。②心室率绝对不规则。③QRS波群形态正常，伴室内差异性传导时则增宽变形。

4. 治疗

（1）急性房颤：静脉注射毛花苷C将心室率控制在100次/分以下。药物治疗未能恢复窦性心律，伴急性心力衰竭或血压明显下降者，宜紧急施行电复律。

（2）慢性房颤：阵发性房颤可口服胺碘酮或普罗帕酮。持续性房颤复律前应用抗凝药物预防血栓栓塞。复律无效者，以控制心室率为主，首选地高辛，也可应用β受体阻断剂。

（3）预防栓塞：采用抗凝治疗，口服华法林。

五、心脏骤停与心肺复苏

1. 病因

（1）病因：冠心病（最常见）、心肌病、急性心肌炎、严重主动脉瓣膜病变、二尖瓣脱垂、窦房结病变、预激综合征、先天性和获得性QT间期延长综合征等。

（2）危险因素：既往有原发性心室颤动或心室扑动史、无脉性持续性室速史、频发性与复杂性室性快速心律失常史患者，左室射血分数低于30%或有明显心力衰竭患者，有QT间期延长伴晕厥史患者，心肌梗死后室性早搏等，均是心源性猝死的危险因素。

2. 临床表现

（1）前驱期：心绞痛发作，胸闷、心悸加重，易于疲劳等。

（2）终末事件期：突发持续而严重的胸痛，伴有显著呼吸困难，心悸或眩晕等。

（3）心脏骤停：依次出现心音消失、大动脉搏动消失、血压测不出、突然出现意识丧失（心脏骤停后10秒内）或伴短暂抽搐（心脏骤停后15秒）；断续出现叹息样的无效呼吸，随后呼吸停止（心脏骤停20～30秒内），皮肤发绀。

（4）生物学死亡期：躯体冰冷、僵硬，出现皮下瘀斑等。

3. 病情评估

（1）主要依据：①突然意识丧失。②心音或大动脉（颈动脉、股动脉）搏动消失。③心电图呈现心室颤动、室性自主心律（即心肌电-机械分离）或心室停搏（心电完全消失而呈一条直线或偶有P波）。

（2）次要依据：①双侧瞳孔散大、固定、对光反射消失。②自主呼吸完全消失，或先呈叹息或点头状呼吸，随后自主呼吸消失。③口唇、甲床等末梢部位出现紫绀。

4. 心肺复苏

（1）初级心肺复苏：①基础工作——评估环境、快速判断与呼救、请求寻找并取到AED、记录事件发生时间。②胸外心脏按压（按压与呼吸的比例为30∶2）。③除颤。④清除口腔异物。⑤畅通气道。⑥人工呼吸。⑦再评估。

（2）高级心肺复苏：是指进一步生命支持（ALS）或成人高级生命支持，即在BLS的基础上进行复律、建立人工气道、药物治疗和复苏后治疗等。肾上腺素为心肺复苏的首选药物。胺碘酮用于难治性室颤和室速；异丙肾上腺素适用于缓慢性心律失常。

（3）心脏搏动恢复后处理：①维持有效循环。②维持有效呼吸。③防治脑缺氧和脑水肿。④维持水电解质和酸碱平衡。⑤防治急性肾衰竭。

六、原发性高血压

1. 病因

病因：①高钠、低钾膳食。②超重和肥胖。③饮酒。④精神紧张。⑤缺乏体力劳动等。

2. 临床表现及并发症

（1）临床表现：①一般无典型症状，可有头痛、眩晕、颈项板紧、疲劳、心悸 2003 等症状。②受累器官症状：脑出血、脑梗死是最主要的并发症，还可累及心脏（心功能不全）、肾脏（尿量增多或减少、肾衰竭）及眼（视力减退）。③查体时可听到主动脉瓣第二心音亢进，收缩期杂音或收缩早期喀喇音。

（2）并发症

①靶器官损害并发症：高血压心脏病（慢性心衰的常见病因） 2018 、脑血管并发症（最常见）、蛋白尿、慢性肾衰竭、视网膜动脉硬化、主动脉夹层。

②高血压急症：高血压脑病（舒张压常超过120mmHg，头痛、烦躁不安、恶心呕吐、视物模糊等），高血压危象（血压急剧上升，可达200/110mmHg以上，心悸汗出，烦躁手抖，伴急性脏器功能障碍等）。

③高血压亚急症。

3. 实验室检查及其他检查

（1）尿液检查：少量蛋白、红细胞，偶有透明管型和颗粒管型。

（2）肾功能：晚期肾实质损害可有血肌酐、尿素氮和尿酸升高，内生肌酐清除率降低，浓缩及稀释功能减退。

（3）血脂测定：血清总胆固醇、甘油三酯及低密度脂蛋白胆固醇增高，高密度脂蛋白胆固醇降低。

（4）血糖、葡萄糖耐量试验及血浆胰岛素测定：部分患者有空腹和（或）餐后2小时血糖及血胰岛素水平增高。

（5）眼底检查：可出现血管病变及视网膜病变。眼底动脉变细、反光增强、交叉压迫及动静脉比例降低；视网膜病变有出血、渗出、视乳头水肿等。

（6）胸部X线：可见主动脉迂曲延长，局部见动脉粥样硬化、钙化等。

（7）心电图：可出现左室肥厚。

（8）超声心动图：可见主动脉内径增大、左房扩大、左室肥厚。

4. 诊断与鉴别诊断

（1）诊断：①诊断要点 2014：在未使用降压药物的情况下，非同日3次测量血压，收缩压≥140mmHg 和（或）舒张压≥90mmHg，即可诊断为高血压。收缩压≥140mmHg 和舒张压＜90mmHg 为单纯性收缩期高血压。患者既往有高血压史，目前正在使用降压药物，血压虽然低于140/90mmHg，也应诊断为高血压。排除继发性高血压，可诊断为原发性高血压。②血压水平的定义和分级。见下表。

级别	收缩压（mmHg）		舒张压（mmHg）
正常血压	＜120	和	＜80
正常高值	120～139	和/或	80～89
高血压	≥140	和/或	≥90
1级高血压（轻度）	140～159	和/或	90～99
2级高血压（中度）	160～179	和/或	100～109
3级高血压（重度）	≥180	和/或	≥110
单纯收缩期高血压	≥140	和	＜90

（2）鉴别诊断：①肾实质疾病：急、慢性肾小球肾炎、慢性肾盂肾炎、肾病综合征及糖尿病肾病均可出现高血压，根据病史、尿常规、肾功能的检查不难鉴别。②肾血管疾病：起病急、血压显著增高，上腹部或肾区可闻及血管性杂音。静脉肾盂造影、肾动脉多普勒、肾动脉造影等可明确诊断。③嗜铬细胞瘤：可有剧烈头痛、出汗、恶心、呕吐、心悸、面色苍白、乏力等，持续数分钟至数天不等，发作间歇血压正常。血和尿儿茶酚胺及其代谢产物的测定、酚妥拉明试验、胰高血糖素激发试验等有助于诊断。④原发性醛固酮增多症：血压升高，多尿、夜尿增多和尿比重下降，口渴，发作性肌无力、手足搐搦，血钾降低伴血钠升高。血和尿醛固酮升高。

5. 病情评估

其他危险因素和病史	1级高血压	2级高血压	3级高血压
无	低危	中危	高危
1~2个其他危险因素	中危	中危	很高危
≥3个其他危险因素或靶器官损害	高危	高危	很高危
临床并发症或合并糖尿病	很高危	很高危	很高危

6. 治疗

（1）降压目标：一般患者应将血压降至140/90mmHg以下；65岁及以上的老年人收缩压应控制在150mmHg以下；伴有慢性肾脏疾病、糖尿病，或病情稳定的冠心病、脑血管病的患者，一般可降至130/80mmHg以下。

（2）非药物治疗：减少钠盐、增加钾盐摄入，控制体重，戒烟限酒等。

（3）药物治疗 2009：小剂量开始、尽量应用长效制剂、联合用药、个体化。

①利尿剂：有噻嗪类、袢利尿药和保钾利尿药三类，根据具体病情相应选择。

②β受体阻断剂：适用于轻、中度高血压，尤其是静息心率较快或合并有心绞痛、心肌梗死后的患者，常用药物有美托洛尔、比索洛尔等。

③钙拮抗剂：二氢吡啶类（氨氯地平、硝苯地平等）和非二氢吡啶类（维拉帕米和地尔硫䓬），对老年人高血压或合并稳定型心绞痛时的高血压尤为适用。

④血管紧张素转换酶抑制剂（ACEI）：对伴有心力衰竭、心肌梗死后、糖耐量异常或糖尿病肾病高血压患者尤为适宜。常用卡托普利、依那普利等。

⑤血管紧张素Ⅱ受体拮抗剂：氯沙坦、缬沙坦、厄贝沙坦等。

⑥α_1受体阻断剂：用于伴高脂血症或前列腺肥大的患者及难治性高血压患者。常用哌唑嗪等。

（4）高血压急症的治疗：首选硝普钠，但急性肾功能不全者慎用。

七、冠状动脉粥样硬化性心脏病

临床分型

1. 1979年世界卫生组织将其分为5型：包括隐匿性冠心病、心绞痛、心肌梗死、缺血性心肌病型冠心病、心源性猝死。

2. 可分为急性冠脉综合征和慢性冠脉病两大类。急性冠脉综合征包括不稳定型心绞痛、非ST段抬高性心肌梗死、ST段抬高性心肌梗死及冠心病猝死；慢性冠脉病包括稳定型心绞痛、冠脉正常的心绞痛、无症状性心肌缺血和缺血性心力衰竭（缺血性心肌病）。

八、心绞痛

1. 发病机制　心肌缺氧可引起疼痛，当冠状动脉供血与心肌的需血之间发生矛盾，冠状动脉血流量不能满足心肌代谢的需要，引起心肌急剧的、暂时的缺血缺氧时，即产生心绞痛。

2. 临床表现

（1）典型心绞痛：①部位：主要在胸骨体上段或中段之后。常放射至左肩、左臂内侧，达无名指和小指。②性质：常为压迫感、紧缩感、压榨感，多伴濒死感。③诱因：发作常由体力劳动或情绪激动所激发，饱食、寒冷、心动过速等亦可诱发。④持续时间：一般3～5分钟。⑤缓解方式：去除诱因和（或）舌下含服硝酸甘油。

（2）不典型心绞痛：疼痛可出现在下颌至上腹部的任何部位，或无痛感，仅有胸闷感。

（3）体征：心绞痛发作时常见心率增快、血压升高、皮肤冷或出汗，有时出现第四或第三心音奔马律。可有暂时性心尖部收缩期杂音，第二心音分裂及交替脉。

3. 实验室检查及其他检查 2020

（1）心电图：发作时出现暂时性ST段压低≥0.1mV，可伴有T波倒置；变异型心绞痛发作可有相关导联ST段抬高。

（2）冠状动脉造影：用以判断冠脉的狭窄程度及部位，还可评估心肌血流灌注情况。

4. 诊断及鉴别诊断

（1）诊断：中老年患者+吸烟史+胸痛3～5分钟+ST段水平下移+服硝酸甘油缓解。

（2）鉴别诊断：①心脏神经症：胸痛近心尖部，经常变动，多为短暂刺痛或长期隐痛，有神经衰弱症状。②急性心肌梗死：疼痛持续长，常有休克、心衰，伴发热，面向心梗部位主导ST段升高，异常Q波，有酶学改变。

5. 病情评估　Ⅰ级：一般体力活动不受限，仅在强、快或持续用力时发生心绞痛。Ⅱ级：一般体力活动轻度受限。Ⅲ级：一般体力活动明显受限。Ⅳ级：轻微活动或休息时即可发生心绞痛。

6. 治疗与预防

（1）发作时的治疗：①发作时立即休息。②药物治疗：硝酸甘油 2005、硝酸异山梨酯。

（2）缓解期的治疗：宜尽量去除诱因，调节饮食，禁绝烟酒。调整日常生活与工作量；减轻精神负担；保持适当体力活动，以不致发生疼痛症状为度；一般不需卧床休息。常用药物：①硝酸酯制剂药：硝酸异山梨酯、单硝酸异山梨酯、硝酸甘油。②β受体阻断剂（伴高血压及心率快者）：美托洛尔、比索洛尔、卡维地洛。③钙拮抗剂：常用药有氨氯地平、硝苯地平、地尔硫䓬。④曲美他嗪。

（3）介入治疗。
（4）外科手术：治疗主要是施行主动脉-冠状动脉旁路移植。
（5）预防：抗血小板聚集药（肠溶阿司匹林）、他汀类药、ACEI 或 ARB 等。

九、急性心肌梗死

1. 发病机制　冠状动脉粥样硬化斑块不稳定发生破损，继发形成闭塞性血栓，是发病的主要机制。

2. 临床表现

（1）先兆表现：原有的稳定型心绞痛变为不稳定型，或突然出现心绞痛发作等。

（2）症状：①剧烈疼痛（最早、最突出），休息和含服硝酸甘油多不能缓解。患者常有烦躁不安、出汗、恐惧、濒死感 2021。②心律失常，以室性心律失常最多。③低血压和休克。④心力衰竭（主要为急性左心衰竭）。⑤胃肠道症状，疼痛剧烈时，常有恶心呕吐、上腹胀痛和肠胀气，部分患者出现呃逆。⑥其他，坏死心肌组织吸收可引起发热、心悸等。

（3）体征：①心脏体征：心脏浊音界可轻至中度增大；心率增快或减慢；心尖区第一心音减弱；可出现舒张期奔马律；二尖瓣乳头肌功能失调或断裂，出现心尖区粗糙的收缩期杂音或伴有收缩中晚期喀喇音。②血压改变：早期可增高，随后均降低。

3. 心电图及实验室检查

（1）心电图检查：ST 段抬高反映心肌损伤；病理性 Q 波反映心肌坏死；T 波倒置反映心肌缺血 2021。

（2）心肌梗死定位和定范围 2021：见下表。

部位	特征性 ECG 改变导联	对应性改变导联
前间壁	$V_1 \sim V_3$	/
局限前壁	$V_3 \sim V_5$	/
前侧壁	$V_5 \sim V_7$、Ⅰ、aVL	/
广泛前壁	$V_1 \sim V_6$	/
下壁（下间壁）	Ⅱ、Ⅲ、aVF	Ⅰ、aVL
高侧壁	Ⅰ、aVL、"高" $V_4 \sim V_6$	Ⅱ、Ⅲ、aVF
右室	$V_3R \sim V_7R$	多伴下壁梗死
下侧壁	Ⅱ、Ⅲ、aVF、$V_5 \sim V_7$	Ⅰ、aVL
正后壁	$V_7 \sim V_8$	$V_1 \sim V_3$ 导联 R 波增高

（3）血心肌坏死标记物

①肌红蛋白：起病后 2 小时内升高，12 小时内达高峰，24~48 小时内恢复正常。

②肌钙蛋白 I（cTnI）或 T（cTnT）：起病 3~4 小时后升高，cTnI 于 11~24 小时达高峰，7~10 天降至正常，cTnT 于 24~48 小时达高峰，10~14 天降至正常。

③肌酸激酶同工酶（CK-MB）：在起病后 4 小时内增高，16~24 小时达高峰，3~4 天恢复正常。

（3）血象：白细胞增多，中性粒细胞增多，嗜酸性粒细胞减少或消失，血沉加快。

4. 诊断与鉴别诊断

（1）诊断：中老年患者+吸烟史+胸痛时间超过30分钟+服用硝酸甘油不缓解+ST 段弓背抬高。

(2) 鉴别诊断 2001 2003 2005 2006

①急性心包炎：疼痛与发热同时出现，呼吸、咳嗽时加重，早期即有心包摩擦音，心电图除 aVR 外，其余导联均为 ST 段弓背向下的抬高，无异常 Q 波。

②急性肺动脉栓塞：突发剧烈胸痛、气急咳嗽、咯血或休克，有右心负荷急剧增加的表现，如发绀、右心室急剧增大、肺动脉瓣第二心音亢进、颈静脉充盈、肝肿大等，肺动脉造影可确诊。

③主动脉夹层分离：两上肢的血压和脉搏差别明显，胸痛一开始达高峰，常放射到背、腹、腰或下肢。超声心动图及胸腹 MRI 有助于诊断。

5. 治疗

（1）监护和一般治疗：①休息：急性期卧床休息，保持环境安静。②建立静脉通道。③监测：对心电图、血压、呼吸监测，除颤仪应随时备用。④给予流质饮食。

（2）解除疼痛常用药物：①哌替啶肌注或吗啡皮下注射。②硝酸甘油或硝酸异山梨酯，舌下含服或静滴。

（3）再灌注：心肌起病 3~6 小时，使闭塞冠脉再通。①介入治疗。②溶栓疗法。

（4）消除心律失常：①心室颤动或持续多形性室性心动过速，尽快采用电复律。②室性早搏或室性心动过速立即静注利多卡因。室性心律失常反复发作可用胺碘酮。③窦性心动过缓可用阿托品。④二度或三度房室传导阻滞伴有血流动力学障碍者，应急诊安装临时人工心脏起搏器。⑤室上性快速心律失常药物治疗不能控制时，可考虑用同步直流电复律。

（5）控制休克：①补充血容量。②应用升压药（多巴酚丁胺或去甲肾上腺素）。③应用血管扩张剂如硝普钠、硝酸甘油等。④其他对症治疗，纠正酸中毒保护肾功能，慎用洋地黄制剂。

（6）治疗心力衰竭：梗死发生后 24 小时内宜尽量避免使用洋地黄制剂，右室梗死慎用利尿药。

（7）恢复期处理：2~4 个月后，酌情恢复部分或轻工作。

（8）并发症的处理：①栓塞：溶解血栓，抗凝。②心室壁瘤：手术切除或同时做主动脉-冠状动脉旁路移植手术。③心脏破裂和乳头肌功能失调：手术治疗。

（9）非 ST 段抬高型心肌梗死的处理：低危险组以阿司匹林和肝素尤其是低分子量肝素治疗为主；中危险组和高危险组则以介入治疗为首选。

十、心脏瓣膜病

（一）二尖瓣狭窄（最多见）

1. 病因　二尖瓣狭窄的最常见病因为风湿热。

2. 临床表现与并发症

（1）症状：左心房代偿期可无症状，失代偿期及右心室受累时可出现：①呼吸困难（最常见）：早期出现劳力性呼吸困难，加重可出现夜间阵发性呼吸困难及端坐呼吸。②咳嗽：多在夜间睡眠时及劳累后加重。③咯血（痰中带血或咳粉红色泡沫痰）。④压迫症状：左心房肥大压迫喉返神经引起声音嘶哑，压迫食管出现吞咽困难。

（2）体征：①视诊：多数患者有二尖瓣面容；心前区隆起。②触诊：心尖部可触及舒张期震颤。③叩诊：心浊音界向左扩大，心腰消失而呈梨形心。④听诊：心尖区局限性舒张中晚期隆隆样杂音。

（3）并发症：①心房颤动。②急性肺水肿。③血栓栓塞。④右心衰竭（主要死亡原因）。⑤感染性心内膜炎。⑥肺部感染。

3. 诊断与鉴别诊断

（1）诊断：心尖区隆隆样舒张中晚期杂音，并有左心房肥大的证据，即可诊断为二尖瓣狭窄；若有风湿热病史，则支持风心病二尖瓣狭窄的诊断。超声心动图检查有助于确诊二尖瓣狭窄及判断狭窄程度。

（2）鉴别诊断

①相对性二尖瓣狭窄：心尖区可闻及短促的隆隆样舒张中期杂音。病史及心脏超声检查有助于鉴别。

②严重主动脉瓣关闭不全：心尖区可闻及舒张中晚期隆隆样杂音，无开瓣音及 S_1 亢进，不伴有心尖区舒张期震颤。

③左房黏液瘤：瘤体阻塞二尖瓣口，产生随体位改变的舒张期杂音，常有发热、关节痛、贫血、血沉增快和体循环栓塞等。心脏超声显示左心房内云雾状光点可资鉴别。

4. 治疗

（1）一般治疗：①有风湿热活动者应给予抗风湿治疗，常用苄星青霉素。②预防感染性心内膜炎。③无症状者避免剧烈体力活动，定期（6～12 个月）复查。④呼吸困难者应减少体力活动，限制钠盐摄入，应用利尿剂。

（2）并发症的处理：①大量咯血：应取坐位，应用镇静剂，降低肺静脉压。②急性肺水肿：处理原则与急性左心衰竭所致的肺水肿相似。③心房颤动：控制心室率，预防血栓栓塞；急性发作伴快速心室率，如血流动力学稳定，以减慢心室率为主；如血流动力学不稳定，应立即电复律。④预防栓塞：伴有心房颤动者应长期抗凝治疗。⑤右心衰竭：限制钠盐摄入，应用利尿剂等。

（3）经皮球囊二尖瓣成形术（治疗单纯二尖瓣狭窄的首选方法）和手术治疗（二尖瓣分离术、瓣膜置换术）。

（二）主动脉瓣关闭不全

1. 病因　主要病因有风湿热、感染性心内膜炎等，也可见于先天畸形、主动脉瓣黏液样变性、强直性脊柱炎、梅毒性主动脉炎、Marfan 综合征等。

2. 临床表现

（1）症状：患者常有头部搏动感、心悸及心前区不适；约 20% 患者可有心绞痛，多发生在夜间。

（2）体征：心尖搏动呈抬举样，范围扩大并向左下移位。心浊音界向左下扩大，呈靴形心。胸骨左缘 2～3 肋间及主动脉瓣区闻及高调、递减型舒张早期叹气样杂音，坐位前倾及深呼气时明显；严重主动脉瓣关闭不全时，在心尖部闻及舒张中晚期隆隆样杂音。周围血管征阳性。

3. 诊断与鉴别诊断

（1）诊断：根据病史、典型的心脏杂音及周围血管体征，结合 X 线胸片与心脏超声检查，可做出诊断。

（2）鉴别诊断：主要与继发于肺动脉高压与肺动脉扩张的相对性肺动脉瓣关闭不全相鉴别，相对性肺动脉瓣关闭不全于胸骨左缘第二肋间可闻及的舒张早期吹风样杂音。

4. 治疗

（1）内科治疗：主要为对症治疗，包括纠正心力衰竭、控制心律失常等。伴有心绞痛的患者可使用硝酸酯制剂；舒张压超过 90mmHg 者使用降压药，避免使用负性肌力药物。心力衰竭的治疗以应用强心苷、利尿剂及血管扩张剂、血管紧张素转换酶抑制剂为主。

（2）外科治疗：人工瓣膜置换术为治疗该病的主要方法。

第三单元 消化系统疾病

> ☆重点提示
>
> 本单元出题率呈增加趋势。但考点始终集中在消化性溃疡和肝硬化的病因、临床表现和治疗，各种题型出题均有可能。胃炎和胃癌单独成题的可能性不大，了解即可。

一、慢性胃炎

1. 病因和发病机制

（1）幽门螺杆菌（Hp）感染是慢性胃炎最主要的病因 2021，Hp 能长期定居于胃窦部，分解尿素产生 NH_3，分泌细胞毒素引起炎症反应。

（2）自身免疫反应：自身抗体与壁细胞结合后，破坏壁细胞，致壁细胞减少，胃酸分泌减少，维生素 B_{12} 吸收不良导致恶性贫血。

（3）十二指肠液反流。

（4）理化及其他因素。

2. 病理　主要发生于黏膜层，从浅表逐渐向深部扩展至腺区，表现为黏膜炎症、萎缩、上皮化生。异型增生（不典型增生），是胃癌的癌前病变。

3. 临床表现、实验室检查和其他检查

（1）临床表现：①有上腹饱胀不适，以进餐后加重。②伴嗳气、反酸、恶心等。③少数可有上消化道出血表现。

（2）实验室检查及其他检查：胃镜检查（最可靠方法）（非萎缩性胃炎——黏膜红斑，粗糙不平，有出血点或出血斑；萎缩性胃炎——黏膜苍白或灰白色，呈颗粒状，可透见黏膜下血管，皱襞细小）；幽门螺杆菌检测；血清学检查；血维生素 B_{12} 水平。

4. 诊断与鉴别诊断

（1）诊断：确诊主要依赖胃镜检查和胃黏膜活检。

（2）鉴别诊断：慢性胃炎应与消化性溃疡、胃癌、功能性胃肠病、慢性胆囊炎等鉴别，胃镜和胆囊 B 超等有助于鉴别。

5. 病情评估　关键在于评估患者进展为胃癌的风险。

6. 治疗

（1）一般措施：尽量避免进食刺激胃黏膜的食物。

（2）病因治疗：①根除 Hp 治疗：以质子泵抑制剂或胶体铋剂为主，配合两种或三种抗菌药物如阿莫西林、替硝唑、克拉霉素等。②十二指肠-胃反流的治疗：应用胃黏膜保护药、促胃动力药等。

（3）对症治疗：腹胀、恶心、呕吐、腹痛明显者，可应用胃肠动力药如莫沙必利等；伴发恶性贫血者长期应予维生素 B_{12} 治疗；补充多种维生素及微量元素，对逆转黏膜肠化生及不典型增生有一定效果。

（4）胃癌前状态的治疗：首先应进行根除 Hp 的治疗，出现恶性贫血的患者应注意长期补充维生素 B_{12}，发现有重度异型增生时，宜内镜下或手术治疗。

二、消化性溃疡

1. 概述　消化性溃疡分为胃溃疡（GU）与十二指肠溃疡（DU）两种。DU 多见于青壮年人，GU 多见于中老年人。

2. 病因与发病机制

（1）幽门螺杆菌感染：主要病因 2021 。

（2）药物因素：某些药物如非甾体抗炎药（NSAID）、抗肿瘤药、肾上腺皮质激素等，可导致溃疡的发生。

（3）胃酸及胃蛋白酶分泌增多。

（4）神经精神因素：长期精神紧张、焦虑、抑郁、恐惧者易发生溃疡。

（5）其他因素：遗传、环境等因素。O型血者DU的患病率比其他血型高。吸烟、嗜酒、饮浓茶、过食辛辣食物、暴饮暴食及饮食不规律均可诱发溃疡。

3. 临床表现与并发症

（1）症状

	胃溃疡	十二指肠溃疡
腹痛性质	钝痛、灼痛、胀痛或饥饿痛	
腹痛部位	中上腹部或偏左侧	中上腹部偏右侧
腹痛与饮食的关系	常在餐后1小时内发生，至下次餐前自行消失	饥饿时疼痛，多餐后2~4小时出现，进食后缓解，部分患者可有午夜痛
其他症状	伴反酸、嗳气、恶心等消化道症状	

（2）体征：溃疡活动期上腹部可有局限性压痛，并发幽门梗阻、急性穿孔、上消化道出血时，出现相应体征。

（3）特殊类型的溃疡：①无症状型溃疡。②复合性溃疡。③幽门管溃疡（餐后立即出现中上腹剧烈疼痛）。④球后溃疡（夜间痛和背部放射痛常见）。⑤难治性溃疡。⑥巨大溃疡。⑦老年人消化性溃疡。

（4）并发症 ①出血 2002 2003 2014 。②穿孔。③幽门梗阻。④癌变。

4. 实验室检查及其他检查

（1）胃镜检查和黏膜活检：①活动期：病灶多呈圆形或椭圆形，溃疡基底部覆有白色或黄白色厚苔，周围黏膜充血、水肿。②愈合期：溃疡缩小变浅，苔变薄，黏膜皱襞向溃疡集中。③瘢痕期：基底部白苔消失，呈现红色瘢痕，最后转变为白色瘢痕。

（2）X线钡餐检查：直接征象为龛影。间接征象有局部压痛、胃大弯侧痉挛性切迹、十二指肠球部激惹及变形。溃疡合并穿孔、活动性出血时禁行X线钡餐检查。

（3）Hp检测：快速尿素酶试验（最常用）、细菌培养（最可靠）、^{13}碳或^{14}碳-尿素呼气试验。

（4）粪便隐血试验：阳性提示溃疡活动。持续阳性者，应排除癌变的可能。

5. 诊断与鉴别诊断

（1）诊断：根据患者有慢性、周期性、节律性上腹部疼痛的典型病史，即可做出初步诊断，但确诊依靠胃镜或X线钡餐检查。

（2）鉴别诊断：①溃疡内镜下有以下特点时，应考虑为恶性溃疡：溃疡形状不规则，一般较大；底部凹凸不平，有秽苔；边缘呈结节状隆起；周围皱襞中断；胃壁僵硬、蠕动减弱。②胃泌素瘤：溃疡多发生于不典型部位，胃酸分泌水平明显升高，空腹血清胃泌素明显升高。

6. 病情评估　老年人消化性溃疡、巨大溃疡、无症状性溃疡常易出现急性并发症，尤其是上消化道出血，严重时可危及生命，是常见的死亡原因。

7. 治疗

（1）一般治疗：生活规律，劳逸结合，少饮浓茶、咖啡，少食酸辣刺激性食物。戒烟酒，慎用NSAID药物。

(2) 药物治疗：①根除 Hp：三联疗法、四联疗法。②抑制胃酸分泌：碱性药、抗胃酸分泌药（H_2 受体拮抗剂如西咪替丁、质子泵抑制剂如奥美拉唑）、抗胆碱能药物、胃泌素受体拮抗剂（丙谷胺）等。③保护胃黏膜药物：硫糖铝、枸橼酸铋钾、米索前列醇等。

(3) 治疗并发症：并发急性上消化道出血、急性穿孔、幽门梗阻时，应及时明确诊断，并行积极治疗，无效者应考虑手术治疗。疑诊发生癌变者，应尽快明确诊断，实施治疗。

(4) 外科治疗：适应证①大量或反复出血，内科治疗无效者。②急性穿孔。③瘢痕性幽门梗阻。④GU 癌变或癌变不能除外者。⑤内科治疗无效的顽固性溃疡。

(5) 维持治疗：GU 经治疗溃疡愈合者，可停用药物治疗；有反复急性加重的患者，需要时可长期口服适量药物维持治疗。

三、胃癌

1. 病因　①环境因素。②饮食因素。③幽门螺杆菌感染。④遗传因素。⑤癌前变化，包括萎缩性胃炎、腺瘤型息肉尤其直径超过 2cm 者、胃溃疡、胃黏膜巨大皱襞症和残胃炎。

2. 临床表现

(1) 症状：上腹疼痛（最常见）2018、食欲减退、恶心呕吐、呕血、黑便，全身症状可出现低热、疲乏、体重减轻、贫血等。

(2) 体征：腹部肿块是胃癌的主要体征，多在上腹部偏右，可触及坚实而可移动的结节状肿块，伴压痛。发生淋巴结转移，可触及左锁骨上淋巴结肿大 2021。

3. 实验室检查及其他检查

(1) 血液检查：呈低色素性贫血，血沉增快，血清癌胚抗原（CEA）阳性。

(2) 粪便隐血试验：常持续阳性，可作为胃癌筛查的首选方法。

(3) X 线钡餐检查：X 线征象有充盈缺损、癌性龛影、皮革胃及胃潴留等表现。但对早期胃癌诊断率低，胃底癌易漏诊。

(4) 胃镜检查：诊断早期胃癌最重要手段。

(5) 超声内镜检查。

4. 诊断与鉴别诊断

(1) 诊断 2018：40 岁以上＋上腹不适、食欲不振、体重明显减轻＋治疗不缓解＋胃镜及活检。

(2) 鉴别诊断：胃癌应与胃溃疡、胃原发淋巴瘤、胃平滑肌肉瘤、慢性萎缩性胃炎及胃邻近恶性肿瘤如原发性肝癌、胰腺癌、食管癌等进行鉴别。X 线、内镜、B 超等检查可助鉴别。

5. 病情评估

(1) 早期胃癌如能尽早发现而确诊，进行有效治疗则预后良好。

(2) 分化程度越低恶性程度越高。

(3) 一般管状腺癌分化良好，髓样癌分化较差，弥散型癌分化极差。

(4) 膨胀型癌细胞间有黏附分子，以团块形生长，预后较好；浸润型癌细胞以分散方式向纵深扩散，预后较差，相当于上述的弥散型胃癌。

6. 治疗　手术治疗（目前唯一有可能根治胃癌的手段）、内镜下治疗、化学治疗、免疫增强剂（转移因子、白细胞介素－2）。

四、溃疡性结肠炎

1. 病因　①免疫因素：肠道黏膜的免疫反应的激活是导致本病肠道炎症发生、发展和转归的直接原因。②遗传因素。③感染因素。④精神神经因素：本病可因紧张、劳累而诱发。

2. 临床表现

（1）消化系统表现：①腹泻：为最主要的症状，黏液血便是本病活动期的重要表现。病变局限在直肠者，鲜血附于粪便表面；病变扩展至直肠以上者，血液混于粪便中。病变累及直肠时，可有里急后重。②腹痛：轻型患者在病变缓解期可无腹痛，或仅有腹部不适，部位多在左下或下腹部，亦可涉及全腹，有疼痛→便意→排便→缓解的规律。③体征：轻中型患者仅左下腹部压痛，有些患者可触及呈管状的乙状结肠。若有腹肌紧张、反跳痛、肠鸣音减弱，应警惕结肠扩张、肠穿孔等并发症。

（2）全身表现：急性期可有发热，重症常出现高热，病情持续活动可出现衰弱、消瘦、贫血、低蛋白血症、电解质紊乱等表现。易发生低血钾。

（3）肠外表现：本病可伴有多种肠外表现，如关节炎、结节性红斑、强直性脊柱炎等。

3. 实验室检查及其他检查

（1）血液检查：①血红蛋白降低；血沉增快。②严重者血清白蛋白降低。C反应蛋白增高。③严重者出现电解质紊乱，尤以低血钾最明显。

（2）粪便检查：常有黏液脓血便，镜检见红细胞、白细胞和巨噬细胞。便培养致病菌阴性。

（3）结肠镜检查：是诊断与鉴别诊断的最重要手段。内镜下特征：急性期肠黏膜充血水肿，分泌亢进，可有针尖大小的红色斑点和黄白色点状物，肠腔痉挛，皱襞减少。慢性期黏膜粗糙不平，呈细颗粒状，血管模糊，质脆易出血，有假息肉形成。

（4）X线检查：X线气钡双重对比造影。

4. 诊断与鉴别诊断

（1）诊断：①慢性或反复发作性腹泻、脓血黏液便、腹痛，伴不同程度全身症状。②多次便检无病原体发现。③内镜检查及X线钡剂灌肠显示结肠炎病变等。

（2）鉴别诊断：①急性自限性结肠炎：急性发作时有发热，腹痛较明显，粪便检查可分离出致病菌，抗生素治疗有良好效果，通常在4周内痊愈。②克罗恩病：腹泻，但多无肉眼血便，结肠镜或X线检查病变多位于回肠末端及邻近结肠，呈非连续性、非弥漫性分布的特征性改变。③肠易激综合征：大便检查无脓血，镜下无异常发现，隐血试验阴性，结肠镜检查无器质性病变。④大肠癌：多见于中老年人，经直肠指检常可触到肿块，结肠镜或X线钡剂灌肠检查对鉴别诊断有价值，活检可确诊。但应注意排除溃疡性结肠炎发生的结肠癌变。

5. 病情评估　临床严重程度分级。轻度：腹泻每日<4次，便血轻或无，无发热，贫血无或轻，血沉正常。中度：介于轻度与重度之间。重度：腹泻每日>6次，明显黏液脓血便，体温>37.5℃、脉搏>90次/分；血红蛋白<100g/L，血沉>30mm/h。

6. 治疗

（1）一般治疗：强调休息、饮食及营养。急性发作或重症患者应住院治疗，流质少渣饮食并给予支持疗法。病情严重者应禁食，给予完全胃肠外营养治疗。腹痛患者可酌情用抗胆碱能药物，但不宜多用，以免促发急性结肠扩张。腹泻严重者可谨慎试用复方苯乙哌啶等。

（2）药物治疗：①氨基水杨酸制剂：常用柳氮磺吡啶（SASP），适用于轻、中型患者及重型经糖皮质激素治疗病情缓解者，病情缓解后改为维持量维持治疗，服用SASP的同时应补充叶酸。②糖皮质激素：适用于重型或暴发型，以及柳氮磺吡啶治疗无效的轻型、中型患者，常用泼尼松口服，病情控制后逐渐减量维持至停药。亦可用于灌肠。③免疫抑制剂：上述两类药物治疗无效者可试用环孢素。

（3）手术治疗：①紧急手术指征：并发大量或反复严重出血、肠穿孔、重型患者合并中毒性巨结肠经积极内科治疗无效，伴有严重毒血症状者。②择期手术指征：并发癌变以及长期内科治疗无效者。

五、肝硬化

1. 病因　我国以病毒性肝炎所致肝硬化为主，国外以酒精中毒多见。主要病因有病毒性肝炎、慢性酒精中毒、非酒精性脂肪性肝病、长期胆汁淤积、肝脏循环障碍、血吸虫等感染、营养不良、长期接触化学毒物及药物等。

2. 临床表现及并发症

(1) 临床表现

①代偿期：症状较轻。以乏力、食欲减退、腹胀不适、恶心、上腹隐痛、轻微腹泻等，多呈间歇性。查体见肝轻度大，质地结实或偏硬，无或有轻度压痛，脾轻或中度大。肝功能检查结果正常或轻度异常。

②失代偿期

A. 肝功能减退的临床表现：全身症状：消瘦乏力、精神萎靡等。消化道症状：上腹饱胀不适、恶心呕吐、易腹泻；半数以上患者有轻度黄疸。出血倾向和贫血：多与营养不良、凝血因子减少、脾功能亢进等因素有关。内分泌紊乱：男性乳房发育，女性月经失调，出现肝掌、蜘蛛痣等典型症状 2001 2007 2010 。

B. 门静脉高压症的表现：脾肿大 2001 2008 、侧支循环的建立和开放、腹水 2009 是肝硬化失代偿期最突出的临床表现。

(2) 并发症：①上消化道出血：为最常见的并发症。②肝性脑病：是本病最严重的并发症，亦是最常见的死亡原因。③感染：常并发细菌感染，如肺炎、胆道感染、大肠埃希菌败血症和自发性腹膜炎等。④肝肾综合征：主要见于伴腹水的晚期肝硬化。⑤原发性肝癌：肝区疼痛、血性腹水、不明原因的发热 2001 。

3. 实验室及其他检查

(1) 肝功能检查：血清白蛋白降低，球蛋白增高，血清 ALT 与 AST 增高。

(2) 免疫学检查：乙、丙、丁肝炎病毒标志物阳性，甲胎蛋白增高（超过 500μg/L）。

(3) 腹水检查：一般为漏出液。腹水呈血性，应高度怀疑癌变，应进行细胞学检查。

(4) 影像学检查：①X 线检查：食管静脉曲张时，显示虫蚀样或蚯蚓状充盈缺损及纵行黏膜皱襞增宽；胃底静脉曲张时，可见菊花样充盈缺损。②超声检查：肝实质回声增强、不规则、不均匀，为弥漫性病变。

(5) 肝穿刺活检：确诊代偿期肝硬化的唯一方法。若见有假小叶形成，可确诊。

4. 诊断与鉴别诊断　①有病毒性肝炎、长期饮酒等有关病史。②有肝功能减退和门静脉高压症的临床表现。③B 超或 CT 提示肝硬化改变，内镜检查证实食管胃底静脉曲张。④肝功能试验常有阳性发现。⑤肝活组织检查见假小叶形成 2005 。

5. 治疗

(1) 一般治疗：①休息：代偿期患者注意劳逸结合，可参加轻体力劳动；失代偿期患者应卧床休息。②饮食：以高热量、高蛋白质和维生素丰富而易消化的食物为宜。

(2) 药物治疗：①保护肝细胞治疗：熊去氧胆酸、强力宁等；维生素类（维生素 B 族、维生素 C、E、K 等）。②抗肝纤维化药物：可用丹参、黄芪、虫草菌丝等。③抗病毒治疗：常用拉米夫定等。

(3) 腹水的治疗：①限制钠、水的摄入，每日摄钠低于 5g，进水 800~1000mL。②利尿药：螺内酯和呋塞米联合应用。③提高血浆胶体渗透压。④腹水浓缩回输治疗难治性腹水。⑤腹腔-颈内静脉分流术、经颈静脉肝内门体分流术。⑥放腹水疗法。

(4) 并发症治疗

①上消化道出血：应采取急救措施，包括静卧、禁食、迅速补充有效血容量、加强监护

(静脉输液、输鲜血）以纠正出血性休克和采取有效止血措施及预防肝性脑病等。

②肝性脑病：去除诱因，减少肠道毒物的生成和吸收，降低血氨药物，应用支链氨基酸。

六、原发性肝癌

1. 病因　病因：病毒性肝炎、肝硬化、黄曲霉毒素等。

2. 临床表现

（1）症状：肝区疼痛（最常见，呈持续性胀痛或隐痛）＋消化系统症状（食欲减退最常见）＋全身症状（进行性消瘦、乏力、发热等）＋伴癌综合征（内分泌或代谢异常）。

（2）体征：进行性肝肿大、黄疸、脾肿大、腹水。

3. 实验室检查及其他检查

（1）甲胎蛋白（AFP）检测：①AFP 超过 500μg/L 持续 4 周。②AFP 由低浓度逐渐升高不降。③AFP 超过 200μg/L 持续 8 周。

（2）肝动脉造影：是目前诊断小肝癌的最佳方法。

（3）肝组织活检或细胞学检查：是目前获得 2cm 直径以下小肝癌确诊的有效方法。

4. 诊断与鉴别诊断

（1）诊断：慢性肝病史的中年人＋不明原因的肝区疼痛、消瘦、进行性肝脏肿大＋血清 AFP 测定＋影像学检查。

（2）鉴别诊断

①继发性肝癌：病情缓慢，AFP 多为阴性，通过病理检查和找到肝外原发癌可以确诊。

②肝脓肿：有发热，肝区疼痛和压痛。B 超检查可探到肝内液性暗区。诊断性肝穿刺有助于确诊。

③肝硬化：病情发展较慢，且有反复，AFP 轻度增高，肝功能损害较重。

5. 病情评估

（1）确诊的原发性肝癌具备下述状态时，一般预后较好：①瘤体直径小于 5cm，能早期手术治疗。②癌肿包膜完整，尚无癌栓形成。③机体免疫状态良好。

（2）出现下列情况时，则预后不良：①合并肝硬化或有肝外转移者。②发生肝癌破裂、消化道出血者。③血 ALT 显著升高者。

6. 治疗原则

（1）手术切除：早期肝癌尽量手术切除，肝切除术是治疗肝癌最有效的方法。

（2）综合治疗：①分子靶向治疗。②放射治疗。③介入性治疗：已成为肝癌治疗的主要方法。④局部消融治疗：对于单发的直径在 3cm 或以下的小肝癌可获得根治性消融。⑤生物治疗。⑥全身化疗。

七、急性胰腺炎

1. 病因

病因：胆石症与胆道疾病（主要原因）、大量饮酒和暴食、胰管梗阻、代谢障碍（高甘油三酯血症）、其他（高钙血症、药物、病毒感染等）。

2. 临床表现

（1）症状：腹痛（主要与首发症状）、恶心、呕吐、发热、休克、肺不张、胸腔积液。

（2）体征：①轻症：体征常与主诉腹痛的程度不相符，腹部体征可以不明显，无腹肌紧张和反跳痛，肠鸣音减弱。②重症：上腹压痛明显，伴腹肌紧张及反跳痛。

（3）并发症：①局部：胰腺脓肿、胰腺假性囊肿。②全身：急性呼吸衰竭、急性肾衰竭、心力衰竭与心律失常、消化道出血、胰性脑病、脓毒症、高血糖、慢性胰腺炎等。

3. 实验室检查及其他检查

（1）标志物检测：淀粉酶测定（血清淀粉酶超过正常上限 3 倍）、血清脂肪酶测定。

（2）血液一般检查：多有白细胞增多及中性粒细胞分类比例增加，中性粒细胞核左移。

（3）血生化检查：暂时性血糖升高、血钙降低；血胆红素升高等。

（4）腹部影像学检查：腹部 X 线平片、腹部 B 超 2021、腹部 CT。

4. 诊断与鉴别诊断

（1）诊断要点：确诊 AP 应具备下列 3 条中的任意 2 条：①急性、持续性中上腹痛。②血淀粉酶或脂肪酶超过正常值上限 3 倍 2021。③急性胰腺炎的典型影像学改变。

（2）鉴别诊断

①消化性溃疡急性穿孔：腹部 X 线透视可见膈下游离气体有助于诊断。

②胆囊炎和胆石症：可有血、尿淀粉酶轻度升高，腹痛以右上腹多见，向右肩背部放射，右上腹压痛，Murphy 征阳性。

③急性肠梗阻：以腹痛、呕吐、腹胀、排便排气停止为特征，肠鸣音亢进或消失，腹部平片可见气液平面。

④急性心肌梗死：多有冠心病史，以突然发生的胸骨后及心前区压迫感或疼痛为主要表现，血、尿淀粉酶多正常，心肌损伤标志物升高，心电图见心肌梗死的相应改变及动态改变。

5. 病情评估　分期诊断：①急性期：发病后 2 周内，以全身炎症反应综合征及脏器功能障碍为主要表现，是患者的死亡高峰期。②进展期：发病后 2～4 周，以急性坏死物胰周液体积聚及急性坏死物积聚为主，可无感染，也可合并感染。③感染期：发病 4 周后，出现胰腺及胰周坏死性改变伴有感染、脓毒症，出现多系统器官功能障碍，是患者的第二个死亡高峰期。

6. 治疗

（1）监护与一般治疗：加强监护。维持水电解质平衡，加强营养支持治疗。

（2）减少胰液分泌，抑制胰酶活性：禁食 2021、抑制胃酸分泌、应用生长抑素（奥曲肽）、抑制胰酶活性。

（3）防治感染、营养支持、急诊内镜治疗。

（4）外科治疗：手术适应证。①胰腺坏死合并感染。②胰腺脓肿。③胰腺假性囊肿。④胆道梗阻或感染。⑤诊断未明确，疑有腹腔脏器穿孔或肠坏死者行剖腹探查术。

（5）中医中药治疗：常用大承气汤辨证加减。

第四单元　泌尿系统疾病

☆重点提示

本单元是近几年出题的热点，重点为慢性肾小球肾炎、尿路感染和慢性肾衰竭的临床表现和治疗，病因、发病机制和鉴别诊断，基本掌握即可。由于该单元的疾病临床表现比较相似，建议结合对比记忆。

一、慢性肾小球肾炎

1. 病因　绝大多数病因尚不明确，部分与溶血性链球菌、乙型肝炎病毒等感染有关。仅少数慢性肾炎由急性肾炎发展所致。

2. 临床表现　发病以中青年为主。以血尿、蛋白尿、高血压和水肿为基本表现。病情加重可出现贫血、眼底出血、渗出、视乳头水肿、肾功能受损等。

3. 实验室及其他检查

（1）尿液检查：可见轻重不等的蛋白尿。多为镜下血尿，尿畸形红细胞＞80%，尿红细胞

MCV <75fL。可见颗粒管型 2001 2002 2003 。

（2）肾功能：早期正常或轻度受损，可持续数年至数十年；晚期出现血肌酐升高，Ccr下降。

（3）肾穿刺活检。

（4）肾脏超声：肾实质回声增强、双肾体积缩小等。

4. 诊断及鉴别诊断

（1）诊断 2018 ：凡存在慢性肾炎的临床表现如血尿、蛋白尿、水肿和高血压者，均应疑诊慢性肾炎。

（2）鉴别诊断

①慢性肾盂肾炎：多见于女性，常有尿路感染病史。多次尿沉渣检查见白细胞、细菌，尿细菌培养异常，以肾小管功能损害为主，可有高氯性酸中毒，低磷性肾性骨病，而氮质血症和尿毒症较轻，且进展缓慢。

②高血压肾损害：先有高血压后出现蛋白尿，临床上肾小管损害较肾小球功能损害早。

5. 治疗

（1）饮食治疗：优质低蛋白饮食，控制饮食中磷的摄入。

（2）控制高血压，减少蛋白尿：尿蛋白低于1.0g/d时，血压应控制在130/80mmHg以下；尿蛋白在1.0g/d或以上者，血压应控制在125/75mmHg以下。首选ACEI或ARB。

（3）抗血小板聚集：常用双嘧达莫、阿司匹林。

（4）避免加重肾脏损害的因素：感染、劳累、妊娠及肾毒性药物等。

（5）糖皮质激素和细胞毒性药物。

二、尿路感染

1. 病因　革兰氏阴性杆菌为尿路感染最常见致病菌，其中以大肠埃希菌最为常见 2015 2018 2021 ，其次有变形杆菌、克雷白杆菌。

2. 发病机制

（1）感染途径：上行感染（最主要）、血行感染、直接感染、淋巴道感染。

（2）易感因素：尿路梗阻、膀胱输尿管反流、机体免疫力低下、妊娠和医源性因素等。

3. 临床表现

（1）膀胱炎：易发生于年轻女性 2002 2003 ，主要表现为膀胱刺激征，即尿频、尿急、尿痛。尿液常浑浊，并有异味，约30%可出现血尿。一般无全身感染症状，少数患者出现腰痛、低热等。

（2）肾盂肾炎 2005 2009

①急性肾盂肾炎：育龄女性最多见 + 泌尿系统症状［膀胱刺激征；腰痛和（或）下腹部痛，多为钝痛、酸痛；肋脊角及输尿管点压痛、肾区压痛和叩击痛］+ 全身感染症状（寒战、发热、头痛等）。

②慢性肾盂肾炎：一半以上患者可有急性肾盂肾炎病史，后出现程度不同的低热、间歇性尿频、排尿不适、腰部酸痛及肾小管功能受损表现，如夜尿增多、低比重尿等。病情持续可发展为慢性肾衰竭。

（3）无症状细菌尿：有真性细菌尿，但无尿路感染。

4. 实验室检查及其他检查

（1）血液一般检查：急性肾盂肾炎时，血白细胞及中性粒细胞可升高。

（2）尿液检查：外观多浑浊，尿沉渣镜检高倍镜下白细胞超过5个，诊断意义较大。

（3）尿细菌学检查：如细菌定量培养菌落计数≥10^5/mL，可确诊。

(4) 亚硝酸还原试验：尿路感染时阳性率约为 80%，可作为尿路感染的筛查试验。
(5) 影像学检查：慢性肾盂肾炎可有两侧或一侧肾脏缩小、肾盂形态异常等改变。

5. 诊断与鉴别诊断
(1) 诊断
①确立诊断：典型的尿路感染应有尿路刺激征、感染的全身症状及输尿管压痛、肾区叩击痛等体征，结合尿液改变和尿液细菌学检查，即可确诊。
②区分上下尿路感染：上尿路感染的判断依据：有全身（发热、寒战甚至毒血症状）、局部［明显腰痛、输尿管点和（或）肋脊点压痛、肾区叩痛］症状和体征，伴以下表现即可诊断：膀胱冲洗后尿培养阳性；尿沉渣镜检见白细胞管型，除外间质性肾炎、狼疮性肾炎等；尿 N－乙酰－β－D－氨基葡萄糖苷酶（NAG）、$β_2$－MG 升高；尿渗透压降低。
③慢性肾盂肾炎：反复发作的尿路感染病史；影像学显示肾外形凹凸不平，且双肾大小不等，或静脉肾盂造影见肾盂肾盏变形、缩窄；合并持续性肾小管功能损害。

(2) 鉴别诊断
①全身性感染疾病：注意尿路感染的局部症状，并做尿沉渣和细菌学检查。
②肾结核：膀胱刺激征多较明显，晨尿结核杆菌培养可阳性，尿沉渣可找到抗酸杆菌，静脉肾盂造影可发现肾结核 X 线征象。
③尿道综合征：仅有膀胱刺激征，而无脓尿及细菌尿。
④慢性肾小球肾炎：多为双侧肾脏受累，且肾小球功能受损突出，并常有蛋白尿、血尿和水肿等基本表现。

6. 病情评估　①根据感染发生部位将尿路感染分为上尿路感染和下尿路感染，上尿路感染指肾盂肾炎，下尿路感染主要指膀胱炎。②对于有尿路感染病史的患者，应明确是急性尿路感染还是慢性尿路感染急性发作。③根据患者有无尿路功能或结构的异常，分为复杂性、非复杂性尿路感染。

7. 治疗与预防
(1) 治疗原则：积极彻底进行抗菌治疗，消除诱发因素，防止复发。
(2) 抗菌治疗用药原则：①选用致病菌敏感的抗菌药物。一般首选对革兰氏阴性杆菌敏感的抗菌药物，治疗 3 天症状无改善，应按药敏结果调整用药。②选用在尿和肾内的浓度高的抗菌药物。③选用肾毒性小、副作用少的抗菌药物。④单一药物治疗失败、严重感染、混合感染、耐药菌株出现时应联合用药。⑤根据感染轻重选择给药途径（口服、静脉注射等）。⑥对不同类型的尿路感染给予不同治疗时间。

三、慢性肾脏病（慢性肾衰竭）

1. 病因
慢性肾脏病是指各种原因引起的慢性肾脏结构和功能障碍。
(1) 原发病：糖尿病肾病、高血压肾小动脉硬化、原发性与继发性肾小球肾炎、肾小管间质病变、肾血管病变、遗传性肾病（多囊肾、遗传性肾炎）等。
(2) 病程渐进性发展的危险因素：糖尿病控制不良、高血压控制不达标、蛋白尿（包括微量白蛋白尿）、低蛋白血症、吸烟等。
(3) 病情急性恶化的危险因素：原发疾病复发或加重；血容量不足（脱水、大出血、各种原因的休克等）；肾脏血供急剧减少（肾动脉狭窄患者应用 ACEI、ARB 等药物）；应用肾毒性药物；严重感染；尿道梗阻；高钙血症、严重肝功不全等。

2. 临床表现
(1) 水、电解质和酸碱平衡失调。
(2) 各系统症状：①心血管系统：心血管病变是最常见的死亡原因。②消化系统：食欲不振、恶心呕吐为首发症状 2021。③神经系统：乏力、记忆力下降等。④血液系统：出血倾向。⑤呼吸系统：严重酸中毒时出现深大呼吸。⑥其他：骨折、皮肤瘙痒、腕管综合征等。

3. 实验室检查及其他检查

（1）血液检查：低蛋白血症、贫血显著、血肌酐升高、低血钙、高血磷等。

（2）尿液检查：尿蛋白量多少不等，尿渗透压降低，甚至为等张尿。

（3）肾功能检查：内生肌酐清除率和肾小球滤过率下降，肾小管浓缩稀释功能下降。

4. 诊断　慢性肾脏病史+厌食、恶心呕吐、腹泻、头痛、意识障碍+肾功能有不同程度减退。

5. 病情评估

GFR 分期	特征	GFR [mL/(min·1.73m^2)]
1	GFR 正常或增加	≥90
2	GFR 轻度下降	60~89
3a	GFR 轻到中度下降	45~59
3b	GFR 中到重度下降	30~44
4	GFR 重度下降	15~29
5	肾衰竭	<15 或透析

6. 治疗

（1）延缓病情进展：①积极控制高血压。②严格控制血糖。③控制蛋白尿。④营养疗法。⑤ACEI 和 ARB 的应用。⑥减轻肾小管高代谢等。

（2）非透析治疗：①纠正水、电解质失衡和酸中毒。②控制高血压。③纠正贫血。④低血钙、高血磷与肾性骨病的治疗。⑤防治感染。⑥高脂血症的治疗。⑦吸附剂治疗。

（3）肾脏替代疗法、肾移植。

第五单元　血液系统疾病

> ☆**重点提示**
>
> 本单元每年必有题出现，但是题量比较少。本单元的基础是临床表现和实验室诊断，在诊断的基础上才能掌握其治疗方法，在复习时也应该延续这样的思路。病因和发病机制不要求特别掌握，读懂即可。急性白血病是出题的热点，建议在熟读教材的基础上多做一些练习备战。

一、缺铁性贫血

1. 概述　贫血诊断标准：6 个月~6 岁 Hb<110g/L，6~14 岁 Hb<120g/L，成年男性 Hb<130g/L，成年女性 Hb<120g/L，孕妇 Hb<110g/L。

2. 病因及发病机制　铁的丢失过多（慢性失血是引起成年人缺铁性贫血的最常见原因）、铁需求量增加而摄入不足、铁吸收不良 2001。

3. 临床表现

（1）贫血的表现：头晕、头痛、面色苍白、乏力、易倦、心悸等。

（2）组织缺铁的表现：儿童、青少年发育迟缓、体力下降、智商低、容易兴奋、注意力不集中、烦躁、易怒或淡漠、异食癖和吞咽困难等。

4. 实验室检查

（1）血象：呈现典型的小细胞低色素性贫血，MCV 低于 80fL，MCHC 低于 32%，白细胞和血小板计数正常或轻度减少。

（2）骨髓象：骨髓增生活跃，中晚幼红细胞比例增高。骨髓涂片做铁染色后，铁粒幼细胞极少或消失。

（3）铁代谢检查：血清铁降低，总铁结合力增高，转铁蛋白饱和度降低，以血清铁和总铁结合力改变明显，血清铁蛋白降低。

（4）红细胞游离原卟啉（FEP）测定：FEP/Hb＞4.5μg/gHb 有诊断意义。

5. 诊断与鉴别诊断

（1）有明确的缺铁病因和临床表现。

（2）小细胞低色素性贫血。

（3）血清铁低于 8.9μmol/L，总铁结合力高于 64.4μmol/L，转铁蛋白饱和度低于 15%；血清铁蛋白低于 12μg/L，FEP/Hb 高于 4.5μg/gHb；骨髓铁染色显示骨髓小粒可染铁消失。上述实验室指标中以骨髓可染铁及血清铁蛋白测定最有诊断意义 2018。

（4）鉴别诊断：需与珠蛋白生成障碍性贫血、慢性病性贫血、铁粒幼细胞性贫血鉴别。

6. 病情评估　判断贫血的程度。①轻度：男性 Hb 90~120g/L，女性 Hb 90~110g/L。②中度：Hb 60~90g/L。③重度：Hb 30~60g/L。④极重度：Hb 低于 30g/L。

7. 治疗

（1）病因治疗：去除病因。

（2）补充铁剂 2021：以口服铁剂为首选。最常用硫酸亚铁片。餐后服用，忌与茶同时服用，在血红蛋白完全正常后，仍需继续补充铁剂 3~6 个月。对口服铁剂不能耐受，可改用注射给药。常用的是右旋糖酐铁或山梨醇枸橼酸铁，肌内注射。

二、再生障碍性贫血

1. 病因

（1）药物及化学物质：引起获得性再障的首位病因。最常见的药物是氯霉素等抗生素、抗肿瘤药和保泰松等解热镇痛药。非药物性化学物质引起再障以苯及其衍生物为多见。杀虫剂、农药、染发剂等也可引起再障。

（2）电离辐射：各种电离辐射如 X 线、放射性核素。

（3）感染：再障可以发生于病毒性肝炎之后，且病情较重。

2. 临床表现

	重型再生障碍性贫血（SAA）	非重型再生障碍性贫血（NSAA）
特点	起病急，进展快，病情重	起病和进展缓慢
贫血	多进行性加重；症状明显	呈慢性过程，可短时间内改善
感染	发热（可为首发症状），呈高热，常合并脓毒症	高热少见，以上呼吸道感染最常见
出血	常见于皮肤黏膜，可见内脏出血，严重时颅内出血	皮肤黏膜为主，内脏出血少见

3. 实验室检查

（1）血象：全血细胞减少，网织红细胞显著减少，贫血呈正细胞正色素性。

（2）骨髓象：骨髓穿刺物中骨髓颗粒很少，脂肪滴增多。粒系及红系细胞减少，淋巴细胞、浆细胞、嗜碱性粒细胞相对增多。巨核细胞难见。

（3）CD_4^+ 细胞与 CD_8^+ 细胞比值降低，Th_1 与 Th_2 细胞比值升高。

4. 诊断

（1）典型再障的诊断标准：全血细胞减少，网织红细胞百分数低于 0.01，淋巴细胞比例增高。一般无肝、脾肿大。骨髓多部位增生减低，造血细胞减少，非造血细胞比例增高，骨髓小粒空虚。除外引起全血细胞减少的其他疾病。一般抗贫血治疗无效。

(2) 不典型再障的诊断依据：多次和多处骨髓穿刺，结合骨髓活检及核素扫描等综合诊断。

(3) 重型再障的血象检查诊断标准：网织红细胞低于0.01，绝对值低于$15×10^9/L$；中性粒细胞绝对值低于$0.5×10^9/L$；血小板低于$20×10^9/L$。

5. 病情评估

(1) 病因学类型：①遗传性再障：详细询问家族史，可以提供发生贫血的遗传背景。②获得性再障：有明确病因。

(2) 重型再障的分型与预后：①急性型再障：即 SAA-Ⅰ型，发病急，贫血进行性加重，严重感染和出血。②慢性型再障：即 SAA-Ⅱ型，多无严重感染及内脏出血，经治疗可缓解，预后相对良好，但与 NSAA 比较仍属预后不良。

6. 治疗

(1) 一般治疗：预防感染；注意饮食及环境卫生；避免出血，防止外伤及剧烈活动；禁用对骨髓和血小板功能有抑制作用的药物；防止患者与任何对骨髓造血有毒性作用物质的接触。

(2) 支持疗法：纠正贫血、控制出血 2018（酚磺乙胺、氨基己酸、丙酸睾酮）、控制感染、护肝。

(3) 刺激骨髓造血：雄激素（治疗 NSAA 的首选药）2021、造血生长因子、造血干细胞移植、应用免疫抑制剂（抗胸腺细胞球蛋白及抗淋巴细胞球蛋白）、异基因骨髓移植（用于急性型和重型再障，年龄低于40岁者）。

三、白血病

1. 分类

(1) 根据白血病细胞的成熟程度和自然病程，将白血病分为急性和慢性两大类。

(2) 根据主要受累的细胞系列可将白血病分为不同的类型：①急性白血病分型：急性淋巴细胞白血病；急性髓细胞白血病。②慢性白血病分型：慢性髓细胞白血病；慢性淋巴细胞白血病；少见类型的白血病如毛细胞白血病（HCL）、幼淋巴细胞白血病（PLL）等。

2. 病因　生物因素（病毒和免疫功能异常）、物理因素（X射线、γ射线等电离辐射）、化学因素（长期接触苯及含苯的有机溶剂）、遗传因素、其他血液病。

3. 白血病发病过程

(1) 各种原因所致的单个细胞原癌基因决定性的突变，导致克隆性的异常造血细胞生成。

(2) 进一步的遗传学改变导致一个或多个癌基因激活和抑癌基因失活，从而导致白血病。

四、急性白血病

1. 概述　急性白血病是造血干细胞的恶性克隆性疾病。成人患者中急性粒细胞白血病最多见，儿童患者中急性淋巴细胞白血病多见。

2. 临床表现 2016 起病急骤或缓慢；发热和感染（咽峡炎、口腔炎最多见）；出血（牙龈出血、鼻出血、皮肤瘀斑等）；贫血；肝、脾、淋巴结肿大；骨骼及关节（胸骨中下端压痛、四肢关节痛及骨痛在儿童多见）；神经系统表现（头痛头晕等）；其他（皮疹或结节、齿龈肿胀、睾丸浸润）等。

3. 实验室检查

(1) 血象：贫血及血小板减少极常见。

(2) 骨髓象：是确诊白血病的主要依据。多数病例骨髓增生明显活跃或极度活跃。

(3) 细胞化学染色：有助于急性白血病的分类鉴别。

(4) 免疫学检查：有助于白血病的诊断分型及治疗监测。

(5) 染色体和基因改变。

（6）血液生化改变：血清尿酸浓度增高。

4. 诊断及鉴别诊断

（1）诊断 2001 2004：临床有发热、感染、出血、贫血等症状，查体有淋巴结、肝脾肿大及胸骨压痛，外周血片有原始细胞，骨髓细胞形态学及细胞化学染色显示其某一系列原始细胞≥30% 即可诊断。

（2）鉴别诊断

①骨髓增生异常综合征：外周血中可见原始和幼稚细胞，全血细胞减少和染色体异常。但骨髓中原始细胞低于20%。

②传染性单核细胞增多症：血象中出现异型淋巴细胞，但形态与原始细胞不同，血清中嗜异性抗体效价逐步上升，病程短，可自愈。

③巨幼细胞贫血：骨髓中原始细胞不增多，幼红细胞 PAS 反应常为阴性，叶酸、维生素 B_{12} 治疗有效。

④急性粒细胞缺乏症恢复期：血小板正常，原、幼粒细胞中无 Auer 小体及染色体异常。短期内骨髓成熟粒细胞恢复正常。

5. 病情评估　危机状态评估：白细胞淤滞、严重感染、严重缺氧、颅内出血（急性白血病的死亡原因）。

6. 治疗

（1）一般治疗：①应对高白细胞血症：紧急使用血细胞分离机，单采清除过高的白细胞（M3 型不首选），同时给以化疗和水化。也可先用化疗前短期预处理：ALL 用地塞米松，静脉注射；AML 用羟基脲，然后进行联合化疗。②防治感染。③纠正严重贫血：吸氧的同时尽快输注浓缩红细胞。④防治高尿酸血症：鼓励患者多饮水并持续静脉补液。在化疗同时给予别嘌醇可以抑制尿酸合成。⑤维持营养平衡。

（2）完全缓解的标准：①白血病细胞明显减少，白血病的症状、体征完全消失。②血象和骨髓象基本恢复正常，血红蛋白≥100g/L（男性）或≥90g/L（女性、儿童），中性粒细胞绝对值≥1.5×10^9/L，血小板≥100×10^9/L，外周血中无白血病细胞。③骨髓象原粒细胞 + 早幼粒细胞≤5%，红细胞及巨核细胞正常。

五、慢性髓细胞白血病（CML）

1. 临床表现　可有低热、出汗及消瘦等代谢亢进表现，常伴左上腹坠痛或食后饱胀感，发热、贫血及出血均不多见。脾脏肿大是本病的主要体征。约半数患者有肝大。部分患者有胸骨中下段压痛。

2. 实验室检查

（1）血液一般检查：白细胞计数明显增多，可高达（100.0~800.0）×10^9/L。白细胞分类可见到各发育阶段的粒系细胞。原粒和早幼粒细胞很少，主要是中幼粒以下各阶段细胞。嗜酸及嗜碱粒细胞均增高。血象的多样化为 CML 的特点。部分患者血小板计数增高。

（2）骨髓象：骨髓中有核细胞显著增多，以粒系为主。嗜酸和嗜碱性粒细胞增多。红系细胞少，粒、红比例增高。巨核细胞增多或正常，晚期减少。

（3）中性粒细胞碱性磷酸酶（NAP）测定：有助于区别类白血病反应及其他骨髓增生性疾病。

（4）细胞遗传学检查：95%以上患者的受累细胞中有 Ph 染色体。Ph 染色体阴性者比阳性者预后差。

3. 诊断与鉴别诊断

（1）诊断：不明原因持续性外周血白细胞明显升高 + 典型血象及骨髓象改变 + 脾肿大。

（2）鉴别诊断：①类白血病反应：外周血白细胞很少超过 50×10^9/L，中性粒细胞胞浆中有中毒颗粒和空泡；NAP 呈强阳性等。②骨髓纤维化：白细胞计数大多不超过 30×10^9/L，幼稚粒细胞百分数较低，NAP 阳性，泪滴形红细胞多见等。

4. 治疗
(1) 分子靶向治疗：伊马替尼、尼洛替尼、达沙替尼。
(2) 化学治疗：羟基脲。
(3) 干扰素：用于不适合酪氨酸激酶抑制剂和造血干细胞移植的患者。
(4) 造血干细胞移植。

六、原发免疫性血小板减少症（ITP）

1. 病因　①免疫因素（主要原因）。②感染。③脾功能的作用（血小板破坏增多）。④其他因素。

2. 临床表现
(1) 急性型：①起病方式：起病急骤，部分患者可有畏寒、寒战、发热。②出血：皮肤、黏膜出血、内脏出血，出血量过大，可出现程度不等的贫血、血压降低甚至失血性休克。
(2) 慢性型：①起病方式：起病隐匿，多在常规查血时偶然发现。②出血：症状较轻，多数为皮肤有瘀点和瘀斑。女性患者多以月经量过多为主要表现，长期月经量过多可出现失血性贫血。

3. 实验室检查
(1) 血象：急性型发作期血小板计数常低于 $20 \times 10^9/L$，慢性型常在（30～80）$\times 10^9/L$，偶见形态异常如体积增大、颗粒减少、染色过深。贫血程度与出血有关。白细胞计数正常或稍高。90% 以上的患者血小板生存时间明显缩短。
(2) 出凝血检查：出血时间延长；血块退缩不良；毛细血管脆性试验阳性；凝血时间正常；血小板寿命明显缩短。
(3) 骨髓象：①急性型骨髓巨核细胞数量轻度增加或正常，慢性型骨髓象中巨核细胞显著增加。②巨核细胞发育成熟障碍，急性型者尤为明显，表现为巨核细胞体积变小，胞质内颗粒减少，幼稚巨核细胞增加。③有血小板形成的巨核细胞显著减少（低于30%）。④红系及粒、单核系正常。
(4) 免疫学检测：80% 以上患者可检出血小板相关抗体（PAIgG、IgM）及相关补体（PAC3）。

4. 诊断　①广泛出血，累及皮肤、黏膜及内脏。②多次检查血小板计数减少。③脾不大或轻度大。④骨髓巨核细胞增多或正常，有成熟障碍。⑤排除其他继发性血小板减少症。

5. 治疗
(1) 一般治疗：出血严重者应注意卧床休息。
(2) 糖皮质激素：首选治疗，适用于急性型和慢性型的发作期。
(3) 免疫抑制剂：长春新碱、环磷酰胺、硫唑嘌呤、环孢素等。
(4) 脾切除术：适应证为经糖皮质激素治疗 3～6 个月无效；对糖皮质激素疗效较差，或减少剂量即易复发；对糖皮质激素有禁忌者；放射性核素标记血小板输入体内后，脾区的放射指数较高者。
(5) 其他：达那唑、输新鲜血液、大剂量球蛋白、血浆置换等。
(6) 急性情况的处理：输注血小板、静脉注射免疫球蛋白、甲泼尼龙、血浆置换等。

七、骨髓增生异常综合征（MDS）

1. 病因　继发性 MDS 见于烷化剂、放射线、有机毒物等密切接触者。
2. 临床表现　①贫血，表现为乏力、疲倦、活动后心悸气短。②半数以上的患者有中性粒细胞减少，易发生各种感染等。
3. 实验室检查
(1) 血象和骨髓象：持续性全血细胞减少，Hb < 100g/L，中性粒细胞 < $1.8 \times 10^9/L$，血

小板 $<100\times10^9/L$，骨髓增生活跃（病态造血）。

(2) 细胞遗传学：40%~70%患者有克隆性染色体核型异常，多为缺失性改变。

(3) 病理检查：骨小梁旁区和间区出现3~5个或更多的呈簇状分布的原粒和早幼粒细胞。

(4) 免疫学检查：可检测到骨髓细胞表型发生异常。

(5) 分子生物学检测：多数MDS患者骨髓细胞中可检出体细胞性基因突变。

4. 诊断与鉴别诊断

(1) 诊断：贫血、出血、感染+全血细胞减少+骨髓病态造血+病理学改变+细胞遗传学异常。

(2) 鉴别诊断

①再生障碍性贫血：MDS患者网织红细胞可正常或升高，外周血可见到有核红细胞，骨髓病态造血明显，早期细胞比例不低或增加，染色体异常，而慢性再生障碍性贫血无上述异常改变。

②阵发性睡眠性血红蛋白尿症：可出现全血细胞减少和病态造血，但阵发性睡眠性血红蛋白尿症检测可发现$CD55^+$、$CD59^+$细胞减少，Ham试验阳性及血管内溶血的改变。

③巨幼细胞贫血：因叶酸、维生素B_{12}缺乏所致，补充后可纠正贫血，而MDS患者经叶酸、维生素B_{12}治疗无效。

④慢性髓细胞白血病：Ph染色体、BCR-ABL融合基因检测为阳性，而MDS分类中慢性粒-单核细胞白血病则为阴性。

5. 治疗　支持疗法、促造血治疗（雄激素等）、去甲基化药物、联合化疗、异基因造血干细胞移植（目前唯一有治愈可能性的治疗）等。

第六单元　内分泌及代谢疾病

☆重点提示

本单元每年必考。糖尿病和甲亢的临床表现和治疗为重点，以临床应用型题目为主。根据新修改的大纲，以后出题可能会注重疾病之间的交叉结合，所以考生应在复习的基础上对此类考题多加准备。

一、甲状腺功能亢进症

1. 概述　甲状腺功能亢进症（简称甲亢），是指甲状腺腺体本身产生甲状腺激素过多而引起的甲状腺毒症。弥漫性毒性甲状腺肿（GD）是甲亢的最常见病因。

2. 病因及发病机制　遗传因素、自身免疫（TSH受体抗体是GD的致病性抗体）、环境因素（细菌感染、性激素、应激等）等。

3. 临床表现

(1) 甲状腺毒症表现

①高代谢综合征：表现为怕热多汗、皮肤潮湿、低热、多食善饥、体重锐减和疲乏无力。

②精神神经系统表现：神经过敏、多言好动、烦躁易怒、失眠不安、注意力不集中、记忆力减退、手和眼睑震颤、腱反射亢进，甚至幻想、躁狂症或精神分裂症，偶尔表现为寡言抑郁、淡漠。

③心血管系统表现：心悸、气短、胸闷等。

④消化系统表现：食欲亢进，稀便、排便次数增加。

⑤肌肉骨骼系统表现：肌无力和肌肉萎缩。

⑥其他：女性患者出现月经减少或闭经，男性患者出现阳痿，偶有乳腺增生。

（2）甲状腺肿大：双侧甲状腺弥漫性、对称性肿大，质地表现不同，多柔软，无压痛，肿大的甲状腺随吞咽而上下移动。甲状腺上下极可触及震颤，闻及血管杂音，为甲亢的特异性体征。

（3）眼征：单纯性突眼、浸润性突眼。

（4）特殊表现

①甲状腺危象：体温超过39℃，心率增快，超过140次/分，烦躁不安，大汗淋漓，厌食，恶心呕吐，腹泻，继而出现虚脱、休克、嗜睡或谵妄，甚至昏迷。

②淡漠型甲亢：以纳差、乏力、消瘦、淡漠为主要表现，易发生心绞痛、心力衰竭、房颤等，高代谢表现、甲状腺肿大及眼征不明显。

③亚临床甲亢：患者无自觉症状，血 T_3、T_4 正常，但 TSH 显著降低，部分患者可进展为临床型甲亢。

④甲状腺毒症性心脏病：常表现为心力衰竭。

⑤妊娠期甲亢：妊娠期甲状腺激素结合球蛋白（TBG）增高，引起血清 TT_4 和 TT_3 增高。

⑥胫前黏液性水肿：水肿出现在胫骨前下1/3部位，也见于足背、踝关节、肩部、手背或手术瘢痕处，偶见于面部，皮损大多为对称性。

4. 实验室检查及其他检查

（1）血清甲状腺激素测定：FT_3 和 FT_4 是诊断甲亢的首选指标。

（2）TSH 测定：反映甲状腺功能最敏感的指标 2018，也是反映下丘脑-垂体-甲状腺轴功能、鉴别原发性与继发性甲亢的敏感指标，尤其对亚临床型甲亢和甲减的诊断具有更重要意义。

（3）甲状腺自身抗体测定：TSH 受体抗体（TRAb）阳性率75%~96%，是确定甲亢病因、诊断 GD 的指标之一。

（4）甲状腺摄 ^{131}I 率：主要用于甲状腺毒症病因鉴别。

（5）其他检查：超声、CT、MRI 等有助于甲状腺、异位甲状腺肿和球后病变性质的诊断。放射性核素扫描有助于诊断甲状腺自主高功能腺瘤。

5. 诊断与鉴别诊断

（1）甲亢的诊断：①高代谢症状和体征。②甲状腺肿大。③血清 TT_3、FT_3、TT_4、FT_4 增高，TSH 减低。具备以上3项诊断即可成立。

（2）GD 的诊断：①甲亢诊断确立。②甲状腺弥漫性肿大。③眼球突出和其他浸润性眼征。④胫前黏液性水肿。⑤TRAb、TSAb 阳性。⑥TGAb、TPOAb 阳性。

①②为诊断必备条件，少数病例可无甲状腺肿大。③④⑤虽为诊断的辅助条件，但是为 GD 甲亢诊断的重要依据。⑥虽非本病的致病性抗体，但提示本病的自身免疫病因。

（3）鉴别诊断：①亚急性甲状腺炎：多有发热，短期内甲状腺肿大，触之坚硬而疼痛。血沉增高，摄 ^{131}I 率下降。②慢性淋巴细胞性甲状腺炎：多见于中年女性，甲状腺弥漫肿大，尤其是峡部肿大更为明显，质较坚实。

6. 病情评估　甲状腺肿分度：①Ⅰ度肿大：视诊未见肿大，触诊能触及。②Ⅱ度肿大：视诊、触诊均发现肿大，但外缘在胸锁乳突肌以内。③Ⅲ度肿大：肿大的甲状腺外缘超过胸锁乳突肌外缘。

7. 治疗

（1）一般治疗：适当休息，补充营养，精神紧张或失眠重者，辅用镇静剂。

（2）甲状腺功能亢进症的治疗：常用的抗甲状腺药物分为硫脲类和咪唑类两类。硫脲类有丙硫氧嘧啶（PTU）；咪唑类有甲巯咪唑（MM）和卡比马唑（CMZ）。其作用机制相同，都可抑制 TH 合成。

（3）其他药物治疗：①复方碘液：仅用于术前准备和甲状腺危象。②β 受体阻断剂：适用于各类甲亢、甲状腺危象、碘治疗前后及手术前准备，常用比索洛尔、美托洛尔等。

（4）放射性 ^{131}I 治疗：主要并发症为甲状腺功能减退，发生甲减后均需用甲状腺素替代治疗。

（5）手术治疗

1）适应证：①中、重度甲亢，长期服药无效，停药后复发，或不愿长期服药者。②甲状腺巨大，有压迫症状者 2002。③胸骨后甲状腺肿伴甲亢者。④结节性甲状腺肿伴甲亢者。

2）禁忌证：①伴严重 Graves 眼病。②合并较重心、肝、肾疾病，不能耐受手术。③妊娠初 3 个月和第 6 个月以后。

（6）Graves 眼病的治疗：轻度以局部治疗和控制甲亢为主。中、重度根据具体情况强化治疗，包括甲状腺制剂、免疫抑制剂、放射治疗和眼减压手术。

（7）甲状腺危象的治疗：积极治疗甲亢是预防危象发生的关键 2017。使用抗甲状腺药物，首选丙硫氧嘧啶。

二、糖尿病

1. 病因与发病机制

（1）1 型糖尿病（T1DM）：①遗传因素：多基因遗传因素。②环境因素：病毒感染、化学毒性物质和饮食因素。③自身免疫：许多证据提示 T1DM 为自身免疫性疾病。

（2）2 型糖尿病（T2DM）：①遗传因素与环境因素：由多个基因及环境因素综合引起的复杂疾病。②胰岛素抵抗和 β 细胞功能缺陷。③葡萄糖毒性和脂毒性。

2. 临床表现与并发症

（1）无症状期：糖耐量减低（IGT）和空腹血糖受损（IFG）被认为是糖尿病的前期状态。

（2）典型症状为"三多一少"，即多尿、多饮、多食和体重减轻。

（3）其他：反应性低血糖可为首发表现；可有皮肤瘙痒，尤其是外阴瘙痒；视力模糊；女性月经失调，男性阳痿等。

（4）并发症

①急性并发症：常见酮症酸中毒、高渗高血糖综合征、乳酸性酸中毒等。

②慢性并发症：大血管病变、微血管病变（糖尿病肾病、糖尿病性视网膜病变）、中枢神经系统并发症、周围神经病变、自主神经病变、糖尿病足、视网膜黄斑病、白内障、青光眼、屈光改变、虹膜睫状体病变等。

3. 实验室及其他检查

（1）尿糖测定：尿糖阳性是诊断糖尿病的重要线索，但非诊断依据。

（2）血糖升高是目前诊断糖尿病的主要依据，又是判断糖尿病病情和控制情况的主要指标。

（3）口服葡萄糖耐量试验（OGTT）：在清晨空腹进行。

（4）糖化血红蛋白 A_1（GHbA$_1$）测定：GHbA$_1$ 可反映取血前 8～12 周的平均血糖状况，是监测糖尿病病情的重要指标。GHbA$_1$≥6.5% 有助于糖尿病的诊断。

4. 诊断及鉴别诊断

（1）诊断标准：糖尿病症状加任意时间血浆葡萄糖≥11.1mmol/L 或空腹血糖≥7.0mmol/L，或口服葡萄糖耐量试验 2hPG≥11.1mmol/L。需重复一次确认，诊断才能成立。

	1型糖尿病	2型糖尿病
年龄	儿童、青少年多见	多见于中老年
起病	急	多数缓慢
症状（三多一少）	明显	较轻或缺如
酮症酸中毒	易发生	少见
自身免疫性抗体	阳性率高	阴性
血浆胰岛素和C肽	低于正常	正常、高于正常或轻度降低
治疗原则	必须应用胰岛素	基础治疗、口服降糖药，必要时应用胰岛素

（2）鉴别诊断

①继发性糖尿病：肢端肥大症、库欣综合征、嗜铬细胞瘤等表现有血糖高、糖耐量异常，但有相应的临床表现，血中相应激素水平增多及影像学改变。

②肾性糖尿：因肾糖阈降低所致，虽尿糖阳性，但血糖及OGTT正常。

5. 病情评估　T1DM的主要死因是糖尿病肾病，T2DM的主要死因是心血管并发症。

6. 治疗　早期、长期、个体化、积极而理性的治疗。

（1）治疗目标。纠正代谢紊乱，使血糖、血脂、血压降至正常或接近正常，消除症状，防止或延缓并发症，提高生活质量，延长寿命。

（2）糖尿病健康教育（治疗成败的关键）、医学营养治疗、体育锻炼、病情监测（定期监测血糖，每3～6个月定期复查糖化血红蛋白）。

（3）口服降糖药物治疗

分类	代表药	适应证	不良反应
磺脲类	格列吡嗪、格列齐特	T2DM非肥胖患者，饮食和运动治疗血糖控制不理想时	低血糖（最常见）、体重增加等
格列奈类	瑞格列奈	控制餐后高血糖	/
双胍类	二甲双胍	T2DM尤其是无明显消瘦的患者，以及伴血脂异常、高血压或高胰岛素血症者	乳酸性酸中毒（最严重）
噻唑烷二酮类	罗格列酮、吡格列酮	T2DM患者，尤其是肥胖、胰岛素抵抗明显者	水肿、体重增加
α-葡萄糖苷酶抑制剂	阿卡波糖	空腹血糖正常而餐后血糖明显升高的T2DM患者	胃肠道反应

（4）胰岛素治疗：适用于1型糖尿病 2018；经饮食、运动和口服降糖药治疗未获得良好控制；严重并发症；手术、妊娠和分娩等。低血糖是最常见的不良反应。

（5）手术治疗：通过腹腔镜操作的减肥手术，并发症少。

（6）胰腺移植和胰岛细胞移植：仅限于伴终末期肾病的1型糖尿病患者。

三、血脂异常

1. 概述　血脂异常一般指血浆胆固醇（CH）或（和）甘油三酯（TG）升高，或高密度脂蛋白胆固醇（HDL-C）降低，也称为血脂紊乱。

2. 分类　高胆固醇血症（仅有总胆固醇增高）、高甘油三酯血症（仅有甘油三酯升高）、混合型高脂血症（总胆固醇、甘油三酯都高）、低高密度脂蛋白血症（仅有高密度脂蛋白胆固醇降低）。

3. 临床表现　血脂异常主要表现为黄色瘤、早发性角膜环以及脂血症眼底改变，以黄色瘤较为常见。

4. 实验室检查　测定空腹（禁食12小时以上）血浆或血清血脂四项是诊断的主要方法，

包括 TC、TG、LDL-C 和 HDL-C。抽血前的最后一餐应忌食高脂食物和禁酒。检测结果可疑时应进行第二次检测。

5. 诊断　家族史及个人生活方式、体检（营养状态、体型、腰臀比等）等可提供诊断线索，实验室检测可明确诊断。

6. 病情评估

（1）原发性血脂异常家族性脂蛋白异常血症是由于基因缺陷所致。

（2）血脂异常的危害除了与血脂水平有关外，更重要的是取决于患者共存的 ASCVD 危险因素，如患者男性，年龄超过 40 岁，有吸烟史，有早发冠心病家族史及 2 型糖尿病病史等，血脂异常对心脑血管的危险显著增加。

7. 治疗

（1）治疗原则：①根据患者个体 ASCVD 危险程度，决定是否启动药物治疗。②以生活方式干预为基础，生活方式改善可以同时干预其他 ASCVD 的危险因素。③将控制 LDL-C 水平达标作为防控 ASCVD 危险的首要干预靶点。④明确患者个体干预目标值。⑤调脂药物首选他汀类。

（2）治疗性生活方式干预：①控制饮食。②改善生活方式。

（3）药物治疗

①主要降低胆固醇的药物：他汀类（阿托伐他汀、瑞舒伐他汀、氟伐他汀）、肠道胆固醇吸收抑制剂（依折麦布）、胆酸螯合剂、普罗布考。

②主要降低甘油三酯的药物：贝特类（非诺贝特、吉非贝齐和苯扎贝特）、烟酸类、高纯度鱼油制剂。

③新型调脂药物：前蛋白转化酶枯草溶菌素 9（PCSK9）抑制剂、微粒体甘油三酯转移蛋白抑制剂、载脂蛋白 B100 合成抑制剂等。

（4）其他治疗：①脂蛋白血浆置换是家族性高 TC 血症，尤其是纯合子型家族性高 TC 血症患者重要的辅助治疗措施。②肝移植和其他手术。

四、高尿酸血症与痛风

1. 临床表现

（1）无症状期：仅有一过性或持续性高尿酸血症，从血尿酸升高至出现症状的时间可间隔数年至数十年。

（2）急性发作期：急性关节炎多是首发症状。多在午夜剧痛而惊醒，呈刀割样。单侧第一跖趾关节疼痛最常见，其余依次为足底、踝、足跟、膝、腕、指和肘关节。受累关节局部红肿、热痛，压痛明显，功能受限。

（3）痛风石：为痛风的特征性表现，典型部位在耳郭，可致关节僵硬，活动受限和畸形。

（4）肾脏病变：表现为痛风性肾病及尿酸性肾石病、急性肾衰等。

（5）眼部病变：有睑缘炎、眼睑皮下组织痛风石等。

2. 实验室检查及其他检查

（1）血尿酸测定：超过 420μmol/L 为高尿酸血症，但血尿酸水平波动性较大。

（2）尿酸测定：限制嘌呤饮食 5 天后，每日尿酸排出量超过 3.57mmol，判断为尿酸生成增多。

（3）X 线检查：典型者表现为骨质穿凿样或虫蚀样缺损。

（4）滑囊液或痛风石内容物检查：偏振光显微镜下可见双折光的针形尿酸盐结晶。

（5）关节超声：关节肿胀患者有双轨征或不均匀低回声与高回声混合团块影，可辅助诊断痛风。

（6）关节 CT 或 MRI 检查：受累部位可见高密度痛风石影，可辅助诊断痛风。

3. 诊断与鉴别诊断

（1）诊断：①高尿酸血症：日常嘌呤饮食状态下，非同日 2 次空腹血尿酸水平超过 420μmol/L。②痛风：高尿酸血症＋特征性关节炎表现、尿路结石、肾绞痛发作＋滑囊液及痛风石中找到尿酸盐结晶即可确诊。

（2）鉴别诊断：①类风湿关节炎：青中年女性多见，好发于小关节和腕、踝、膝关节，伴明显晨僵。②风湿性关节炎：多见于年轻女性，大关节游走性、对称性红、肿、热、痛，无关节畸形。③创伤性关节炎及化脓性关节炎：前者有外伤史，后者伴发热、白细胞增高等全身感染中毒症状。

4. 治疗　控制高尿酸血症，预防尿酸盐结晶形成，快速有效控制急性关节炎，保护关节与肾功能。

（1）高尿酸血症的治疗

①非药物治疗：限酒戒烟；低嘌呤饮食；避免剧烈运动；避免富含果糖的饮料；保证每日饮水量及排尿量；恢复体重至个体化标准体重范围并保持；增加新鲜蔬菜的摄入比例；有规律地进行有氧运动。

②药物治疗：促尿酸排泄药（苯溴马隆）、抑制尿酸生成药（别嘌醇、非布司他）、碱性药物、新型降尿酸药（拉布立酶等）。

（2）痛风的治疗：①非药物治疗：同高尿酸血症；急性关节炎期应卧床休息，减少运动量，抬高患肢，并进行关节局部的保护处理。②药物治疗：非甾体消炎药（吲哚美辛）、秋水仙碱、糖皮质激素等。

第七单元　结缔组织病

重点提示

本单元重点掌握类风湿关节炎的诊断、治疗。

类风湿关节炎

1. 病因与发病机制　①环境因素（细菌、支原体和病毒感染等）。②遗传易感性。③免疫功能紊乱（发病的主要机制）。

2. 临床表现

（1）关节表现：①晨僵：晨起时受累关节出现较长时间的僵硬、胶黏着样感觉，一般持续 1 小时以上。②关节痛：出现最早的表现。多呈对称性、持续性，但时轻时重。③关节肿胀：呈对称性，膝关节、腕关节常受累。④关节畸形：多见于较晚期患者。⑤关节功能障碍。⑥特殊关节：出现疼痛，活动受限。

（2）关节外表现：①类风湿结节：常提示疾病处于活动阶段。②类风湿血管炎。③肺：可表现为肺间质病变（最常见）、胸膜炎及肺结节样改变。④心脏：可伴发心包炎（最常见）。⑤神经系统：神经受压是主要原因，最常受累的神经有正中神经、尺神经以及桡神经，表现复杂多样。⑥其他：可伴有贫血；血小板增多见于活动期；Felty 综合征；口干、眼干等干燥综合征表现。

3. 实验室检查及其他检查

（1）血象：有轻度至中度贫血。

（2）炎性标记物：活动期血沉增快，C 反应蛋白升高。

（3）自身抗体：①类风湿因子（RF）：常规检测为 IgM 型，且其滴度与疾病的活动性和严重性成正比 2015。②抗角蛋白抗体谱：抗角蛋白抗体（AKA）、抗核周因子（APF）和抗环瓜氨酸肽抗体（CCP）等自身抗体，对 RF 的诊断有较高的特异性，有助于早期诊断。尤其是血清 RF 阴性，临床表现不典型患者。

（4）关节影像学检查：①X 线摄片：对疾病的诊断、关节病变分期均很重要。首选双手指及腕关节摄片检查，骨损害的 X 线表现分为 4 期：Ⅰ期：可见关节周围软组织肿胀或关节端骨质疏松。Ⅱ期：可见关节间隙狭窄。Ⅲ期：可见关节面出现虫蚀样破坏。Ⅳ期：可见关节脱位或半脱位或关节强直（纤维性强直或骨性强直）。②CT 和 MRI：CT 有助于发现早期骨侵蚀和关节脱位等改变。MRI 有助于发现关节内透明软骨、滑膜、肌腱、韧带和脊髓病变。

4. 诊断及鉴别诊断

（1）诊断：①晨僵持续至少 1 小时（≥6 周）。②3 个或 3 个以上关节肿（≥6 周）。③腕关节或掌指关节或近端指间关节肿（≥6 周）。④对称性关节肿（≥6 周）。⑤类风湿皮下结节。⑥手和腕关节的 X 线片有关节端骨质疏松和关节间隙狭窄。⑦类风湿因子阳性（该滴度在正常的阳性率<5%）。上述 7 项中，符合 4 项即可诊断。

（2）鉴别诊断：①骨关节炎：关节疼痛于活动后加重，休息后减轻，X 线示关节边缘呈唇样骨质增生或骨疣形成。②痛风性关节炎：第一跖趾关节好发，关节附近或皮下可见痛风结节。③强直性脊柱炎：主要侵犯骶髂关节及脊柱，X 线片示骶髂关节侵蚀、破坏或融合。④系统性红斑狼疮：X 线无关节骨质改变，常伴面部红斑等。

5. 病情评估（关节功能障碍）　Ⅰ级：能照常进行日常生活和各项工作。Ⅱ级：可进行一般的日常生活和某种职业工作，但参与其他项目活动受限。Ⅲ级：可进行一般的日常生活，但参与某种职业工作或其他项目活动受限。Ⅳ级：日常生活的自理和参与工作的能力均受限。

6. 治疗

（1）一般治疗：休息、活动期关节制动，缓解期进行适当的关节功能锻炼等。

（2）药物治疗：①非甾体抗炎药：有效缓解症状，但不能控制病情进展，不单独使用。常用塞来昔布、美洛昔康、双氯芬酸 2016。②改善病情的抗风湿药：常用甲氨蝶呤（首选）、柳氮磺吡啶、生物制剂（TNF-α 拮抗剂等）和免疫性治疗、青霉胺、金制剂和环孢素等。③糖皮质激素。④植物药制剂。

（3）外科治疗：关节置换术（适用于晚期有畸形并失去功能的关节）、滑膜切除术。

第八单元　神经系统疾病

重点提示

本单元出题基本都围绕脑出血及脑梗死的临床表现。

一、短暂性脑缺血发作（TIA）

1. 概述　TIA 是指局部脑动脉血供不足引起局部脑组织或视网膜缺血，出现短暂的神经功能缺失的一组疾病。一般持续不超过 1 小时，24 小时内完全恢复。

2. 病因与发病机制　①病因：动脉粥样硬化、动脉狭窄、器质性心脏病、血液成分异常等。②发病机制：血流动力学改变、微栓塞等。

3. 临床表现

（1）颈内动脉系统 TIA：较少见，但易引起完全性脑卒中。常见一过性单眼失明或视觉障碍，发作性偏身瘫痪或单肢瘫痪，发作性偏身感觉障碍或单肢感觉障碍，发作性偏盲或视野缺损。如为主侧大脑半球受累则可出现一过性失语。

（2）椎-基底动脉系统TIA：多见，且易反复发作，持续时间较短。常见发作性眩晕，常伴有恶心、呕吐，多数患者出现眼球震颤。可出现单眼或双眼皮质盲或视野缺损，或复视、共济失调、吞咽困难、构音障碍和交叉性瘫痪等。

4. 实验室检查及其他检查

（1）颅脑CT或MRI：个别患者发病早期显示有一过性缺血病灶。多数患者经CTA或DSA检查可发现动脉粥样硬化、血管狭窄等。

（2）血液生化检测：部分患者有血脂、血糖、血尿酸等代谢指标异常。

（3）颈动脉及椎-基底动脉B超：部分患者可发现颈动脉或椎-基底动脉形成粥样硬化斑块，并可导致血管管腔一定程度的狭窄。

（4）血液一般检查：部分可有红细胞比容异常升高、血小板异常升高等异常改变。

5. 诊断与鉴别诊断

（1）诊断：中老年患者 + 一过性局限性神经功能缺失的症状和体征 + 持续时间短暂，24小时内症状和体征消失。

（2）鉴别诊断

①癫痫部分性发作：表现为发作性肢体抽搐或感觉异常，持续时间仅数秒至数分钟，脑电图多有典型改变，有助于鉴别诊断。

②梅尼埃病：表现为发作性眩晕、呕吐，但持续时间较长，多超过24小时，且常发生于年轻人，常有耳鸣和听力减退。

6. 病情评估　TIA短期进展为卒中的风险评估目前应用$ABCD^2$风险评分系统。$ABCD^2$风险评分超过3分的患者，或$ABCD^2$风险评分在0~2分但48小时内无条件完成TIA相关检查患者，或$ABCD^2$风险评分在0~2分并发现有症状相关的缺血病灶者的患者，均属于高风险患者，应住院治疗。

短暂性脑缺血发作$ABCD^2$评分量表

临床特征		得分
年龄（A）	>60岁	1
血压（mmHg）（B）	SBP>140或DBP>90	1
临床表现（C）	单侧肢体无力	2
	不伴肢体无力的言语障碍	1
症状持续时间（D）	>60分钟	2
	10~59分钟	1
糖尿病（D）	有	1

7. 治疗

（1）一般治疗：控制高血压、糖尿病、血脂异常、器质性心脏病，低脂饮食，戒烟戒酒，适量进行规律的有氧运动等。

（2）抗血小板聚集治疗：口服肠溶阿司匹林或氯吡格雷。

（3）抗凝治疗：常用低分子量肝素皮下注射，随后改为华法林口服。

（4）外科治疗：颈动脉内膜切除术，或颈动脉血管成形术及支架置入术。

二、脑梗死

1. 病因与发病机制

（1）**脑血栓形成**：最常见的病因是脑动脉粥样硬化，其他有动脉炎、药源性病因（安非他明等）、血液系统疾病（红细胞增多症、血小板增多症等）、遗传性高凝状态、抗磷脂抗体综合征、动脉夹层等。

（2）**脑栓塞：最常见的病因是心源性脑栓**。此外骨折、手术时的脂肪、寄生虫卵、癌细胞、肾病综合征高凝状态均可引起栓塞。

2. 临床表现

（1）脑血栓形成

①一般表现：常在安静或睡眠中发病，症状在数小时或1~2天内达高峰。

②常见动脉闭塞的表现

A. 颈内动脉闭塞综合征：视力减退或失明、一过性黑矇、Horner综合征；病变对侧偏瘫、皮质感觉障碍；优势半球受累可出现失语、失读、失写和失认。

B. 大脑中动脉：典型的"三偏征" 2014，即病变对侧偏瘫、偏身感觉障碍和同向偏盲，优势半球病变伴失语。

C. 大脑前动脉：病变对侧中枢性面瘫、舌瘫；下肢重于上肢的偏瘫；对侧足、小腿运动和感觉障碍；排尿障碍；可有强握、吸吮反射、精神障碍。

D. 大脑后动脉：对侧同向偏盲及丘脑综合征。优势半球受累，有失读、失写、失用及失认。

E. 椎-基底动脉：可突发眩晕、呕吐、共济失调。并迅速出现昏迷、面瘫、四肢瘫痪、去大脑强直、眼球固定、瞳孔缩小、高热。

F. 小脑后下动脉或椎动脉：延髓背外侧综合征、中脑腹侧综合征、脑桥腹外侧综合征、闭锁综合征。

G. 大面积脑梗死：病灶对侧完全性偏瘫、偏身感觉障碍及向病灶对侧的凝视麻痹。

H. 分水岭脑梗死。

（2）脑栓塞

①一般表现：多在活动中发病，无明显前驱症状，病情可在数秒钟达高峰。

②神经功能缺失表现：同脑血栓形成。与脑血栓形成比较，具有复发和出血倾向。

（3）临床分型

①完全性卒中：神经功能缺失症状较重、较完全，完全性瘫痪及昏迷，数小时内（短于6小时）达到高峰。

②进展性卒中：神经功能缺失症状在48小时内逐渐进展或呈阶梯式加重。

③可逆性缺血性神经功能缺失：神经缺失症状较轻，可于3周内恢复，不留后遗症。

3. 影像学检查

（1）**颅脑CT**。急性脑梗死通常在起病24~48小时后可见低密度病变区。

（2）颅脑磁共振（MRI）。早期发现大面积脑梗死，特别是脑干和小脑的病灶，以及腔隙性梗死。

（3）数字减影血管造影、磁共振成像血管造影对判断闭塞的部位有诊断意义。

4. 诊断与鉴别诊断

（1）诊断

①脑血栓形成：中年以上，有动脉硬化、高血压、糖尿病等病史，常有短暂性脑缺血发作病史；静息状态下或睡眠中发病；意识常清楚或轻度障碍，多**无脑膜刺激征**；脑部CT、MRI检查可显示梗死部位和范围，并可排除脑出血、肿瘤和炎症性疾病。

②脑栓塞：有冠心病心肌梗死、心脏瓣膜病、心房颤动等病史；体力活动中骤然起病；意识常清楚或轻度障碍，多无脑膜刺激征；脑部 CT、MRI 检查可显示梗死部位和范围，并可排除脑出血、肿瘤和炎症性疾病。

（2）鉴别诊断

①颅内占位病变：造影可有脑血管移位，CT、MRI 可发现占位病灶。

②中枢性面瘫与周围性面瘫：脑卒中引起的面瘫为中枢性面瘫，表现病灶对侧眼裂以下面瘫，皱眉和闭眼动作正常，常伴舌瘫和偏瘫；周围性面瘫表现为同侧表情肌瘫痪，额纹减少或消失，眼睑闭合不全，无偏瘫。

5. 治疗

（1）一般治疗：保持呼吸道通畅；控制血压、血糖；维持水、电解质平衡；预防感染。

（2）溶栓治疗：常用重组组织型纤维蛋白溶酶原激活剂（rt-PA）和尿激酶（UK）。

（3）降纤治疗：常用巴曲酶。

（4）抗凝治疗：常用低分子肝素。

（5）抗血小板凝集：常用肠溶阿司匹林、氯吡格雷。

（6）神经保护治疗：常用胞磷胆碱、尼莫地平。

（7）介入治疗。

（8）恢复期治疗：康复治疗、控制危险因素、抗血小板聚集治疗等。

三、脑出血

1. 病因

病因：高血压性动脉硬化（最主要）、血液病、动脉瘤、脑血管畸形、脑动脉炎、脑肿瘤、抗凝或溶栓治疗等。

2. 临床表现

（1）一般表现：通常在情绪激动和过度用力时急性起病。发病时血压明显升高，突然出现剧烈头痛、头晕、呕吐，意识障碍和神经缺失症状常在数分钟至数小时内达高峰。

（2）出血部位的定位表现 2010 2018

出血部位	临床表现
壳核出血 （内囊外侧型）	三偏征（对侧偏瘫、对侧同向偏盲、对侧偏身感觉障碍），双眼同向凝视，病灶位于优势半球可有失语
丘脑出血 （内囊内侧型）	"三偏征"以感觉障碍明显，眼球上视障碍，可凝视鼻尖，瞳孔缩小，对光反射消失
桥脑出血	一侧少量出血为交叉性瘫痪；两侧出血为深度昏迷，双侧瞳孔针尖样缩小，四肢瘫痪和中枢性高热，中枢性呼吸障碍和去大脑强直
小脑出血	眩晕，呕吐，共济失调，眼球震颤等；重症者颅内压增高，昏迷，中枢性呼吸困难，常因急性枕骨大孔疝死亡
脑叶出血	头痛，呕吐，脑膜刺激征为主 额叶：对侧单肢瘫，精神异常，强握 左颞叶：感觉性失语，幻视，幻听 顶叶：对侧单肢瘫或偏身感觉障碍，失用，空间构象障碍 枕叶：视野缺损
脑桥出血	昏迷，针尖样瞳孔，呕吐咖啡渣样胃内容物，中枢性高热，中枢性呼吸衰竭，四肢瘫痪及去大脑强直发作

3. 实验室及其他检查

（1）颅脑 CT：血肿灶为高密度影，边界清楚，血肿被吸收后显示为低密度影。

（2）MRI：可明确出血部位、范围、脑水肿和脑室情况。除高磁场强度条件下，急性期脑出血不如 CT 敏感。但对脑干出血、脑血管畸形、脑肿瘤比 CT 敏感。

(3) 脑血管造影：脑血管造影（DSA 或 MRA）可以除外动脉瘤、血管畸形。

(4) 脑脊液检查：脑出血表现为脑脊液压力增高，呈均匀血性。

4. 诊断

(1) 诊断要点：①50 岁以上，有长期高血压病史，尤其有血压控制不良的病史，在活动或情绪激动时突然发病。②突然出现剧烈头痛、呕吐，快速出现意识障碍和偏瘫、失语等局灶性神经缺失症状，病程发展迅速。③颅脑 CT 检查可见脑内高密度区。

(2) 鉴别诊断

	动脉血栓性脑梗死	脑栓塞	脑出血	蛛网膜下腔出血
发病年龄	60 岁以上多见	青壮年多见	50～60 岁多见	不定
常见病因	动脉粥样硬化	心脏病、房颤	高血压及动脉粥样硬化	动脉瘤、血管畸形
起病状态	多于安静时、血压下降时	不定	活动、情绪激动、血压升高时	活动、激动时
起病速度	较缓（小时、天）	最急（秒、分）	急（分、小时）	急（分）
意识障碍	较少	少，短暂	常有，进行性加重	少，轻，谵妄
头痛、呕吐	少有	少有	常有	剧烈
偏瘫	有	有	多有	多无
脑膜刺激征	无	无	偶有	明显
头颅 CT	脑内低密度灶	脑内低密度灶	脑内高密度灶	蛛网膜下腔高密度影
脑脊液	多正常	多正常	血性，压力高	均匀血性
DSA	可见阻塞的血管	可见阻塞的血管	可见破裂的血管	可见动静脉畸形或动脉瘤

5. 治疗

(1) 内科治疗

①一般治疗：保持安静，避免不必要搬动；保持气道通畅，吸氧；建立静脉通道，维持水、电解质平衡。纠正高血糖和高热。昏迷患者禁食 2～3 天后应酌情鼻饲营养。加强护理，防止感染和褥疮等。

②减轻脑水肿，降低颅内压。

③调整血压：血压超过 200/110mmHg 时，在降颅压同时可慎重平稳降血压治疗。

④亚低温治疗：具有脑保护作用。

⑤止血治疗：6 - 氨基己酸、鱼精蛋白、维生素 K 等。

⑥并发症的处理：控制抽搐首选苯妥英钠或地西泮静脉注射。及时处理上消化道出血，注意预防肺部、泌尿道及皮肤感染等。

(2) 外科治疗：脑出血后出现颅内高压和脑水肿并有明显占位效应者，外科清除血肿、制止出血是降低颅高压、挽救生命的重要手段。

(3) 康复治疗：尽早开始康复治疗，进行分阶段综合性康复治疗。

第九单元　常见急危重症

> **重点提示**
>
> 本单元内容为临床常见病，应重点掌握治疗。有机磷中毒的特征性表现如呕吐物有大蒜味、瞳孔针尖样大小、肌束颤动，为考试重点。此外，休克的诊断也需重点记忆。

一、休克

1. 概述　休克是机体遭受强烈的致病因素侵袭后，有效循环血量显著下降，不能维持机体脏器与组织的正常灌注，继而发生全身微循环功能障碍的一种危急重症。其主要病理学特征是重要脏器组织微循环灌流不足、代谢紊乱和全身各系统的功能障碍。

2. 病因与分类
（1）低血容量：失血性休克、失液性休克、创伤性休克。
（2）心泵功能障碍：心源性休克、心脏压塞性休克。
（3）血管功能失常：感染性休克、过敏性休克、神经源性休克、细胞性休克。

3. 临床表现

	休克早期	休克期	休克晚期
神志	清楚、烦躁	淡漠	不清、昏迷
口渴	有	较重	严重
肤色	苍白	苍白、发绀	青紫、花斑样
肢温	正常/湿冷	发凉	冰冷
血压	正常、脉压小	收缩压低、脉压更小	血压更低或测不出
脉搏	增快、有力	更快	细速或摸不清
呼吸	深快	浅快	表浅、不规则
压甲	1秒恢复	迟缓	更缓慢或不能恢复
颈静脉	充盈	塌陷	空虚
尿量	正常	少尿	少尿或无尿

4. 诊断 2021　①有诱发休克的诱因。②意识障碍。③脉搏细速>100次/分或不能触及。④四肢湿冷，胸骨部位皮肤指压征，皮肤呈花斑样，黏膜苍白或发绀，尿量<30mL/h。⑤收缩压<80mmHg。⑥脉压<20mmHg。⑦高血压患者收缩压较基础血压下降30%以上。符合第①条及②③④条中的两项和⑤⑥⑦条中的1项即可诊断。

5. 病情评估
（1）休克指数为脉率与收缩压之比，小于0.5表示无休克，1.0~1.5表示存在休克，超过2表示休克严重。
（2）血压：收缩压<80mmHg，脉压<20mmHg，是休克存在的依据。
（3）肾功能：尿量稳定在30mL/h以上时，表示休克已纠正。

6. 治疗
（1）病因防治：积极防治引起休克的原发病。
（2）紧急处理：除心源性休克患者外，取平卧位，或头胸与下肢均抬高20°~30°；保暖，镇静，少搬动；吸氧；建立静脉通道；重症监护。

（3）抗休克治疗

①补充血容量 2018：判断补液量充分的指标为收缩压正常或接近正常，脉压超过30mmHg；CVP升高，超过12cmH$_2$O；尿量30mL/h或以上；临床症状好转（神志恢复等）。

②纠正电解质与酸碱平衡失调：严重酸中毒常用5%碳酸氢钠、11.2%乳酸钠等。

③应用血管活性药：拟肾上腺素类（多巴胺、多巴酚丁胺、异丙肾上腺素等）、肾上腺素能α受体阻断剂（酚妥拉明、酚苄明等）；莨菪类（阿托品、东莨菪碱等）、硝普钠、糖皮质激素等。

④维持脏器功能：增强心肌收缩（毛花苷C、多巴酚丁胺等）、维护呼吸功能（机械呼吸等）、维护肾功能（甘露醇、呋塞米、透析等）、防治脑水肿（甘露醇等）、DIC的治疗。

（4）其他治疗：纳洛酮、环氧化酶抑制剂（吲哚美辛、阿司匹林、布洛芬等）。

二、急性上消化道出血

1. 概述　屈氏韧带以上的消化道，包括食管、胃、十二指肠上段空肠以及肝、胰、胆病变引起的出血。上消化道大量出血一般指在短时期内的失血量超出1000mL或循环血容量的20%。

2. 病因　最常见的病因是消化性溃疡，其次是食管胃底静脉曲张破裂、急性胃黏膜病变及胃癌等。

3. 临床表现

（1）呕血与黑便：是上消化道出血的特征性表现。

（2）失血性周围循环衰竭：头昏、心悸、出汗、乏力、黑矇、口渴、心率加快、血压降低等，严重时发生失血性休克。

（3）发热（吸收热）：一般在24小时内出现，体温多在38.5℃以下，持续3~5天后可降至正常。

（4）贫血：出血3~4小时后，红细胞、血红蛋白降低。大量出血2~5小时后，白细胞计数升高。

（5）氮质血症：大量血液分解产物被肠道吸收，引起血中尿素氮浓度增高，称为肠源性氮质血症。

4. 诊断

（1）上消化道出血的诊断：根据呕血、黑便和失血导致的全身表现，呕吐物或大便隐血试验呈强阳性，血红蛋白浓度、红细胞计数及血细胞比容下降，可做出上消化道出血的诊断。

（2）上消化道大出血的诊断：根据呕血、黑便伴有明确的失血性周围循环衰竭的临床表现，以及快速出现的失血性贫血、肠源性氮质血症等，可做出上消化道大出血的诊断。

（3）病因诊断

①胃镜：目前诊断上消化道出血病因的首选检查方法。

②选择性腹腔动脉造影：发现血管畸形、血管瘤等血管病变致消化道出血的唯一方法。

③X线钡餐检查：主要用于患者有胃镜检查禁忌，或不愿进行胃镜检查者。

5. 病情评估　①成人每天消化道出血量达5~10mL，粪便隐血试验阳性。②每天出血量超过50mL，出现黑便。③胃内积血量达250~300mL，可引起呕血。④一次性出血量超过400mL，可引起全身症状，如烦躁、心悸、头晕、出汗等。⑤数小时内出血量超过1000mL（循环血容量的20%），可出现周围循环衰竭表现。⑥数小时内出血量超过1500mL（循环血容量的30%），发生失代偿性休克。

6. 治疗

（1）一般治疗：患者应卧床休息。吸氧，大量出血时应禁食，烦躁不安者可给予适量镇静剂。

(2）补充血容量：尽快建立静脉输液通道，立即配血。

(3）止血治疗

①食管胃静脉曲张破裂大出血：药物止血（垂体后叶素、生长抑素、硝苯地平、硝酸甘油）、气囊压迫止血、内镜治疗、经皮经颈静脉肝穿刺肝内门体分流术、手术治疗。

②非静脉曲张破裂大出血：提高胃内pH值、局部止血措施、内镜下止血、手术治疗。

三、急性中毒

1. 概述

（1）病因：职业性中毒、生活性中毒。

（2）中毒机制：局部刺激腐蚀、缺氧、抑制体内酶的活性、干扰细胞功能、与受体竞争、麻醉作用。

（3）处理原则：①清除未吸收的毒物：催吐（神志清醒患者）、洗胃、导泻（洗胃后进行）、灌肠（中毒时间超过6小时）等。②促进吸收的毒物排出：利尿、吸氧、改变尿液酸碱度、血液透析、血浆置换等。③应用特效解毒剂。④对症治疗。

2. 急性有机磷杀虫药中毒

（1）中毒机制：杀虫药＋胆碱酯酶活性部分→磷酰化胆碱酯酶→失去水解乙酰胆碱的能力→乙酰胆碱蓄积→胆碱能受体先过度兴奋，而后抑制，最终衰竭。

（2）临床表现 2002 2003 2004 2008

①毒蕈碱样表现（出现最早）：腺体分泌增加（流泪、流涎、大汗等）、平滑肌痉挛（恶心呕吐、腹痛腹泻、大小便失禁等）、心脏抑制（心动过缓）；瞳孔括约肌收缩（瞳孔缩小，呈针尖样）。

②烟碱样表现：见于中、重度中毒。面部、四肢甚至全身肌肉颤动，表现为牙关紧闭、颈项强直，伴脉搏加速、血压升高、心律失常，后出现肌力减退、瘫痪。

③中枢神经系统：头痛头晕、行走不稳、共济失调等，严重者可出现烦躁、抽搐、昏迷等。

④迟发性脑病：少数重度急性患者，在发病后2～3天出现指端麻木、疼痛，逐渐加重，甚至四肢瘫痪、肌肉萎缩等。

⑤中间综合征：少数患者急性中毒发生24小时后，中毒症状缓解之后，出现肌肉无力，严重时出现呼吸肌麻痹、呼吸困难而发生死亡。

（3）诊断要点：有机磷杀虫药接触史＋刺激性蒜臭味＋毒蕈碱样症状、烟碱样症状及中枢神经系统症状＋全血胆碱酯酶活力低于70%（特异性指标）。

（4）分级诊断：①轻度中毒：全血胆碱酯酶活力70%～50%。②中度中毒：全血胆碱酯酶活力50%～30%。③重度中毒：全血胆碱酯酶活力低于30%。

（5）治疗

①一般处理：立即使患者脱离中毒现场，脱去被污染的衣物鞋袜及首饰、佩戴物，保持呼吸道通畅。

②清除毒物：敌百虫中毒禁用2%碳酸氢钠洗胃；内吸磷、对硫磷、甲拌磷、乐果等中毒禁用高锰酸钾溶液洗胃；深昏迷患者禁用硫酸镁导泻，禁用油类导泻剂。

③应用特效解毒药物：抗胆碱能药物（阿托品）、胆碱酯酶复能剂（碘解磷定、氯磷定、双复磷等）。

④对症治疗：必要时适量应用糖皮质激素，及时给予呼吸机治疗。

3. 急性酒精中毒

（1）病因与中毒机制：一次性大量饮用含酒精的酒类饮品。中枢神经系统抑制作用、代谢异常、耐受性、依赖性和戒断综合征。

（2）临床表现

①兴奋期：中毒早期出现头痛、乏力、欣快、兴奋、言语增多、喜怒无常等，有时粗鲁无礼，易感情用事，面色潮红或苍白，呼出气带酒味。

②共济失调期：动作不协调，步态不稳，动作笨拙，言语含糊不清，可伴有眼球震颤、复视、躁动、精神错乱等表现。消化系统的临床表现主要为恶心、呕吐、肝区疼痛等。

③昏迷期：昏睡，面色苍白，皮肤湿冷，口唇紫绀，瞳孔散大，体温下降，脉搏细弱，严重者发生呼吸、循环功能衰竭而死亡。

（3）诊断：血清中有乙醇且含量明显增加，为诊断的重要依据。

（4）治疗

①兴奋期及共济失调期可给予催吐，注意保暖，保持呼吸道通畅。

②昏迷期

A. 一般处理：保持呼吸道通畅，及时清除咽喉部分泌物，加强护理，防止发生窒息，鼻导管吸氧。

B. 促进酒精排出体外：催吐；1%碳酸氢钠洗胃；腹膜透析或血液透析。

C. 促进酒精氧化：应用50%葡萄糖注射液100mL加入普通胰岛素20U静脉注射，同时肌内注射维生素B_1、维生素B_6及烟酸各100mg；可同时给予大剂量维生素C。

D. 应用纳洛酮。

E. 对症治疗。

第十二篇 传染病学

第一单元 传染病学总论

> **重点提示**
> 本单元重点掌握感染过程的表现、传染病的特征,其余内容熟悉即可。

一、感染与免疫

1. 感染的概念 病原体与人体相互作用的过程。
2. 感染过程的表现

(1) 隐性感染:病原体只引起特异性免疫应答,不引起或只引起轻微的组织损伤,无临床症状,只有通过免疫学检查才能发现,最常见 2014。

(2) 显性感染:感染后不但引起机体免疫应答,还导致组织损伤,引起病理改变和临床表现。

(3) 病原携带状态:人体不出现临床症状而能排出病原体,第二常见 2021。

(4) 潜伏感染:由于机体免疫功能足以将病原体局限化而不引起显性感染,成为携带者;待机体免疫功能下降时,才引起显性感染。

(5) 病原体被清除:病原体在入侵部位即被消灭,不出现病理损害和疾病的临床表现。

3. 感染过程中病原体的作用 侵袭力、毒力、数量、变异性。
4. 感染过程中的免疫应答作用

(1) 保护性免疫

①非特异性免疫:天然屏障、吞噬作用、体液因子。

②特异性免疫:细胞免疫(T淋巴细胞介导)、体液免疫(B淋巴细胞介导)。

(2) 变态反应:病原体在侵入人体过程中,可引起机体出现异常免疫应答,表现出对人体不利的一面。

二、传染病流行过程

1. 传染病流行过程三环节

(1) 传染源:①患者。②隐性感染者。③病原携带者及受感染动物。

(2) 传播途径:①呼吸道传播(非典、结核病等)。②消化道传播(霍乱、痢疾等)。③血液传播(乙肝、丙肝等)。④母婴垂直传播(艾滋病、梅毒等)。⑤虫媒传播(乙脑、出血热等)。⑥接触传播。⑦土壤传播。⑧医源性感染。

(3) 易感人群:主要是指免疫力低下或没有特异性免疫保护的人群。

2. 影响流行过程的环境因素

(1) 自然因素:地理因素(地方性)、气候因素(季节性)和生态环境(自然源性传染病)。

（2）社会因素：社会制度、经济和生活条件、文化水平对流行过程有决定性影响。

（3）个人行为因素：人类不文明、不科学的行为和生活习惯也可能造成传染病发生与传播。

三、传染病的特征

1. 基本特征　有病原体，有传染性，有流行病学特征（散发、暴发、流行、大流行），具有季节性、地方性，感染后可有免疫力。

2. 临床特征

（1）病程发展的阶段性：潜伏期，前驱期，症状明显期，恢复期，复发与再燃和后遗症期。

（2）具有一些相对特异性的临床表现：发热的热型，皮疹的特征等。

四、传染病的诊断

1. 临床资料

（1）详细询问病史。

（2）传染病特有的体征：如麻疹发病早期的科氏斑（Koplik's spot），破伤风的牙关紧闭，狂犬病的恐水怕风，流脑的脑膜刺激征和瘀点瘀斑，出血热的酒醉貌和鞭击样出血点等。

2. 流行病学资料　①传染病的地区分布。②传染病的时间分布。③传染病的人群分布。④了解传染病的接触史、预防接种史，也有助于建立诊断。

3. 实验室检查及其他检查。

五、传染病的治疗

1. 治疗原则　治疗、护理与隔离、消毒并重，一般治疗、对症治疗与特效治疗。

2. 治疗方法　①一般及支持疗法：包括隔离、护理、饮食及心理治疗等。②病原治疗：抗菌治疗、抗寄生虫治疗、抗病毒治疗、血清免疫制剂治疗。③对症治疗。④康复疗法。⑤中医药治疗。

六、传染病的预防

1. 管理传染源　早发现、早诊断、早报告、早隔离、早治疗。发现甲类传染病后2小时内通过传染病疫情监测信息系统上报，乙类传染病24小时内上报。

（1）甲类（强制管理）传染病：鼠疫、霍乱。

（2）乙类（严格管理）传染病：传染性非典型肺炎、艾滋病、病毒性肝炎、禽流感、流行性出血热、狂犬病等共26种。

（3）丙类（监测管理）传染病：流行性感冒、流行性腮腺炎等共11种。

2. 切断传播途径

（1）隔离：①严密隔离。②呼吸道隔离。③消化道隔离。④血液-体液隔离。⑤接触隔离。⑥昆虫隔离。⑦保护性隔离。

（2）消毒：①分类：疫源地消毒及预防性消毒。②消毒方法：物理消毒法和化学消毒法。

3. 保护易感人群　①提高人群的非特异性免疫力。②增强特异性免疫力。

病毒感染

第二单元 病毒性肝炎

> ☆**重点提示**
>
> 本单元是出题热点,重点在于病原学、流行病学和治疗,要牢记每种肝炎的独特之处,如肝臭考虑急性重型肝炎,肝门静脉高压考虑肝炎后肝硬化,这些往往就是解题的关键。

一、病原学
1. 甲型肝炎病毒 小RNA病毒科 2008。
2. 乙型肝炎病毒 不完全环状DNA病毒 2006 2009 2011 2015。
3. 丙型肝炎病毒 单股正链RNA病毒。
4. 丁型肝炎病毒 是一种单负链RNA缺陷病毒。
5. 戊型肝炎病毒 单股正链RNA病毒。

二、流行病学
1. 传染源
甲、戊型:急性期患者和亚临床感染者。
乙、丙、丁型:急性、慢性患者和病毒携带者。
2. 传播途径
(1)甲、戊型:粪-口传播 2010。
(2)乙、丙、丁型 2008 2021:①输血及血制品,以及使用污染的注射器或针刺器具等传播。②母婴传播。③性接触传播。④日常生活密切接触传播。
3. 易感人群 人类对各型肝炎普遍易感,各年龄组均可发病。
4. 流行特征 分布遍及全世界,不同地区各型肝炎感染率有很大差别。

三、发病机制及病理
1. 发病机制
(1)甲型肝炎:HAV大量增殖,使肝细胞轻微破坏。随后细胞免疫起了重要作用。
(2)乙型肝炎:肝细胞病变主要取决于机体的免疫应答,尤其是细胞免疫应答。乙型肝炎的肝外损伤主要由免疫复合物引起。
(3)丙型肝炎:①HCV直接杀伤作用。②宿主免疫因素。③自身免疫。④细胞凋亡。
(4)丁型肝炎:HDV本身及其表达产物对细胞有直接作用。
(5)戊型肝炎:细胞免疫。
2. 病理 ①肝细胞变性和坏死。②炎症渗出反应。③肝细胞再生。④纤维组织增生。

四、临床表现
1. 急性肝炎
(1)急性黄疸型肝炎
①黄疸前期:多以发热起病,可有恶寒。突出的症状是全身乏力及食欲不振、恶心呕吐、上腹不适、腹胀便溏等消化系统症状。期末尿色逐渐加深,似浓茶色。

②黄疸期：巩膜首先出现黄染，继及皮肤。多为肝细胞性，部分患者可短时表现为胆汁淤积性黄疸，如皮肤瘙痒、大便色浅等。肝大、触痛及肝区叩击痛，脾可轻度增大。

③恢复期：黄疸和其他症状逐渐消退，精神食欲明显好转，肝脾逐渐回缩，肝功能渐趋正常。

（2）急性无黄疸型肝炎：可见乏力，食欲不振，腹胀，肝区疼痛，有的患者可有恶心、呕吐、便溏或低热。体征可有肝大、压痛，脾也可轻度肿大。

甲、戊型肝炎以黄疸型多见，急性丙型肝炎临床表现较轻，以无黄疸型多见。

2. 慢性肝炎

（1）轻度：临床症状、体征轻微或缺如，肝功能指标仅 1 或 2 项轻度异常。

（2）中度：症状、体征、实验室检查居于轻度或重度之间。

（3）重度：有明显或持续的肝炎症状，如乏力、食欲不振、腹胀、尿黄、便溏等，有肝病面容、肝掌、蜘蛛痣、脾大等体征，且无门脉高压表现者。实验室检查 ALT 和（或）AST 反复或持续增高，白蛋白降低或 A/G 比值异常，丙种球蛋白明显升高，如发生 ALT 和 AST 大幅升高，胆红素超出正常值，提示重症化倾向，可迅速向肝衰竭发展。

3. 重型肝炎 极度乏力，严重消化道症状，神经、精神症状，有明显出血现象，凝血酶原时间显著延长及凝血酶原活动度（PTA）＜40％，黄疸进行性加深，胆红素上升大于正常值 10 倍。可出现中毒性鼓肠，肝臭，肝肾综合征等。可见扑翼样震颤及病理反射，肝浊音界进行性缩小。胆酶分离，血氨升高等。

4. 淤胆型肝炎 以肝内胆汁淤积为主要表现 2009，起病类似急性黄疸型肝炎，但自觉症状常较轻。皮肤瘙痒，大便灰白，常有明显肝脏肿大，血清胆红素明显升高，以直接胆红素为主，黄疸持续 3 周以上。

5. 肝炎肝硬化 凡慢性肝炎患者具有肯定的门脉高压证据（腹壁及食管静脉曲张、腹水），影像学检查肝脏缩小、脾脏增大、门静脉增宽，且除外其他引起门静脉高压原因者，均可诊断。

五、实验室检查及其他检查

1. 血常规 急性肝炎早期血白细胞正常或略高，黄疸期至恢复期白细胞正常或略低。急性重型肝炎白细胞和多个核细胞均可增加。慢性重型肝炎、肝炎肝硬化、脾大及脾功能亢进时可有不同程度的血小板、白细胞及红细胞减少。

2. 尿常规 出现黄疸的患者尿胆素及尿胆原常阳性，且有助于黄疸的鉴别。

3. 肝生化指标 胆红素和转氨酶不同程度升高，白蛋白降低，凝血时间延长。

4. 甲胎蛋白（AFP） AFP 明显升高或进行性升高提示有肝细胞癌发生。重型肝炎有大量肝细胞坏死后的肝细胞再生，AFP 也常升高，则与预后相关。

5. 病原学检查 直接法：检测血清及肝组织中的病原体 DNA/RNA。间接法：检测血清中的特异性抗体。

6. 肝活检 对病毒性肝炎的诊断和分型十分重要。

7. 影像学检查 ①超声波检查：急性肝炎时可排除肝脏的其他病变，如肝占位性病变、梗阻性病变等。②CT 及 MRI 检查：对出血坏死、脂肪变化等优于超声检查。

六、诊断与鉴别诊断

1. 诊断

（1）急性肝炎：起病较急，常有畏寒、发热、乏力、食欲缺乏、恶心、呕吐等急性感染症状。肝大，质偏软，ALT 显著升高，病程不超过 6 个月。

（2）慢性肝炎：病程超过半年或发病日期不明确而有慢性肝炎症状者，常有乏力、厌油、肝区不适等症状，可有肝病面容、肝掌、蜘蛛痣、胸前毛细血管扩张，肝大质偏硬，脾大等体征。

（3）重型肝炎（肝衰竭）：急性黄疸型肝炎病情迅速恶化，2 周内出现Ⅱ度以上肝性脑病或其他重型肝炎表现者，为急性肝衰竭；15天至26周出现上述表现者为亚急性肝衰竭；在慢性肝病基础上出现的急性肝功能失代偿为慢加急性（亚急性）肝衰竭。在肝硬化基础上出现的重型肝炎为慢性肝衰竭。

（4）淤胆型肝炎：起病类似急性黄疸型肝炎，黄疸持续时间长，症状轻，有肝内梗阻的表现。

（5）肝炎肝硬化：多有慢性肝炎病史。有乏力、腹胀、尿少、肝掌、蜘蛛痣、脾大、腹水、双下肢水肿、胃底食管下段静脉曲张、白蛋白下降、A/G 倒置等肝功能受损和门脉高压表现。

2. 鉴别诊断

（1）各型病毒性肝炎之间的鉴别：①甲、戊型肝炎为急性，黄疸型较多见；乙、丙、丁型肝炎可演变为慢性，无黄疸型多见。②确诊有赖于病原学检查结果。

（2）药物性或中毒性肝炎：有服用损害肝脏药物或接触有毒物质史，病原学检查阴性。

（3）酒精性肝炎：有长期嗜酒史，病毒性肝炎病原学检查常阴性。

（4）非酒精性脂肪性肝炎（NASH）：患者形体肥胖，甘油三酯增高，肝炎病原学检查阴性。

七、治疗

1. 急性肝炎　休息、营养、保肝退黄等支持对症处理。急性丙型肝炎若发现 HCV RNA 阳性，尽快开始抗病毒治疗，可治愈。

2. 慢性肝炎　在一般营养支持治疗的基础上，应用抗病毒药物、调整机体免疫功能及改善肝细胞功能的药物治疗。

3. 重型肝炎　一般营养支持治疗，病因治疗，促进肝细胞再生，抗内毒素血症，防治并发症，人工肝支持，肝移植。

八、预防

1. 管理传染源　急性期应隔离积极治疗。
2. 切断传播途径　血制品均检测病毒性肝炎的标志物，尽量用一次性注射输液用品。
3. 保护易感人群　目前已经成功研制的疫苗有甲肝疫苗和乙肝疫苗。

第三单元　流行性感冒

重点提示

本单元掌握临床表现与治疗。

一、病原学

1. 流感病毒属正黏病毒科，直径 80~120nm，呈球形或丝状，由核心和包膜组成。

2. 流感病毒的变异，最常发生于甲型，主要形式有两种：①抗原漂移，变异幅度小，属于量变，不会引起流感的大规模流行，出现频率较高，且有逐渐积累效应；②抗原转换，变异幅度大，属于质变，形成新的病毒亚型，会引起流感的全球性大流行，发生频率较低，且缓慢。

3. 流感病毒不耐热，100℃ 1分钟或 56℃ 30分钟灭活，对常用消毒剂及紫外线敏感，耐低温和干燥，真空干燥或 -20℃ 以下仍可存活。

二、流行病学

1. 传染源　主要为流感患者和隐性感染者。潜伏期即有传染性，发病3日内传染性最强。

2. 传播途径 主要经呼吸道-空气飞沫传播。

3. 易感人群 普遍易感。

4. 流行特征 一般散发、多发于冬季。根据世界上已发生的4次大流行情况分析,一般10～15年发生一次大流行。流感在流行病学上最显著的特点为:突然暴发,迅速蔓延,波及面广,具有一定的季节性,一般流行6～8周后会自然停止。甲型流感常引起暴发流行,乙型流感呈局部流行或散发,亦可大流行,丙型以散发为主。

三、发病机制与病理

1. 发病机制 流感病毒经呼吸道吸入后,通过血凝素与呼吸道表面纤毛柱状上皮细胞的唾液酸受体结合而进入细胞,在细胞内进行复制,引起上呼吸道症状,并在上皮细胞变性坏死后排出较多量的病毒,随呼吸道分泌物排出引起传播,上皮细胞变性、坏死、溶解或脱落后,产生炎症反应。

2. 病理 单纯型流感病变主要发生在上、中呼吸道,表现为纤毛柱状上皮细胞的变性、坏死和脱落,黏膜充血、水肿和单核细胞浸润。流感病毒性肺炎的病理特征为肺充血、水肿,支气管黏膜坏死,气道内有血性分泌物,黏膜下层灶性出血,肺泡内含有渗出液,严重时有肺透明膜形成。

四、临床表现

潜伏期通常为1～3日,最短数小时。起病多急骤,主要以全身中毒症状为主,呼吸道症状轻微或不明显。发热通常持续3～4日。

1. 单纯型流感 最常见,骤起畏寒、发热,体温可达39～40℃,头痛、全身酸痛、咽干、乏力及食欲减退等全身症状明显;咳嗽、流涕、鼻塞、咽痛等呼吸道症状较轻。

2. 肺炎型流感 较少见,可以由单纯型转为肺炎型,或直接表现为肺炎型,多发生在2岁以下的小儿 2016、老人、孕妇,或原有慢性基础疾病者。特点是在发病后24小时内出现高热、烦躁、呼吸困难、咳血痰和明显发绀,可进行性加重,抗菌治疗无效,可因呼吸循环衰竭在5～10日内死亡。两肺可有呼吸音减低、湿啰音或哮鸣音,但无肺实变体征。X线胸片可见双肺广泛小结节性浸润,近肺门较多。

3. 其他类型 ①中毒型:高热、循环障碍、血压下降、休克等。②胃肠型:恶心呕吐、腹痛腹泻。③脑炎型:谵妄惊厥、意识障碍、脑膜刺激征。

4. 并发症

(1) 呼吸道并发症:细菌性气管炎、细菌性支气管炎、细菌性肺炎。

(2) 肺外并发症:雷耶综合征、中毒性休克、骨骼肌溶解、心肌炎、心包炎。

五、实验室检查与其他检查

1. 血液检查 白细胞计数正常或降低,淋巴细胞相对增多。

2. 病毒分离 将起病3日内患者的含漱液或上呼吸道分泌物接种于鸡胚或组织培养,进行病毒分离。灵敏度高,但实验要求高、费时。

3. 血清学检查 急性期(发病后7日内采集)和恢复期(间隔2～3周采集)双份血清进行补体结合试验或血凝抑制试验,后者抗体滴度与前者相比有4倍或以上升高,有助于确诊(回顾性诊断)。灵敏度、特异性均较差。

4. 病毒特异抗原及其核酸检查 取患者呼吸道标本或肺标本,采用免疫荧光或酶联免疫法检测甲、乙型流感病毒型特异的核蛋白(NP)或基质蛋白(M_1)及亚型特异的血凝素蛋白。

5. 快速诊断法 取患者鼻黏膜压片染色找到包涵体,免疫荧光检测抗原。

6. 胸部影像学检查 重症患者胸部X线检查可显示单侧或双侧肺炎。

六、诊断与鉴别诊断

1. 诊断 在同一地区，流行季节，短时间之内出现大量流感样病例，应考虑流感。诊断分为疑似病例与确诊病例。

2. 鉴别诊断

（1）普通感冒：多为散发，起病较慢，可由多种呼吸道病毒感染引起。

（2）传染性非典型肺炎（SARS）：具有明显传染性，可累及多个脏器、系统的特殊肺炎。临床上以发热、乏力、头痛、肌肉关节疼痛等全身症状和干咳、胸闷、呼吸困难等呼吸道症状为主，SARS病原学检测阳性。

七、治疗

1. 治疗原则 ①隔离患者。②起病1~2日内应用抗流感病毒药物治疗。③加强支持治疗和防治并发症。④合理应用对症治疗药物。儿童忌用阿司匹林制剂 2015，以免诱发致命的雷耶（Reye）综合征。

2. 抗流感病毒药物治疗

（1）离子通道 M_2 阻断剂。

（2）神经氨酸酶抑制剂：奥司他韦是目前较为理想的抗病毒药物，发病初期使用。扎那米韦适用于成年患者和12岁以上的青少年患者，治疗甲型和乙型流感，每日20mg，间隔12小时，分两次吸入，连用5日。

八、预防

1. 控制传染源 早发现、早报告、早隔离、早治疗，隔离时间为1周或热退后2日。
2. 切断传播途径 尽量少去公共场所，注意通风，加强对公共场所消毒等。
3. 保护易感人群 ①接种流感疫苗。②应用抗流感病毒药物预防。

第四单元 人感染高致病性禽流感

> **重点提示**
>
> 本单元重点掌握临床表现与治疗。

一、病原学

1. 该病是由甲型禽流感病毒引起，主要表现有高热、咳嗽、呼吸困难，严重者可出现休克、多脏器功能衰竭等表现。

2. 禽流感病毒属于正黏病毒科，属甲型流感病毒，包括其全部亚型。根据其致病性，禽流感病毒可分为高致病性、低致病性和非致病性三大类，其中H5和H7亚型为高致病性，又以H5N1致病性最强。

二、流行病学

1. 传染源 主要为病禽、带毒的禽。野禽在自然传播中发挥了重要作用，特别是感染H5N1亚型病毒的鸡、鸭。

2. 传播途径 主要经呼吸道传播 2015 2016，通过密切接触感染的禽类及其分泌物、排泄物、受污染的水及直接接触病毒株被感染。目前尚无人与人之间直接传播的确切证据。

3. 易感人群 偶可感染人。发病与年龄、性别无关，12岁以下的儿童病情较重。

4. 发病季节 禽流感一年四季均可发生，但冬、春季节多暴发流行。

三、发病机制与病理

1. 发病机制

（1）禽流感病毒的致病性：①大多流感暴发与病毒株亚型 H5 和 H7 有关。目前仅发现 H5N1、H9N2 和 H7N7 能直接感染人，H5N1、H7N9 具有高致病性。②家禽体内一些酶类也可增加流感病毒的毒力。

（2）致病性的分子生物学基础：①病毒的基因及其产物，如血凝素、神经氨酸酶和多聚酶是决定毒力的关键。②血凝素蛋白重链和轻链连接肽及附近糖基化的位点也影响其毒力。

（3）禽流感病毒可触发免疫"风暴"：人一旦感染了 H5N1 流感病毒，其支气管和肺泡上皮的促炎细胞因子和趋化因子水平明显增高，可引起反应性嗜血细胞综合征，导致各器官严重的病理损伤。

2. 病理　病理改变以肺部最明显，可见到肺泡和支气管黏膜损伤严重，肺实质出血和坏死，肺泡内大量淋巴细胞浸润，肺泡内有透明膜形成，有严重的弥漫性损伤，并伴有间隔纤维形成。

四、临床表现

潜伏期一般为 1～7 日，通常为 2～4 日。急性起病，早期表现类似流感。主要为发热，体温大多持续在 39℃以上，热程 1～7 日，一般为 3～4 日，可伴有眼结膜炎、流涕、鼻塞、咳嗽、咽痛、头痛和全身不适。部分患者可有消化道症状。体征可见眼结膜轻度充血，咽部充血，肺部有干啰音等，半数患者有肺部实变体征。H7 亚型感染者症状较轻，H9N2 和 H10N7 感染者仅出现一过性流感症状。

五、实验室检查与其他检查

1. 血常规检查　多数患者外周血白细胞、淋巴细胞和血小板不同程度减少。
2. 骨髓穿刺检查　细胞增生活跃，见反应性组织细胞增生伴出血性吞噬现象。
3. 血生化检查　部分患者肝功能异常，表现为 ALT、AST 升高，亦可出现 BUN 的升高。
4. 病原及血清学检查

（1）病毒抗原及基因检测：取患者呼吸道标本，采用免疫荧光法（或酶联免疫法）检测甲型流感病毒核蛋白抗原（NP）及禽流感病毒 H 亚型抗原。

（2）病毒分离：从患者呼吸道标本（如鼻咽分泌物、口腔含漱液、气管吸出物或呼吸道上皮细胞）中分离禽流感病毒。

（3）血清学检查。

5. 其他检查　重症患者胸部 X 线检查可显示单侧或双侧肺炎，严重者呈"白肺"。

六、诊断与鉴别诊断

1. 诊断　根据流行病学资料、临床症状和病原分离而确诊。
2. 鉴别诊断　注意与流感、普通感冒、细菌性肺炎、SARS、传染性单核细胞增多症、巨细胞病毒感染、衣原体肺炎、支原体肺炎等疾病相鉴别，确诊需依据实验室检查，如病原体分离、血清学检查和核酸检测。

七、治疗

1. 一般治疗　对疑似和确诊患者应进行隔离治疗。加强支持治疗，预防并发症。
2. 对症治疗　可应用解热药、缓解鼻黏膜充血药、止咳祛痰药等。儿童忌用阿司匹林制剂，以防发生雷耶综合征。
3. 抗流感病毒治疗　应在发病 48 小时内试用抗流感病毒药物。

（1）神经氨酸酶抑制剂：奥司他韦对禽流感病毒 H_5N_1 和 H_9N_2 有抑制作用。成人每日 150mg，儿童每日 3mg/kg，分 2 次口服，5 日为一疗程。扎那米韦是第一个新型抗流感病毒的神经氨酸酶抑制剂，对病毒的各种变异株均有作用，是一种雾化吸入剂，每次 10mg，每日 2 次，现已批准用于治疗无并发症的、年龄满 7 岁的急性流感患者。

(2) 离子通道 M_2 阻断剂：金刚烷胺和金刚乙胺可抑制禽流感病毒株的复制，早期应用可阻止病情发展。金刚烷胺成人每日 100～200mg，儿童每日 5mg/kg，分 2 次口服，5 日为一疗程。治疗过程中应注意中枢神经系统和胃肠道副作用，有癫痫病史者忌用。

4. **重症患者的治疗** 对出现呼吸障碍者给予吸氧及其他呼吸支持，防治继发细菌感染，必要时进行免疫调节治疗。

5. **抗生素治疗** 在明确或有充分证据提示继发细菌感染时使用，可选用氟喹诺酮类或大环内酯类抗生素。

第五单元 艾滋病

> ☆ **重点提示**
> 本单元一直是考试的热点，各种题型出题都有可能。出题点是十分丰富的，重点始终集中在传播途径和主要的临床表现。本部分内容和病理学部分有一定重复，以后出题可能更联系临床，尤其是艾滋病期的卡氏肉瘤，不要忽视。

一、病原学

1. **形态结构** RNA 病毒，属于反转录病毒科。
2. **生物学特性** 对热敏感；乙醇、漂白粉、次氯酸钠均能灭活。

二、流行病学

1. **传染源** 艾滋病患者和无症状感染者。
2. **传播途径** ①性接触传播。②输血注射传播。③母婴传播 2015。④其他传播途径：器官移植、人工授精。
3. **易感人群**
   (1) 易感人群：普遍易感。
   (2) 高危人群：①男同性恋者。②性乱交者。③静脉药瘾者。④血友病和多次输血者。
4. **流行特征** 联合国艾滋病规划署估计，截至 2017 年底，全球现存活 HIV/AIDS 患者 3690 万例，当年新发 HIV 感染者 180 万例，有 2170 万例正在接受高效联合抗反转录病毒治疗，俗称"鸡尾酒疗法"，现在又称抗反转录病毒治疗。

三、发病机制与病理

1. **发病机制** CD_4^+ T 淋巴细胞在 HIV 直接和间接作用下，细胞功能受损和大量破坏，导致细胞免疫缺陷。且同时还侵犯其他类型免疫细胞：单核吞噬细胞、B 淋巴细胞、NK 细胞损伤及 HIV 感染后的免疫应答异常。
2. **病理**
   (1) 淋巴结病变：滤泡增生性淋巴结肿。
   (2) 胸腺病变：萎缩性、退行性、炎性病变。
   (3) 中枢神经系统病变：神经胶质细胞的灶性坏死，血管周围炎性浸润和脱髓鞘改变。

四、临床表现

1. **急性 HIV 感染期** 少数急性感染者有临床症状，通常 1～2 周自然消失，以发热最为常见，可伴有头痛咽痛、恶心呕吐、腹泻皮疹、关节痛、淋巴结肿大及神经系统症状 2006 2009 2016。

2. **无症状感染期** 临床没有症状，血清中能检出 HIV 及 HIV 核心蛋白和包膜蛋白抗体，有传染性。持续时间一般为6~8年，短可数月，长可达15年 ●2015 ●2017。

3. 艾滋病期 患者CD_4^+T淋巴细胞计数明显下降，HIV血浆病毒载量明显升高。持续1个月以上的发热、盗汗、腹泻，体重减轻10%以上。部分患者可出现神经精神症状，如记忆力减退、表情淡漠、性格改变、头痛、癫痫及痴呆等，还可出现持续性淋巴结肿大。

4. 并发症

（1）呼吸系统：肺孢子菌肺炎最为常见，干咳，气短，活动后加重。

（2）中枢神经系统：各种病毒性脑膜脑炎。

（3）消化系统：肠道隐孢子虫感染常见，表现为慢性持续性腹泻，水样便可达数月。

（4）口腔：可见鹅口疮、舌毛状白斑、复发性口腔溃疡、牙龈炎等。

（5）皮肤：可见带状疱疹、传染性软疣、尖锐湿疣、真菌性皮炎和甲癣。

（6）眼部：可见巨细胞病毒性和弓形体性视网膜炎，表现为快速视力下降，眼底絮状白斑。

（7）肿瘤：可见恶性淋巴瘤、卡波西肉瘤（艾滋病患者最常见）等。

五、实验室检查

1. 常规检查 不同程度贫血、白细胞计数降低。尿常规常发现尿蛋白。血清转氨酶、肌酐、尿素氮可升高。

2. 免疫学检查 T淋巴细胞绝对计数下降，$CD_4^+/CD_8^+ < 1.0$。链激酶、植物血凝素等迟发型变态反应性皮试常阴性。

3. 病原学检查

（1）抗体检查：感染诊断的金标准。HIV抗体筛查检测方法包括酶联免疫试验（ELISA）、快速检测等，确认试验常用的方法是免疫印迹法。

（2）抗原检查：ELISA法检测p24抗原。

（3）病毒载量测定：RT-PCR、核酸序列依赖性扩增技术、支链DNA信号放大系统。

六、诊断标准与鉴别诊断

1. 诊断标准

（1）急性期：近期有流行病学史和临床表现，结合实验室HIV抗体由阴性转为阳性，或仅实验室检查HIV抗体由阴性转为阳性即可诊断。

（2）无症状期：有流行病学史，HIV抗体阳性，或仅实验室检查HIV抗体阳性即可诊断。

（3）艾滋病期：有流行病学史，HIV抗体阳性，有HIV呼吸系统、消化系统等并发症即可诊断，CD_4^+T淋巴细胞数$<200\mu L$也可诊断。

2. 鉴别诊断 除流行病学史外，病原学检查是鉴别艾滋病与其他疾病的主要鉴别方法。

第六单元　流行性出血热

> ☆重点提示
>
> 出题重点集中在该病的临床表现和治疗，该病的特征性表现是肾功能的损害。流行病学和实验室检查部分基本掌握即可。该考点很容易以临床应用型题目出现，建议考生多做类似题型备考。

一、病原学

1. 病原体 为流行性出血热病毒，属汉坦病毒属，为单股负链RNA病毒。

2. 生物学特性 对乙醚、氯仿、丙酮等脂溶剂和去氧胆酸盐敏感，不耐热和不耐酸，高于37℃及pH 5.0以下易被灭活。对紫外线、乙醇和碘酒等消毒剂敏感。

二、流行病学

1. 传染源　黑线姬鼠和褐家鼠是主要的传染源，人不是主要传染源 2006 。
2. 传播途径

（1）接触传播。

（2）呼吸道传播。其中以气溶胶通过呼吸道传播为主要途径。

（3）消化道传播。

（4）垂直传播。孕妇患病后可经胎盘感染胎儿。

（5）虫媒传播。

3. 易感人群　人群普遍易感。感染后多显性发病，病后可获持久免疫。
4. 流行特征　①地区性。②季节性和周期性 2006 。③人群分布（青壮年男性农民多见）。

三、发病机制与病理

1. 发病机制　病毒感染是发病的始动环节，一方面导致受感染的细胞功能和结构损害，另一方面诱发机体的异常免疫反应引起组织损伤。
2. 病理　全身小血管和毛细血管变性、坏死。肾脏最明显。周围组织水肿和出血，引起重要脏器实质损害和功能障碍，以肾髓质、右心房内膜、脑垂体和肾上腺皮质最明显。

四、临床表现

1. 发热期　一般为3～7天，主要为感染中毒症状、毛细血管损伤和肾损害。起病较急骤，突发畏寒、发热，1～2天内体温可达39～40℃，热型多为弛张热或稽留热。

（1）全身中毒症状：高度乏力，周身酸痛 2009 ，典型的"三痛"（头痛、腰痛、眼眶痛），常伴较突出的胃肠道症状。

（2）毛细血管损伤"三红"征：颜面、颈部及上胸部呈弥漫性潮红，酒醉貌。

（3）肾脏损害：表现为蛋白尿、血尿和少尿倾向，有时尿中可见膜状物。

2. 低血压休克期　主要为低血容量休克的表现，热退后病情反而加重是本期的特点 2010 。
3. 少尿期 2017 　24小时尿量少于400mL为少尿，少于50mL为无尿。可引起尿毒症、水电解质紊乱等，重者可出现高血容量综合征和肺水肿，可并发内脏出血或原有出血加重、感染等。
4. 多尿期　①移行期：每天尿量由400mL增至2000mL，血尿素氮和肌酐升高，症状加重。②多尿早期：每天尿量超过2000mL，氮质血症未见改善，症状仍重。③多尿后期：尿量每天超过3000mL，并逐日增加，氮质血症逐步下降，精神食欲逐日好转，若水和电解质补充不足或继发感染，可发生继发性休克，亦可发生低血钠、低血钾等症状。
5. 恢复期　24小时尿量恢复到2000mL以下。上述各型症状逐渐恢复好转，体力恢复。
6. 临床分型　轻型、中型、重型、危重型、非典型。

五、实验室检查

1. 血常规

（1）早期白细胞（WBC）计数增高，一般达$(15 \sim 30) \times 10^9/L$，少数重症患者可达$(50 \sim 100) \times 10^9/L$。

（2）白细胞分类。早期中性粒细胞增多，核左移，有中毒颗粒。重症患者可见幼稚细胞，呈类白血病反应。第1～2病日后出现异型淋巴细胞，4～6病日达高峰。

（3）发热后期及低血压期血红蛋白、红细胞明显升高，血小板减少。

2. 尿常规　蛋白尿多出现在第二病日，一日之内尿蛋白迅速增加，少尿期还可出现膜状物和絮状物。有明显的早期诊断意义。逢热必查。

3. 血液生化检查

（1）血尿素氮及肌酐：多数患者在低血压休克期，少数患者在发热后期，尿素氮和肌酐开始升高，多尿移行期末达高峰，多尿后期开始下降。

（2）血酸碱度：发热期以呼吸性碱中毒多见，休克期和少尿期以代谢性酸中毒为主。

（3）电解质：血钠、氯、钙降低；血磷、镁等增高；血钾在少尿期多升高，其他期多降低。

（4）肝功能：约50%的患者血清转氨酶升高，少数患者血清胆红素升高。

4. 凝血功能检查　一般血小板均减少。

5. 血清学检查　特异性血清、特异性抗体、特异性抗原检测。

6. PCR 检查　病原体 RNA 检测。

7. 其他检查　心电图、眼压和眼底、胸部 X 线等。

六、诊断与鉴别诊断

1. 诊断

（1）临床诊断

①流行病学资料：问病史时应重视询问鼠类接触史（居住环境）。

②典型的三组征象 2009：发热、出血、肾脏受损表现。"三红""三痛"。

③典型的五期经过 2006。

（2）实验室诊断：①异型淋巴细胞、大量尿蛋白、血液浓缩、血小板减少。②血清特异性抗体 IgM 阳性。③血或尿标本病毒抗原或病毒 RNA 阳性。

2. 鉴别诊断

（1）发热期：上呼吸道感染、败血症等。

（2）休克期：其他感染性休克。

（3）少尿期：急性肾炎、其他原因引起的急性肾衰竭。

七、治疗

1. 发热期治疗　①抗病毒。②减轻外渗。③改善中毒症状。④预防 DIC 2018。

2. 低血压期治疗　①补允血容量。以早期、快速、适量为原则。②纠正酸中毒。③血管活性药物与糖皮质激素应用 2009。④强心。

3. 少尿期治疗 2008 2009 2010 2015 2018　①稳定内环境。②促进利尿。③导泻和放血疗法。④透析疗法。

4. 多尿期治疗

（1）维持水与电解质平衡，给予半流质和富含钾的食物。

（2）防治继发感染。

5. 恢复期治疗　加强营养，休息1~2个月，逐步恢复工作。定期复查肾功能等

6. 积极防治并发症

八、预防

1. 控制传染源　防鼠、灭鼠是预防本病的关键措施。

2. 切断传播途径　注意食品卫生，防止食品被鼠类污染；注意灭螨。

3. 保护易感人群　疫区内高危人群可接种疫苗。

第七单元　狂犬病

> **重点提示**
>
> 本单元重点掌握临床表现与预防。

一、病原学

狂犬病毒属弹状病毒科拉沙病毒属。易被紫外线、甲醛、70%乙醇、汞等灭活，不耐热。

二、流行病学

1. 传染源　带狂犬病毒的动物是主要传染源，我国由病犬传播的狂犬病占80%～90%。
2. 传播途径　本病主要通过被患病动物咬伤传播。
3. 易感人群　人群普遍易感。被病兽咬伤后是否发病与下列因素有关：①咬伤部位：头、面、颈、手指处被咬伤后发病机会多。②咬伤的严重性：创口深而大者发病率高。③局部处理情况：咬伤后迅速彻底清洗者发病机会少。④及时、全程、足量注射狂犬疫苗和免疫球蛋白者发病率低。⑤被咬伤者免疫功能低下或免疫缺陷者发病机会多。

三、发病机制与病理

1. 发病机制　发病机制分为三个阶段：①局部组织内小量繁殖期。②侵入中枢神经期。③从中枢神经向各器官扩散期。
2. 病理　病理变化主要为急性弥漫性脑脊髓炎，脑膜多正常，脑实质和脊髓充血、水肿及微小出血灶，咬伤部位相应的背根神经节、脊髓段病变一般比较严重，延髓、海马、脑桥、小脑等处受损也较显著。

四、临床表现

1. 前驱期　常有发热、头痛、乏力、纳差、恶心、周身不适等症状。对痛、声、风、光等刺激开始敏感，并有咽喉紧缩感。50%～80%患者伤口部位及其附近麻木、发痒、刺痛或虫爬、蚁走感，由病毒刺激周围神经元引起。本期持续2～4日。
2. 兴奋期　患者高度兴奋，表现为极度恐惧、恐水、恐风。恐水是本病的特殊症状，但不一定每例都出现，在饮水、见水、听流水声或谈及饮水时，可引起严重咽喉肌痉挛。患者渴极而怕饮水，饮而不能下咽，常伴有声嘶和脱水。因声带痉挛，吐字不清，声音嘶哑，甚至失音。怕风亦是本病常见的症状，微风、吹风均可引起咽肌痉挛。由于自主神经功能亢进，患者出现大汗流涎，体温可达40℃以上，心率快，血压升高，瞳孔扩大，但患者神志大多清醒，部分患者可出现精神失常、定向力障碍、幻觉、谵妄等。病程进展很快，多在发作中死于呼吸或循环衰竭。本期持续1～3日。
3. 麻痹期　痉挛减少或停止，患者逐渐安静，出现弛缓性瘫痪，尤以肢体软瘫为多见。呼吸变慢及不整，心搏微弱，神志不清，最终因呼吸麻痹和循环衰竭而死亡。本期持续6～18小时。

本病全程一般不超过6日。

五、实验室检查

1. 血、尿常规和脑脊液检查　白细胞计数（10～20）×10^9/L不等，中性粒细胞多在80%以上。脑脊液蛋白稍升高，细胞数低于200×10^6/L，以淋巴细胞为主，糖和氯化物正常。
2. 病原学检查　①抗原检查。②分离病毒。③检查脑组织内基小体。④RT-PCR检测狂犬病毒核酸。
3. 病毒抗体检测　可采用间接免疫荧光法进行检测，缺少早期诊断价值，主要用于流行病学调查或证实狂犬病诊断。

六、诊断与鉴别诊断

1. 诊断　根据患者过去被病兽或可疑病兽咬伤、抓伤史及典型的临床症状，如恐水、恐风、咽喉肌痉挛等，即可做出临床诊断。确诊有赖于病原学检测或尸检发现脑组织内基小体。

2. 鉴别诊断　本病应与病毒性脑炎、破伤风、吉兰-巴雷综合征、脊髓灰质炎等疾病相鉴别，流行病学资料和特殊症状是鉴别要点。确诊有赖于病原学检测或尸检发现脑组织内基小体。

七、治疗

呼吸衰竭是死亡的主要原因，必要时采用气管切开、人工呼吸机等纠正呼吸衰竭。

八、预防

1. 控制传染源　家养的犬，应定期进行预防接种。发现病犬立即捕杀，尸体应深埋，不准食用。对疑似狂犬者，应设法捕获，并隔离观察 10 日。如死亡或出现症状，应取脑组织检查，深埋或焚毁。

2. 伤口的处理　被咬伤者要及时处理伤口。在咬伤的当时，先局部挤压、针刺使其尽量出血，再用 20% 肥皂水充分冲洗创口，后用 5% 碘酊反复涂拭。如有抗狂犬病免疫球蛋白或免疫血清，则在伤口底部和周围行局部浸润注射。

3. 预防接种

（1）疫苗接种：可用于暴露后预防，也可用于暴露前预防。国内主要采用 VERO 细胞疫苗和地鼠肾细胞疫苗。

（2）免疫球蛋白注射：常用马或人源性抗狂犬病毒免疫球蛋白和免疫血清，以人狂犬免疫球蛋白（HRIG）为佳。

第八单元　流行性乙型脑炎

> ☆重点提示
>
> 本单元重点掌握临床表现、诊断与治疗。

一、病原学

1. 乙型脑炎病毒属虫媒病毒乙组的黄病毒科，直径 40~50nm，球形，核心为单股正链 RNA。

2. E 蛋白是病毒的主要抗原成分，可诱导机体产生中和抗体和血凝抑制抗体。

3. 乙脑病毒对热、乙醚和酸等常用消毒剂敏感，100℃2 分钟、56℃ 30 分钟即可灭活，但耐低温和干燥。在蚊虫体内繁殖的适宜温度为 25~30℃。

二、流行病学

1. 传染源　人不是主要的传染源，猪是本病主要的传染源 2017。蝙蝠可作为本病的长期寄存宿主。检测猪的乙脑病毒感染率可预测当年在人群中的流行趋势。

2. 传播途径　乙脑主要通过蚊虫叮咬而传播。在我国三带喙库蚊是主要的传播媒介，其次是东方伊蚊和中华按蚊。

3. 易感人群　人群对乙脑病毒普遍易感。感染乙脑病毒后多为隐性感染，显性极少。感染后可获得持久的免疫力。母亲传递的抗体对婴儿具有保护作用。

4. 流行特征　东南亚和西太平洋地区是乙脑的主要流行区。主要与蚊虫繁殖、气温、雨量及人口流动（如大学新生入学、新兵入伍）、交通状况、卫生措施（防蚊灭蚊）等因素有关。发病人群以 10 岁以下儿童为主，尤以 2~6 岁儿童发病率为高。

三、发病机制与病理

1. **发病机制** 乙脑患者脑组织损伤主要与乙脑病毒对神经组织的直接侵袭有关，可致神经细胞坏死、胶质细胞增生及炎性细胞浸润。此外，乙脑病毒可诱发机体产生免疫攻击，导致小血管和毛细血管损伤，可引起脑组织循环障碍及坏死。

2. **病理** 本病为全身性感染，但主要病变在中枢神经系统，脑组织病变范围广，以大脑皮质、间脑和中脑病变最为严重，可累及脊髓。主要病理变化包括神经细胞肿胀、变性及坏死可液化形成镂空筛网状软化灶；脑实质淋巴细胞和大单核细胞浸润，胶质细胞弥漫性增生；脑实质及脑膜血管充血扩张，大量浆液渗出，形成脑水肿。

四、临床表现

乙脑潜伏期为4～21日，一般为10～14日。少数患者表现出高热、头痛、呕吐、颈项强直、惊厥、意识障碍、呼吸衰竭等典型乙型脑炎表现。典型患者可分为4期。

1. **初期** 病程的1～3日。起病急骤，发热，体温在1～2日内达到39～40℃，伴头痛、食欲不振、呕吐，多有嗜睡和精神倦怠。少数患者可有颈项强直。头痛是乙脑最常见和最早出现的症状。

2. **极期** 病程的4～10日，此期多为脑实质损害的表现。

（1）高热：此期发热达顶点，可达40℃以上，一般持续7～10日，重者可达3周。发热越高，持续时间越长，病情越重。

（2）意识障碍：表现可轻可重，可见嗜睡、谵妄、昏迷或定向力障碍等。意识障碍最早可见于病程的1～2日，以3～8日多见，一般持续1周左右，重者可长达1个月以上。

（3）惊厥或抽搐：多于病程第2～5日出现，是病情严重的表现。可由脑实质炎症、脑缺氧、脑水肿及高热等原因引起。

（4）呼吸衰竭：为本病最严重的表现之一，也是最主要的死亡原因，多见于深度昏迷的患者。主要为中枢性呼吸衰竭。

（5）颅内高压及脑膜刺激征。

（6）其他神经系统症状和体征：常有浅反射先减弱后消失，深反射先亢进后消失，锥体束征阳性。昏迷者可有肢体强直性瘫痪、偏瘫或全瘫，伴肌张力增高，还可伴膀胱和直肠麻痹（大、小便失禁或尿潴留）。

3. **恢复期** 病程的8～12日，患者体温逐渐下降，于2～5日内降至正常，神经系统症状和体征逐日好转，一般于2周左右可完全恢复。重症患者可留有神志迟钝、痴呆、失语、多汗、吞咽困难、颜面瘫痪、四肢强直性瘫痪或扭转痉挛等。

4. **后遗症期** 发病半年后，5%～20%重症患者仍有意识障碍、痴呆、失语、肢体瘫痪、扭转痉挛和精神失常等，称为后遗症。

5. **并发症** 以支气管肺炎最常见，重型患者可因应激性溃疡致上消化道大出血。

6. **分型**

（1）轻型：体温39℃以下，神志始终清楚，有轻度头痛、恶心呕吐、嗜睡等，无抽搐，脑膜刺激征不明显。病程5～7日。

（2）普通型：体温39～40℃，嗜睡或浅昏迷，偶有抽搐及病理反射阳性，脑膜刺激征明显。病程7～14日，多无后遗症。

（3）重型：体温40℃以上，昏迷，反复或持续性续抽搐，病理反射阳性，浅反射先消失，深反射先亢进后消失。可有肢体瘫痪或呼吸衰竭。病程多在2周以上，恢复期常有精神异常、瘫痪、失语等，部分患者留有不同程度的后遗症。

（4）极重型（暴发型）：起病急骤，体温于1～2日内升至40℃以上，常反复或持续性抽搐，深度昏迷，迅速出现脑疝及中枢性呼吸衰竭等。多于3～5日内死亡。

五、实验室检查

1. 血象　白细胞计数常增高，多为（10~20）×10⁹/L，中性粒细胞80%上，嗜酸粒细胞常减少。

2. 脑脊液　脑脊液压力增高，外观清或微浑，白细胞计数多为（50~500）×10⁹/L，分类早期以中性粒细胞稍多，以后以单核细胞为主，糖及氯化物正常，蛋白质轻度升高。

3. 血清学检查

（1）特异性IgM抗体测定：目前多用此法进行早期诊断。

（2）血凝抑制试验：血凝抑制抗体出现较早，一般在病后4~5天出现，2周达高峰，抗体水平维持数年，可用于临床诊断及流行病学调查。

（3）补体结合试验：为IgG抗体，多在发病后2周出现，5~6周达高峰，1年后消失。

4. 病原学检查

（1）病毒分离：病程第1周内死亡病例的脑组织中可分离到病毒，但脑脊液和血中不易分离到病毒。

（2）病毒抗原或核酸检测：在组织、血液或其他体液中采用直接免疫荧光或RT-PCR检测。

六、诊断与鉴别诊断

1. 诊断

（1）流行病学资料：严格的季节性（7~9月），10岁以下儿童多见。但近年来成年人病例有增加趋势。

（2）临床特征：起病急、高热、头痛、呕吐、意识障碍、抽搐、病理征及脑膜刺激征阳性等。

（3）实验室检查：外周血白细胞及中性粒细胞均增高；脑脊液压力高，细胞数轻度增高，蛋白稍高，糖及氯化物正常；血清特异性IgM或脑脊液抗原检测阳性可做出早期诊断。

2. 鉴别诊断

（1）中毒型菌痢 2017：本病与乙脑均多发生于夏秋季，10岁以下儿童多见，但起病较乙脑更急，常在发病24小时内迅速出现高热、抽搐、意识障碍和循环衰竭。脑膜刺激征常阴性。肛拭子取便或生理盐水灌肠镜检，可见大量白细胞或脓细胞。

（2）结核性脑膜炎：无季节性，多有结核病史或接触史。起病缓慢，病程长，脑膜刺激征明显。脑脊液呈毛玻璃样。

（3）化脓性脑膜炎：患者脑膜刺激征显著，脑脊液外观浑浊，脑脊液及血液细菌学检查可找到相应的病原菌。脑膜炎球菌所致者，多发生于冬春季，皮肤黏膜常有瘀点、瘀斑。

七、治疗

1. 一般治疗　患者应住院隔离于有防蚊设施的病室，控制室温在30℃以下。注意水及电解质平衡。

2. 对症治疗

（1）降温：物理降温；药物降温；亚冬眠疗法。

（2）止痉：包括去除病因及镇静解痉。①高热所致者以降温为主。②脑水肿所致者以脱水降低颅内压为主，可用20%甘露醇快速静脉滴注或推注（20~30分钟内）。③因脑实质病变引起的抽搐，可使用镇静剂，首选地西泮；水合氯醛鼻饲或灌肠。巴比妥钠可用于预防抽搐。

（3）防治呼吸衰竭：①氧疗。②由脑水肿所致者应用脱水剂。③中枢性呼吸衰竭可用呼吸兴奋剂，首选山梗菜碱。若缺氧明显时，可经鼻导管使用高频呼吸器治疗。必要时可行气管插管或气管切开，人工辅助呼吸。④呼吸道分泌物梗阻所致者，吸痰和加强翻身引流。⑤改善微循环，减轻脑水肿，可用血管扩张剂，如东莨菪碱，也可用酚妥拉明、山莨菪碱等。

3. 糖皮质激素的应用
4. 恢复期及后遗症处理

八、预防

以防蚊、灭蚊及预防接种为预防乙脑的关键。
1. 控制传染源　隔离患者和疑似患者至体温正常；流行季节前可对幼猪进行疫苗接种。
2. 切断传播途径　防蚊、灭蚊为主要措施。
3. 保护易感人群　预防接种是保护易感人群的关键措施。

细菌感染

第九单元　流行性脑脊髓膜炎

☆重点提示

出题点一般集中在该病的临床表现和鉴别诊断，而且均以临床应用型的题目为主，如出现皮肤散在瘀点，考虑流脑的可能性大，脑脊液外观呈毛玻璃样考虑是结脑，要抓住这些重要的特征记忆。流行病学和治疗没有特殊性，只需知道治疗首选青霉素即可。

一、病原学

1. 生物学特性　存在于人体，专性需氧，对营养要求较高。细菌裂解后可释放内毒素，具有强烈致病性，是重要的致病因子。
2. 主要流行菌群　分为 A 群（大流行，我国主要流行株）、B 群、C 群（散发和小流行），目前 C 群的感染率有上升趋势。

二、流行病学

1. 传染源　带菌者和患者。
2. 传播途径　呼吸道飞沫直接传播。
3. 易感人群　普遍易感，15 岁以下少年儿童多见，6 个月至 2 岁的婴幼儿高发。
4. 流行特征　高发期：11 月~次年 5 月（3~4 月高峰）；我国流行菌株以 A 群为主。

三、发病机制及病理

1. 发病机制　主要的致病物质——内毒素。脑膜炎奈瑟菌更易激活凝血系统，造成 DIC 及继发性纤溶亢进。
2. 病理
（1）败血症期：血管内皮损害，血管壁炎症、坏死和血栓形成及血管周围出血。
（2）脑膜炎期：软脑膜、蛛网膜（化脓性炎症）。
（3）暴发型脑膜脑炎期：脑实质病变。

四、临床表现

1. 普通型临床表现
（1）前驱期：多数患者无症状，少数患者表现为低热，咽痛，咳嗽，此期传染性最强。
（2）败血症期：①突发寒战、高热、头痛、呕吐、全身乏力、肌肉酸痛及精神萎靡等。②皮疹（最重要的体征），皮肤黏膜瘀点、瘀斑。
（3）脑膜炎期：剧烈头痛，喷射性呕吐，烦躁不安，血压增高，脑膜刺激征阳性，严重者可出现呼吸或循环衰竭。

（4）恢复期：体温下降，瘀点、瘀斑消失，症状好转，神经系统检查正常。

2. 暴发型临床表现 2015 分为三型。

（1）休克型：循环衰竭为主要特征。

（2）脑膜脑炎型：主要以中枢神经系统症状为主。

（3）混合型：以上两型同时存在，病死率高。

3. 轻型临床表现 多发生于本病流行后期，病变轻微，热势不高，轻度头痛、咽痛等，皮肤黏膜可见少数出血点。

4. 慢性型 极少见，以间歇发热、皮疹及关节疼痛为特征。

五、实验室检查

1. 血象 白细胞升高 2010，一般都在 $20×10^9/L$ 左右，中性粒细胞 80%～90%。

2. 脑脊液检查 初起或休克型多无改变，其他型可见脑脊液压力↑，外观浑浊，白细胞↑，蛋白质↑，糖↓，氯化物↓ 2015 2016。

3. 细菌学检查 涂片（皮肤瘀点组织液、脑脊液）2015；细菌培养（血液、瘀斑组织液、脑脊液、骨髓等）。

4. 血清学检查 特异性抗原；特异性抗体。

5. 分子生物学检查 应用PCR技术检测血清和脑脊液中的脑膜炎奈瑟菌DNA，敏感性、特异性高。

六、诊断与鉴别诊断

1. 诊断

（1）流行病学资料：冬春季发病，当地有本病发生或流行，或与患者密切接触。

（2）临床表现：突起高热、头痛、呕吐，皮肤黏膜瘀点、瘀斑，脑膜刺激征。

（3）实验室检查：白细胞及中性粒细胞↑，脑脊液呈化脓性改变，尤其是细菌培养阳性及流脑特异性血清免疫检测阳性为确诊依据。

2. 鉴别诊断

（1）其他化脓性脑膜炎：①无季节性。②常继发于其他感染、颅脑外伤、手术等。③病原学检查。

（2）结核性脑膜炎：①有TB病史或TB接触史。②起病慢，病程长，TB中毒症状。③无季节性，无瘀点、瘀斑。④CSF：毛玻璃样改变。⑤CSF涂片查抗酸杆菌。

（3）流行性乙型脑炎：①严格的季节性，在7～9月份。②无瘀点、瘀斑。③CSF外观清亮，以淋巴细胞为主，糖和氯化物正常。

（4）虚性脑膜炎：脑脊液除压力增高外，其余一般正常。

（5）中毒型细菌性痢疾：夏秋季高发，脑脊液检查阴性，粪便常规检查及细菌培养可鉴别。

七、治疗

1. 一般治疗 保证液体量、热量及电解质供应。

2. 病原治疗 青霉素（首选）2006 2009、头孢菌素类、氯霉素、磺胺类 2009。

3. 对症治疗 脱水降颅压、高热时用物理降温及药物降温；惊厥时用地西泮。

4. 暴发型的救治 在病原治疗的同时，抗休克（扩充血容量，纠正酸中毒，血管活性药），DIC治疗（肝素），肾上腺皮质激素，保护重要脏器功能。

八、预防

1. 管理传染源 患者隔离时间：症状消失后3天，密切接触者应医学观察7日。

2. 切断传播途径 注意室内通风，外出应戴口罩。

3. 保护易感人群 注射脑膜炎球菌A群多糖菌苗（15岁以下）。药物预防选用磺胺类。

头孢曲松、氧氟沙星也可选用。

第十单元 伤寒

> **重点提示**
>
> 该考点内容比较多，但近几年考试的重视程度明显下降，至多1题。复习时应抓住本病的特征性表现：玫瑰疹+肝脾大+易并发肠穿孔+肥达反应，可以从以上的知识点概括进一步展开。因为本学科每个病都有其特征性表现，建议考生可以按照上述方法结合对比记忆，效果可能会事半功倍。

一、病原学
1. 形态结构　有周身鞭毛，革兰氏阴性杆菌，无芽孢，无荚膜。
2. 生物学特性　具有菌体（O）抗原、鞭毛（H）抗原、表面（Vi）抗原。生活能力较强，在水中存活2~3周。对热抵抗力不强，60℃15分钟即可杀死。对一般化学药品敏感。

二、流行病学
1. 传染源　患者及带菌者（慢性带菌者）。
2. 传播途径　主要经粪－口传播，还可通过污水、食物、日常生活接触和苍蝇、蟑螂等媒介而传播。水和食物污染是暴发流行的主要原因。
3. 易感人群　人群普遍易感。病后可获持久免疫力。
4. 流行特征　夏秋季高发，以学龄儿童和青年多见。

三、发病机制及病理
1. 发病机制　伤寒杆菌由胃进入回肠淋巴结（坏死溃疡可形成肠穿孔、肠出血），入血形成菌血症（表现为发热、皮疹、相对缓脉），侵入单核－巨噬细胞系统出现肝脾大，可在胆囊中繁殖继续传染。
2. 病理　主要病理特点是全身单核－巨噬细胞系统的炎性增生性反应，吞噬细胞内可见被吞噬的淋巴细胞、红细胞、伤寒杆菌及坏死组织碎屑，称为"伤寒细胞"，是本病的特征性病变。尤以回肠末端的集合淋巴结和孤立淋巴滤泡最为显著。

四、临床表现
1. 潜伏期　3~60日，通常1~2周。
2. 临床分期
（1）初期：起病缓慢，发热是最早出现的症状，体温呈弛张热型。
（2）极期：①高热 2015。②消化系统症状：右下腹压痛明显 2016。③神经系统症状：呈特殊的中毒面容，表情淡漠、反应迟钝等，儿童可出现抽搐。④循环系统症状：相对缓脉、重脉。⑤皮疹：玫瑰疹。⑥肝脾大。
（3）缓解期：体温波动性下降，食欲逐渐好转，腹胀逐渐消失。
（4）恢复期：体温已恢复正常，症状和体征消失。
3. 不典型伤寒
（1）轻型：症状轻，病程短，1~2周痊愈。多见于儿童或早期接受抗菌药物治疗，或已接受过伤寒菌苗注射者。
（2）暴发型：起病急，进展迅速，表现为突发超高热或体温不升，中毒症状重，血压下降，常并发中毒性脑病、心肌炎、肝炎、肠麻痹、休克等。
（3）迁延型：发热持续时间长，热程可达5周以上。常见于合并有慢性血吸虫病和慢性肝炎等患者。

（4）逍遥型：发热及毒血症症状轻微，可照常工作。

（5）小儿伤寒：年龄越小，临床表现越不典型。

（6）老年人伤寒　临床表现常不典型。发热不很高，但持续时间长，虚弱明显。

4. 复发与再燃　恢复期患者体温恢复正常，稳定一段时间后，发热等初发病症状再度出现，称复发；患者体温开始降低但尚未降至正常时，再度升高，初发病的症状再度出现，称为再燃。

5. 慢性带菌者　成年女性多见，儿童少见。多为胆囊带菌，胆囊造影可发现胆石或胆囊功能障碍，有时可发展为急性胆囊炎。

6. 并发症　常见并发症有肠出血、肠穿孔、中毒性肝炎、中毒性心肌炎、肺炎、胆囊炎、骨髓炎、肾盂肾炎等。

五、实验室检查

1. 常规检查　白细胞计数减少或正常，伴中性粒细胞减少和嗜酸性粒细胞消失 ⦅2015⦆。高热时可有轻度蛋白尿。大便隐血试验阳性。

2. 血清学检查　伤寒血清凝集试验又称为肥达反应，菌体抗原"O"效价≥1∶80，鞭毛"H"抗原效价≥1∶160，或者"O"抗体效价有4倍以上升高，才有诊断价值。

3. 病原学检查　细菌培养是确诊伤寒的主要手段。

（1）血培养：病程第1周阳性率最高，可达80%~90%，以后阳性率逐渐下降，至第4周常转为阴性，复发或再燃时可又呈阳性。

（2）骨髓培养：阳性率较血培养为高，可达90%。阳性率受病程及应用抗菌药的影响小，已开始抗菌治疗者仍可获阳性结果。

（3）粪便培养：整个病程中均可阳性，第3~4周阳性率最高，可达75%。粪便培养阳性表示大便排菌，有传染性，除外慢性胆囊带菌者，对伤寒有诊断意义。

（4）尿培养：早期常为阴性，病程3~4周阳性率约25%。

六、诊断与鉴别诊断

1. 诊断

（1）流行病学资料：流行季节，当地有伤寒流行，与伤寒患者有密切接触史等。

（2）临床表现：持续性发热1周以上、特殊中毒面容、相对缓脉、玫瑰疹、肝脾大等典型表现，出现肠出血和肠穿孔等并发症，均高度提示伤寒的可能。

（3）实验室检查：外周血白细胞减少、嗜酸性粒细胞减少或消失，肥达反应阳性。确诊有赖于血或骨髓培养检出伤寒杆菌。

2. 鉴别诊断

（1）病毒感染：起病较急，常伴明显上呼吸道症状或肠道症状，多无特殊中毒面容、玫瑰疹、相对缓脉等伤寒特征性表现，肥达反应及细菌培养均阴性。

（2）斑疹伤寒：一般起病较急，脉搏快，多有明显头痛。第5~6病日出现皮疹，数量多，且可有出血性皮疹。外斐反应阳性。治疗后退热快。

（3）败血症：常有胆道、泌尿道、肠道等处原发感染病灶，热型多不规则或为弛张热，中性粒细胞常增高及核左移，血培养可分离出相应致病菌。

（4）急性血行播散型肺结核：多有结核病史，常伴盗汗、脉搏快，胸部X线检查可见两肺分布均匀的粟粒样病灶。

（5）恶性组织细胞增生病：有不规则发热、进行性贫血和出血、肝脾大明显、淋巴结肿大，病情进展迅速，抗菌治疗无效。全血细胞减少，骨髓穿刺可发现恶性组织细胞。

七、治疗

1. 一般治疗及对症治疗　消化道隔离，营养支持治疗，以高热量、高维生素、易消化、低糖、低脂肪的食物为主。便秘患者禁用泻剂和高压灌肠；毒血症症状明显和高热患者，如无禁忌，可在足量有效抗菌治疗下短期使用糖皮质激素。

2. 抗菌治疗　氟喹诺酮类药物为首选。第二、三代头孢菌素更适用于孕妇、儿童、哺乳期妇女以及氯霉素耐药菌所致伤寒。

3. 常见并发症的治疗

（1）肠出血：绝对卧床休息，严密观察生命体征及便血情况；禁食；注意电解质补充，应用止血药；根据出血情况，酌量输血；如病人烦躁不安，可注射镇静药，禁用泻剂及灌肠；经积极治疗仍出血不止者，应考虑手术治疗。

（2）肠穿孔：禁食，胃肠减压，静脉补充液体。加强抗菌特别是抗革兰氏阴性菌及厌氧菌的抗菌药。必要时可考虑外科手术治疗。

（3）中毒性心肌炎：必要时应用糖皮质激素。有心衰者，可酌情使用强心剂。

八、预防

1. 控制传染源　患者应及早隔离治疗，体温正常15日后，大便培养每周1次，连续2次阴性方可解除隔离。

2. 切断传播途径　三管一灭：管理饮食、水源、粪便，消灭苍蝇。

3. 保护易感人群　对高危人群可进行预防接种。

第十一单元　细菌性痢疾

> ☆重点提示
>
> 本单元从出题频率看呈增加趋势，应引起考生注意，题量每年为1~2题。尽管内容比较多，但重点很明确，考点始终集中在临床表现和鉴别诊断，以临床应用型的题目为主，如典型的表现：黏液脓血便，里急后重，一定要烂记于心。其他考点了解即可。

一、病原学

1. 分型分群　痢疾杆菌属肠杆菌科志贺菌属，志贺菌分为痢疾志贺菌、福氏志贺菌、鲍氏志贺菌、宋内志贺菌四种，痢疾志贺菌感染病情较重，福氏志贺菌感染易转为慢性，宋内志贺菌感染病情轻，多不典型。宋内志贺菌抵抗力最强。

2. 生物学特性　加热60℃10分钟可被杀死，对酸和一般消毒剂敏感。

3. 临床表现　腹痛、腹泻、排黏液脓血便及里急后重等，可伴有发热及全身毒血症状。

二、流行病学

1. 传染源　菌痢患者及带菌者。

2. 传播途径　粪－口途径。

3. 易感人群　普遍易感，免疫力不持久，无交叉免疫。

4. 流行特征　主要在发展中国家，我国发病率仍显著高于发达国家，但发病率有逐年下降的趋势。有明显季节性。

三、发病机制及病理

1. 发病机制　志贺菌进入机体后是否发病，取决于三个要素：细菌数量、致病力和人体抵抗力。主要致病物质是内毒素。外毒素具有细胞毒性。

2. 病理　急性期肠黏膜的基本病理变化为弥漫性纤维蛋白渗出性炎症。病变部位以乙状结肠和直肠为主，严重者可累及整个结肠。典型病变过程为初期的急性卡他性炎症，随后出现特征性假膜性炎症和浅溃疡形成，愈合后不留瘢痕。

四、临床表现

1. 急性菌痢

（1）典型菌痢：①起病急，高热。②腹痛，腹泻，里急后重。③黏液脓血便 2006。④左下腹压痛，肠鸣音亢进。

（2）轻型菌痢：①毒血症状轻，低热或不发热。②肠道症状轻，腹泻次数少，无脓血。③轻度腹痛，无明显里急后重。

（3）重型菌痢：①急起发热，腹泻每天30次以上，为稀水脓血便，偶尔排出片状假膜，甚至大便失禁，腹痛、里急后重明显。②后期可出现严重腹胀及中毒性肠麻痹，常伴呕吐，严重失水可引起外周循环衰竭。

（4）中毒型菌痢：以儿童多见，突起畏寒、高热，全身中毒症状重，可有烦躁、昏迷及抽搐等，数小时内可迅速发生循环衰竭和呼吸衰竭。按临床表现又分为休克型、脑型和混合型。

2. 慢性菌痢　为病程超过2个月者 2006。

（1）主要原因：①治疗不当。②耐药，福氏志贺菌感染。③免疫力低。④基础疾病。

（2）分型：①慢性迁延型（最多见）：时轻时重，反复出现腹痛、腹泻，大便常有黏液及脓血。②急性发作型：有慢性菌痢史，诱发后表现类似急性菌痢，但发热等中毒症状较轻。③慢性隐匿型（最少）：有急性菌痢史，无明显症状，但粪便培养可检出志贺菌，结肠镜检可发现黏膜有炎症或溃疡等病变。

五、实验室检查及其他检查

1. 大便常规　黏液脓血便，WBC≥15/HP。
2. 大便细菌培养　确诊菌痢的主要依据。应取早期、新鲜、勿与尿液混合、含黏液脓血的大便，多次送检，可提高检出阳性率。
3. 特异性核酸检测　灵敏度高，特异性强，对标本要求低。
4. X线钡灌肠　慢性期可见肠道痉挛，动力改变，结肠袋消失，肠腔狭窄，肠黏膜增厚。
5. 结肠镜检查　慢性患者肠壁病变部位刮取分泌物培养可提高志贺菌检出率。
6. 其他检查　血常规白细胞升高，中性粒细胞升高，慢性者伴有贫血。

六、诊断与鉴别诊断

1. 诊断

（1）流行病学资料：夏秋季有不洁饮食史或有与菌痢患者接触史。

（2）临床表现：急性期表现有发热、腹痛、腹泻、黏液或脓血便、里急后重。慢性菌痢患者常有急性菌痢史，病程超过2个月。中毒型菌痢以儿童多见 2009，有高热、惊厥、意识障碍及呼吸循环衰竭。

（3）实验室检查：粪便镜检有大量白细胞或脓细胞（≥15/HP），可见红细胞；确诊需粪便培养志贺菌阳性。

2. 鉴别诊断

（1）细菌性痢疾与阿米巴痢疾的鉴别

鉴别要点	急性细菌性痢疾	阿米巴痢疾
病原	志贺菌	溶组织内阿米巴原虫
流行方式	散发或流行或暴发	散发
全身症状	起病急，中毒症状重，多有发热	起病缓，中毒症状轻或无，多无发热
腹部表现	腹痛、腹泻明显，便次频繁	腹痛轻，便次少
里急后重	明显	不明显

续表

鉴别要点	急性细菌性痢疾	阿米巴痢疾
粪便检查	量少，黏液或脓血便，镜检可见大量白细胞、少量红细胞及吞噬细胞，粪便培养志贺菌阳性	量多，呈暗红色果酱样，有腥臭味，红细胞多于白细胞，可找到溶组织内阿米巴滋养体或包囊

(2) 细菌性食物中毒：因进食被病菌或毒素污染的食物引起。有共同进食者集体发病，大便镜检白细胞常不超过 5/HP。

七、治疗

1. 急性菌痢的治疗

(1) 一般治疗：隔离休息，易消化高能量饮食，保证足够水分，保持电解质及酸碱平衡。

(2) 病原治疗：首选氟喹诺酮类 2009 2012，儿童、孕妇及哺乳期患者慎用；二线药物如匹美西林、阿奇霉素 等，只有在志贺菌株对环丙沙星等耐药时才考虑应用；小檗碱（黄连素）有减少肠道分泌的作用，在使用抗菌药物的同时使用。

(3) 对症治疗。

2. 中毒型菌痢的治疗　在对症治疗的基础上结合以下治疗。

(1) 休克型的治疗：①扩充血容量及纠正酸中毒。②血管活性药。③保护重要脏器功能（心、肾）。④短期应用肾上腺皮质激素。⑤防止 DIC。

(2) 脑型的治疗：①减轻脑水肿。②防治呼吸衰竭，保持呼吸道通畅，及时吸痰、吸氧。

3. 慢性菌痢的治疗 2012

(1) 一般治疗：注意生活规律，注意饮食，积极治疗肠道寄生虫病及其他消化道疾患。

(2) 病原治疗：根据药敏选择有效抗生素。需要联合用药，也可药物保留灌肠疗法。

(3) 对症治疗：①解痉药物。②应用微生态制剂。

第十二单元　霍乱

> ☆重点提示
>
> 考生复习本病时可以结合细菌性痢疾一同记忆。米泔水样便或洗肉水样血便是霍乱的典型表现，脓血症和里急后重应立刻想到是细菌性痢疾的表现。复习时一定要参考上述的方法，做到主次分明，重点内容重点复习。

一、病原学

1. 分类　O_1 群霍乱弧菌（主要致病菌）、不典型 O_1 群霍乱弧菌、非 O_1 群霍乱弧菌。

2. 毒素　内毒素为多糖体，可诱发机体免疫反应，是制作菌苗产生抗菌免疫的主要成分。外毒素即霍乱肠毒素，是霍乱的主要致病物质。

3. 抵抗力　对热、干燥、日光、化学消毒剂和酸等均敏感，耐低温，耐碱。加热至 100℃ 即刻死亡，水中加 0.5ppm 氯 15 分钟可被杀死。在正常胃酸中能存活 4 分钟。

二、流行病学

1. 传染源　患者和带菌者为主要传染源。

2. 传播途径　粪－口途径传播 2021。经水传播是最主要途径，常引起暴发流行。日常生活接触和苍蝇也可传播。

3. 易感人群　人群普遍易感。且感染后免疫时间短，可再次感染。

4. 流行特征　①季节性：夏秋季为流行季节，高峰期 7~10 月。②地区性：沿江沿海地区发病较多。

5. O_{139}群霍乱的流行特征 ①以成人为主，男多于女。②主要经水和食物传播。③O_{139}群是首次发现的新流行株，人群普遍易感。④现有的霍乱菌苗对O_{139}群霍乱无保护作用。

三、发病机制及病理

1. 发病机制 霍乱弧菌突破胃酸屏障，进入小肠→穿过肠黏膜的黏液层→在小肠大量繁殖，并产生霍乱肠毒素→隐窝细胞和杯状细胞分泌并抑制绒毛膜细胞吸收→米泔水样大便。

2. 病理 主要是严重脱水导致的一系列功能性改变，而组织器官器质性损害轻微。

四、临床表现

1. 潜伏期 通常为1~3天，可由数小时至7天 2010。大多起病急，少数有前驱症状。

2. 典型表现

（1）泻吐期：①腹泻：无痛性剧烈腹泻，不伴里急后重。黄色水样、米泔水样便或洗肉水样血便，无粪臭。大便量多次频 2016 2021。②呕吐：先泻后吐，喷射状。呕吐物初为胃内容物，继之为水样或米泔水样 2006。③O_{139}血清型霍乱发热、腹痛比较常见，并发菌血症。

（2）脱水期：由于频繁腹泻和呕吐，患者迅速出现脱水和循环衰竭。声音嘶哑、眼窝凹陷、口唇干燥、皮肤弹性差或消失，血压低甚至休克，少尿或无尿。酸中毒者呼吸增快，甚至呈深大呼吸。低钠可引起肌肉痉挛。低血钾可致肌张力减弱，腱反射减弱或消失，心律失常等。

（3）恢复及反应期：症状逐渐消失。反应性低热：循环改善后肠毒素吸收增加。

3. 临床类型 主要分三型——轻型、中型（典型）、重型，临床表现归纳如下。

表现	轻型	中型	重型
大便次数	10次以下	10~20次	20次以上
脱水（体重%）	5%以下	5%~10%	10%以上
神志	清	不安或呆滞	烦躁，昏迷
声音	正常	轻度嘶哑	嘶哑或失声
皮肤	稍干，弹性稍差	弹性差，干燥	弹性消失，干皱
口唇	稍干	干燥，发绀	极干，青紫
前囟、眼窝	稍陷	明显下凹	深凹，目不可闭
肌肉痉挛	无	有	多
脉搏	正常	稍细、快	细速或摸不到
血压	正常	70~90mmHg	<70mmHg或测不到
尿量	稍减少	少尿	无尿
血浆比重	1.025~1.030	1.030~1.040	>1.040

除上述三种临床类型外，尚有一种罕见的暴发型或称中毒型，又称"干性霍乱"。本型起病急骤，尚未出现腹泻和呕吐症状，即迅速进入中毒性休克而死亡。

4. 并发症

（1）肾衰竭：最常见的严重并发症，也是常见的死因，表现为尿量减少和氮质血症。

（2）急性肺水肿：代谢性酸中毒导致肺循环高压，又因补充大量不含碱的盐水而加重。

（3）其他：如低钾综合征、心律失常等。

五、实验室检查

1. 一般检查

（1）血液检查：脱水致血液浓缩，血红细胞、白细胞和血红蛋白均增高；血清尿素氮、肌酐升高；钠、氯化物和碳酸氢盐降低，血pH下降。酸中毒纠正后，血清钾降低。

（2）尿液检查：部分患者尿中可有少量蛋白、红细胞、白细胞及管型。

（3）粪便常规可见黏液或少许红细胞、白细胞。

2. 血清学检查　双份血清抗凝集素抗体滴度增长 4 倍以上，有诊断意义。

3. 病原学检查

（1）粪便涂片染色：可见革兰氏阴性、稍弯曲的弧菌。

（2）悬滴检查：可见运动活泼呈穿梭状的弧菌，此为动力试验阳性。加入 O_1 群抗血清后，若运动停止，或凝集成块，为制动试验阳性，表示标本中含有 O_1 群霍乱弧菌。

（3）增菌培养。

（4）PCR：可快速诊断及进行群与型的鉴别。

（5）快速辅助检测：主要检测 O_1 群和 O_{139} 群霍乱弧菌抗原成分，用于快速诊断。

六、诊断

1. 诊断标准　有下列三项之一者可诊断为霍乱。

（1）有腹泻症状，大便培养霍乱弧菌阳性。

（2）在流行期间的疫区内有腹泻症状，做双份血清抗体效价测定，如血清凝集试验呈 4 倍以上或杀弧菌抗体呈 8 倍以上增长者。

（3）疫源检查中发现大便培养阳性、前 5 天内有腹泻症状者 2006。

2. 疑似病例诊断标准　具有下列两项之一者诊断为疑似霍乱。

（1）具有典型霍乱症状的首发病例，病原学检查尚未肯定前。

（2）霍乱流行期间与霍乱患者有明确接触史，并发生泻吐症状而无其他原因可查者。

疑似病例未确诊之前按霍乱处理，大便培养每日 1 次，连续 2 次阴性可否定诊断。

七、治疗

1. 补液疗法 2015

（1）补液原则：①早期、迅速、足量。②先盐后糖，先快后慢。③纠酸补钙，见尿补钾。

（2）静脉补液：5:4:1 溶液，即每升液体含氯化钠 5g，碳酸氢钠 4g 和氯化钾 1g，另加 50% 葡萄糖注射液 20mL 以防止低血糖。

（3）静脉补液的速度：最初 24 小时总入量按临床分型的轻、中、重分别给 3000～4000mL、4000～8000mL、8000～12000mL。

（4）口服补液：轻、中型脱水的患者可予口服补液。成人轻、中型脱水在最初 6 小时内每小时服 750mL，体重不足 20kg 的儿童每小时服 250mL，然后依泻吐量调整。

2. 抗菌治疗　应用抗菌药可减少腹泻量，缩短泻吐期和排菌期；但不能替代补液措施。

3. 对症治疗

（1）中毒性休克：可给予糖皮质激素和血管活性药物。

（2）急性肺水肿及心力衰竭：调整输液速度、镇静、强心、利尿。

（3）低钾血症：静脉滴注氯化钾。

（4）急性肾衰竭：纠正酸中毒和电解质紊乱，透析治疗。

（5）小檗碱临床应用可减轻腹泻。

八、预防

1. 控制传染源

（1）按甲类传染病管理，设立肠道门诊，病人登记，采便培养。

（2）停用抗菌药物后大便培养每日一次，连续 3 次阴性方可解除隔离。

（3）接触者检疫 5 天，服药预防 2009。

2. 切断传播途径　做好"三管一灭"，养成良好的卫生习惯。

3. 保护易感人群　口服霍乱疫苗。

第十三单元 结核病

> **重点提示**
> 本单元掌握结核病的流行病学和诊断，其余内容应熟悉。

一、病原学

结核分枝杆菌在分类学上属于放线菌目、分枝杆菌科、分枝杆菌属。结核分枝杆菌的脂质成分中磷脂、索状因子、蜡质D和硫酸脑苷脂与感染疾病特点密切相关。除脂质外，荚膜和蛋白质亦是致病性物质。

二、流行病学

1. 传染源　开放性肺结核患者的排菌。
2. 传播途径　①呼吸道传播。②消化道传播。③垂直传播。④其他途径传播（经皮肤伤口感染和上呼吸道直接接种）。
3. 易感人群　生活贫困、居住拥挤、营养不良等因素是结核病高发的原因。免疫抑制状态患者尤其好发结核病。
4. 流行特征　目前我国结核病年发患者约为90万，仅次于印度和印度尼西亚，居世界第三。

三、发病机制与病理

1. 发病机制　结核感染的发病机制中，由T细胞介导的细胞免疫对结核病发病、演变及转归产生决定性影响。迟发性变态反应则是宿主对结核分枝杆菌形成免疫应答的标志。
2. 病理　①渗出型病变。②增生型病变。③干酪样坏死。

四、临床表现

1. 肺结核的症状和体征

（1）多数为长期午后或傍晚低热，可伴有倦息、乏力、夜间盗汗。病灶急剧进展扩散时则出现高热，呈稽留热或弛张热。

（2）浸润性病灶咳嗽轻微，干咳或仅有少量黏液痰。有空洞形成时痰量增加，若伴继发感染，痰呈脓性。合并支气管结核则咳嗽加剧，可出现刺激性呛咳，伴局限性哮鸣或喘鸣。

（3）体征：①粟粒性肺结核：病灶以渗出型病变为主的肺实变，叩诊呈浊音，听诊闻及支气管呼吸音和细湿啰音。②继发性肺结核：听诊于肩胛间区闻及细湿啰音，有较大提示性诊断价值。③空洞型肺结核：时有支气管呼吸音或伴湿啰音，巨大空洞可闻及带金属调的空瓮音。支气管结核患者可闻及局限性哮鸣音，于呼气或咳嗽末较为明显。

2. 肺外结核的临床类型和表现　肺结核是结核病的主要类型，此外，其他如淋巴结结核、骨关节结核、消化系统结核、泌尿系统结核、生殖系统结核以及中枢神经系统结核构成整个结核病的疾病谱。

（1）腹腔内结核病变：在发展过程中往往涉及其邻近腹膜而导致局限性腹膜炎。

（2）肾结核：起病较为隐匿，多在原发性结核感染后5~20年才发病，多见于成年人。

（3）结核性脑膜炎：表现为头痛、喷射性呕吐、意识障碍等中枢神经系统感染症状。

五、实验室检查

1. 细菌学检查　痰结核分枝杆菌检查是确诊肺结核最特异性的方法。
2. 影像学检查
3. 免疫学检查

（1）结核菌素试验。

（2）特异性结核抗原。

六、诊断

1. 病史和临床表现　①反复发作或迁延不愈的咳嗽咳痰，或呼吸道感染经抗炎治疗3~4周仍无改善。②痰中带血或咯血。③长期低热或所谓"发热待查"。④体检肩胛间区有湿啰音或局限性哮鸣音。⑤有结核病诱因或好发因素。⑥关节疼痛和皮肤结节性红斑等变态反应性表现。⑦有渗出性胸膜炎、肛瘘、长期淋巴结肿大、既往史以及有家庭开放性肺结核密切接触史者。

2. 潜伏性结核感染的诊断　以皮肤结核菌素试验或γ-干扰素释放试验阳性而无活动性结核的临床表现和影像学改变为特征。

3. 活动性结核的诊断　①确诊病例。②临床诊断病例。③疑似病例。

4. 肺外结核的诊断　结合病史、临床表现、实验室及其他检查、诊断性抗结核治疗效果综合诊断。

5. 结核病的诊断分类　原发性肺结核（代号：Ⅰ型）、血行播散型肺结核（代号：Ⅱ型）、继发型肺结核（代号：Ⅲ型）、气管、支气管结核（代号：Ⅳ型）、结核性胸膜炎（代号：Ⅴ型）。

七、预防

1. 建立防治系统。
2. 早期发现和彻底治疗患者。
3. 疫苗，如卡介苗，为一种无毒牛结核分枝杆菌活菌疫苗 2021。

第十四单元　布鲁菌病

> **重点提示**
>
> 本单元应掌握布鲁菌病的临床表现，其余内容了解即可。

一、病原学

布鲁菌属是一组革兰氏阴性杆菌，无鞭毛，不形成芽孢或荚膜，脂多糖在致病中起重要作用。对物理消毒方法和化学消毒剂敏感，湿热60℃或紫外线照射20分钟即死亡。

二、流行病学

1. 传染源　与人类有关的传染源主要是羊、牛及猪，其次是犬、鹿、马、骆驼等。
2. 传播途径　经皮肤及黏膜接触传染、经消化道传染、经呼吸道传染、苍蝇携带、蜱虫叮咬等。
3. 易感人群　普遍易感，病后可获较强免疫力。
4. 流行特征　我国以牛种菌和羊种菌为主要病原体，主要流行于西北、内蒙古等地的牧区。

三、发病机制与病理

1. 发病机制　细菌、毒素及变态反应均不同程度地参与疾病的发生和发展过程。
2. 病理　以单核-巨噬细胞系统最为常见，急性期常有弥漫性细胞增生，慢性期则可出现由上皮细胞、巨噬细胞、浆细胞及淋巴细胞组成的肉芽肿。

四、临床表现

1. 急性感染　缓慢起病，主要症状为发热、多汗、乏力、肌肉和关节疼痛、睾丸肿痛等。发热多为不规则热，仅有5%~20%的患者出现典型波状热。

2. 慢性感染

（1）全身性非特异性症状：类似神经症和慢性疲劳综合征。

（2）器质性损害：以骨骼-肌肉系统最为常见，如大关节损害、肌腱挛缩等。

3. 并发症和后遗症

（1）血液系统：贫血、白细胞和血小板减少、血小板减少性紫癜、再生障碍性贫血等。

（2）眼睛：葡萄膜炎、视神经炎、视神经盘水肿及角膜损害等。

（3）神经及精神系统：脑膜炎、脊髓炎等神经系统并发症。

（4）心血管系统：主要为心内膜炎，病死率较高。

（5）运动系统：关节疼痛、畸形和功能障碍等。

五、实验室检查及其他检查

1. 外周血象　淋巴细胞相对或绝对增加，可出现少数异型淋巴细胞。

2. 病原学检查　取血液、骨髓、组织液、脑脊液等进行细菌培养，急性期培养阳性率高。

3. 免疫学检查　①平板凝集试验阳性。②试管凝集试验阳性。③补体结合试验阳性。④抗人球蛋白试验阳性。⑤酶联免疫吸附试验阳性。

六、诊断

流行病学接触史+临床症状和体征+病原分离、试管凝集试验、ELISA等检查阳性+排除其他。

七、治疗

1. 急性感染

（1）对症和一般治疗：治疗注意休息，在补充营养的基础上，给予对症治疗。

（2）病原治疗

①成人及8岁以上儿童首选多西环素。

②8岁以下儿童可采用利福平联合复方新诺明，或利福平联合氨基糖苷类药物。

③孕妇可采用利福平联合复方新诺明。如果发生在妊娠2周内，选用三代头孢菌素类药物联合复方新诺明。

2. 慢性感染　病原治疗（与急性感染的治疗相同）、脱敏治疗（少量多次注射布鲁菌抗原）、对症治疗。

第十五单元　消毒与隔离

重点提示

本单元出题率一般，通读了解即可。

一、消毒

1. 消毒的概念　指用物理、化学、生物学的方法清除或杀灭体外环境中的病原微生物，达到无害化程度的过程。

2. 消毒的目的　防止传染病的传播，避免患者被其他病原体感染，防止并发症，发生交叉感染，保护医护等人员免受感染。

3. 消毒的种类

（1）预防性消毒：未发现传染源的情况下，对可能受病原体污染的场所、物品和人体进行的消毒措施。

（2）疫源地消毒：对目前或曾经存在的传染源地区进行消毒。

①随时消毒：在传染源仍然存在的疫源地内，对传染源的排泄物、分泌物及其污染过的物品进行及时性消毒处理，是防止交叉感染的重要措施。

②终末消毒：传染源离开疫源地，对其曾经产生的含有病原体的排泄物、分泌物，以及分泌物所污染的物品及场所进行的最后一次彻底消毒。

4. 消毒方法

（1）消毒方法的分类：①灭菌法：杀灭包括细菌芽孢的一切微生物。②高效消毒法：杀灭一切细菌繁殖体、病毒、真菌及其孢子，并对细菌芽孢有显著杀灭作用。③中效消毒法：杀灭除细菌芽孢以外的各种微生物。④低效消毒法：只能消灭细菌繁殖体、部分真菌和亲脂性病毒。

（2）物理消毒法：热力消毒法（最早、效果可靠）、光照消毒法、电离辐射灭菌法、微波消毒灭菌法、过滤除菌 2021。

（3）化学消毒法：含氯消毒剂（对金属有腐蚀）、氧化消毒剂、醛类消毒剂、杂环类气体消毒剂、碘类消毒剂、醇类消毒剂等。

二、隔离

1. 隔离的概念　将传染期内的传染病患者或病原携带者置于不能传染给他人的条件之下，暂时避免与周围人群接触，防止病原体扩散，便于管理和消毒，同时也使患者得到及时治疗。

2. 隔离的种类　①严密隔离。②呼吸道隔离。③肠道隔离。④接触隔离。⑤血液-体液隔离。⑥虫媒隔离。⑦保护性隔离。

3. 隔离的期限　根据传染病的最长传染期而确定。

三、医院感染

1. 医院感染的概念　患者在医院获得的不同于入院病因的感染。

2. 医院感染的防护原则

（1）标准预防：所有的患者均被视为具有潜在传染的患者。

（2）具体措施：接触隔离、飞沫隔离、空气隔离。

第四部分

医学人文

第十三篇　医学伦理学

第一单元　医学伦理学与医学目的、医学模式

> **重点提示**
>
> 本单元不是考试的出题重点，出题基本都围绕医学模式，其他了解即可。

一、医学伦理学

1. 伦理学、医学伦理学、医学道德

（1）伦理学：亦称道德哲学，是关于道德现象及其理论的学科。道德是人们在社会生活实践中形成，由经济基础决定，用善恶标准评价，以社会舆论、内心信念和传统习俗来调节的人与人、人与社会、人与自然之间关系的原则和规范的总和。

（2）医学伦理学：是伦理学与医学相互交融的一门学科，是应用伦理学的理论、方法研究医学活动中的道德的科学。主要目的是为医疗实践及其相关领域的活动，提供价值标准和行为规范。

（3）医学道德：简称医德，是医务人员处理与患者、与社会关系的原则和规范，医务人员的道德品质对人民健康和医疗质量具有保障作用，对医疗卫生事业具有促进作用，对社会文明具有推动作用。

2. 医学伦理学的研究对象、研究内容

（1）研究对象：①医学活动中的道德现象：医德意识现象、医德规范现象和医德活动现象。②道德关系：医务人员与患者及其家属之间的关系；医务人员相互之间的关系；医务人员与社会之间的关系；医务人员与医学科学发展之间的关系。

（2）研究内容：医学道德理论、医学道德规范体系、医学道德实践。

二、医学模式与医学目的

1. 医学目的　是医学在一定历史条件下为满足特定的人类群体或个体对医学的需求而形成的目标。这种需求影响到了医学的技术模式和医务人员的行为模式，实际上体现了人们对医学实现的理想和愿望。

2. 生物-心理-社会医学模式　此为现行的医学模式，1977年由美国罗彻斯特大学精神病学和内科学教授恩格尔提出。这种模式认为人的心理与生理、精神与躯体、机体内外环境是相互作用的，心理、社会因素与疾病的发生、发展、转化有着密切的联系。认识人类的健康和疾病，既要考虑生物学因素，又要重视心理、社会因素的影响。

第二单元　中国医学的道德传统

> **重点提示**
>
> 本单元需熟记孙思邈"论大医精诚"、屠呦呦探索出了青蒿素药物新的适应证，其余内容考题不多。

一、中国古代医学家的道德境界

1. 张仲景　反对"孜孜汲汲，唯名利是务"。救治病人不分贵贱贫富，"上以疗君亲之疾，下以救贫贱之厄"。
2. 孙思邈　《备急千金要方》中如"论大医习业""论大医精诚"提出的医德原则和医德规范成为中国传统医德的重要内容。

二、中国现代医学家的道德境界

1. 张孝骞　重视搜集、分析临床第一手资料，有用记录本记录疑难病例的习惯。"每一个病例都是一个研究课题""和病人在一起"。
2. 林巧稚　不论患者是高级干部还是贫苦农民，都同样认真，同样负责，一丝不苟；"万婴之母"。

三、中国当代医学家的道德境界

1. 屠呦呦　六十多年潜心中医药科技创新，勇于克服困难，近90岁高龄探索出了青蒿素药物新的适应证。
2. 钟南山　"公共卫生事件应急体系建设的重要推动者"，率先摸索出有效防治"非典"的方案。如今的钟南山院士仍坚守在临床一线，参与门诊、会诊、查房的工作。2020年，在抗击新冠肺炎的战斗中，钟南山院士是国家专家组组长，从疫情发生到中国防控疫情取得重大战略性成果，始终奔波在防控疫情前线。

第三单元　医学伦理学的理论基础

> **重点提示**
>
> 本单元重点在生命质量论、人道论。

一、生命论

1. 生命神圣论　人的生命神圣至高无上，不可侵犯。
2. 生命质量论

（1）标准：①主要质量，指人体的身体和智力状态。②根本质量，指生命的目的、意义及其在社会、道德上的相互作用。③操作质量，如利用智商来测量智能方面的质量。

（2）伦理意义：有利于提高人口素质、控制人口增长、人类自我认识的飞跃。为医务人员对某些不同生命质量的病人，采取相应的治疗原则、方法和手段提供理论依据，对于合理、公正地分配卫生资源也有十分重要的意义。

3. 生命价值论

（1）标准：①生命的内在价值，即体力和智力，是生命价值判断的前提和基础。②生命的外在价值，即对他人、社会的贡献，是生命价值的目的和归宿 **2006**。

（2）伦理意义：将生命的内在价值和外在价值统一起来，可以避免就个体生命的某一阶段或某个时期来判断生命的价值的片面性。

二、人道论

1. 医学人道主义的含义　在关于人的价值标准问题上，认为人的生命是宝贵的，人的生命和尊严具有最高的价值，应当受到尊重。在如何行动的问题上，要求医务人员应当同情、关心、尊重和爱护患者，努力为患者免除疾病的痛苦，维护患者的身体健康。

2. 医学人道主义的核心内容　尊重病人的生命，尊重病人的人格，尊重病人的权利。

三、美德论

1. 美德论　是研究和探讨人应该具有什么样的美德和品格的理论，是有意义的生活。
2. 医德品质的含义　指医务人员在长期的职业行为中形成和表现出来的稳定的医学道德气质、习惯和特征。医德品质是医德认识、医德情感和医德意志的统一。
3. 医德品质的内容　仁爱、严谨、诚挚、公正、奉献。

四、功利论

1. 功利论的含义　以"功利"作为道德标准的学说。认为追求利益就是道德的标准。
2. 医德功利的特征

（1）在疾病的预防、诊断、治疗、康复上建功立业；对病人所患疾病做出正确的诊断和有效的治疗，使病人尽早康复；用"功利"来定义善的内涵，功利是指对有感受力的存在者而言的利益、好处、快乐、善或幸福。

（2）具有明确的为病人解除病痛的动机，做出正确的诊断，达到显著的治疗康复效果。强调行为的结果，不重视行为的动机，即"最大多数人的最大幸福"原则。

五、道义论

1. 道义论的含义　强调人的责任、义务。人与人之间的相互尊重、关心、帮助成为社会道义。
2. 医学道义论　强调医务人员的责任和义务。尊重病人，理解病人的疾苦，为病人提供及时有效的诊治是医务人员应承担的社会道义。

第四单元　医学道德的规范体系

> **重点提示**
>
> 本单元是考试的重点，几乎年年考查。各种题型出题都有可能，根据新修改的大纲，内容变化较多，应熟读教材。

一、医学道德原则

1. 尊重 2006　在医疗活动中，同情、关心、体贴患者。尊重患者的人格；尊重患者的自主决定权；尊重患者的隐私；尊重患者家属。
2. 无伤　从患者的利益出发；为患者提供最佳的诊治、护理，努力避免对患者造成不应有的伤害；不做过度检查，不做过度治疗。
3. 公正　在医疗服务中一视同仁，公平、正直地对待每一位患者；公正分配医疗卫生资源；公正对待患者 2018。

二、医学道德规范

1. 医学道德规范的含义　是医务人员在各种医学活动中应遵守的行为准则，是医学道德基本原则的具体体现。

2. 医学道德规范的内容　救死扶伤，忠于医业；钻研医术，精益求精；一视同仁，平等待患；慎言守密，礼貌待人；廉洁奉公，遵纪守法；互学互尊，团结协作。

三、医学道德的范畴

1. 权利与义务

（1）患者权利：①平等享有医疗的权利。②获得自己所患疾病真实情况、共同参与诊断和医疗方案的制订和实施等知情同意的权利。③监督医疗过程的权利。④有要求对个人隐私保密的权利。⑤拒绝治疗、拒绝参加临床试验的权利。

（2）医务人员权利：医务人员的权利具有一定的自主性，自主性包括：①有权对患者的疾病做出判断，采取必要的治疗措施。②有权根据病情的需要开具诊断证明。③有权要求患者或患者家属配合诊治。④在特殊情况下，医师还享有干涉权，如患者的自主选择意向违背社会利益、他人利益、其自身根本利益时，医师可干涉患者的权利，使患者的自主选择无效。

（3）医务人员的义务：①为患者诊治疾病，尽最大的努力为患者服务。②为患者解除躯体痛苦和精神上的痛苦。③向患者、患者家属说明病情、诊断、治疗和预后。④面对疫情和重大自然灾害，进入疫区、灾区抢救伤员，保护群众健康。

2. 情感与良心

（1）情感：医务人员对患者、对医疗卫生工作的职业态度和内心体验。内容包括：①同情感。②责任感。③事业感。

（2）良心：是医务人员道德情感的深化，是医务人员在履行义务的过程中形成的道德责任感和自我评价能力。作用：①医疗行为前的选择作用。②医疗行为中的监督作用。③医疗行为后的评价作用。

3. 审慎与保密

（1）审慎：指医务人员在医疗行为之前的周密思考和医疗过程中的谨慎认真。道德要求：医务人员在医疗实践的各个环节，应自觉地做到认真负责、谨慎小心、一丝不苟；不断提高业务水平，在技术上做到精益求精。

（2）保密的道德要求：询问病史、查体从诊断疾病的需要出发，不有意询问患者的隐私，对在诊疗中知晓的患者隐私，为患者保守秘密，对于某些可能给患者带来沉重精神打击的诊断和预后，积极与患者家属、亲友配合，避免泄露患者的危重病情。

4. 荣誉与幸福

（1）荣誉：是履行了对患者、对社会的责任、义务后，得到赞许、表扬、奖励，是个人荣誉与集体荣誉的统一。

（2）幸福：是物质生活和精神生活的统一，既包含物质生活的改善和提高，又包含精神生活的充实。医务人员只有为患者精心治疗，使患者恢复健康，才能获得幸福感。

第五单元　处理与患者关系的道德要求

> **重点提示**
>
> 本单元出题频率呈增加趋势，出题的题点还是非常多的，需要对各个考点都有所了解。重点在医患关系的基本内容及其模式，考试题型基本都是A1型题。

一、医患关系的特点

1. 医患关系　是医疗活动中首要的关系，是医学伦理学的核心问题和主要研究对象。狭义的医患关系指行医者与患者的关系。广义的医患关系指以医务人员为一方的群体与以患者及其家属等为一方的群体之间的医疗人际关系。

2. **医患关系的内容** 可分为技术方面和非技术方面两部分 2015。

（1）技术方面的关系：医患间因诊疗方案、措施的制定和实施而产生的关系。

（2）非技术方面的关系：医患交往过程中在社会、法律、道德、心理、经济等方面建立起来的人际关系。如医患间的道德关系、经济关系、价值关系、法律关系等。

3. 医患关系的模式　主动-被动型、指导-合作型、共同参与型 2021。

4. 影响医患关系的主要因素

（1）医生方面：医生的医疗观、道德修养、服务态度和责任感等。

（2）病人方面：是否遵守就医道德、对医务人员是否信任等。

（3）管理、社会方面：医院管理制度是否科学完备、卫生法规是否健全、社会风气的影响。

5. 处理与患者关系的道德原则　①以患者利益为本。②尊重患者权利。③一视同仁。

二、与患者沟通的道德要求

1. 与患者沟通的原则、方法

（1）与患者沟通的原则：①尊重原则。②自律原则。③科学原则。

（2）与患者沟通的方法：①认真、仔细地倾听。②有针对性地说明。③在沟通中深入分析、及时判断。

2. 医患冲突的防范　①理解患者、患者家属的紧张焦虑心情，避免误解。②发现矛盾，及时沟通化解。③出现纠纷，尽快向上级和有关部门报告，有效处置。

第六单元　处理医务人员之间关系的道德要求

> **重点提示**
>
> 本单元不是考试的重点内容，了解正确处理医务人员之间关系的道德原则即可。

一、正确处理医务人员之间关系的意义

①有利于提高医疗服务水平。②有利于医务人员成才。

二、正确处理医务人员之间关系的道德原则

①互相尊重。②互相支持。③互相监督。④互相学习。

第七单元　临床诊疗的道德要求

> **重点提示**
>
> 本单元是出题的热点，A1、B1两题型都可能出现，重点在临床诊疗的道德原则。

一、临床诊疗的道德原则

1. 临床诊疗的道德内涵　临床诊疗道德是指医务人员在诊疗过程中处理好各种关系的行为准则和特殊道德要求，是医德原则、规范在临床医疗实践中的具体运用。

2. 临床诊疗的道德原则　最优化原则、知情同意原则、保密原则、生命价值原则 2016。

二、临床诊断道德要求

1. 中医四诊　安神定志、实事求是。

2. 体格检查 全面系统，认真细致；关心体贴，减少痛苦；尊重病人，心正无私。
3. 辅助检查 目的明确，诊治需要；知情同意，尽职尽责；综合分析，切忌片面；密切联系，加强协作。

三、临床治疗的道德要求

1. 诊治急症患者的道德要求 ①诊治急症患者，随机性强，时间性强，协作性强。②争分夺秒，全力抢救；及时与家属沟通，敢于承担风险；与相关科室医务人员密切配合。
2. 中医治疗的道德要求 ①帮助患者建立对中医治疗的认知。②医生要尊重患者的隐私。③尽量减轻患者痛苦。④确保安全。
3. 药物治疗的道德要求 ①对症下药，剂量安全。②合理配伍，细致观察。③节约费用，公正分配。
4. 手术治疗的道德要求 ①手术前，严格掌握手术指征，征得病人知情同意，认真做好术前准备。②手术中，关心患者，体贴入微；态度严肃，作风严谨；精诚团结，密切协作。③手术后，严密观察，精心护理，减轻患者痛苦，促进患者康复。
5. 心理治疗的道德要求 ①掌握和运用心理治疗的知识、技巧，给患者以心理支持。②以健康、稳定的心理状态去影响和帮助患者。③为患者的隐私保密。
6. 康复治疗的道德要求 ①理解患者，热爱康复工作。②躯体康复与心理康复并重。③密切合作。
7. 临终关怀的道德要求 ①尊重患者的人格、权利。②照护为主，缓解患者的疼痛。③给患者以心理支持。④给患者家属以安慰。

四、新技术临床应用的道德要求

1. 实施人类辅助生殖技术的伦理原则 ①有利于患者的原则。②夫妻双方自愿和知情同意的原则。③确保后代健康的原则。④维护社会公益的原则。⑤互盲和保密的原则。⑥严防精子、卵子商品化的原则。⑦伦理监督原则。
2. 人体器官移植的伦理原则 ①知情同意原则 2019。②尊重原则。③效用原则。④禁止商业化原则。⑤保密原则。⑥伦理审查原则。
3. 人类胚胎干细胞研究和应用的伦理原则 ①尊重原则。②知情同意原则。③安全和有效原则。④防止商品化原则。
4. 基因诊断和基因治疗的伦理原则 ①尊重与平等原则。②知情同意原则。③保护隐私原则。④以治疗为目的原则。

第八单元 医学研究的道德要求

> **重点提示**
> 本单元的重点是人体试验的道德原则。

一、医学科研工作的基本道德要求

1. 道德准则 实事求是，真诚协作。
2. 工作作风 严肃的治学态度，严格的工作作风，严密的科学手段。

二、人体试验的道德要求

人体试验的道德原则：知情同意、维护病人利益、医学目的、伦理审查与科学审查统一原则 2015 2016。

第九单元　医学道德的评价与良好医德的养成

> **重点提示**
>
> 本单元是出题的热点，几乎年年都有。其范围基本多在医学道德评价的方式。考试题型基本都是 A1 型题。

一、医学道德的评价

1. 医德评价的标准　①疗效标准：有利于疾病的缓解、痊愈和生命的安全。②科学标准：有利于医学科学的发展和社会的进步。③社会标准：有利于人类生存环境的保护和改善。
2. 医德评价的依据　动机与效果的辩证统一；目的和手段的辩证统一。
3. 医德评价的方式　社会舆论、内心信念和传统习俗 2011 。

二、医学道德的教育的方法

1. 医德教育的意义　有助于医务人员内在品质的形成；是形成良好医风的重要环节；是促进卫生健康事业发展的重要措施。
2. 医德教育的方法　提高医德认识、培养医德情感、养成医德行为和习惯 2006 。

三、医学道德的修养

医德修养是指医务人员按照一定的医德原则和规范进行自我学习、自我锻炼、自我培养的过程，以及在此基础上所要达到的医德境界。包括在医疗实践中所形成的情操、举止、仪表、品行等。

第十单元　医学伦理学文献

一、国外文献

1. 赫尔辛基宣言　①必须保护受试者准则。②必须符合医学目的准则。③必须经受试者知情同意准则。④必须接受伦理审查准则。
2. 生命伦理学《吉汉宣言》　主张科技必须考虑公共利益。意识到生物学与医学的巨大进展，保证人权的迫切需要，滥用这个进展可能给人权带来的危险。

二、国内文献

1. 《突发公共卫生事件应急条例》（2003 年 5 月 9 日国务院 375 号令）①总则。②预防与应急准备。③报告信息发布。④应急处理。⑤法律责任。⑥附则。
2. 中华人民共和国卫生部《人类辅助生殖技术和人类精子库伦理原则》①有利于患者的原则。②知情同意的原则。③保护后代的原则。④社会公益原则。⑤保密原则。⑥严防商业化的原则。⑦伦理监督的原则。
3. 中华人民共和国科技部、卫生部《人胚胎干细胞研究伦理指导原则》（2003 年）该文件再次申明中国禁止进行生殖性克隆人的任何研究，禁止买卖人类配子、受精卵、胚胎或胎儿组织。

第十四篇 卫生法规

> **重点提示**
>
> 本篇在历年考试所占份额很小，且大多为对概念的考查。可不通读教材，现将历年真题以及相对重点的内容进行整理，以期提高复习效率。

卫生法指由国家制定或认可的，并由国家强制力保证实施的，调整在卫生活动过程中的所发生的社会关系的各种法律规范的总和 2005。

卫生法基本原则包括：①卫生保护原则。②预防为主的原则。③公平原则。④保护社会健康原则。⑤患者自主原则 2006 2016。

宪法是我国卫生法的渊源之一，是制定卫生法的重要依据，并在卫生法律体系中具有最高的法律效力 2005 2009 2011。

卫生行政法规：国务院根据宪法和法律制订行政法规，由总理签署国务院令公布。

承担民事责任的方式包括：停止侵害；排除妨碍；消除危险；返还财产；恢复原状；修理、重做、更换；继续履行；赔偿损失；支付违约金；消除影响、恢复名誉、赔礼道歉 2005 2006。卫生法所涉及的民事责任以"赔偿损失"为主要形式 2002。

行政处罚主要有警告、罚款、没收违法所得、没收非法财物、责令停产停业、暂扣或吊销许可证等 2016。

行政处分主要有警告、记过、记大过、降级、撤职、开除6种。

医师是指依法取得医师资格，经注册在医疗卫生机构中执业的专业医务人员，包括执业医师和执业助理医师。

除有本法规定不予注册的情形外，受理申请的卫生健康主管部门应当自受理申请之日起二十个工作日内准予注册，将注册信息录入国家信息平台，并发给医师执业证书。

被吊销医师执业证书不满二年的，不予注册。

执业医师的义务：①树立敬业精神，恪守职业道德，履行医师职责，尽职尽责救治患者，执行疫情防控等公共卫生措施。②遵循临床诊疗指南，遵守临床技术操作规范和医学伦理规范等。③尊重、关心、爱护患者，依法保护患者隐私和个人信息。④努力钻研业务，更新知识，提高医学专业技术能力和水平，提升医疗卫生服务质量。⑤宣传推广与岗位相适应的健康科普知识，对患者及公众进行健康教育和健康指导。⑥法律、法规规定的其他义务。

医师在执业活动中违反法律、法规、规章或者执业规范，造成医疗事故或者其他严重后果，由县级以上人民政府卫生健康主管部门责令改正，给予警告；情节严重的，责令暂停六个月以上一年以下执业活动直至吊销医师执业证书。

非医师行医的，由县级以上人民政府卫生健康主管部门责令停止非法执业活动，没收违法所得和药品、医疗器械，并处违法所得二倍以上十倍以下的罚款，违法所得不足一万元的，按一万元计算。

有下列情形之一的，为假药：①药品所含成分与国家药品标准规定的成分不符。②以非药品冒充药品或者以他种药品冒充此种药品。③变质的药品。④药品所标明的适应证或者功能主治超出规定范围 2003 2004 2014。

有下列情形之一的，为劣药：①药品成分的含量不符合国家药品标准。②被污染的药品。③未标明或者更改有效期的药品。④未注明或者更改产品批号的药品。⑤超过有效期的药品。⑥擅自添加防腐剂、辅料的药品。⑦其他不符合药品标准的药品 2003 2004 2014。

特殊药品有麻醉药品、精神药品、医疗用毒性药品、放射性药品。

为门（急）诊患者开具的麻醉药品注射剂，每张处方为一次常用量；控缓释制剂，每张处方不得超过 7 日常用量；其他剂型，每张处方不得超过 3 日常用量。

第一类精神药品注射剂，每张处方为一次常用量；控缓释制剂，每张处方不得超过 7 日常用量；其他剂型，每张处方不得超过 3 日常用量。哌甲酯用于治疗儿童多动症时，每张处方不得超过 15 日常用量 2001。

普通处方、急诊处方、儿科处方保存期限为 1 年；医疗用毒性药品、第二类精神药品处方保存期限为 2 年；麻醉药品和第一类精神药品处方保存期限为 3 年 2020。

医疗单位供应和调配毒性药品，凭医师签名的正式处方。每次处方剂量不得超过 2 日剂量。

一般处方不超过 7 日用量，急诊处方不超过 3 日用量 2016 2021。

药师调剂处方时必须做到"四查十对"：查处方，对科别、姓名、年龄；查药品，对药名、剂型、规格、数量；查配伍禁忌，对药品性状、用法用量；查用药合理性，对临床诊断 2008。

生产、销售假药的，没收违法生产、销售的药品和违法所得，责令停产停业整顿，吊销药品批准证明文件，并处违法生产、销售的药品货值金额十五倍以上三十倍以下的罚款。

生产、销售劣药的，没收违法生产、销售的药品和违法所得，并处违法生产、销售的药品货值金额十倍以上二十倍以下的罚款 2005。

生产、销售的中药饮片不符合药品标准，尚不影响安全性、有效性的，责令限期改正，给予警告；可以处十万元以上五十万元以下的罚款。

传染病防治方针与管理原则是预防为主，防治结合，分类管理，依靠科学，依靠群众 2001。

甲类传染病是指：鼠疫、霍乱 2001 2006 2016 2021。

乙类传染病是指：传染性非典型肺炎、艾滋病、病毒性肝炎、脊髓灰质炎、人感染高致病性禽流感、麻疹、流行性出血热、狂犬病、流行性乙型脑炎、登革热、炭疽、细菌性和阿米巴性痢疾、肺结核、伤寒和副伤寒、流行性脑脊髓膜炎、百日咳、白喉、新生儿破伤风、猩红热、布鲁菌病、淋病、梅毒、钩端螺旋体病、血吸虫病、疟疾、新型冠状病毒肺炎 2001 2006 2012 2016。

丙类传染病是指：流行性感冒、流行性腮腺炎、风疹、急性出血性结膜炎、麻风病、流行性和地方性斑疹伤寒、黑热病、包虫病、丝虫病、除霍乱、细菌性和阿米巴性痢疾、伤寒和副伤寒以外的感染性腹泻病 2005 2013 2021。

对乙类传染病中传染性非典型肺炎、炭疽中的肺炭疽，采取本法所称甲类传染病的预防、控制措施 2015 2019。

2020 年 1 月，经国务院批准，中华人民共和国国家卫生健康委员会发布公告，将新型冠状病毒肺炎纳入《中华人民共和国传染病防治法》规定的乙类传染病，并采取甲类传染病的预防、控制措施。

国家对儿童实行预防接种证制度。国家免疫规划项目的预防接种实行免费。医疗机构、疾病预防控制机构与儿童的监护人应当相互配合，保证儿童及时接受预防接种。具体办法由国务院制定 2008 。

各级疾病预防控制机构承担传染病监测、预测、流行病学调查、疫情报告以及其他预防、控制工作。

医疗机构承担与医疗救治有关的传染病防治工作和责任区域内的传染病预防工作。

医疗机构必须严格执行国务院卫生行政部门规定的管理制度、操作规范，防止传染病的医源性感染和医院感染。

医疗机构发现甲类传染病时，对患者、病原携带者予以隔离治疗，对疑似患者，确诊前在指定场所单独隔离治疗。

医疗机构对本单位内被传染病病原体污染的场所、物品以及医疗废物，必须依照法律规定实施消毒和无害化处置。

经省、自治区、直辖市政府决定，可以对本行政区域内的甲类传染病疫区实施封锁。

突发事件应急工作，应当遵循预防为主、常备不懈的方针，贯彻统一领导、分级负责、反应及时、措施果断、依靠科学、加强合作的原则。

发生或者发现不明原因的群体性疾病的，医疗卫生机构应当在2小时内向所在地县级人民政府卫生行政主管部门报告。

发生医疗纠纷，医患双方可以通过下列途径解决：双方自愿协商；申请人民调解；申请行政调解；向人民法院提起诉讼；法律、法规规定的其他途径。

医患双方对死因有异议的，应当在患者死亡后48小时内进行尸检，具备尸体冻存条件的，可以延长至7日。

医疗机构篡改、伪造、隐匿、毁灭病历资料的，对直接负责的主管人员和其他直接责任人员，由县级以上人民政府卫生主管部门给予或者责令给予降低岗位等级或者撤职的处分，对有关医务人员责令暂停6个月以上1年以下执业活动。

尸检机构出具虚假尸检报告的，由县级以上人民政府卫生、司法行政部门依据职责没收违法所得，并处5万元以上10万元以下罚款。

国家发展中医药的方针、政策：国家大力发展中医药事业，实行中西医并重的方针，鼓励中西医相互学习、相互补充、共同提高，推动中医、西医两种医学体系的有机结合，全面发展我国中医药事业。

医疗卫生与健康事业应当坚持以人民为中心，为人民健康服务。医疗卫生事业应当坚持公益性原则。